Differential Diagnosis of Vertigo

Equilibrium in Patients and Research – Proceedings of the NES

Gleichgewicht in Praxis und Forschung – Verhandlungen der GNA

Equilibrio en la practica diaria y en la investigacion – Serie de la SNE

L'équilibre du point de vue des practiciens et des recherches – Editions de la SNE

Vol. VII
Bd.
Tom.

Differential Diagnosis of Vertigo

Die Differentialdiagnose des Schwindels

Diagnostico diferencial de las enfermedades con mareo

Le diagnostic différential du vertige

Proceedings of the 6th Scientific Meeting of the NES, Turku/Finland, 1979

Editor
Claus-Frenz Claussen

W DE G

Walter de Gruyter · Berlin · New York 1980

Editor:
Professor Dr. Claus-F. Claussen
Abteilungsvorsteher
Universitätsklinik und Poliklinik
für Hals-, Nasen- und Ohren-Kranke
im Kopfklinikum Würzburg
Abteilung Neurootologie
Josef-Schneider-Str. 5

8700 Würzburg

CIP-Kurztitelaufnahme der Deutschen Bibliothek

Differential diagnosis of vertigo: proceedings of
the 6. scientif. meeting of the NES, Turku/Finland, 1979
= Die Differentialdiagnose des Schwindels
= Diagnóstico diferencial de las enfermedades con mareo/
ed. Claus-Frenz Claussen. – Berlin, New York: de Gruyter,
1980.
(Equilibrium in patients and research; 7)
ISBN 3-11-008298-5
Ne: Claussen, Claus-Frenz [Hrsg.]; Gesellschaft für Neu-
rootologie und Aequilibriometrie; 1. PT; 2. PT

Library of Congress Cataloging in Puplication Data

Main entry under title:
Differential diagnosis of vertigo.
(Equilibrium in patients and research = 8)
Proceedings of the sixth scientific meeting of the
Neurootological and Equilibriometric Society held
in Turku, Finland, June 14-16, 1979.
English, French, German, or Spanish. Includes index.
1. Vertigo-Diagnosis-Congresses. 2. Diagnosis,
Differential-Congresses. i. Claussen, Claus F.
ii. Neurootological and Equilibriometric Society
iii. Series. [DNLM: 1. Vertigo-Diagnosis-Congresses.
2. Diagnosis, Differential-Congresses. W1 EG961R v. 7/
WV255 G389d 1979]
RB 150.V4D53 616.8'41 80-16861
ISBN 3-11-008298-5

 Printing: Karl Gerike, Berlin. - Binding Lüderitz & Bauer, Buchgewerbe GmbH, Berlin. - Printed in Germany

Vorwort

Unter dem Leitgedanken "die Differentialdiagnose des S c h w i n d e l s " haben sich vom 14. bis 16. Juni 1979 neurootologisch tätige Wissenschaftler aus allen Teilen der Erde im gastlichen Turku in Finnland zusammengefunden, um einen Erfahrungsaustausch auf dem Gebiete der Neuro-otologie und der Aequilibriometrie vorzunehmen.

Die in jeweils einer der 4 Kongreßsprachen Deutsch, Englisch, Spanisch und Französisch gehaltenen Referate sind im vorliegenden Band abgedruckt.

Organisatorisch nehmen wir mit der Herausgabe dieses Kongreßbandes seitens der Gesellschaft für Neurootologie und Aequilibriometrie e. V. eine Veränderung unserer Verhandlungsbände vor. Diese Reihe heißt in Zukunft "Gleichgewicht in Praxis und Forschung - Verhandlungen der GNA". Sie wird in Zusammenarbeit mit dem Verlag Walter De Gruyter & Co., Berlin und New York, hergestellt und vertrieben. Die Änderung des Verlags- und Vertriebssystems ist durch die internationale Ausdehnung und mitgliedermäßige Vergrößerung unserer Gesellschaft erforderlich geworden. Die Satzung der GNA sieht in den §§ 2 und 3 ausdrücklich die Förderung der Neurootologie in Praxis und Forschung und die Herausgabe von wissenschaftlichen Publikationen als Vereinsziele an. Diesen Zielen glauben wir mit der Herausgabe der Verhandlungen in der vorliegenden Form am besten gedient zu haben.

Allen, die das Zustandekommen dieses Bandes ermöglicht haben, gilt mein aufrichtiger Dank.

Würzburg, im Dezember 1979

Claus-F. Claussen,
Herausgeber

Preface

From June 14th till 16th, 1979 neurootological scientists from all parts of the world have gathered at the most hospitable Turku in Finland for a scientific meeting of the Neurootological and Equilibriometric Society, Reg.
The main idea of this meeting was discussing "the differential diagnosis of v e r t i g o " from the point of view of neurootology and equilibriometry.

In the way the lectures were given in the 4 congress languages english, german, spanish and french the papers are published in this volume.

Publishing this volume we had to organize some changes in the form and distribution of the proceedings of the Neuro-otological and Equilibriometric Society, Reg. From now on this series is called "Equilibrium in patients and research - Proceedings of the NES". It is published and distributed in cooperation with the publishing house Walter de Gruyter & Co., Berlin and New York. Due to the international spread and the increasing number of our members we had to take this step. The statutes of our society provide for by the §§ 2 and 3 that promoting clinical neuro-otology in practice and in the field of clinical research as well as editing scientific publications belongs to the aims and activities of our association. For the time being we believe that publishing our proceedings in the new way serves our aims best.

We gratefully thank all those, who enabled us of making this volume.

Würzburg, December, 1979

Claus-F. Claussen,
Editor

Prólogo

Bajo el tema "Diagnóstico diferencial del mareo" se reunieron del 14 al 16 de junio de 1979 científicos dedicados a la Neurootología provenientes de diferentes partes del mundo, en Turku (Finlandia) con el fin de realizar un intercambio de experiencias en la área de la Neurootología y Equilibriometría. Las comunicaciones allí expuestas en los cuatro idiomas del Congreso, alemán, inglés, español y francés, han sido impresas en este libro.

Desde el punto de vista organizativo hemos introducido algunas modificaciones en cuanto a la producción y edición de estos libros. Esta línea se denominará en el futuro "Equilibrio en la práctica y en la investigación". Será además producido y distribuído en forma conjunta con la Editora Walter De Gruyter y Cía, Berlín y Nueva York. Estas innovaciones en el sistema de producción y distribución nos fue exigido por la cantidad de socios que forman parte día a día de nuestra Sociedad. En los apartados 2 y 3 del estatuto de la GNA nos expresamos sobre la exigencia y necesidad de la Neurootología en la práctica e investigación, dichas metas creemos haberlas alcanzado con esta nueva producción.

Mi más sincero agradecimiento a todos aquellos que de una manera u otra han hecho posible esta realidad.

Würzburg, diciembre de 1979

Claus-F. Claussen
Editor

Préface

Sous l'idée de "diagnostic différentiel du vertige" des scientifiques travaillant neurootologiquement de toutes les parties de la terre se sont rencontrés du 14. au 16. juin à Turku en Finlande, pour échanger des expériences sur la matière de la neurootologie et de l'équilibriométrie. Les exposés, donnés respectivenient en une des quatre langues de congrès allemand, anglais, espagnol et français, sont reproduits dans le volume présent.

Avec l'édition de ce volume de congrès de la part de la société pour neurootologie et équilibriométrie nous changons nos volumes de discussion. Cette série s'appellera desormais "équilibre en pratique et recherche - discussions du GNA". Elle sera produite et débitée en coopération avec la maison d'édition Walter De Gruyter & Co., Berlin et New York. Le changement du système de publication et de vente est devenu nécessaire par l'expansion internationale et l'agrandissement des membres de notre société. Le règlement du GNA regarde expressément en §§ 2 et 3 comme buts l'avancement de la neurootologie en pratique et recherche et l'édition de publications scientifiques. Nous croyons avoir le mieux servi ces buts avec l'édition des discussions dans la forme présente.

Mon merci sincère s'adresse à tous, qui ont rendu possible la réalisation de ce volume.

Würzburg, en décembre 1979

Claus-F. Claussen
éditeur

Table of Contents
Inhaltsverzeichnis

Otto H. Meurman: Opening speech:

Mr. President of the Neuro-otological and Equilibriometric Society, Prof. Claussen

Mr. President of this Congress, Doc. Aantaa

Ladies and Gentlemen, meine Damen und Herren, Mesdames et Messieurs, Senoras et Senores

On behalf of the organizing committee, I have the pleasure and the honour to wish you welcome to your society's annual meeting in Turku. Approximately 80 active participants, coming together from 5 continents, are an appreciable manifestation of activity and enthuasiasm of the members.

The society's decision to gather in Turku certainly makes us feel very proud. Being the first capital and the oldest finnish city, Turku is celebrating its 750th anniversary with an extensive festival programme. This congress is one of the remarkable events taking place in Turku throughout the year 1979, and the city pays honour to the assembly with flying banners on the bridges crossing the Aura river during the days we gather for the congress.

Turku ist nicht nur die älteste Stadt Finnlands, sie war auch der Sitz der ersten finnischen Universität. 1640 gegründet, verlieh die Academia Regia Aboensis mit ihrem studentischen Leben und Treiben der Stadt ihr besonderes, oft frischfröhliches Lokalkolorit. Als die Stadt im Jahre 1827 zu 90 % niederbrannte, wurde die Universität nach der neuen Landeshauptstadt Helsinki verlegt, und es dauerte beinahe 100 Jahre, ehe Turku sich wieder eine Universitätsstadt nennen durfte.

Auch das finnische Krankenhauswesen hat sozusagen das Tageslicht in Turku erblickt. Im vergangenen Jahr fand die 200jährige Gedenkfeier des ersten finnischen Lazaretts in Turku statt. Aus dem damaligen anspruchslosen, 8 Betten kleinen Krankenhaus erwuchs nach und nach das heutige Universitäts-Zentralkrankenhaus mit etwa 1000 Betten und allen Spezialgebieten der modernen Medizin.

Dans la vieille Académie de Turku il y avait une faculté de médecine. L'université fut transférée á Helsinki après l'incendie de Turku en 1828. Cela mit fin aux activités de la faculté de médecine. L'enseignement médical ne recommença à Turku qu'en 1943. A présent on admet 100 nouveaux étudiants par an en faculté de médecine. Dans tous les Centres Hospitaliers Universitaires on poursuit activement des recherches scientifiques en plus du travail clinique normal et de l'enseignement.

En el hospital de Turku abrieron el primer departamento de otorrhino en 1938. De aquello las 25 plazas eran suficientes. Al empezar la enseñanza universitaria la necesidad de abrir nuevas plazas aumentó. La clinica actual esta en el edificio construido en 1968 y tiene 60 plazas. El número de médicos es 15, de los cuales 9 son especialistas y 6 están haciendo la especialidad de 3 años en duracion.

Ladies and Gentlemen,

With these few historical spotlights, I have tried to draw up a general picture of our city, our University with its medicine. I hope that you - in spite of the brief time you have at your disposal - are able to do some sightseeing around the city and its many places worth looking at. I also hope that the early summer's temperature warm and cold causes a pleasant caloric reaction, and that the light summer nights induce a stimulating dizziness, long-lasting in the memory units of your brains.

Announcing the opening of the congress, I wish the assembly a succesful time of work.

DAS BELASTUNGSABHÄNGIGE DYSAEQUILIBRIUM.

C.F.CLAUSSEN,
WÜRZBURG/BRD

I. Einleitung: Hintergründe des Vorhersagedefizits bei Gleichgewichtsfehlreaktionen

II. Experimentelle Ergebnisse

1. Anwendung verschiedener aequilibriometrischer Teststrukturen.

   A) Verschiedene Teststrukturen der Beeinflussung derselben Rezeptor-Effektor-Gruppen (z. B. lateraler Bogengang-Auge).
      a) Kalorisationsschmetterling.
      b) Rotatorischer Intensitätsdämpfungstest (RIDT).
      c) Trapezoidale Drehbeschleunigungsschwelle.

   B) Simultane aequilibriometrische Tests verschiedener Rezeptor-Effektor-Gruppen.
      a) Vestibulo-okuläre aequilibriometrische Totalstimulation im Kipp-Schwing-Test.
      b) Das vestibulo-okuläre Reiz-Reaktionsstärke-Vergleichsschema mit kalorischen und perrotatorischen Stimuli. (RIDT)
      c) Vestibulo-spinale Stimulation unter Belastung des gesamten Vestibularapparates im Cranio-Corpo-Gramm.

Differential Diagnosis of Vertigo

I. Einleitung

Gleichgewichtsstörungen bzw. Dysaequilibrium können auf verschiedene Ursachen zurückgeführt werden. Für die Koordinatenerhaltung im Raum bezieht der Mensch Informationen aus den drei Rezeptorbereichen der sog. Gleichgewichtstrias. Diese sind das Auge, das Ohr und die kinaesthetische Sensibilität. Läsionen oder Rezeptorenverstellungen durch inadaequate Lebensbedingungen (Weltraumaufenthalt) oder vorangegangene Trainingseinflüsse (Seefestigkeit bzw. sog. Seemannsbeine) können in der Aequilibriometrie normabweichende Gleichgewichtsreaktionen produzieren.

Die Aequilibriometrie untersucht den Patienten aus drei Blickwinkeln (s. Abb. 1). Dieses diagnostische Dreieck stützt sich auf der einen Seite auf die Schilderung der subjektiven Erlebnisse des Probanden in der Anamnese, auf der anderen Seite auf die Inspektion des Körpers und insbesondere der rezeptornahen Strukturen oder gar der Rezeptorstrukturen im Ohr, Mittelohr, Innenohr, Auge, Augenhintergrund usw. und zum Dritten auf die messende Erfassung von Funktionsleistungen unter Standardfunktionsbedingungen. Der Abbildungsraum der Anamnese ist das Wort, der Abbildungsraum der Inspektion ist das Bild, und der Abbildungsraum der Funktion ist die Zahl. Der besondere Vorteil der Gleichgewichtsfunktion ist im Gegensatz zu akustischen und visuellen Wahrnehmungsleistungen darin zu sehen, daß es sich um sensomotorische Funktionen handelt. Auf einen sensorischen Input erfolgt eine motorische Output-Reaktion. Beide sind quantitativ dimensionierbar und damit nach Art eines Ursache-Wirkungs-Prinzips mathematisch miteinander vergleichbar. Bei den psychophysischen, z. B. akustischen und visuellen Funktionen ist man jeweils auf die verbalen Empfindungsangaben des Patienten zur Reaktionsabschätzung angewiesen.

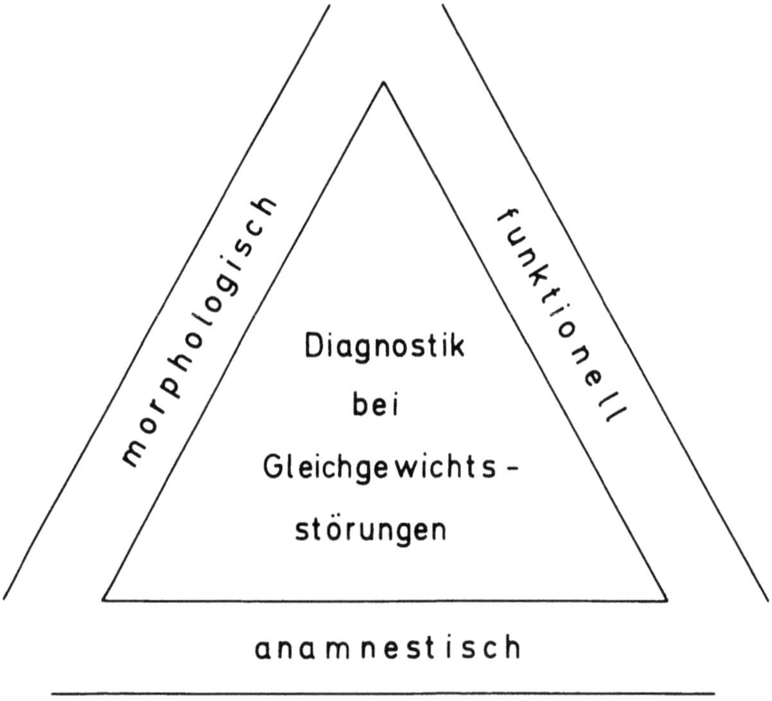

Abb.1: Das Diagnosedreieck der neurootologischen Basisinformationen.

Aus den wenigen Tatsachen, die angeführt wurden, ergibt sich schon, daß das Dysaequilibrium, also das Gleichgewichtsfehlverhalten, mannigfache Ursachen innerhalb der wechselnd belasteten Input-Strukturen und Output-Strukturen haben kann.

Darüberhinaus begegnen wir aber auch dem Phänomen, daß sich ein Mensch mit einem partikulär defekten Gleichgewichtssystem vom erkennbaren Gleichgewichtsverhalten her lange stumm verhalten kann. Erst ab bestimmter Stimulusbelastungen tritt in einem begrenzten Konfigurations- bzw. Stimuluslastbereich ein Fehlverhalten gegenüber der Norm auf, das sich bei Stimulusänderung wieder normalisieren kann. Um diese Aussagen zu belegen, muß das Reiz-Reaktionsstärke-Verhalten über weite Stimulusbereiche standardisiert werden. Solche Wahrnehmungsverzerrungen in bestimmten Stimuluslastbereichen wurden z. B. in der Akustik von Fowler als sog. Rekruitment beschrieben.

Dieser komplizierte Sachverhalt mag auch schuld daran sein, daß es bisher noch nicht eindeutig gelungen ist, sichere Tauglichkeitsvorhersagen von besonders gleichgewichtsbelasteten Probanden aufzustellen. Wie im folgenden gezeigt wird, decken die einzelnen Tests jeweils nur bestimmte Rezeptor- und Effektorbereiche bei definierten Stimulusintensitäten ab. Kasuistisch kann belegt werden, daß es Dysaequilibrium bei simultaner Anwendung mehrerer Tests nur in einzelnen Tests gibt und weiterhin, daß es bei Lastwechsel sogar innerhalb einzelner Tests aufzeigbare Verschiebungen von Norm- zu Dysaequilibriumreaktionen gibt.

Aufgrund der vorliegenden Ergebnisse sollten auch Konsequenzen hinsichtlich der Auswahl von übergreifenden aequilibriometrischen Tests für Tauglichkeitsuntersuchungen gezogen werden. Dabei sollte grundsätzlich Tests mit größerer Untersuchungsbandbreite der Vorzug vor hochkomplizierten und eventuell auch topographisch sehr feingliedrig arbeitenden Tests mit schmaler pathodiagnostischer Bandbreite gegeben werden.

II. Experimentelle Ergebnisse:

1. Anwendung verschiedener aequilibriometrischer Teststrukturen.

Die aequilibriometrischen Tests sind in der Regel so strukturiert, daß sie einen Rezeptor unilateral bzw. bilateral von der Stimulation her ins Auge fassen. Das wäre bei den Rezeptoren der laterale Bogengang (unilateral bei der kalorischen Prüfung und bilateral bei der rotatorischen Prüfung (s. Abb. 2). Der Stimulus, bei den vestibulären Rezeptoren ein Beschleunigungsstimulus, muß überschwellig und möglichst im Diskriminationsbereich gelegen sein. Die motorische Effektorreaktion muß dann registrierbar sein. Das ist bei den Augenreaktionen mit Hilfe der Elektronystagmographie (s. Abb. 3) und bei den Kopf-Körper-Reaktionen mit Hilfe der Cranio-Corpo-Graphie möglich. Der Prüfungsmodus läuft dann folgendermaßen ab, daß im Falle der Gleichgewichtsprüfung von Menschen ein Prüfungssystem abstrahiert wird. Dieses reduzierte Prüfsystem wird dann einem festgelegten Standardstimulus ausgesetzt. Die Reaktionen auf diesen Standardstimulus werden normiert. Die individuelle Reaktion wird einem Standard- bzw. Normbereich gegenübergestellt. Die Interaktion zwischen den verschiedenen gleichgewichtsregulierenden Mechanismen innerhalb ein und desselben Menschen bleiben dabei bisher häufig unbeobachtet und unberücksichtigt.

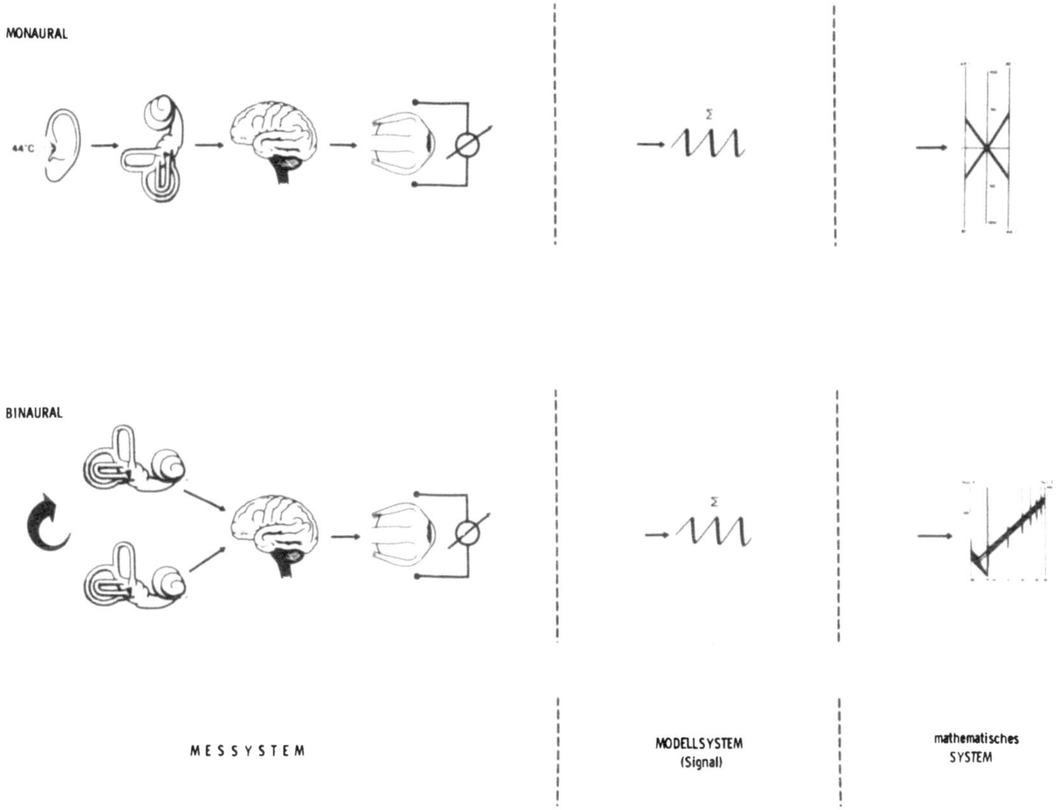

Abb.2:

a) Informationsflußdiagramm der monauralen kalorischen Vestibularisprüfung mit elektronystagmographischer Reaktionsaufzeichnung und graphische Teiltestsynopsis im Schmetterlingskalorigramm.

b) Informationsflußdiagramm der binauralen per- und postrotatorischen Vestibularisprüfung mit elektronystagmographischer Reaktionsaufzeichnung und Teiltestsynopsis im L-Schema des rotatorischen Intensitäts-Dämpfungs-Test (RIDT).

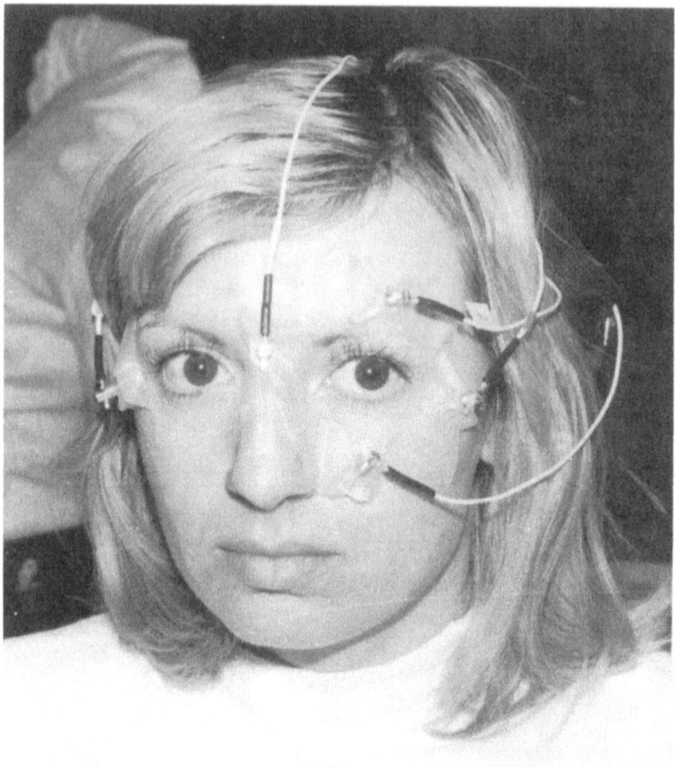

Abb.3:

Patientin mit Elektronystagmographie-Elektroden zur fortlaufenden Aufzeichnung der Augenbewegungen sowohl bei geöffneten als auch geschlossenen Augen.

A) Verschiedene aequilibriometrische Teststrukturen in gleichen Rezeptor-Effektor-Gruppen.

Für die folgenden Ausführungen verwenden wir das in der Neurootologie am häufigsten verwendete funktionell neuroanatomische Modell. Es besteht aus dem Reflexautomaten mit lateralem Bogengang des Vestibularsystemes, Hirnstamm und Augenbulbusmotorik (s. Abb. 4). Dieses System erzeugt den sog. vestibulären Nystagmus. Dieser ist die Basis der klassischen Vestibularisprüfung. Die monaurale Reizung des lateralen Bogenganges erfolgt kalorisch mit Hilfe von in den Gehörgang eingebrachten Thermogradienten durch Wasserspülung oder Lufteinblasung (s. Abb. 5). Dazu muß der laterale Bogengang senkrecht stehen. Das Haupt des Patienten wird aus der Horizontallage um 30 Grad angehoben. Die binaurale vestibulo-okuläre Prüfung erfolgt ebenfalls am lateralen Bogengang. Dazu muß der laterale Bogengang sich aber in der Drehebene befinden, d. h. bei dem auf dem Drehstuhl sitzenden Patienten wird das Haupt um 30 Grad nach vorne geneigt (s. Abb. 6).

Die entstehende okuläre motorische Nystagmusreaktion wird entsprechend den Angaben von Schott mit Hilfe der Elektronystagmographie fortlaufend monokulär horizontal und vertikal aufgezeichnet. Das Verfahren der Elektronystagmographie bietet den Vorteil, daß es sowohl bei geschlossenen als auch geöffneten Augen funktioniert. Durch das corneoretinale Bestandspotential sind die Augenbulbi elektrisch eigenmarkiert (s. Abb. 7). Diese Ladung kann man sich als Dipol in die Augenachse vereinigt denken, wobei die positive Ladung an der Cornea und die negative Ladung an der Retina gelegen ist. Bringt man Elektrodenpaare neben dem Auge oder über und unter dem Auge an, so werden Feldverschiebungen durch Augenbewegungen in der Achse des Elektrodenpaares als Potentialänderungen wirksam. Über einen Verstärker und einen Schreiber können diese Feldveränderungen

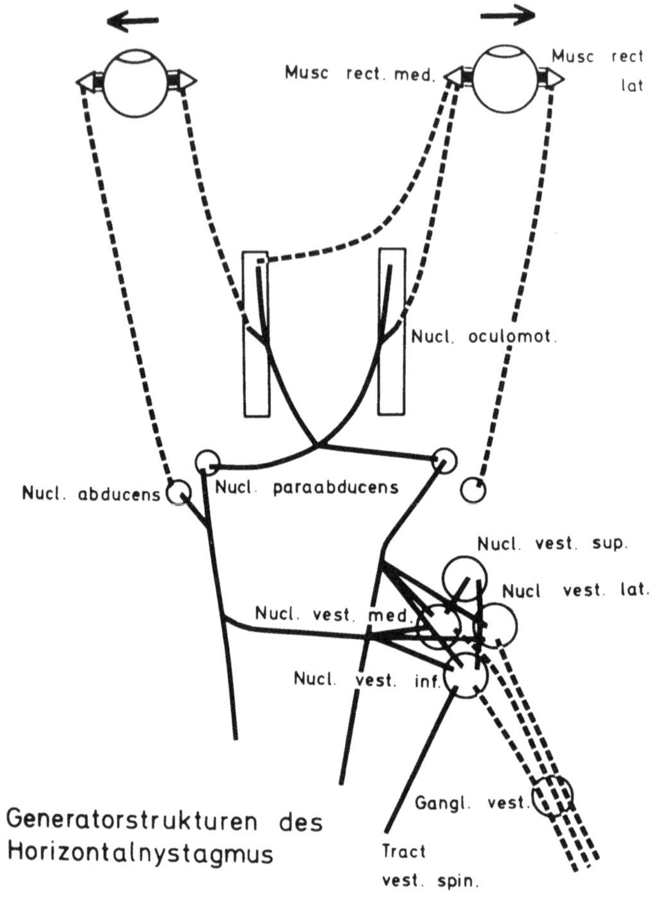

Abb.4: Neuroanatomisches Schema des vestibulo-okulären "Nystagmusautomaten".

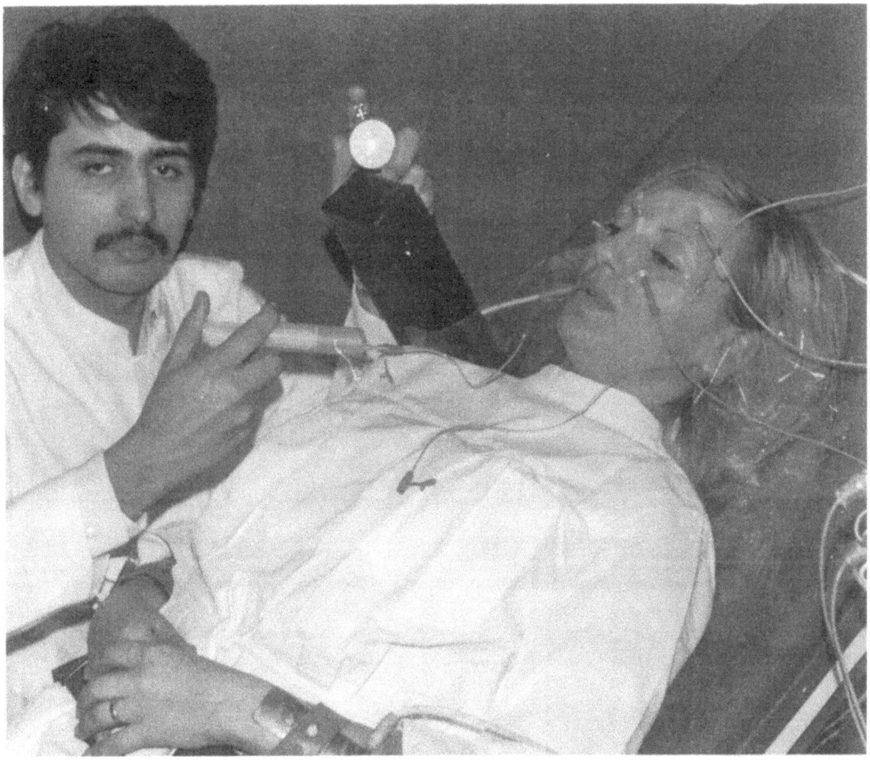

Abb.5:

Patientin mit Elektronystagmographie-Elektroden, Spülkatheder und Wasserauffangsäckchen während der kalorischen Vestibularisprüfung.

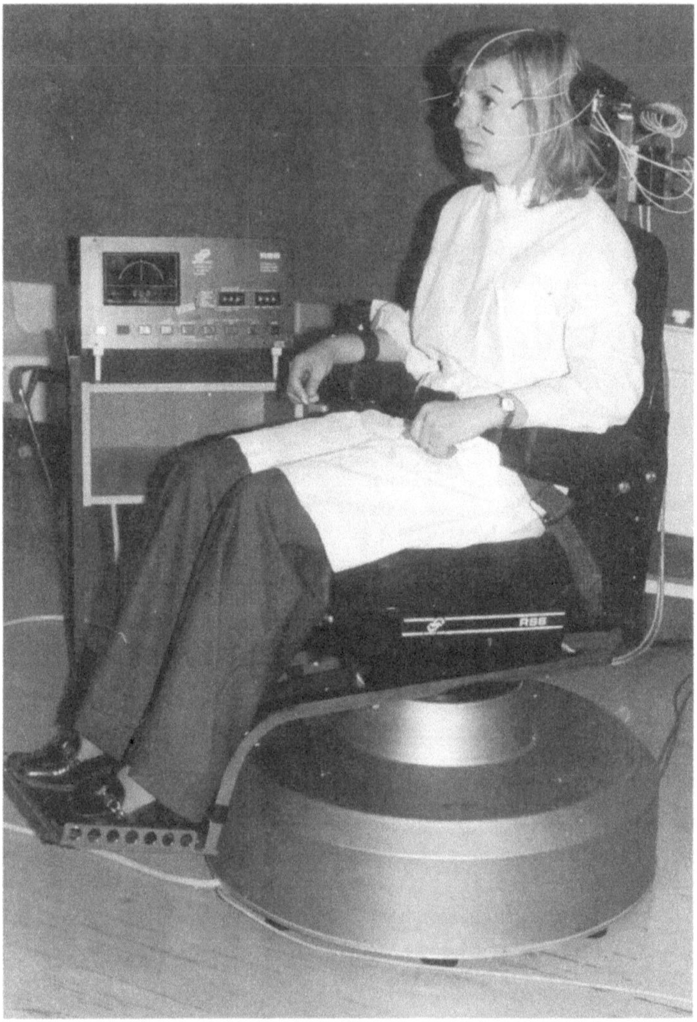

Abb.6:

Patientin auf dem elektronisch programmierbaren Drehstuhl zur Durchführung des rotatorischen Intensitäts-Dämpfungs-Tests (RIDT).

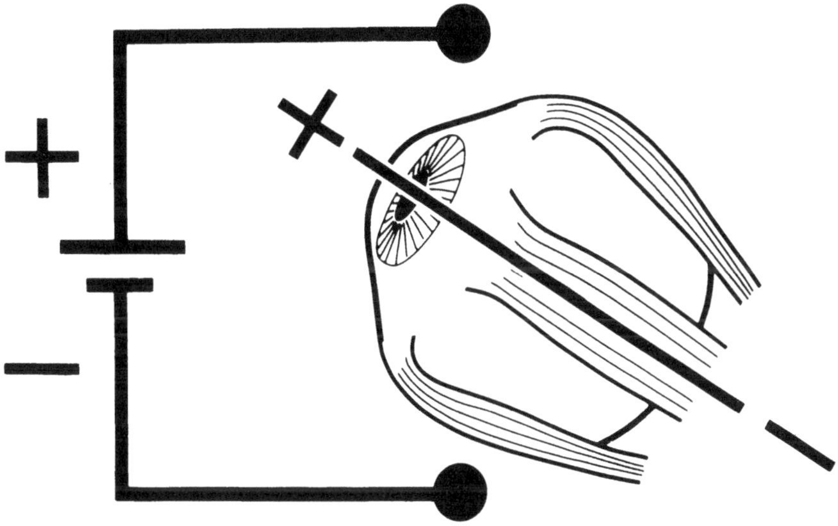

Abb.7:

Schema des carneo-retinalen Augeneigenladungsdipols als Basis der Elektronystagmographie.

als Zeitkurvenmuster aufgezeichnet werden (s. Abb. 8). Das Nystagmussignal ist ein typisches Dreiecksignal mit einem steilen Schenkel, der sog. schnellen Phase, und einem flachen Schenkel, der sog. langsamen Phase. Zieht der steile Schenkel von unten nach oben, so handelt es sich bei den horizontalen Ableitungen um einen Rechtsschlag und bei den vertikalen Ableitungen um einen Aufwärtsschlag. Ist die Dreieckscharakteristik dergestalt, daß der steile Dreiecksschenkel, also die schnelle Phase, auf der Schreibspur abwärts zieht, so handelt es sich in der Horizontalableitung um einen Linksschlag und in der vertikalen Ableitung um einen Abwärtsschlag. Diagonale und kurvige Nystagmusschläge müssen vektoriell aus dem Ableitmuster der horizontalen und vertikalen Elektrodenpaare zusammengesetzt werden.

Neuroanatomisch befindet sich der Nystagmusgenerator im Hirnstamm gelegen. Es handelt sich um die Okulomotoriuskerne im mittleren Längsbündel unter Zuschaltung der paramedianen Formatio reticularis bzw. der prätectalen Formatio reticularis. Dieser Komplex, der das Wechselspiel des langsamen Hin- bzw. Hergleitens mit schneller Augenrückführbewegung rhythmisch steuert, wird im Falle der vestibulären Erregung von den Vestibularisrezeptoren über die Vestibulariskerne angesteuert, wobei die Vestibulariskerne modifizierenden Einflüssen aus dem Palaeo- und Archaeocerebellum über die Dachkerne, wie z. B. den Nucleus fastigii, ausgesetzt sind. Im Bereich der mittleren Schädelgrube unterliegt dieses System dämpfenden Einflüssen aus dem Rubro-Nigro-Striatal-System. Auch Einflüsse von den Temporallappen her sind bekannt.

Die differenzierte Auswertung der im folgenden beschriebenen Tests gestattet die Läsionszuordnung zu verschiedenen Strukturen im neuroanatomischen Apparat, d. h. bei einem

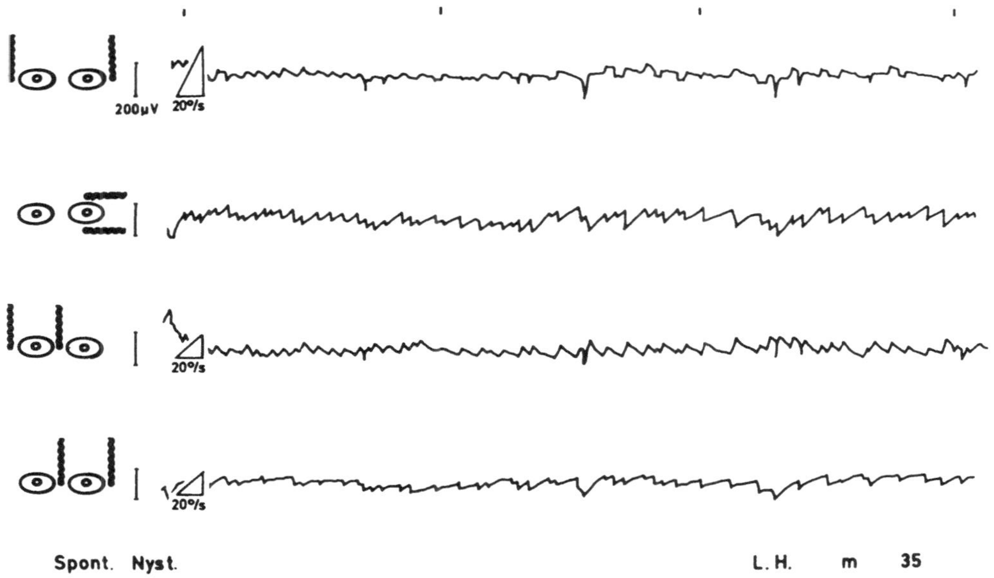

Abb.8: Typisches Elektronystagmogramm.

Teil der klinischen Fälle können im Hirnstamm Höhlenlokalisationen der Läsionen vorgenommen werden.

a) Das Schmetterlingskalorigramm.

Auch heute noch ist die kalorische Vestibularisprüfung Kernstück der neurootologischen Diagnostik (s. Abb. 2 a). Die Arbeiten zur Entwicklung der kalorischen Vestibularisprüfung durch Robert Barany wurden diesem 1916 mit der Verleihung des Nobelpreises belohnt. Für die Durchführung der kalorischen Vestibularisprüfung wird der Patient um 30 Grad gegenüber der Horizontalen in die Rückenlage angehoben (s. Abb. 5). In dieser Position steht der laterale Bogengang normalerweise senkrecht. Um die Hintergrundsbedingungen möglichst konstant zu halten, werden dem Patienten vor der Kalorisation Spülkatheder aus Polyäthylen in beide Gehörgänge eingeführt und an der Wange angeklebt. An die Ohrmuscheln sind Wasserauffangsäckchen aus PVC angeklebt, um das herauslaufende Wasser dort zu sammeln und um zu verhindern, daß die Kleidung des Probanden feucht wird. In den beiden äußeren Augenwinkeln und auf dem Nasenrücken sind die Elektronystagmographieelektroden für die Aufzeichnung des Horizontalnystagmus festgeklebt. Über und unter dem linken Auge sind die Elektroden zur Registrierung des vertikalen Nystagmus angeklebt. Sie können ergänzt sein durch ein weiteres Elektrodenpaar über und unter dem rechten Auge.

Zunächst wird der Spontannystagmus bei geschlossenen Augen in dieser Position während einer Zeit von 60 sec registriert. Die Spontannystagmusintensität während 30 sec wird nach Richtung, Schlagraten und Amplitudenintensität ausgewertet und in die entsprechenden Richtungsquadranten des synoptischen Schmetterlingskalorigrammes übertragen. Damit ist die Basisaktivität des Probanden in Kalorisationsposition ermittelt.

Danach erfolgt die Spülung des rechten Gehörganges durch den Katheder mit 20 ml 44 Grad warmen Wassers während 30 sec. Die Nystagmusreaktion des erwarteten rechtsschlägigen Nystagmus wird während drei Minuten fortlaufend elektronystagmographisch registriert. Nach einer fünfminütigen Pause wird die Warmspülung links unter denselben Bedingungen wiederholt.

Danach folgt die Kaltspülung rechts mit 20 ml 30 Grad warmen Wassers und danach die Kaltspülung links, wiederum mit 20 ml 30 Grad warmen Wassers.

Die maximale Reaktionsdynamik der kalorischen Vestibularisreaktionen wird durch Auszählung der Nystagmusschlagraten in Intervallen von je 10 sec im Kulminationsbereich für die Nystagmusfrequenz und durch das Ausmessen der Hüllkurve für die Nystagmusamplitude ebenfalls im Kulminationsbereich vorgenommen. Die Schlagratendynamik bzw. die Amplitudendynamik wird in das vorgedruckte synoptische Schmetterlingsschema übertragen und jeweils als Kennlinie für die einzelne Reaktion mit dem Zentrum verbunden.

Das Schmetterlingsschema (s. Abb. 9) enthält als Ordnungsstrukturen ein kartesisches Koordinatensystem; lateral von der Ordinate befinden sich links, also in Ansicht des Patienten, die beiden Reaktionen des rechten Ohres, und rechts von der Ordinate die beiden Reaktionen des linken Ohres. Oberhalb der Ordinaten befinden sich die beiden Reaktionen mit Rechtsnystagmus, unterhalb der Ordinaten die beiden Reaktionen mit Linksnystagmus. Daraus ergibt sich, daß in diesem Schema die Reiztemperaturen diagonal zueinander stehen. Links oben im Schema befindet sich also die Warmreaktion rechts, links unten die Kaltreaktion rechts, rechts unten die Warmreaktion links und rechts oben die Kaltreaktion links. Durch das Einsetzen von vorgedruckten Normbereichen kann für den individuellen

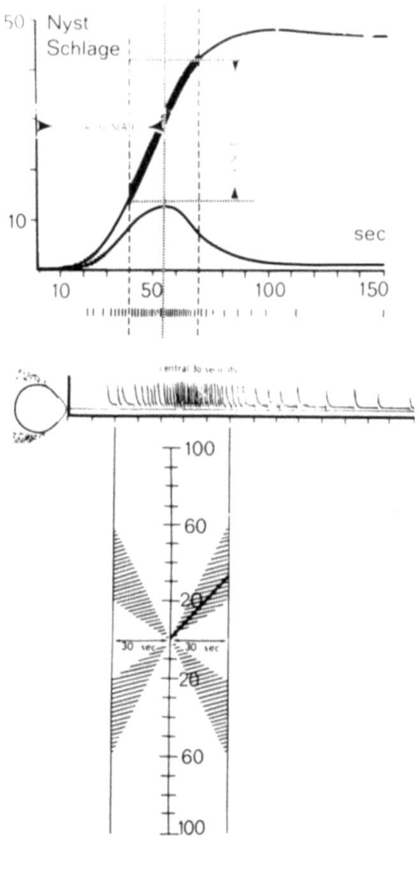

Abb.9:

Das synoptische Schmetterlingsschema als diagnostische Ordnungsstruktur für die kalorischen Teiltestresultate.

Fall festgestellt werden, ob die jeweilige Reaktion sich im statistischen Normbereich befindet, bzw. ob sie eine Hemmung gegenüber der Norm aufweist oder eine Enthemmung.

Darüberhinaus können diese Muster zu Konfigurationen zusammengestellt werden. Es kann z. B. festgestellt werden, ob die beiden Reaktionen der rechten Seite gehemmt sind, während die beiden Reaktionen bei Reizung des linken Ohres normal ausgefallen sind. Dieses Muster spricht für eine periphere Vestibularishemmung der rechten Seite. Demgegenüber muß abgegrenzt werden, ob die beiden Reaktionen mit Rechtsnystagmus gehemmt sind, während die beiden Seiten mit Linksnystagmus normal ausgefallen sind. Dieses Muster spricht für eine Hemmung im rechten Paraabducenskernbereich im Mesencephalon. Mit Hilfe solcher synoptischer Gesamttestmuster können sowohl für die Nystagmusfrequenz 81 als auch für die zentrale Amplitude weitere 81 unterschiedliche Muster definiert werden.

b) Der rotatorische Intensitätsdämpfungstest (RIDT).

Der rotatorische Intensitätsdämpfungstest wird auf dem elektronisch programmierbaren Drehbeschleunigungsstuhl durchgeführt. Er enthält zwei unterschiedliche Testkomponenten, nämlich eine optimale supraliminale Drehbeschleunigungskomponente von 3 Grad/Sek. x Sek., die während 30 Sek. beibehalten wird, und eine maximale postrotatorische Drehbeschleunigungskomponente durch einen Bremsimpuls von 1/3 Sek. aus 90 Grad/Sek. heraus. Durch diesen Bremsimpuls kommt es zu einer Beschleunigung von 270 Grad/Sek. x Sek. im Durchschnitt, die etwa während 1/3 Sek. anhält. Geht man davon aus, daß die Beschleunigungsschwelle für das laterale Bogengangssystem bei 0,15 Grad/Sek. x Sek. liegt und daß die obere Diskriminationsgrenze bei 180 Grad/Sek. x Sek. liegt (s. Abb. 10), so erkennt man bei

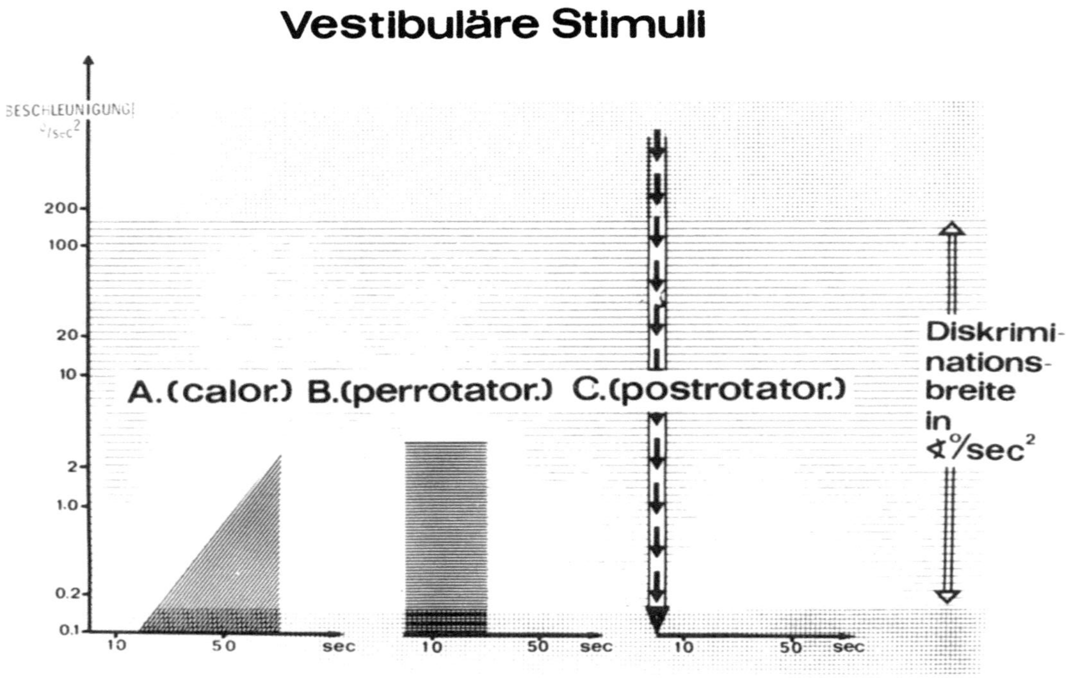

Abb.10: Wahrnehmungsbereich des lateralen Bogengangsrezeptors und schematische Konfiguration der Stimuli der kalorischen, der perrotatorischen und der postrotatorischen Stimuli.

logarithmischer Beschleunigungsdarstellung, daß der perrotatorische Stimulus von 3 Grad/Sek. x Sek. im Optimalbereich liegt, während der Stimulus von 270 Grad/Sek. x Sek. den gesamten Empfindungsbereich durchschlägt. Beide Stimuli haben, wie aus der Abbildung hervorgeht, sehr unterschiedliche Beschleunigungszeitkonfigurationen.

Für die technische Durchführung sitzt der Patient auf dem Drehstuhl mit 30 Grad anteflektiertem Haupt. Temporalwärts seitlich von beiden Augen sowie auf der Nasenwurzel sind Elektroden für die Registrierung der monokulären Nystagmusreaktionen, über und unter dem linken und rechten Auge sind ebenfalls Elektrodenpaare zur Registrierung der vertikalen Nystagmusreaktionen angebracht. Der Patient ist angeschnallt, er schließt die Augen. Über ein Steuergerät wird der Drehstuhl mit 3 Grad/Sek. x Sek. während 30 Sek. linear beschleunigt (s. Abb. 11). Darauf folgt eine Phase der konstanten Drehgeschwindigkeit von 90 Grad/Sek., die 180 Sek. andauert.

Während dieser Zeit kommt es zum Abklingen der perrotatorischen Nystagmusreaktion I und in der Regel auch II. Die Vestibularisrezeptoren reagieren nämlich nur auf Beschleunigung und nicht auf Geschwindigkeit. Nach insgesamt 210 Sek. - d. h. 30 Sek. Beschleunigungsphase und 180 Sek. Rotation mit konstanter Geschwindigkeit - wird der Drehstuhl während 1/3 Sek. von 90 Grad/Sek. auf 0 Grad/Sek. abgebremst, d. h. es kommt zu einem nadelförmigen Beschleunigungsimpuls von 270 Grad/Sek. x Sek.

Danach springt die postrotatorische Nystagmusreaktion I auf und klingt hyperbelförmig ab. Bei einem solchen gekoppelten per- und postrotatorischen Rechtsdrehvorgang erhalten wir einen rechtsschlägigen perrotatorischen und einen linksschlägigen postrotatorischen Nystagmus. Bei dem Linksdrehvorgang erhalten wir einen linksschlägigen perrotatorischen

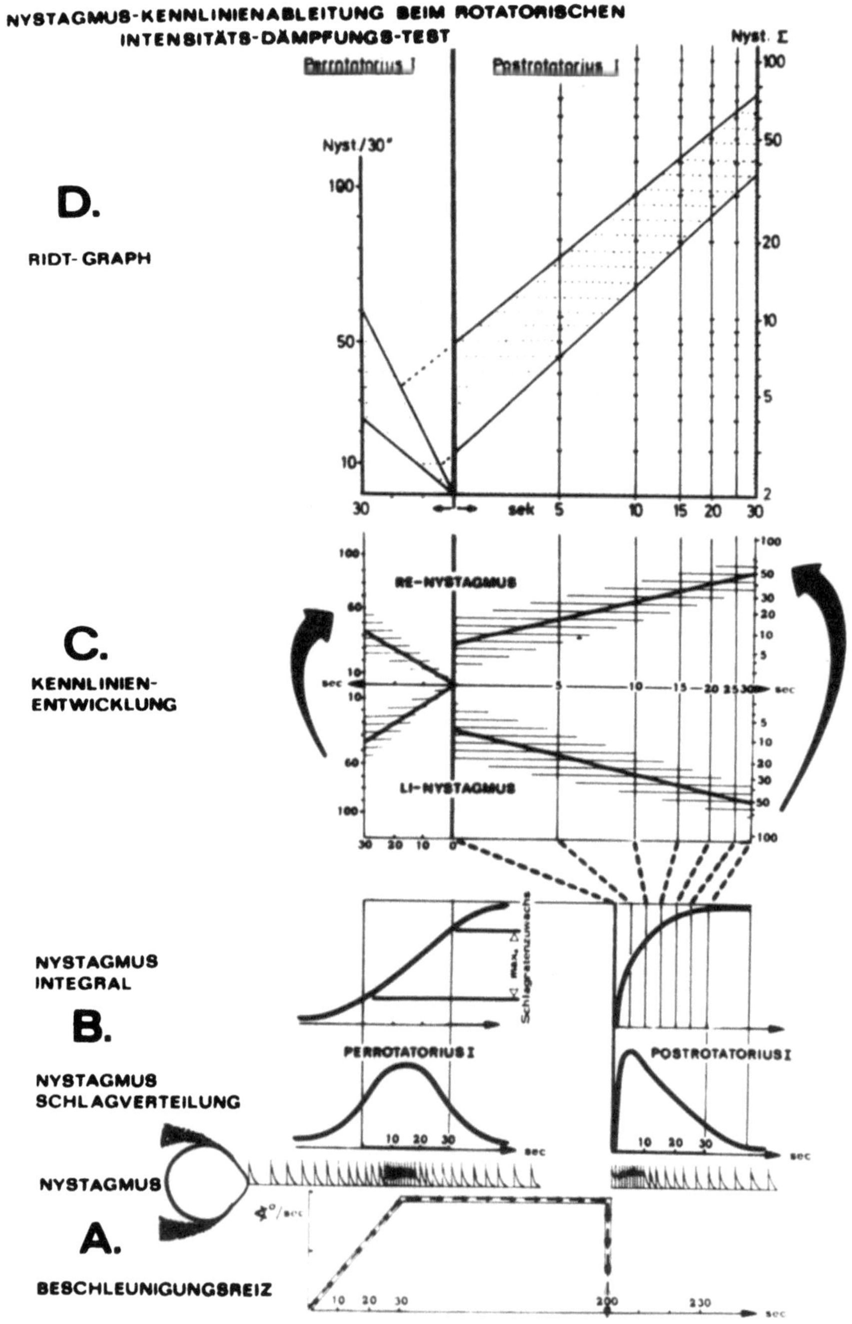

Abb.11: Stimulus- und Auswerteschema des RIDT.

und einen rechtsschlägigen postrotatorischen Nystagmus.

Die Verteilungscharakteristik der Schlagratendynamik und der Amplitudendynamik des perrotatorischen Nystagmus ist parabelförmig, die des postrotatorischen Nystagmus hyperbelförmig. Die synoptische Auswertung der Reaktionsdynamik dieser vier Reaktionen geschieht mit dem L-Kennlinien-Schema des RIDT (s. Abb. 12). Im Kulminationsbereich werden die 30 Sek. der maximalen Schlagrate des Perrotatorius ausgezählt und in das lineare Darstellungsfeld des L-Kennlinien-Schemas eingetragen, und zwar der Rechtsnystagmus in durchgezogener Linie und der Linksnystagmus in gestrichelter Linie. Zur Kennlinienabbildung der hyperbelförmig verteilten postrotatorischen Schlagraten ist es erforderlich, diese Schlagraten vom Stop an während 30 sec zu integrieren und dann doppellogarithmisch abzubilden. Die Integrationsintervalle erstrecken sich von 0 - 5 Sek., 0 - 10 Sek., 0 - 20 Sek., 0 - 25 Sek. und von 0 - 30 Sek. Die gefundenen Werte werden als Gerade miteinander dargestellt. Rechtsschlägige postrotatorische Nystagmen werden mit durchgezogener Linie und linksschlägige mit gestrichelter Linie miteinander verbunden. Die postrotatorischen Kennlinien werden aus mnemotechnischen Gründen bis zum Anstoß auf die jeweiligen perrotatorischen Kennlinien, also Rechtsnystagmus zu Rechtsnystagmus und Linksnystagmus zu Linksnystagmus, durchgezogen.

Das L-Kennlinienschema enthält Normbereiche. Es ist erkennbar, ob einzelne oder alle Reaktionen im Bereich der Norm oder oberhalb bzw. unterhalb der Norm gelegen sind.

Eine Eigenart von logarithmischen Systemen ist, daß sie keinen Nullpunkt haben. Die postrotatorische Kennlinie kann sowohl hinsichtlich der Höhenlage im Normbereich liegen als auch hinsichtlich ihrer variablen Steigung. In die

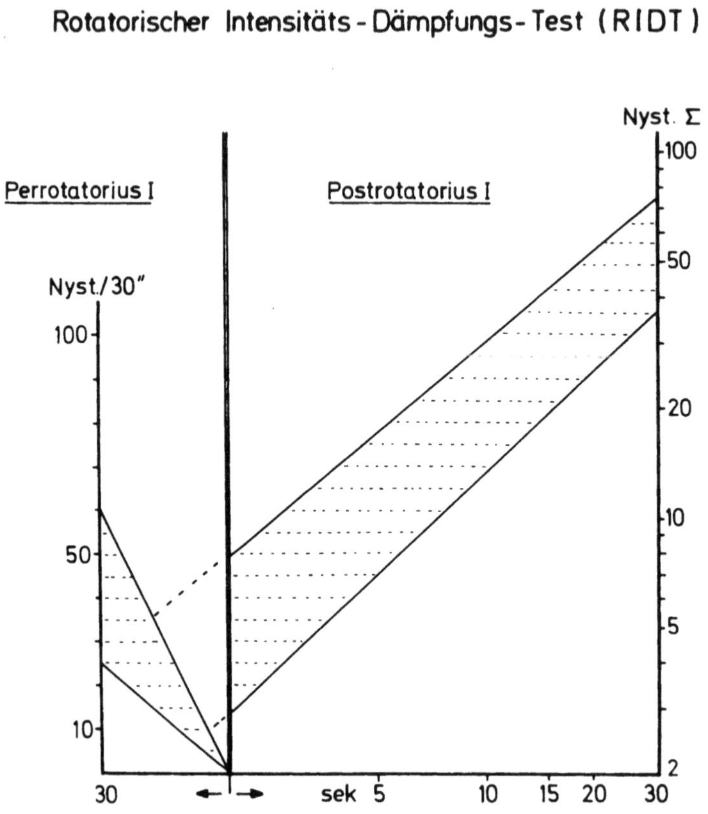

Abb.12: Synoptisches L-Kennlinien-Schema des rotatorischen Intensitäts-Dämpfungs-Tests (RIDT).

Normbereiche sind dreieckige Felder eingezogen, in die durch Parallelverschiebung die jeweiligen Kennlinien hineingelegt werden können. Man erkennt dann, ob die Steigung sich im, über oder unter dem Normwinkel befindet.

Von stereotaktischen Hirnoperationen wissen wir, daß die Steigung der Kennlinie z. B. durch Zerstörung der Basalganglien verändert werden kann. Die Höhenlage der postrotatorischen Kennlinie wird durch Störungen im Rezeptorbereich beeinflußt, wie z. B. Vestibulariszerstörung durch Streptomycin etc.

Im Grunde genommen faßt der RIDT zwei verschiedene Tests zusammen, nämlich einen supraliminalen optimalen Drehbeschleunigungstest und einen supramaximalen nadelförmigen Drehbeschleunigungstest. In der klinischen Routine ist häufig zu beobachten, daß Patienten, die eine normale perrotatorische Reaktion aufweisen, eine pathologische postrotatorische Reaktion zeigen können und umgekehrt. Hier erkennt man bereits im einzelnen Test, daß belastungsabhängig das Dysaequilibrium nur in bestimmten Lastanteilen der Tests zum Vorschein kommt.

c) Die trapezoidale Drehbeschleunigungsschwelle.

Bei Modellüberlegungen der Neurootologie, die ihre Analogieschlüsse besonders aus der Audiologie bezog, gewannen vor 30 Jahren die Schwellenbestimmungen des vestibulären Nystagmus im Vergleich zur Hörschwellenbestimmung besondere Bedeutung. Leider ist die vestibulo-okuläre Nystagmusschwelle bei feiner Auflösung mit elektrisch programmierbaren Drehstühlen und elektronystagmographischer Bewegungsaufzeichnung dadurch behindert, daß sich die Augen bei 30 - 50 % der Personen auch im geschlossenen Zustand im Dunkeln nicht in Ruhe befinden. Kleine Sakkaden und

Nystagmusbewegungen sind immer wieder zu beobachten, so daß das Auftreten von ersten Nystagmusschlägen, die ja einen Schwellenwert anzeigen würden, nur bei einem beschränkten Personenkreis beobachtbar sind. Dies hat die Schwellenbestimmungsmethoden heute in der Neurootologie in den Hintergrund treten lassen. Wegen ihrer grundsätzlichen theoretischen Bedeutung und wegen der in Kapitel II, 1 A ausgeführten Untersuchungsergebnisse soll hier doch noch auf die trapezoidale Drehbeschleunigungsschwelle eingegangen werden.

Technisch wird der Patient genauso wie beim RIDT auf den elektronisch programmierbaren Drehstuhl gesetzt. Der Drehstuhl wird mit 0,2, 0,4, 0,8, 1,6, 3,0 und 5,0 Grad/Sek. x Sek. nacheinander angedreht. Darauf folgt eine dreiminütige Phase konstanter Drehung und danach wiederum eine Phase mit derselben Entschleunigung, wie vorher die Beschleunigung eingestellt war. Das Auftreten erster regelmäßiger Nystagmusschlagserien wird als semiquantitativer Schwellenwert festgehalten. Entsprechend der trapezoidalen Zeitgraphik dieser Be- und Entschleunigungsmuster nennen wir den Test den trapezoidalen Drehbeschleunigungsschwellentest (s. Abb. 13).

Pathologische Reaktionsmuster können in einzelnen oder in allen genannten drei vestibulären Testsituationen auftreten. Schwindelpatienten, bei denen die Gleichgewichtsstörung aber auf einer Läsion z. B. des hinteren Bogenganges oder des Nervus vestibularis inferior beruht, brauchen in keinem der genannten Tests Auffälligkeiten aufzuweisen. Dies ist insbesondere von solchen mit Akusticusneurinomen bekannt, die vom Nervus vestibularis inferior ausgehen.

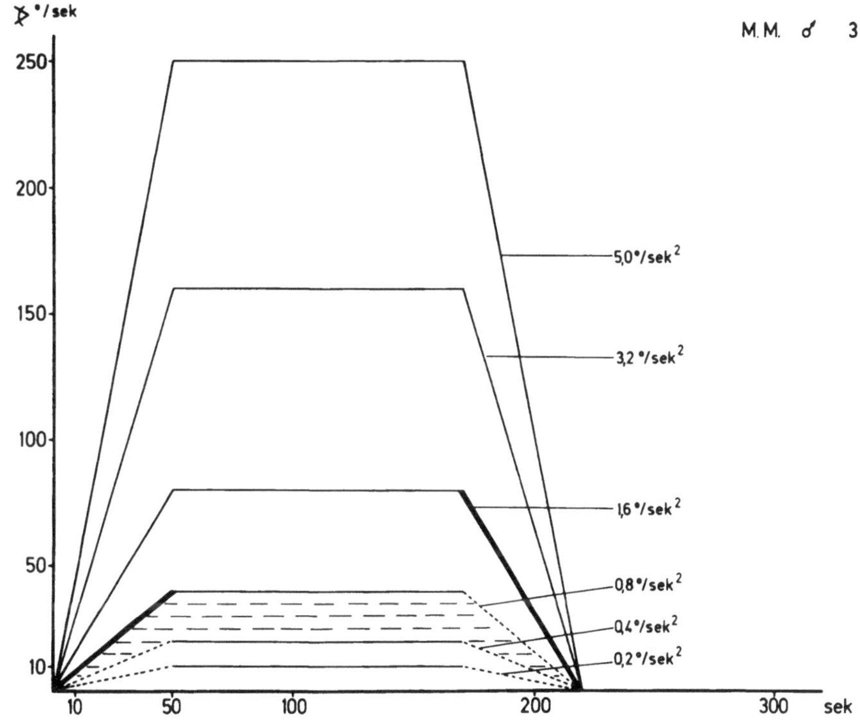

Abb.13: Schema des trapeziodalen Drehbeschleunigungstests.

B) Simultane aequilibriometrische Tests verschiedener Rezeptor-Effektor-Gruppen.

Bei den im folgenden beschriebenen aequilibriometrischen Tests beschränkt sich die Stimulusauswirkung nicht mehr so eindeutig auf einen Bogengang bzw. auf ein Bogengangspaar, sondern hier kommt es - etwa beim Kipp-Schwing-Test - zur Totalstimulation des gesamten Innenohrapparates inklusive der Otholithenapparate. In vestibulo-spinalen Tests kommt es sowohl zur Stimulation des gesamten Vestibularapparates als auch der Hals- und Nackenstrukturen. Dadurch eignen sich diese Tests viel besser zur überschauenden Information bei einer Probandenauswahl, denn sie untersuchen die Gleichgewichtsfunktion in einem viel umfassenderen Maße als das mit den im vorangegangenen Kapitel beschriebenen feingegliederten Tests möglich ist.

a) Die vestibulo-okuläre Totalstimulation im Kipp-Schwing-Test.

Beim Kipp-Schwing-Tisch handelt es sich um einen in kardanischen Lagern längs- und queraufgehängten Tisch, der nach Art einer Balkenwaage mit einem verschiebbaren Ausgleichsgewicht versehen ist. Der Patient wird mit Sicherheitsgurten auf diesem Tisch angeschnallt, für die Registrierung der Augenbewegungen wird die monokuläre Elektronystagmographie eingesetzt.

Der Patient wird auf dem beweglichen Tisch austariert. Dann wird der Tisch durch Schwingung um die Horizontal- und Vertikalachse aufgeschaukelt. Der etwa einen Meter über dem zentralen Drehpunkt gelegene Kopf führt bei diesen Schwingungen Achterbewegungen aus. Sowohl in die Horizontalachse als auch in die Vertikalachse des Tisches sind Drehpotentiometer eingelassen, die das genaue Bewegungsmuster des Tisches simultan mit den Augenbewegungen auf dem Polygraphen registrieren. Außerdem können die einzelnen Achsen unabhängig voneinander blockiert werden, so daß reine Horizontalschwingungen, reine Vertikalschwingungen und kombinierte Horizontal- und Vertikalschwingungen möglich sind. Bei der einfachen und der kombinierten Horizontal- und Vertikalschwingung kommt es nicht nur zu Beschleunigungen in den Bogengängen, sondern auch zum Abschleudern der Otholithen in verschiedene Richtungen. Das Haupt des Probanden liegt ja um einen Meter aus dem Drehpunkt des Tisches verlagert, so daß entsprechende Linearbeschleunigungen an den Otholithen angreifen können. Damit ist bei der kombinierten Beschleunigung die Totalstimulation des Vestibularapparates mit Bogengängen und Otholithen möglich. Dieses führt zu Erregungen nicht nur im Nervus vestibularis superior, der ja den lateralen Bogengang, den vorderen Bogengang und den Utriculus mit den Vestibulariskernen verbindet, sondern auch im Nervus vestibularis inferior, der den posterioren Bogengang und Saculus mit den Vestibulariskernen verbindet.

Die Information, die mit diesem Test gewonnen wird, gliedert sich folgendermaßen auf:

1. Die Richtung der nystagmischen Augenbewegungen in Abhängigkeit von der Stimulusrichtung;
2. Die Intensität der nystagmischen Augenbewegungen in Abhängigkeit von der Stimulusintensität;
3. Die Koordination der Augenbewegungen beider Augenbulbi qualitativ und quantitativ.

Besonders der kombinierte Kipp-Schwing-Test zeigt, daß es den Probanden schwer fällt, die Schlagebene und Schlagintensität an beiden Augen konstant zu halten. Es kommt sowohl zu einer wechselnd starken qualitativen als auch quantitativen Nystagmusdissoziation an beiden Augen. Es ist die Aufgabe weiterer Untersuchungen im Zusammenhang mit dem vorliegenden InSan-Programm, die genauen Normwerte für qualitatives und quantitatives dissoziiertes Schlagfeldverhalten festzulegen. Desorientierungen sind bei diesem Test sehr häufig. Es handelt sich um einen sehr allgemeinen Dysaequilibriumtest mit Totalbelastung aller vestibulären Rezeptoren.

b) Das vestibulo-okuläre Reizreaktionsstärke-Vergleichsschema mit kalorischen und perrotatorischen Stimuli.

Geht man davon aus, daß der kalorische Stimulus durch Wasserspülung des Gehörganges einen langsam sich verstärkenden Beschleunigungsstimulus am Bogengang aufbaut, daß hingegen der perrotatorische Stimulus sofort einen konstanten Beschleunigungsgradienten an den lateralen Bogengang beider Seiten legt, so kann man unterscheiden, daß der kalorische Stimulus einen schwächeren monolateralen rampenförmigen Stimulus darstellt und der perrotatorische Stimulus des RIDT mit 3,0 Grad/Sek. x Sek. einen stärkeren stufenförmigen bilateralen Stimulus darstellt. Für die Nystagmusentstehung weiß man, daß die utrikulusgerichtete Deflektion der Kupula des lateralen Bogenganges ausschlaggebend für Intensität und Schlagrichtung ist.

Insofern kann man den kalorischen Warmstimulus, der beim in Rückenlage befindlichen Patienten eine utrikulusgerichtete Strömung hervorruft, mit dem perrotatorischen Stimulus vergleichen, bei dem ebenfalls die in Drehrichtung befindliche Kupula eine utrikulusgerichtete Auslenkung erfährt.

Man kann bei diesem Test also die Warmreaktion rechts nicht mit dem Perrotatorius nach rechts, und die Warmreaktion links mit dem RIDT-Stimulus nach links vergleichen. Da beide Tests hinsichtlich der Intensität der Nystagmusschlagraten standardisiert sind, kann man im individuellen Fall feststellen, ob die kalorische Warmreaktion des Patienten und die perrotatorische Reaktion desselben Patienten mit derselben Schlagrichtung gemeinsam in den Normbereich fallen, gemeinsam über oder unter dem Normbereich liegen oder unterschiedliches Verhalten aufweisen. Auf diese Weise ist es möglich, neun verschiedene Reiz-Reaktionsstärke-Vergleichsmuster voneinander abzugrenzen. Die ersten drei Muster beinhalten Parallelverhalten, die zweiten drei beinhalten das sog. Aufholphänomen, welches in der Audiologie und auch in der übrigen Sinnesphysiologie Rekruitment genannt wird. Dabei weist der schwächere Stimulus, in diesem Falle der kalorische, jeweils eine schwächere Reaktion bezogen auf die Normbereiche aus als der stärkere, nämlich der Perrotatorius. Die letzten drei Reiz-Reaktionsstärke-Vergleichsmuster weisen ein Blockierungsphänomen auf, das sog. Dekruitment, d. h. der schwächere Stimulus reagiert - jeweils bezogen auf die Normbereiche - höherwertig als der stärkere.

Bei der Auswertung von 2000 kombinierten kalorischen und perrotatorischen vestibulären Reaktionen fanden sich die Muster des Parallelverhaltens in 71,4 % aller Fälle. Der Typ I, das parallele Normverhalten der perrotatorischen und der kalorischen Warmreaktion, konnte in 56,5 % aller Fälle beobachtet werden. Der Typ II, das parallele Enthemmungsverhalten, ließ sich in 11,7 % aller Fälle statistisch ermitteln. Typ III, das parallele Hemmungsverhalten, wurde in 3,2 % aller Fälle festgestellt.

Die Rekruitmenttypen, bei denen die kalorischen Reaktionen schwächer als die perrotatorische Reaktion ausfällt, konnten bei 19,4 % aller Fälle beobachtet werden. Der Reiz-Reaktionsstärke-Vergleichstyp IV, das Hemmungsrekruitment mit unternormaler Warmreaktion und normaler gleichgerichteter perrotatorischer Nystagmusreaktion, bestand in 6,3 %

der Fälle. Der Typ V, das Enthemmungsrekruitment mit normaler Warmreaktion und übernormaler perrotatorischer Reaktion, wurde in 12,4 % aller Fälle angetroffen, Typ VI, das Hemmungs-/Enthemmungsrekruitment, mit unternormaler Warmreaktion und übernormaler perrotatorischer Reaktion nur in 0,7 % aller Fälle.

Die Rekruitmenttypen, bei denen die perrotatorischen Reaktionen jeweils schwächer ausfallen als die zugehörigen kalorischen Reaktionen, wurden bei 9,2 % aller Fälle angetroffen. Damit stellt dieser dritte Typ die statistisch kleinste Gruppe. Dieser Typ ist im allgemeinen hinweisend auf die zentrale Aetiologie einer beobachtbaren Gleichgewichtsfunktionsstörung. Der Typ VII, das Hemmungsdekruitment, bei dem die kalorische Warmreaktion in der Norm und die dazugehörige perrotatorische Reaktion unter der Norm gelegen ist, tritt in 3 % der Fälle auf. Der Typ VIII, das Enthemmungsdekruitment, bei dem die kalorische Reaktionskennlinie die Norm unterschreitet und die zugehörige perrotatorische Kennlinie normal ist, wird mit 5,9 % am häufigsten in dieser Gruppe angetroffen. Der Typ IX, das Hemmungs-/Enthemmungsdekruitment, bei dem die jeweilige Norm von der kalorischen Reaktion überschritten und von der perrotatorischen Reaktion unterschritten wird, ist mit 0,3 % das seltenste Muster.

Die Reiz-Reaktionsstärke-Vergleiche stellen bei der diagnostischen Auswertung der Schmetterlingsvestibulogramme gemeinsam mit den L-Kennliniendiagrammen eine Vergrößerung der möglichen Erkenntnisse dar. Ohne zusätzliche Untersuchungen wird hier aufgrund des systematischen Vergleichs der aufeinander abgestimmten Gleichgewichtsfunktionsprüfungen eine tiefere Durchdringung des individuellen Falles hinsichtlich von Ausmaß und Prognose möglich.

Der Typ IV zeigt das eigentliche vestibuläre Rekruitmentverhalten peripheren Ursprungs. Für die Abschätzung der Prognose peripherer Störungen, die kalorisch ermittelt wurden, ist es wichtig festzustellen, ob bei stärkerer Stimulierung ausreichende Reserven im Rezeptor und afferenten System gegeben sind, um die Läsion doch noch zu überspielen. Dieses Verhalten zeigt der Typ IV an. Der Typ IV gestattet also die Einbeziehung einer Erholungsmöglichkeit in die prognostischen Überlegungen, was bei Bestehen des Typ III nicht vorhergesagt werden kann.

Der Typ V, das Enthemmungsrekruitment, kennzeichnet nicht, wie man es in der Audiologie allgemein vom Rekruitment verlangt, eine periphere Störung. Unter den Rekruitmentphänomenen scheint es vielmehr repräsentativ für zentrale Störungen zu sein. Der Typ VI, das Hemmungs-/Enthemmungsrekruitment, vereinigt Charakteristika der Typen IV und V in sich. Er scheint überwiegend bei peripheren Störungen vorzukommen, wenngleich trotz des statistisch geringen Auftretens (0,7 %) auch Fälle zu bestehen scheinen, bei denen er Ausdruck einer zentralen Störung ist. Vielleicht kommen hier gerade Restitution und Kompensation zusammen.

Der Typ VII, das Hemmungsrekruitment, ist in Ergänzung zum Typ II als Zeichen einer zentralen Hemmung des experimentellen Nystagmus zu begreifen. Der schwächere kalorische Stimulus bewirkt zwar noch eine Normalreaktion, der stärkere perrotatorische Stimulus führt aber eine Blockierung des angeschlagenen Nystagmusgenerators herbei. Da mit diesem Typ ein anderer Mechanismus der zentralen Störung aufgezeigt wird als die in der Schmetterlingskennlinienhemmung sichtbare Verminderung der zentralen Nystagmusdämpfung, ist dieses Kombinationsbild als wichtige Ergänzung der Diagnostik bei zentralen Störungen anzusehen.

Der Typ VIII, das Enthemmungsdekruitment, ist schwerer interpretierbar als der Typ VII. Der Reiz-Reaktionsstärke-Vergleich drückt hier aus, daß der schwächere Stimulus II eine Reaktionsenthemmung bewirkt, daß diese aber bei stärkerer Reizbelastung wieder in kontrollierte und normale Bahnen zurückgeführt wird. Genauso wie den Typ V möchten wir den Typ VIII als Ausdruck einer latenten zentralen Nystagmusenthemmung betrachten. Der Typ IX, das vestibuläre Hemmungs-/Enthemmungsdekruitment, tritt statistisch am seltensten, nämlich in 0,3 % aller Fälle auf. Angesichts der geringen Zahl beobachteter Fälle erscheinen uns Vorbehalte hinsichtlich der augenblicklichen Deutung noch angebracht. Wir glauben bisher, daß dieses Muster überwiegend ein Ausdruck für eine besondere zentrale Störung ist, die die latente Nystagmushemmung mit der latenten Nystagmusenthemmung kombiniert.

c) Vestibulo-spinale Reaktionen des gesamten Vestibulo-Spinalapparates und Reaktionsaufzeichnung der motorischen Kopf-Körperreaktion im Cranio-Corpo-Gramm.

Die Gleichgewichtssteuerung hat in ihrem motorischen Bereich nicht nur die Steuerung der Augenstellung, sondern auch die Steuerung der Kopf-, Hals- und Körperstellung zum Ziel. Der gesamte Vestibularapparat wird hinsichtlich seiner Informationen, besonders beim Tret- und Gehversuch, ausgeschöpft (s. Abb. 14). Für die Aufzeichnung der Kopf- und Körpersteuerung kommt nicht mehr die Elektronystagmographie in Frage. Hierzu verwendet man die photooptische Registrierung der Kopf- und Schulterbewegungen von oben her, das Cranio-Corpo-Gramm (CCG). Das CCG stellt eine Polaroidaufnahme des Bewegungsablaufes des Hauptes und der Schultern dar. Der Patient wird bei allen Prüfungen in das Zentrum eines optischen Systems gestellt, so daß Abweichungen nach Länge und Winkel direkt auf der Aufnahme aus-

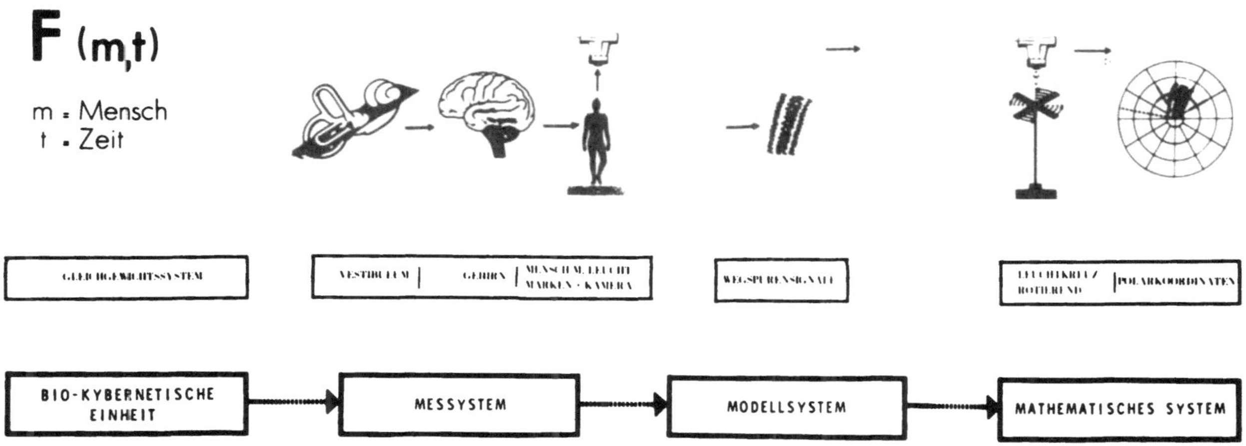

Abb.14: Informationsflußdiagramm der Tretversuch-Cranio-Corpo-Graphie.

gemessen werden können. In einer zweiten Belichtung wird ein Polarkoordinatenphantom so eingeblendet, daß dessen Ring- und Winkelmuster sich dem Kopf- und Schulterbewegungsmuster überlagert. Damit kann man auf dem Photo sofort erkennen, ob ein Patient z. B. im Unterbergerschen Tretversuch in der Norm bleibt oder die Norm nach irgendeiner Seite überschreitet. Der Unterbergersche Tretversuch ist bei uns die wichtigste Prüfung der vestibulo-spinalen Gleichgewichtsfunktion. Dieser Prüfung folgt der Rombergsche Stehversuch. Als am wenigsten aussagekräftig hat sich der Wofec (walk on floor with eyes closed) erwiesen.

Für die Durchführung des Unterbergerschen Tretversuches wird der Proband aufgefordert, binnen einer Minute 80 - 100 mal auf der Stelle zu treten. Das Leuchtspurmuster von Haupt und Schultern wird mit einer Polaroidkamera von oben her photographiert. Es sollte möglichst in senkrechter Kegelprojektion aufgenommen werden, weil es dann am leichtesten auswertbar ist. Um das Kopf-Rumpf-CCG auswerten zu können, wird in einer zweiten Belichtung ein Bezugssystem in Kopfhöhe eingeblendet. Das wesentliche normale oder pathologische Abweichungsmuster wird im Unterbergerschen Versuch erst nach 30 - 50 Schritten sichtbar. Normbereiche zur Beurteilung des Unterbergerschen Tretversuches werden eingeblendet. Der Normbereich der Seitenabweichung ist als Segment enthalten, er erstreckt sich etwa von 70 Grad nach rechts von der Medianlinie bis 40 Grad nach links von der Medianlinie.

Für die klinische Diagnostik peripherer vestibulärer Läsionen sind normbereichsüberschreitende Körperabweichungen zur Seite des gestörten Vestibularapparates von signifikanter Bedeutung. Für die klinische Diagnostik zentraler vestibulo-spinaler Läsionen, z. B. Kopf-Hals-Traumen, Syringobulbie, Platybasie, Basilarinsuffizienz usw., ist entsprechend unseren Feststellungen in der Datenbank NODEC die Verbreitung der Kopf-Körper-Schwankungen auf über 17,5 cm während jedes einzelnen Schrittes als pathologisch anzusehen. Praktisch aber verwenden wir den Ringabstand des eingeblendeten Koordinatensystems von 2o cm als Normbereichsabgrenzung für die Beurteilung der Lateralschwankungsbreite. Schwankt der Patient breiter als es dem Ringabstand entspricht, so besteht der hochgradige Verdacht einer zentralen vestibulo-spinalen Störung.

Besonders wichtig für die Überführung von Simulanten bzw. Probanden mit psychogenem Schwindel ist die objektive Aufzeichnung der Kopf-Körper-Bewegungen mit Hilfe der Cranio-Corpo-Graphie aus der Sicht des Gutachters. Blendet man beispielsweise fünf Tretversuche mit einem zwischengeschalteten Abstand von 2 - 5 Minuten in die gleiche Aufnahme ein, so kann der Simulant sein Kopf-Körper-Bewegungsmuster nicht identisch resimulieren. Der normale Patient weist immer wieder ähnliche Kopf-Körper-Bewegungsmuster auf, wenn diese nicht sogar deckungsgleich sind. Die Cranio-Corpo-Gramme des Tretversuches wurden von uns zu fünf jeweils leicht voneinander unterscheidbaren Reaktionstypen systematisiert. Diese sind leicht auf dem Sofortbild als Muster erkennbar: Typ I, Normreaktion, Häufigkeit in NODEC I 54,53 %; Typ II, Seitenabweichung und Körperdrehung zur Seite der peripheren vestibulären Läsion, Häufigkeit in NODEC I 25,65 %; Typ III, verbreiterte Lateralschwankungen ohne signifikante Abweichung nach einer Seite als Ausdruck einer zentralen Gleichgewichtsfunktionsstörung, Häufigkeit in NODEC I 11,67 %; Typ IV, kombinierte Seitenabweichung mit verbreiterten Lateralschwankungen als Ausdruck kombinierter peripherer und zentraler bzw. einseitiger zentraler Störung, Häufigkeit bei NODEC I 3,84 %; Typ V, fehlende Reproduktion des Kopf-Körper-Bewegungs-Musters als Ausdruck psychogenen Schwindels oder Simulation, Häufigkeit in NODEC I 0,46 %.

Bei der Durchführung dieses objektiv registrierten vestibulo-spinalen Versuches fällt in der Klinik die Fülle der positiven Befunde nach Ohroperationen, seien es Tympanoplastiken oder Stapesmobilisationen, auf. Die Probanden drehen sich im Verlauf des Tretversuches jeweils deutlich zum operierten Ohr hin. Dieser Test ist in vielen Fällen auch dann noch positiv, wenn der kalorische vestibulo-okuläre Nystagmus keine Seitendifferenz oder pathologischen Befunde liefert. Für die Aufzeigung von peripheren vestibulären Störungen dürfte der Unterbergersche Tretversuch mit Aufzeichnung durch die Cranio-Corpo-Graphie einer der empfindlichsten Tests überhaupt sein.

Auch für die Kompensationsabschätzung ist der Unterbergersche Tretversuch von Bedeutung. Er wird dann mit dem kalorischen Test kombiniert. Kann man z. B. im Schmetterlingsvestibulogramm eine eindeutige einseitige Untererregbarkeit eines Vestibularorganes feststellen, aber beobachtet man gleichzeitig im Unterbergerschen Tretversuch, daß der Patient ohne Seitenabweichung und ohne Seitendrehung in der Lage ist, 80 Schritte auf der Stelle zu treten, so muß gefolgert werden, daß bei ihm eine weitgehende Kompensation eingetreten ist. Die Läsion kann durch den monauralen kalorischen Test nach wie vor sichtbar gemacht werden. Zentrale Kompensationsmechanismen ermöglichen es dem betreffenden Individuum aber, diese Störinformationen zu unterdrücken und sich wieder normal in der Umwelt zu bewegen. Angesichts der geringen Investitionen und der leichten Durchführbarkeit der Cranio-Corpo-Graphie erscheint es angezeigt, das CCG so oft wie möglich gemeinsam mit der Kalorisationsprüfung anzuwenden. Bei der Anwendung der Cranio-Corpo-Graphie muß man sich aber darüber im Klaren sein, daß man nicht wie bei der kalorischen Vestibularisprüfung einen Bogengang isoliert untersucht, sondern daß man das gesamte komplexe periphere Rezeptorsystem mit einbezieht. Darüberhinaus wirkt sich auch das Verhalten der zentralen Informationsverarbeitungsstrukturen zur Peripherie aus. Aus anderen Versuchen ist ja bekannt, wie z. B. dem Kalorisationspendelinterferrenztest, daß das zentrale Nervensystem durchaus in der Lage ist, periphere Informationen zu unterdrücken.

2. Belastungswechsel innerhalb derselben aequilibriometrischen Teststrukturen.

Im vorangegangenen Abschnitt wurden Versuche besprochen, bei denen qualitativ verschiedene Tests ausgewertet oder miteinander verglichen wurden. In diesem Abschnitt sollen qualitativ gleichartige Tests, nämlich das Modell der kalorischen Kaltreaktion und das Modell der supraliminalen perrotatorischen Reaktion bei unterschiedlicher quantitativer Stimulusbelastung untersucht werden.

A) Der monaurale vestibulo-okuläre kalorische Nystagmus mit wechselnd abgestuften kalorischen Stimuli.

Seine Überlegungen zum vestibulären Rekruitment und Dekruitment hat Torok mit Hilfe von kalorischen Kaltreaktionen experimentell geprüft. Dabei hat er Spülungen mit kleinen Mengen Kaltwasser als Minimalstimulus solchen mit großen Mengen von Kaltwasser gegenübergestellt.

Wir sind diesen Gedanken mit Hilfe der Kalt-Gas-Stimulation nachgegangen. Statt den kalorischen Stimulus auf Wasser als Trägermedium zu binden, haben wir aus der zentralen Sauerstoffversorgungsanlage des Kopfklinikums der Universität Würzburg über ein Flowmeter unterschiedliche Kaltgasmengen durch einen Kalorisationskatheder in den Gehörgang von Probanden fließen lassen. Das Kaltgas hatte eine Temperatur von 21 Grad Celsius. Die Flußmengen betrugen 1 Liter, 2 l, 3 l, 6 l und 10 l pro Minute. Die Flußdauer betrug entsprechend der Stimulusdauer beim kalorischen Wassertest 30 Sekunden. Diese Untersuchungen wurden besonders vertieft durch die Dissertation von Niedballa. Zur Kalorisation befanden sich die Patienten auf dem kardanischen Lagerungstisch in Rückenlage mit 30 Grad über die Horizontale angehobenem Haupt. Die Augenbewegungen wurden mit Hilfe von Elektronystagmographieelektroden horizontal monokulär und vertikal vom linken Auge abgeleitet. Die maximale Reaktionsdynamik der Nystagmusschlagraten auf die Kalorisation kalt rechts und die Kalorisation kalt links wurde jeweils getrennt ausgewertet.

Wertet man die mittlere Nystagmusschlagratendynamik des kalorischen Nystagmus I entsprechend den Vorschriften für das Schmetterlingskalorigramm aus, so erhält man für die Kaltgasreaktion des rechten Ohres als Maximalschlagrate pro 30 sec. bei einem Liter Sauerstoffflow pro Minute 28 ∓ 16 Nystagmusschläge, für 3 l Kaltgasflow 38 ∓ 19 Nystagmusschläge pro 30 sec, für 6 l Kaltgasflow 43 ∓ 22 Nystagmusschläge pro 30 sec, für 10 l Kaltgasflow 47 ∓ 22 Nystagmusschläge pro 30 sec. Trägt man die gefundenen Werte für Mittelwert und Standardabweichung in einer Graphik dergestalt auf, daß die Nystagmusschlagraten pro 30 sec auf der Ordinaten bezeichnet und die Gasflowmengen pro Minute als Abszissen bezeichnet werden, und wählt man dann noch für die Abszisse eine logarithmische Skalierung, so stellt man fest, daß diese Ergebnisse sich nicht linear darstellen lassen. D. h. entsprechend der Stimulusintensitätserhöhung kommt es nur zu einer Reaktionsintensitätserhöhung entsprechend eines semilogarithmischen Faktors (s. Abb. 15).

Dasselbe gilt für die Reaktionen des linken Ohres. Dort erhält man für einen Liter Kaltgasflow 28 ∓ 16 Nystagmusschläge pro 30 sec im Kulminationsmaximum, für 3 l Kaltgas-

Vergleich der zentralen Nystagmusfrequenz bei abgestufter O_2-Kalorisation des linken Ohres mit der zentralen Spontannystagmusfrequenz (150 Pat.)

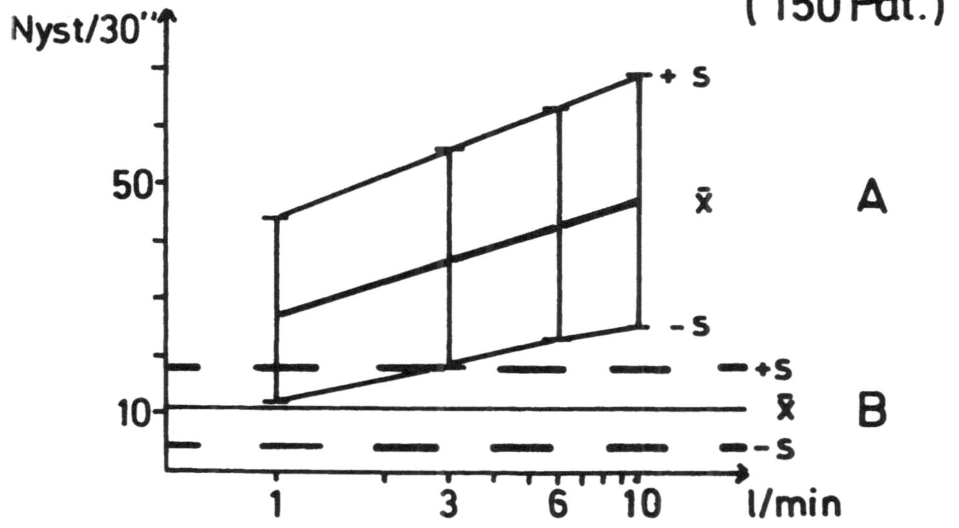

Abb.15: Nystagmusreaktionszunahme isothermaler kalorischer Stimulusverstärkung.

flow 37 $\mp$ 19 Nystagmusschläge pro 30 sec, für 6 l Kaltgasflow 43 $\mp$ 20 Nystagmusschläge pro 30 sec und für 10 l Kaltgasflow 47 $\mp$ 22 Nystagmusschläge pro 30 sec.

Mit Hilfe der gefundenen Standardbereiche ist es möglich, jede einzelne Testintensität für beide Ohren getrennt zu standardisieren. Statistisch scheint ein gleichförmiger Intensitätszuwachs mit logarithmischer Stimuluszunahme zu bestehen. Allerdings, und das ist wichtig, dieser Zuwachs besteht statistisch bei Betrachtung des Gruppengesamtverhaltens. Bei Auswertung der 300 vierstufigen Kaltreaktionen des rechten bzw. des linken Ohres fällt aber auf, daß einzelne Probanden bzw. Patienten immer wieder von diesem stufenweisen Anheben der Reaktionsintensität mit anwachsender Stimulusintensität abweichen.

Die bei denselben Patienten ermittelten Kaltkennlinien können in bezug auf die drei möglichen Abschnitte der jeweiligen Normen, nämlich Normbereich, Bereich oberhalb der Norm und Bereich unterhalb der Norm miteinander verglichen werden. Es ergeben sich für die Stimulusserie von 1, 2, 3, 6 und 10 l Gasflow mindestens neun verschiedene Kombinationsmuster bei paarweisen Vergleichen an demselben Ohr. Grob gesprochen kann eine Gliederung in drei Gruppen vorgenommen werden. Bei der Gruppe A sind alle ermittelten Kaltreaktionen einer Serie eines Ohres im selben Standardbereich gelegen, d. h. entweder liegen alle vier Kennlinien im Normbereich oder gemeinsam unter bzw. über dem Normbereich. Wird nun entsprechend dem vorangegangenen Abschnitt über die Reiz-Reaktionsstärke-Vergleiche auch hier eine Typisierung eingeführt, so bezeichnet man das parallele gemeinsame Normverhalten als Typ I. Als Typ II soll das parallele Enthemmungsverhalten genannt werden, bei der alle vier Reaktionskennlinien oberhalb der Norm liegen. Bei Typ III befinden sich alle Kennlinien unterhalb der Norm. Dieses Muster wird auch parallele Hemmung genannt.

Neben dieser Gruppe A stößt man aber auch auf die grundsätzlich davon zu unterscheidenden Gruppen B und C. Die Gruppe B wird die sog. Rekruitmentgruppe genannt. Sie enthält wiederum drei Grundtypen. Für diese ist charakteristisch, daß jeweils die schwächeren Stimuli Reaktionskennlinien bewirken, die in niedrigeren Bezugsräumen liegen als die der stärkeren. So liegen etwa beim Typ IV, dem sog. Hemmungsrekruitment, mindestens die Hälfte der Reaktionskennlinien im Bereich unter der Norm, die andere Hälfte jedoch im Normbereich. Beim Typ V, dem Enthemmungsrekruitment, befinden sich die Reaktionskennlinien der schwachen Stimuli im Normbereich und die der starken im Bereich oberhalb der Norm. Beim Typ VI, dem sog. Hemmungs-/Enthemmungsrekruitment, liegen die Reaktionskennlinien nach schwacher Reizung im Bereich unter und nach starker Reizung im Bereich über der Norm. Allen drei Rekruitmenttypen ist gemeinsam, daß die stärkeren Gasstimuli, also die höheren Flowleistungen pro Minute anscheinend zusätzliche Informationskapazitäten für betreffende Reaktionen rekrutieren können.

Bei der Gruppe C handelt es sich um die Dekruitmentgruppe. Ihre Eigenart ist darin zu sehen, daß die stärkeren Stimuli Reaktionen bewirken, die in niedereren Bezugsbereichen gelegen sind als die schwächeren Stimuli. Es ergibt sich hier im Vergleich zur Rekruitmentgruppe ein umgekehrtes Bild. Die Dekruitmentgruppe umfaßt wiederum drei Typen. Beim Typ VII, dem sog. Hemmungsdekruitment, liegen die Reaktionskennlinien auf die schwachen Stimuli im Normbereich, während die Kennlinien nach starker kalorischer Reizung im Bereich unterhalb der Norm gelegen sind. Beim Typ VIII, dem sog. Enthemmungsdekruitment, liegen die Reaktionskennlinien nach schwacher Reizung im Bezugsbereich oberhalb der Norm, während die Kennlinien nach starker Reizung im Normbereich anzutreffen sind. Beim Typ IX, dem Hemmungs-/Enthemmungsdekruitment, liegen die Reaktionskennlinien nach schwacher Stimulierung im Bereich oberhalb der Norm, die nach schwacher Stimulierung im Bereich unterhalb der Norm.

Mit diesen Versuchen läßt sich zeigen, daß es auch innerhalb derselben Teststrukturen vorkommt, daß die Intensitätsprogression von schwachen zu starken Stimuli keine Entsprechung bei der Reaktion findet. Dort kann im Einzelfall sogar eine Umkehr auftreten. Statistisch ist es richtig, daß im optimalen Wahrnehmungsbereich mit einer Stimuluserhöhung auch eine vestibuläre Reaktionszunahme verbunden ist. Der Einzelfall erlaubt aber gravierende Abweichungen, die nicht ohne weiteres vorhersagbar sind.

B) Der binaurale vestibulo-okuläre perrotatorische Nystagmus mit geometrisch abgestuften trapezoidalen Drehbeschleunigungsschemata.

Die eben angestellten Überlegungen und Experimente zum intensitätsabgestuften kalorischen Stimulus haben wir parallel auch zum perrotatorischen Nystagmus durchgeführt. Dabei wurde das im vorangegangenen Abschnitt erwähnte trapezoidale Drehbeschleunigungsmuster verwendet.

Während 30 sec wurden dieselben 150 Probanden mit 0,2 Grad/Sek. x Sek. beschleunigt, über 180 weitere Sek. konstant bei 6 Grad/Sek. gefahren, dann wiederum über 30 Sek. mit 0,2 Grad/Sek. x Sek. entschleunigt. Nach einer zwischengeschalteten Pause von 5 Minuten wurde das zweite Beschleunigungstrapez angesetzt von 0,4 Grad/Sek. x Sek. 30 Sek. lang dauerte die Beschleunigung. Dann folgte 180 Sek. lang eine konstante Fahrt mit 12 Grad/Sek. und darauf wieder eine Entschleunigung mit 0,4 Grad/Sek. x Sek. Nach einer weiteren Pause erfolgt eine Beschleunigung von 0,8 Grad/

Sek. x Sek., dann 180 Sek. konstante Fahrt mit 24 Grad/Sek. und danach mit 0,8 Grad/Sek. x Sek. während 30 Sek. die Entschleunigung. Wiederum nach einer weiteren Pause wird mit 1,5 Grad/Sek. x Sek. beschleunigt, danach folgt während 180 Sek. eine konstante Fahrt mit 35 Grad/Sek. und danach erfolgt im weiteren 30 Sek. lang die Entschleunigung mit 1,5 Grad/Sek. x Sek.

Nach einer Pause schloß sich daran eine weitere Phase der Beschleunigung von 3,0 Grad/Sek. x Sek. während 30 sec an, dann folgte eine konstante Bewegungsphase von 90 Grad/sec während 180 sec. Diese wurde abgeschlossen von einer Entschleunigungsphase von wiederum 3,0 Grad/Sek. x Sek. Zuletzt erfolgte eine Beschleunigung von 6,0 Grad/Sek. x Sek. während 30 sec, an die sich eine Phase konstanter Geschwindigkeit von 180 Grad/Sek. über 180 Sek. und eine Entschleunigung von 6,0 Grad/Sek. x Sek. über 30 Sek. anschloß. Durch die Trapezform wurde jeweils einmal eine Beschleunigung nach links und einmal nach rechts bewirkt.

Klein und Schmücker haben in ihren Dissertationen folgende Standardbereiche für die Trapezdrehung zwischen 0,2 und 6,0 Grad/Sek.x Sek. bei Kollektiven von 150 Probanden ermittelt. Für die Rechtsdrehung lauten diese Werte:
0,2 Grad/Sek. x Sek. = 15 ∓ 9 Nystagmusschläge pro 30 sec;
0,4 Grad/Sek. x Sek. = 14 ∓ 8 Nystagmusschläge pro 30 sec;
0,8 Grad/Sek. x Sek. = 19 ∓ 12 Nystagmusschläge pro 30 sec;
1,5 Grad/Sek. x Sek. = 28 ∓ 15 Nystagmusschläge pro 30 sec;
3,0 Grad/Sek. x Sek. = 46 ∓ 21 Nystagmusschläge pro 30 sec;
und 6,0 Grad/Sek. x Sek. = 52 ∓ 22 Nystagmusschläge pro 30 sec.

Für die Linksdrehung liegen die Werte des perrotatorischen Linksnystagmus bei: 0,2 Grad/Sek. x Sek. = 14 ∓ 8 Nystagmusschläge pro 30 sec, 0,4 Grad/Sek. x Sek. = 17 ∓ 9 Nystagmusschläge pro 30 sec, 0,8 Grad/Sek. x Sek. =

19 $\mp$ 11 Nystagmusschläge pro 30 sec; 1,5 Grad/Sek. x Sek. = 31 $\mp$ 15 Nystagmusschläge pro 30 sec; 3,0 Grad/Sek. x Sek. = 41 $\mp$ 20 Nystagmusschläge pro 30 Sec und 6,0 Grad/Sek. x Sek. = 56 $\mp$ 24 Nystagmusschläge pro 30 sec.

Außerdem sollte nicht unerwähnt bleiben, daß der rechtsgerichtete Spontannystagmus 9 $\mp$ 8 Nystagmusschläge im Sitzen und der linksgerichtete 11 $\mp$ 7 Nystagmusschläge aufweist. Damit trennt sich der Standardabweichungsbereich eigentlich erst zwischen den Stimuli 1,5 und 3,0 Grad/Sek. x Sek. von dem Spontannystagmus. Dies bedeutet, daß 3,0 und 6,0 Grad/Sek. x Sek. - Stimuli zu Reaktionen führen, deren mittlere maximale Aktivität sich deutlich von der des zu Grunde liegenden Spontannystagmus im Sitzen mit geschlossenen Augen unterscheidet.

Bei diesen perrotatorischen Versuchen mit unterschiedlicher Stimulusintensität erkennt man, daß statistisch zwar auf ein Anwachsen der Stimulusintensität auch ein Anwachsen der Reaktionsintensität erfolgt. Hingegen bemerkt man deutlich, daß in den einzelnen Fällen zahlreiche Abweichungen vorkommen. Die vestibulären überschwelligen Reiz-Reaktionsstärke-Vergleichsresultate lassen sich auch hier in die drei großen Gruppen A, B und C einteilen. In der Gruppe A, d. h. Parallelverhalten, rufen schwächere und stärkere Stimuli gleiche Nystagmusreaktionslagen bezüglich des empirisch ermittelten Normbereiches hervor. In der Gruppe B, d. h. Rekruitmentgruppe, bleibt die Reaktion auf einen schwächeren Reiz unter der Norm, während der stärkere Reiz noch eine normale Reaktion rekrutieren kann. Die Gruppe C, d. h. die Dekruitmentgruppe, ist dadurch gekennzeichnet, daß ein schwacher Reiz eine normale Reaktion hervorruft, während ein starker Reiz eine unternormale Reaktion zustande bringt. Innerhalb dieser drei Gruppen A, B und C folgt dieselbe Gliederung wie oben bereits für das Reiz-Reaktionsstärke-Vergleichsmuster zwischen Kalorisationsschmetterling und RIDT bzw. für das kalorische Kalt-Reiz-Reaktionsstärke-Vergleichsmuster definiert worden ist. Die Diagnostik von vestibulären Gleichgewichtsstörungen wurde u. a. von Barany und Wittmack und de No durch ihre grundlegenden Arbeiten zu den sog. sensomotorischen Prüfungen ausgebaut. Diese Prüfungen beschäftigen sich mit Untersuchungen in einem System der bekannten zentralnervösen Hierarchie der funktionellen Neuroanatomie. Die reflexartigen Systeme in dieser Hierarchie kann man in folgender Weise unterscheiden: Das einfachste sensomotorische System ist der monosysnaptische, das nächsthöhere der polysynaptische und das dritthöhere der Stammhirnreflex. Zu diesen Stammhirnreflexen rechnen Neuroanatomen wie z. B. Rohen den vestibulären Nystagmus. Das zweithöchste System in dieser fünfstufigen Hierarchie ist danach das extrapyramidale und das höchste das pyramidale System.

Barany hat das reflexartige Geschehen des kalorischen und rotatorischen Nystagmus an sich aufgedeckt und de No u. a. das anatomische Substrat dazu erarbeitet.

Wittmack hat aus neurootologischer Sicht besonders auf die Notwendigkeit der quantitativen Meßwerterfassung hingewiesen. Die objektive Aufzeichnung von Nystagmusreaktionen ist durch das im Jahre 1922 erstmals von Schott vorgestellte Verfahren der Elektronystagmographie wesentlich vereinfacht worden. Claussen hat 1968 die Cranio-Corpo-Graphie bei der Aufzeichnung von Kopf-Körper-Bewegungs-Mustern bei den Gleichgewichtsmessungen eingeführt. Die ebenfalls von ihm angegebenen systematischen Kennlinienauswertungen der Elektronystagmographie bieten den Vorteil eines quantitativen Extraktes aus den redundanten Registrierkurven und den weiteren Vorteil der systematischen Teiltestsynopsis.

Die Teiltests sind meistens durch die anatomischen Gegebenheiten des Menschen vorprogrammiert. So muß z. B. die kalorische Vestibularisprüfung mindestens vier Teile enthalten, nämlich die Kupulaauslenkung zum Utrikulus hin und die Kupulaauslenkung vom Utrikulus fort. Diese Auslenkungen erfolgen einerseits auf der rechten und andererseits auf der linken Seite. Der Drehtest zur Erzeugung des vestibulären Drehnystagmus muß mindestens zwei Teile enthalten, nämlich eine Rechts- und eine Linksdrehung. Für die Teststandardisierung ist die Organisation von Tests nur die technische Basis. Die nächste Stufe beschreibt dann, in welchem größeren neuroanatomischen Zusammenhang der jeweilige Test zu sehen ist.

Vergegenwärtigt man sich, daß das Innenohr insgesamt in sechs Rezeptorareale untergliedert ist, nämlich die Cochlea zur Transformation von Schallenergie, die beide Otholithen in Sacculus und Utriculus zur Transformation linearer Beschleunigungsenergie und die drei Kupularezeptoren im seitlichen, vorderen und hinteren Bogengang zur Transformation angulärer Beschleunigungsenergie, so erkennt man unschwer, daß mit den genannten Tests nur ein mehr oder weniger beschränkter Ausschnitt aus dem komplexen physikalischen Innenohrrezeptorsystem angesprochen wird.

Die von einigen Autoren vorgenommene Unterscheidung zwischen physiologischen und unphysiologischen Stimuli dürfte wohl modellmäßig darin zu suchen sein, daß bei der physiologischen Stimulation etwa im Sinne einer Kopf-Körper-Rotation nach rechts eine Rezeptorverstellung in beiden seitlichen Bogengängen erfolgt. Diese Rotation verursacht in der Kupula des rechten horizontalen Bogenganges eine Auslenkung der Kupula zum Utriculus. Dadurch kommt es zu einer utriculopetalen Verschiebung der Crista ampullaris mit Haarzellapparat. Das führt im afferenten Nervus vestibularis superior zu einer Erhöhung der Entladungsfrequenzen der sog. trains of spikes. Auf der Gegenseite kommt es zu einer utriculofugalen Ablenkung der Kupula und der Crista des horizontalen Bogenganges. Am afferenten Nervus vestibularis superior der linken Seite beobachtet man nun eine Abnahme bzw. Aufhebung der trains of spikes. Die Entladungsinformationen beider kontralateraler Rezeptorsysteme verschieben sich gegenläufig. Dadurch wird die Informationsdifferenz größer und die vestibuläre Wahrnehmung einer Rotation gesteigert. Da es an beiden Rezeptoren zu einer Informationsproduktion kommt, ist es aber diagnostisch nicht immer leicht, im aktuellen Fall eines Patienten von der klinisch beobachtbaren Störung auf die gestörte Rezeptorseite zu schließen.

Hier muß berücksichtigt werden, daß die meisten Tests so angelegt sind, daß man möglichst nur ein Bogengangspaar in die Drehebene und möglichst drehachsennah setzt, damit der übrige Vestibularapparat keine Beschleunigung erfährt. Dadurch abstrahiert man sehr wesentliche Informationen der Wirklichkeit. Ein Pilot z. B., der mit seinem Flugzeug ins Trudeln kommt oder ein Astronaut, bei dem sich die Raumkapsel plötzlich exzentrisch bewegt, erfährt dann nicht nur die isolierte Reizung eines Bogengangsrezeptorpaares, sondern er wird nun erheblich mittels physikalischer Belastung des gesamten Vestibularissystems erregt. Diese Gesamtsystemreizung versuchen wir im Kipp-Schwing-Tisch-Test zu simulieren.

Im Falle der kalorischen Prüfung wird durch die durch Thermogradienten ausgelöste Strömung der Endolymphe einer Seite nur in diesem speziellen lateralen Bogengangsystem bei Warmreizung eine utrikulopetale, bei Kaltreizung eine utrikulofugale Kupulaauslenkung bewirkt. Bei Warmreizung kommt es in afferenten Nerven zu einer Erhöhung der trains of spikes, bei einer Kaltreizung zu einer Erniedrigung der trains of spikes.

Auf der Gegenseite bleibt die Kupula aber in Ruheposition und liefert laut Trincker etwa 40 % ihrer möglichen maximalen Rate an trains of spikes. Die Differenz in der afferenten Informationsproduktion wird, wie wir annehmen, im Falle der kalorischen Prüfung jeweils nur durch den stimulierten Rezeptor bewirkt, während die nichtstimulierte Seite ihre Informationsproduktion etwa konstant beibehält. Dadurch ist es möglich, im Falle einer peripheren Vestibularisstörung eindeutig die gestörte Rezeptorseite zu lokalisieren.

Wie Versuche von Dohlmann, Steinhausen, Schmaltz und Young et al. gezeigt haben, gibt es mechanische Optimalbereiche für die Stimulation der seitlichen Bogengänge. Um einen Horizontalnystagmus zu erzeugen, muß der Mensch mit mindestens 0,15 Grad/sec^2 beschleunigt werden. Dies ist die Drehbeschleunigungsschwelle (s. Abb. 10). Um die Bogengangsrezeptoren maximal zu stimulieren, muß ein angulärer Beschleunigungswert von 180 Grad/sec^2 angewendet werden. Dies ist die obere Diskriminationsgrenze. Drehbeschleunigungen oberhalb der Schwellenwerte und unterhalb der oberen Diskriminationsgrenze nennen wir supraliminale Drehbeschleunigungen. Drehbeschleunigungen oberhalb der oberen Diskriminationsgrenze nennen wir supramaximale Drehbeschleunigungen. Im Falle der oben angeführten vestibulären Tests wurden überwiegend supraliminale Stimuli wie die perrotatorischen und kalorischen Stimuli verwendet, beim postroratorischen Nystagmustest kamen allerdings auch supramaximale Stimuli zum Tragen.

Die Anwendung verschiedener sog. Vestibularistests in parallelen Versuchsschemata bei denselben Probanden bzw. Patienten läßt erkennen, daß ein einziger Test für den Untersucher keine befriedigenden und erschöpfenden Auskünfte über die effektive Gleichgewichtsfunktion liefert.

Der Steuerungsplan bei der Gleichgewichtsregulation ist so komplex, daß er auch durch ein Netzwerk verschiedener Experimentalsituationen untersucht werden muß. Hierher gehören sowohl Drehversuche als auch kalorische Versuche. Dennoch ist es möglich, daß einzelne Patienten in Teilbereichen solcher Tests unerwartet und unsystematisch reagieren. Dieses oft nicht vorhersehbare abweichende Verhalten erschwert die Vorhersage von Tauglichkeiten oder von objektivierbaren Gleichgewichtsfunktionsstörungen bei Patienten und Probanden aller Art.

Der trapezoidale Drehbeschleunigungstest hat im Bereich der experimentellen Vestibularisprüfung während der fünfziger und sechziger Jahre eine besondere Stellung eingenommen. Seinerzeit glaubte man, Vestibularistests insbesondere als Schwellentests in Analogie zur reinen Tonaudiometrie aufziehen zu können. Der Drehbeschleunigungsstimulus kann bei diesem Test sehr viel präziser gemessen werden als beim Kalorisationsversuch. Die Drehstuhltechnik erlaubt es, mit elektronisch gesteuerten und linear programmierbaren Drehstühlen solche Stimuli über einen ausreichend langen Zeitraum konstant an die zu prüfenden Bogengangspaare anzulegen. Es erschien sinnvoll, auf einen konstanten Andrehvorgang mit schwellennaher Beschleunigung eine Drehphase mit konstanter Geschwindigkeit zum Beruhigen der Vestibularrezeptoren und Nullbeschleunigung und danach wieder eine Entschleunigungsphase folgen zu lassen. Hierdurch ist es möglich, in einem Drehvorgang z. B. rechts gerichteten Beschleunigungsimpuls mit überwiegender Wirkung auf den rechtsgerichteten horizontalen Bogengang mit einem linksgerichteten Beschleunigungsimpuls mit überwiegender Wirkung auf den linken horizontalen Bogengang abwechseln zu lassen. Dieses Schema wurde besonders von Henriksson, Rubin, Janecke und Claussen in der Synopsis des vestibulären Systems (1970) herausgestellt. Der Vorzug der trapezoidalen Drehbeschleunigungsschwelle gegenüber der pendelförmig ermittelten Drehbeschleunigungsschwelle wurde darin gesehen, daß die Rechtsbeschleunigung durch ein größeres Zeitintervall von der Linksbeschleunigung abgesetzt ist, so daß nicht, wie z. B. bei der Drehpendelprüfung, der nachfolgende Linksbeschleunigungsimpuls in die zur Zeit noch ablaufende perrotatorische Reaktionsphase II oder III des jeweiligen Rechtsbeschleunigungsimpulses stößt. Letzteres macht die Reaktionsanalyse durch Phänomenüberlagerung sehr schwierig. Dies wurde besonders in den Dissertationen der Doktoranden Göppinger und Schlude untersucht, deren Veröffentlichung in Vorbereitung ist.

Die Ergebnisse bei den abgestuften schwellennahen Beschleunigungen zeigen, daß bei Stimulation mit 0,2 Grad/Sek. x Sek. sowohl bei der Rechtsdrehung als auch bei der Linksdrehung die Mittelwerte der zentralen perrotatorischen Nystagmusfrequenz deutlich in den Aktivitätsbereich des Spontannystagmus fallen.

In all den Fällen, in denen ein gleichgerichteter Spontannystagmus mit einem experimentell erzeugten perrotatorischen Nystagmus besteht, ist es qualitativ nicht möglich, durch ein Erstauftreten von Nystagmusschlägen eine Reaktionsschwelle zu bestimmen. Auf diese Schwierigkeiten wurde schon früher in der Habilschrift von Claussen hingewiesen.

Beschäftigt man sich nun näher mit den verwendeten Gleichgewichtsstimuli, d. h. den supraliminalen Drehreizen in der Ebene der horizontalen Bogengänge, so erkennt man, daß die Reaktionen auf Intensitätsveränderungen von physikalisch gleichartig aufgebauten Stimuli z. T. systematisch, z. T. unsystematisch verändert werden. Man erkennt dann Wesenszüge des von der Audiologie bekannten Rekruitmentverhaltens wieder. Dieses Phänomen besagt, daß ein schwacher Stimulus eine verminderte bzw. gestörte Reaktion hervorruft, daß aber der stärkere Stimulus eine unerwartet hohe, meist normale Reaktion auslöst. Man erklärt diese Vorgänge sinnesphysiologisch dadurch, daß noch nicht ausgeschöpfte Reaktionskapazitäten durch die Erhöhung des Stimulusdruckes plötzlich rekrutiert werden. Aber auch das Umgekehrte, nämlich das Abschalten bei höherer Belastung, das Dekruitment, kommt in der Neurootologie vor.

Greiner et al. können das vestibuläre Rekruitment durch Pendelreizungen und elektronystagmographischer Registrierung ermitteln. Torok hat den Nachweis für ein kalorisches Rekruitment durch unterschiedliche kalorische Kaltreizungen erbracht. Er appliziert mittels isothermaler Wasserkalorisation einen kalorischen Minimalreiz und nachfolgend einen kalorischen Starkreiz. Beim Vergleich der Reaktionen kam er zu verschiedenen Typen der Reaktionsverstärkung im Falle des Starkreizes. Dasselbe Rekruitment wurde bei uns durch Gaseinblasung, etwa im Falle der Dissertation von Niedballa, erzielt. Allerdings stellten wir drei Rekruitmenttypen fest. Normiert man für jeden Thermogradienten die Reaktion hinsichtlich Mittelwert und Standardabweichung der zentralen maximalen Nystagmusschlagrate, so läßt sich leicht anhand eines Schemas feststellen, ob bei denselben Patienten die einzelnen Reaktionen parallel zu der Norm, oder aber ob die Schwachreiz-Reaktionen tiefer bezüglich der Norm und die Starkreiz-Reaktionen höher bezüglich der Norm liegen. Nur ein Typ des Rekruitment ist als eigentliches peripheres vestibuläres Rekruitment zu bezeichnen (Typ IV Reiz-Reaktions-Stärke-Vergleich), während ein anderer eine ausgesprochen zentrale Störung aufzeigt (Typ V Reiz-Reaktions-Stärke-Vergleich (RRSV)).

Weiter oben wurde beschrieben, wie der vestibuläre Reiz-Reaktions-Stärke-Vergleich zunächst vom Vergleich der Warmreaktion mit dem perrotatorischen Test abgeleitet wurde. Es wurde davon ausgegangen, daß der perrotatorische

Test eine fast senkrechte Stimulusflanke besitzt, während der Anstiegswinkel der Stimulusflanke für die kalorische Warmreizung geringer ist. Es entsteht ein utrikulopetales RRSV-Muster. Dieser Warmrichtungs-RRSV (utrikuluswärts) muß aber deutlich unterschieden werden vom Kaltrichtungs-RRSV (kanalwärts), auf das wir z. B. bei den Gaskalorisationen gestoßen sind. Denn bei der Kaltreaktion in Rückenlage des Patienten wird die Aktivität des Rezeptors abgeschwächt. Diese Abschwächung geschieht unterschiedlich stark entsprechend den Stimulusflanken. Der Informationsfluß zum Zentrum wird dadurch gehemmt.

An Standardkollektiven wurden die verschiedenen Vestibularistests erprobt. Die Untersuchungsergebnisse haben den Rahmen mit Hilfe des Mittelwertes und der Standardabweichung der gemischten Kollektive abgesteckt. Diesen Bereich verwenden wir als Bezugsnorm. Er entstammt einem gemischt gesund-kranken Testpersonenkollektiv. Dadurch wird die statistische Verteilung der Meßwerte pro Parameter besonders gespreizt.

Führt man vor diesem statistischen Hintergrund nun die Einzelfallauswertung durch, so zeigt es sich bei den individuellen Reaktionen, daß es zu recht unterschiedlichen Intensitätsverläufen der RRSV auf die verschiedenen abgestuften Beschleunigungen kommt. Sowohl die systematischen als auch unsystematischen Normabweichungen können mit den zur Verfügung stehenden Tests kasuistisch demonstriert werden.

Faßt man das Band abstufbarer Stimulusintensitäten für das Vestibularissystem als Kontinuum an Beschleunigungswerten in und um die drei Raumachsen auf, so können zwei wesentliche Verhaltensweisen des Menschen beobachtet werden. Zum einen treten pathologische Veränderungen im RRSV oberhalb einer gewissen Schwelle systematisch bei aufeinanderfolgenden Reaktionen auf.

Zum anderen können solche Phänomene aber auch nur fleckförmig in dem angesprochenen Kontinuum der Stimuli liegen. Dies zeigen einzelne Fälle. Kasuistisch gibt es Fälle, bei denen durch den Übergang von einer Stimulusintensität zur anderen plötzlich ein pathologisches Verhalten hervorbricht, das danach wieder verdeckt ist. Da solche Fälle aber beschreibbar sind, müssen sie unser Bild von der Vestibularisdiagnostik insbesondere bei der Tauglichkeitsvorhersage von Personal mit besonderen Gleichgewichtsleistungen beeinflussen.

Zum Schluß soll noch einmal betont werden, daß pathologisches Gleichgewichtsverhalten nicht in allen, sondern nur in einzelnen getesteten Systemen der Gleichgewichtstrias aufzutauchen braucht. Dies ist besonders einsichtig, wenn man sich den Vergleich der vestibulo-spinalen mit der vestibulo-okulären Gleichgewichtsprüfung vor Augen hält. Ist es etwa im Bereich des Hinterhauptsloches an der Medulla oblongata bei einem Patienten mit einer Osteochondrose und einer beginnenden Platybasie zu zentralen Läsionen gekommen, die die Akzessoriuskerne und die ableitenden Bahnen im Akzessoriusschleifengebiet beeinflußt, so wird ein Schwindel verständlich, der mit besonderen Kopfschwankungsanomalitäten auftritt. Er braucht aber nicht mit pathologischen vestibulären Nystagmusreaktionen verknüpft zu sein. In diesem Falle ist es einfach notwendig, daß aus differentialdiagnostischen Gründen zwei neuroanatomisch an verschiedenen Stellen angreifende Systeme untersucht werden. Gegenüber dieser topographischen Gleichgewichtsfunktionsdiagnostik mit regional abgrenzbaren Befunden sind Erklärungen schwerer, wenn es sich um bereichsweises pathologisches Reaktionsverhalten innerhalb derselben Teststrukturen handelt.

Mit der Ermittlung des Reiz-Reaktions-Stärke-Verhaltens bemüht man sich bei der Testauswertung nicht nur um die Stellung des meßtechnischen Einzelwertes, sondern auch um die Zusammenhänge der einzelnen Meßwerte im Rahmen der Gleichgewichtsfunktion. Das ist nicht nur innerhalb einer Reaktionsreihe mit abgestuften Stimuli wichtig, sondern diese Zusammenschau aus den zahlreichen verschiedenen Tests ist außerordentlich bedeutsam für die Bewertung des gesamten Steuerverhaltens. Auf diese Weise kann man auch versteckte Schwächen der Gleichgewichtsregulation bei den Probanden beleuchten.

IV. Zusammenfassung

Das belastungsabhängige Dysaequilibrium wird aus neurootologischer Sicht vor dem Hintergrund eines Spektrums verschiedener aequilibriometrischer Tests demonstriert. Dabei geht es zum einen um an verschiedenen zentralen Strukturen angreifende Tests, wie die vestibulo-okulären und die vestibulo-spinalen Tests. Bei den vestibulo-okulären Tests wird wiederum unterschieden zwischen denen mit Vestibulariskomplexgesamtbelastung und Einzelkanalbelastung. Bei den Einzelkanalbelastungen wird unterschieden zwischen den monaural und binaural wirksamen Stimuli. Die Ergebnisse zeigen, daß das Dysaequilibrium, also ein Fehlverhalten der Gleichgewichtssteuerung, entweder in allen oder auch nur in einzelnen Tests offenbar werden kann. Probleme für die Auswahl von tauglichen Probanden und die Diagnostik von Patienten bereiten darüberhinaus Fehlreaktionen, die nur bei wechselnder Stimulusintensität innerhalb derselben Teststrukturen auftreten. Es werden die Modelle der RRSV-Muster im Sinne des vestibulären Rekruitment und vestibulären Dekruitment diskutiert. Gerade das Rekruitment und das Dekruitment offenbaren, daß es Stimulusbereiche gibt, in denen ein an sich normal wirkendes und in Testsituationen unauffällig reagierendes Gleichgewichtssystem in pathologische Verhaltensmuster ableitet. Solche mehr oder weniger fleckförmig verzerrten Wahrnehmungsbereiche bereiten der neurootologischen Feindiagnostik heute noch Schwierigkeiten. Dies gilt auch für eindeutige Tauglichkeitsvorhersagen bei besonders gleichgewichtsbelasteten Berufen. Auf diese augenblicklich noch bestehende Schwäche der Aequilibriometrie soll mit dem vorliegenden Bericht hingewiesen werden.

V. Literaturverzeichnis

S. AUST:
Die neurootologische Schmetterlingsmethode im Vergleich mit der Nystagmographiedauer von Hallpike. Arch. klin. exp. Ohr-Nasen-Kehlkopf-Heilkunde 202 (1972)

A. AZZI, et al.:
Does a vestibular recruitment exist? Acta otolaring. 43: 352 (1953)

R. BARANY:
Untersuchung über den vom Vestibularapparat des Ohres reflektorisch ausgelösten Nystagmus und seine Begleiterscheinungen. Monatsschrift für Ohrenheilkunde 197 (1906)

R. BARANY, K. WITTMACK:
Funktionelle Prüfung des Vestibularapparates. Gustav Fischer-Verlag, Jena (1911)

C. F. CLAUSSEN:
Elektronystagmographie. Verh. d. GNA, Bd. 1, Ed. Med. u. Pharm., Frankfurt und Neu-Isenburg 1975

C. F. CLAUSSEN, J. M. TATO:
Equilibriometria practica.
Hasenclever und Compania, Buenos Aires 1973

C. F. CLAUSSEN, M. VON LÜHMANN:
Das Elektronystagmogramm und die neurootologische Kennliniendiagnostik.
Ed. Med. u. Pharm., Hamburg u. Neu-Isenburg 1976

C. F. CLAUSSEN, E. FORD:
Der Schwindelkranke und seine neurootologische Begutachtung.
Ed. Med. u. Pharm., Hamburg und Neuisenburg 1976

C. F. CLAUSSEN, J. V. DESA:
Clinical study of human aequilibrium by electronystagmographie and allied tests.
Popular Prakashan, Bombay 1978

C. F. CLAUSSEN:
Über die Aufzeichnung und Auswertung ausgewählter qualitativer Gleichgewichtsfunktionsprüfungen.
Habil-Schrift, Universität Berlin 1970

G. DOHLMANN:
Physikalische und physiologische Studien zur Theorie des kalorischen Nystagmus.
Acta otolaryng. (Stockh.) 5: 1 - 196 (1925)

M. GÖPPINGER:
Inauguraldissertation, Würzburg, in Vorbereitung.

G. F. GREINER, C. L. CONRAUX, N. COLLARD, P. PICARD, C. RIBEROLLES:
Stimulation pendulaire et électronystagmographie daus les traumatismes craniens.
Rev. Oto-Neuro-Ophtalm. 38: 65 - 80 (1966)

N. G. HENRIKSSON, W. RUBIN, J. JANEKE, C. F. CLAUSSEN:
A synopsis of the vestibular system.
Sandoz Monographie, Lund, Schweden 1970

E. KLEIN:
Über die Erzeugung des vestibulären Rekruitment bzw. Dekruitment mittels abgestufter trapezoidaler Drehbeschleunigungen.
Inaug.-Diss., Universität Würzburg 1977

R. NIEDBALLA:
Über eine Kalorisation der horizontalen Bogengänge mittels Gaseinblasung und dem daraus resultierenden nystagmographischen Re- bzw. Dekruitment.
Inaug.-Diss., Universität Würzburg 1974

L. de NO:
Labyrinthreflexe auf die Augenmuskeln nach einseitiger Labyrinthexstirpation.
Springer-Verlag, Wien 1927

J. W. ROHEN:
Funktionelle Anatomie des Nervensystems.
Schattauer-Verl., Stuttgart/New York 1971

W. RUBIN:
Nystagmography, terminology, technique and instrumentation.
Archives of Otholaryngology (Chicago) 87: 266 (1968)

R. G. SCHMALTZ:
The physical phenomena occuring in the canals during rotatory and thermic stimulation.
Proceed. Royal Soc. of Med. 25: 359 - 381 (1932)

I. SCHMÜCKER:
Das schwellennahe Nystagmussignal bei trapezoidaler Drehbeschleunigung.
Inaug.-Diss., Universität Würzburg 1977

E. SCHOTT:
Über die Registrierung des Nystagmus und anderer Augenbewegungen vermittels des Saitengalvanometers.
Dtsch. Arch. Klin. Med. 140: 79 - 90 (1922)

M. F. SCHUKNECHT:
Pathology of the ear.
Harvard University Press, Cambridge/London 1976

W. STEINHAUSEN:
Über die Beobachtung der Kupula in den Bogengangsampullen des Labyrinthes des lebenden Hechtes.
Pflügers Arch. Ges. Physical. 232: 500 - 512 (1933)

W. STEINHAUSEN:
Über den Nachweis der Bewegung der Kupula in der intakten Bogengangsampulle des Labyrinthes bei der natürlichen rotatorischen und kalorischen Reizung.
Pflügers Arch. Ges. Physical. 228: 322 (1931)

N. TOROK:
Vestibular decruitment.
Annales othol. rhinol. laringol. 82: 886 (1973)

N. TOROK:
The hyperactive nystagmus-response.
Acta otolaringol. (Stockholm) 70: 153 (1970)

N. TOROK:
How vestibular test-results can be utilized.
Transactions American Acad. Ophtalmol. and Otholaringol. 71: 416 (1967)

D. TRINCKER, J. SIEBER, J. BARTUAL:
Schwingungsanalyse der vestibulär optokinetisch und durch elektrische Reizung ausgelösten Augenbewegungen beim Menschen.
Kybernetik 1: 21 (1961)

L. R. YOUNG, J. L. MEIRY, T. YAO:
Control engineering approaches to human dynamic space orientation.
NASA-Sp. 115: 217 - 227 (1966)

Die Durchführung dieser Studie wurde ermöglicht durch die Förderungsmaßnahme InSan I - 0776 - V 063 der Frauenhofer Gesellschaft. Für die Anfertigung der Graphiken danken wir Frau Inge von Schlachta.

Velocity of the saccades and of the fast phases of vestibular and optokinetic nystagmus.

I. Pyykkö, N.G. Henriksson, L. Schalén, C. Wenmo and
M. Novotny
Lund/Sweden

The rapid eye movements can be classified into saccades and fast phases of nystagmus. The saccades can be triggered by volition or reflexively by peripheral visual stimuli while the fast phases of nystagmus are triggered only reflexively, secondarily to slow phases of nystagmus.

The peak velocity of the saccades is dependent on several factors like the amplitude of the eye movements (Westheimer, 1954), visual condition (Körner, 1975), alertness (Ron et al., 1972), medication (Ashoff & Becker, 1974) etc.

A decrease in the peak velocity of saccades has been reported in diseases involving CNS, especially the brain stem (Baloh et al., 1977; Troost & Daroff, 1977; Kirkham & Katsarkas, 1977). Similar examinations have not been carried out for fast phases of nystagmus.

The saccadic eye movements use the same gate neurons in the parapontine reticular formation (PPRF) as fast phases of nystagmus (Keller, 1974; Henn & Cohen, 1975). This gives reason to assume that these eye movements are closely related to each other. Similar velocities in comparable visual condition has been reported but the findings have not been without contradictions (Nauck et al., 1969; Ron et al., 1972). The documentation of fast phases of nystagmus is unsatisfactory and the relationship between saccades and fast phases of nystagmus not known. The aim of the present paper is therefore to study in normals as well as in some patients with selected disorders the velocity of different types of rapid eye movements in laboratory conditions.

Material and methods

In the present study the peak velocities of the rapid eye movements were examined in 20 normal subjects and in 10 patients. Five of the patients had pontine lesions and five lesions in the frontal cortex. The mean age, diagnosis and duration of the symptoms of the subjects examined is shown in Table I.

A usual electro-oculographic technique with infinite time constant and upper cut of frequency of 15 Hz was used. The paper was fed at 10 cms^{-1} to ensure the accuracy in the analysis of the recordings for events occurring within 10 ms and for angular deviation of eyes of 1 deg. The horizontal eye movements were recorded binocularly and the vertical eye movements from both eyes separately.

The subject was sitting in the chair the head supported and looked at light diodes mounted at angles of 5, 10, 20 and 30 deg. on both sides of the mid-line. At least ten saccades were examined for each amplitude. After that the light diodes were turned off and the subjects were asked to look in the darkness according to own estimation at the amplitudes of 10, 20 and 60 deg. The test was repeated with closed eyes.

A routine bithermal caloric test was performed in darkness eyes open (Henriksson, 1972). The acceleration of the chair in the rotatory test was $120^{\circ}\ s^{-2}$ for one sec. and thus up to constant velocity of $120^{\circ}\ s^{-1}$. The chair was brought to stop by a corresponding deceleration. Also this test was carried out in total darkness eyes open. To evoke optovestibular nystagmus in standardized visual conditions the subjects were rotated in light within a whole field optokinetic drum. For the optokinetic test the drum was accelerated during 10 sec. up to a constant velocity of $90^{\circ}\ s^{-1}$.

The method for calculating the peak velocities for the rapid eye movements is shown in Fig. 1. The rapid eye movements were classified according to amplitudes into five different classes.

Results

In normals.

Saccades:

Fig. 2 shows the reproducibility of the peak velocities of the saccades. The same subjects (solid line and broken line) were tested in two different laboratories with an interval of one hour as well as saccades from 12 additional subjects with the same age distribution (dotted line). The mean peak velocities at amplitudes of 20 and 60 deg are about the same, in all these groups.

Fig. 3 shows the mean peak velocities of the saccades in the group of 20 subjects. The peak velocity of visual saccades depends on the amplitude of the eye movements; for larger amplitudes the peak velocity increases, but this relationship is not linear. The peak velocity at the amplitude of 60 deg is about 500 deg s^{-1}. In the darkness

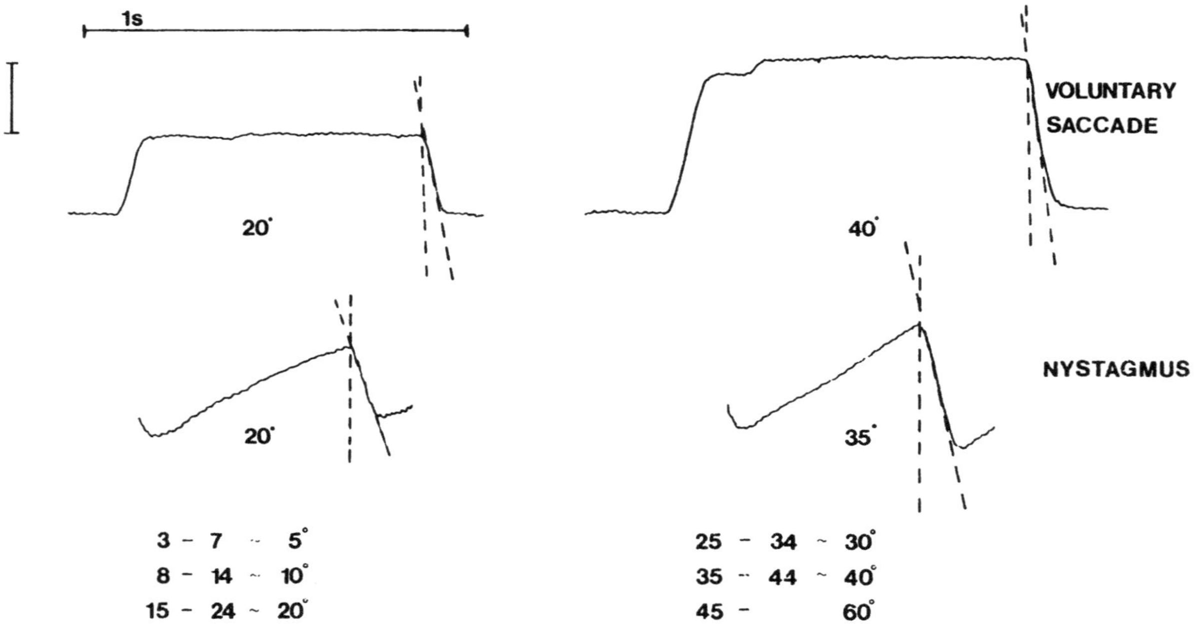

Fig. 1. Method by which peak velocities of saccades and fast phases of nystagmus were calculated. Tangent for the steepest slope of the recording was visually estimated and the peak velocity was calculated by using duration and amplitude of the tangent. The peak velocities were thereafter classified according to amplitudes into six classes.

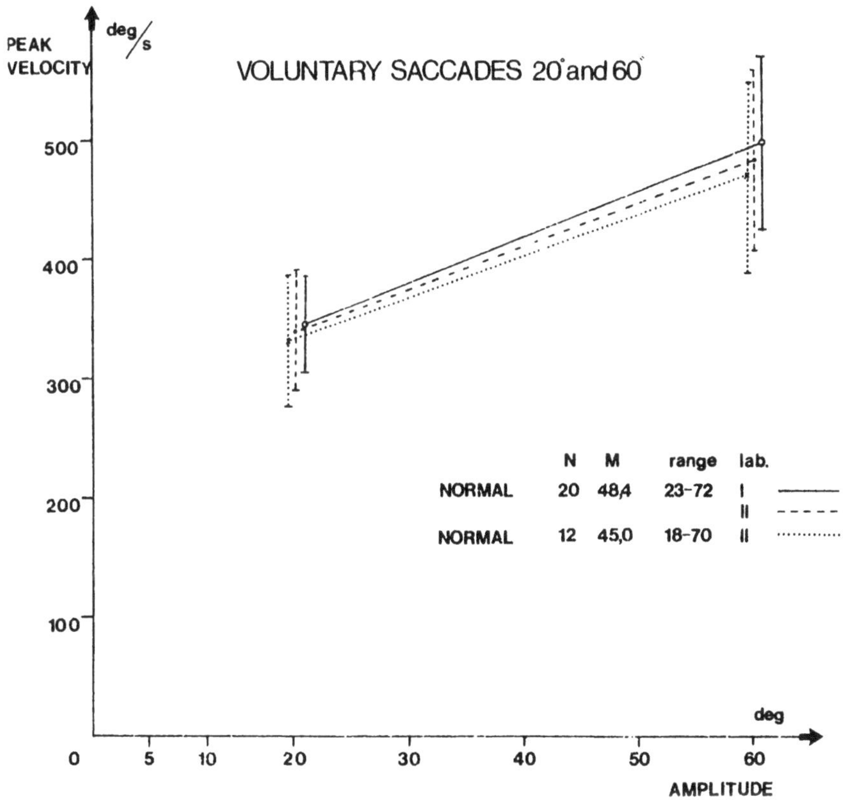

Fig. 2. Mean peak velocity and SD of saccades at the amplitudes of 20 and 60 deg. in two groups of normal subjects and within one group when recorded in two different laboratories.

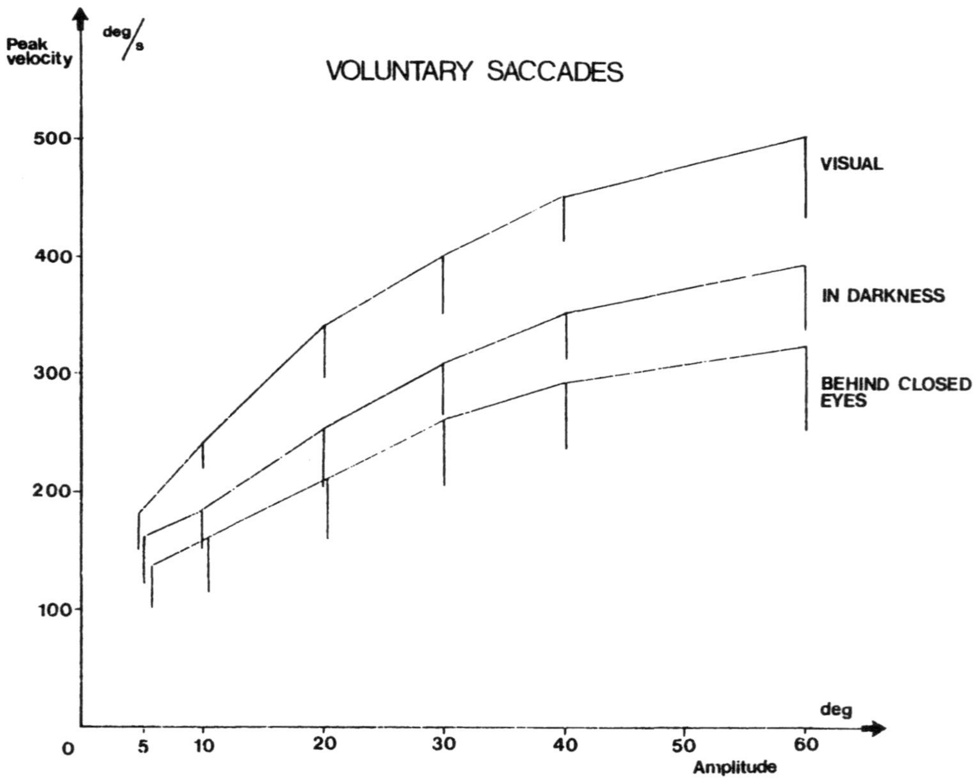

Fig. 3. Peak velocity curve of saccades in normal subjects in different visual conditions. SD are shown only in one direction.

the peak velocity of the saccades decreased and was lowest behind the closed eye lids. A similar decrease as in the darkness was noticeable in drowsy subjects. We were not able to show (Fig. 4) that the peak velocity of the visual saccades would depend on age, up to 72 years. However, in older subjects than those studied by us a decrease in peak velocity might take place.

Fast phases of nystagmus:
The peak velocity curves of the fast phases of caloric and of rotatory nystagmus were the same even if the caloric nystagmus is caused by stimulation of one labyrinth while the rotatory nystagmus is resulted by activation of both labyrinths (Fig. 5). Further these velocities were equal to those of the fast phases of optokinetic nystagmus which is triggered by visual input.

However, if the subjects were rotated in light within an optokinetic drum the peak velocities of the fast phases of the optovestibular nystagmus increased and was statistically significantly higher than fast phases of rotatory nystagmus in the darkness (paired t-test p 0.001). The peak velocities of the fast phases of optovestibular nystagmus was $260^{\circ}\ s^{-1}$ at amplitude of 20° against in the rotatory nystagmus $215^{\circ}\ s^{-1}$.

If we compare the peak velocities of the saccades (Fig. 3), and fast phases of nystagmus (Fig. 5) we can conclude that in similar visual conditions the saccades are always faster than fast phases of nystagmus.

In patients.
Saccades:
The patients with dyspraxia of speech indicating a disturbance in Brocha's speech area in leftsided frontal cortex presented an interesting saccadic pattern. Their

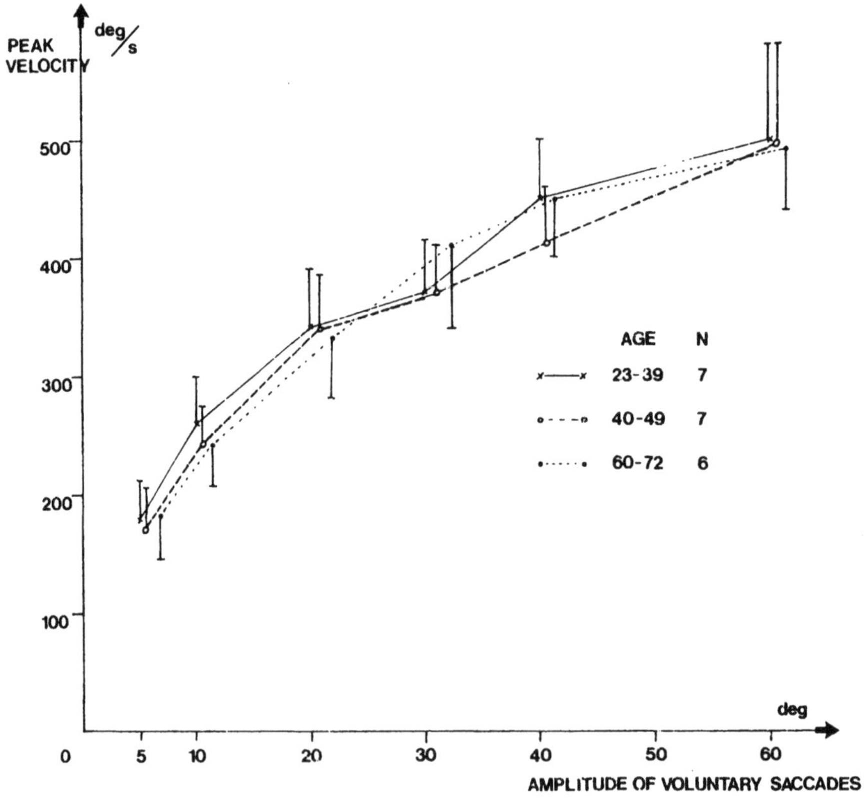

Fig. 4. Peak velocity curve of saccades in different age groups. SD are shown in one direction.

saccades were characteristically inaccurate and they had to make several correction saccades to reach the target. However, the peak velocity of their saccades was normal in contrast to the patients with pontine lesion who showed strongly reduced saccadic velocities (Fig. 6).

Fast phases of nystagmus:
The velocity of fast phases of vestibular nystagmus were normal in patients with dyspraxia of speech while reduced in patients with pontine lesions (Fig. 7). However, the reduction of the peak velocity in the fast phases of nystagmus was not as constant a finding as in saccadic test indicating that these two rapid eye movements can be injured separately.

Discussion

The results in the normal subjects indicate that the mechanism adapting the velocity to amplitude is in saccades different from that of the fast phases of nystagmus, but similar for optokinetic and vestibular nystagmus. Further, the mechanism by which the visual input enhances peak velocity differs in saccades from that for fast phases of nystagmus. The results from the patients indicate that the frontal visual field, Brodman's area 8, does not interfere with the velocity of the rapid eye movements while the velocity adaptation frequently seems to be disturbed in cases with lesions at pontine level. There seems, however, in the pontine lesions sometimes to take place a dissociation in disturbance of fast phases of nystagmus and of saccades.

The reason why the saccadic velocity is greater than in the fast phases of nystagmus is still not quite understood.

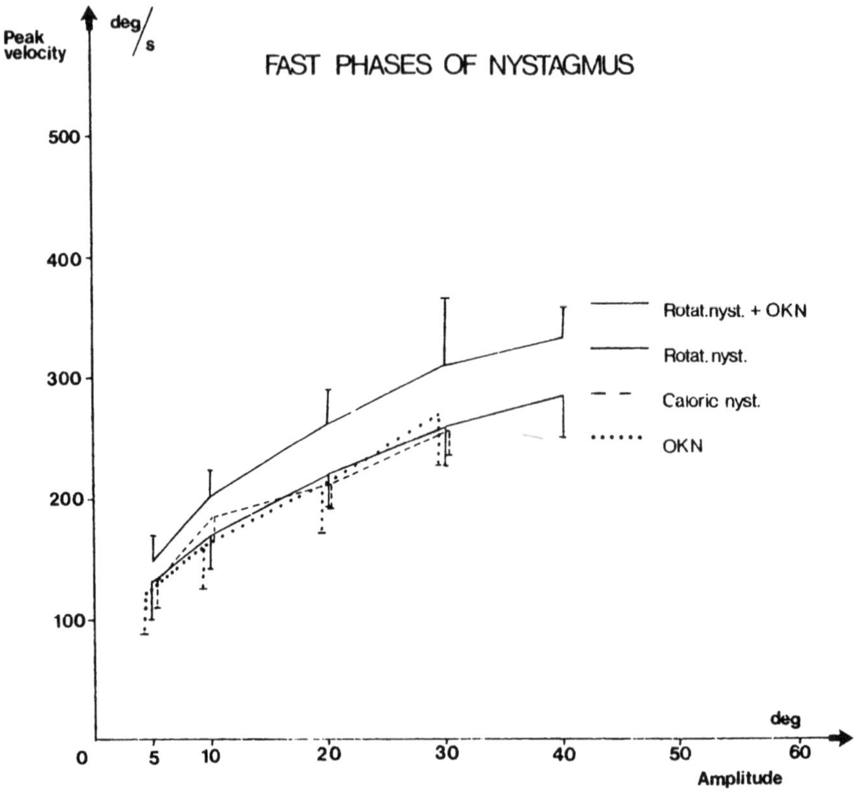

Fig. 5. Peak velocity curves of fast phases of nystagmus. SD are shown in one direction.

The neuronal activity during the rapid eye movement is composed of two phenomena taking place simultaneously; facilitation of agonistic, extraocular muscles and inhibition of the antagonistic extraocular muscles (Shimazu, 1972 a; Collins et al., 1972; Precht, 1975). During acceleration similar kind of activation can be recorded in the same pontine neurons during fast phases of nystagmus as during voluntary saccades (Keller, 1974; Henn & Cohen, 1975). Thus facilitation seems to be similar. If the inhibition of the antagonistic muscles is different during the two types of eye movements a difference in the velocity may still result. During the whole saccade the antagonistic eye muscles are silent while during fast phases of nystagmus an antagonistic activity is successively released until the rapid eye movement ends in a slow phase of nystagmus (Shimazu, 1972 b). This antagonistic activity might be an important factor which decreases the velocity in the fast phase of nystagmus.

Further, concomitantly with the alerting effect by light the volition itself during the test can be a factor facilitating through a special pathway the saccadic velocity. Because the nystagmus is a reflexive eye movement the facilitation by volition is lacking in the fast phases of nystagmus even in light. However, somewhat contradictory to this idea was the finding that the return eye movements after smooth pursuit had the peak velocity of the saccade and not of the fast phase of nystagmus (Pyykkö et al., 1978). The difference between the two types of eye movements may not relate to differences in alertness as unspecific stimuli for eye motor mechanism, which increases alertness, is not able to increase the velocity of saccades in the darkness (Ron et al., 1972).

The analysis of the peak velocities of the rapid eye movements in the patients may therefore support the idea

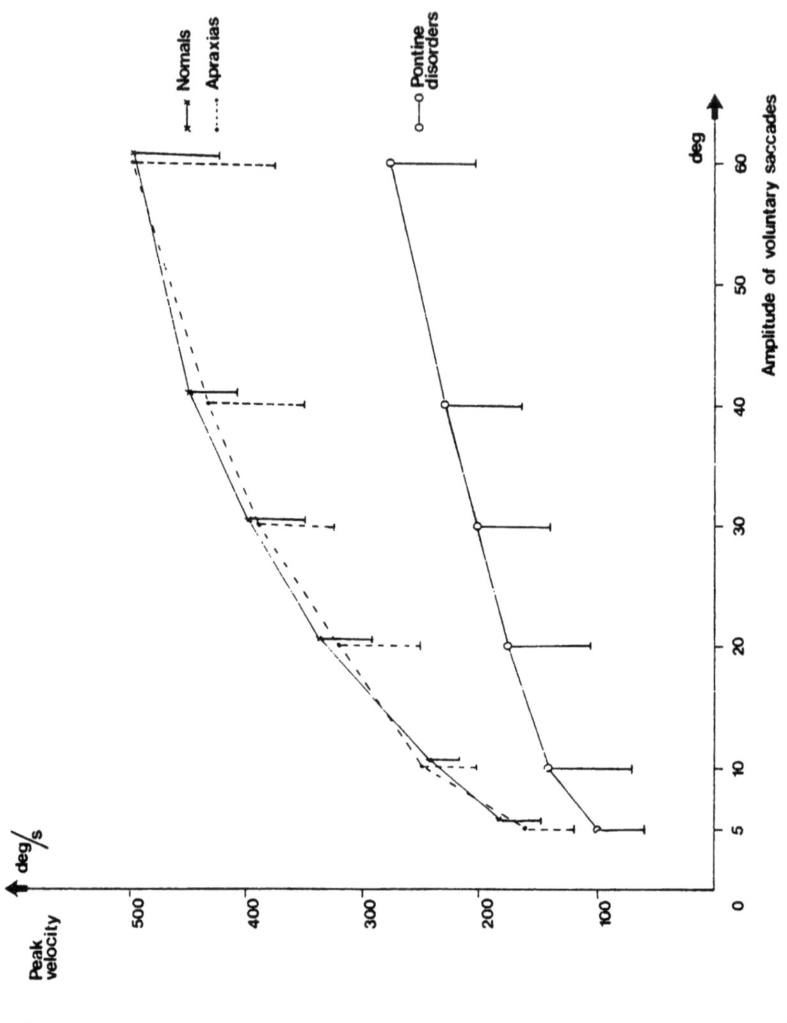

Fig. 6. Peak velocity curves of saccades in normal subjects, in five patients with cortical lesion and in five patients with pontine lesion.

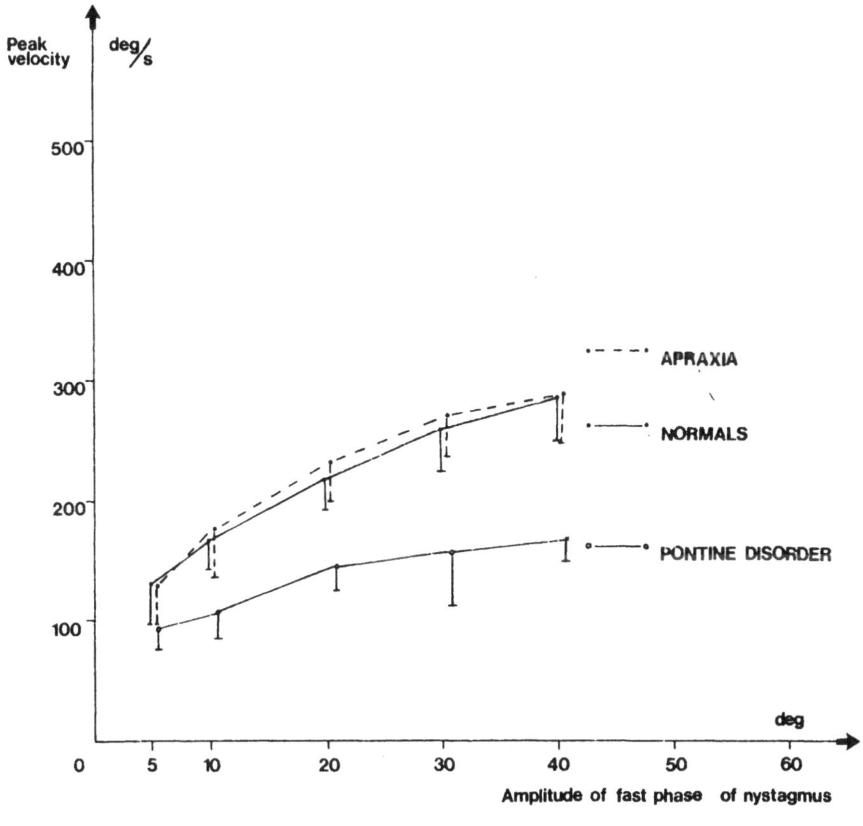

Fig. 7. Peak velocity curves of fast phases of nystagmus in the same subjects as in fig.6. SD are shown in one direction.

Group	N	Age (years)		Symptom/Diagnose	N	Duration of symptoms
		mean	range			(range)
NORMAL SUBJECTS	20	48.4	23-72	healthy		
PONTINE DISORDERS	5	42.8	17-61	vascular ischaemia	3	14-21 days
				tumour of IVth ventricle	1	2 years
				progress.supranucl.palsy	1	1 year
CORTICAL DISORDERS (Apraxia)	5	52.6	26-73	head injury	2	2-9 months
				vascular ischaemia	2	2-6 months
				presenile dementia	1	5 years

<u>Table I</u> Classification of the subjects according to diagnosis, age and duration of symptoms.

that cortical lesions do not interfere with the velocity of rapid eye movements while pontine lesions markedly do so by a pronounced decrease of velocity of rapid eye movements.

The supranuclear organization determining eye velocity is probably located in the pons. Clinical analysis of rapid eye movement may then help to discriminate cortical lesions from those lacated in the pons. It may often be sufficient to determine the velocity of the saccades but as a dissociation between the two types of eye movements sometimes does occur additional information may be achieved by analysing also the fast phases of nystagmus. Efforts to interpret such a dissociation in eye velocitv is now under progress and will be accounted for in future publications.

Abstract

Peak velocities of voluntary saccades and fast phases of nystagmus were studied in normal subjects and in patients with cortical and pontine lesions. Peak velocities of saccades are in normal subjects depending on the amplitude visual contion and alertness. The effect of the age is not marked (between 23 to 72 years).

The fast phases of caloric, rotatory and optokinetic nystagmus are equally rapid but slower than of opto-vestibular nystagmus. In the same visual condition saccades were always faster than fast phases of nystagmus. Patients with pontine disorders have significantly reduced saccadic velocity, while patients with frontal cortex lesions have highly inaccurate saccades, but with normal peak velocity. Further the fast phases of nystagmus were decreased in patients with pontine lesion while normal in patients with frontal cortex lesion.

References

ASHOFF, J. C., W. BECKER:
Der Einfluß von Sulpirid auf die Vigilanz.
Arzneim.-Forsch. (Drug Res) 24: 2058 - 2062 (1974)

BALOH, R. W., V. HONRUBIA, A. SILLS:
Eye-tracking and optokinetic nystagmus. Results of quantitative testing in patients with well-defined nervous system lesions.
Ann. Otol. Rhinol. Laryngol. 86: 108 - 115 (1977)

COLLINS, C. C., D. O'MEARA, A. SCOTT:
Muscle tension during unrestrained human eye movements.
J. Physiol. 245: 351 - 369 (1975)

HENN, V., B. COHEN:
Activity in eye muscle motoneurons and brainstem units during eye movements. In: Basic mechanisms of ocular motility and their clinical implications.
Ed. G. Lennerstrand & P. Bach-y-Rita. Pergamon Press, Oxford, 1975, pp. 303 - 324

HENRIKSSON, N. G., C. R. PFALTZ, N. TOROK, W. RUBIN:
A synopsis of the vestibular system.
Sandoz, Switzerland (1972)

KELLER, E. L.:
Participation of medial pontine reticular formation in eye movement generation in monkey.
J. Neurophysiol. 37: 316 - 332 (1974)

KIRKHAM, T. H., A. KATSARKAS:
An electro-oculographic study of internuclear ophthalmoplegia.
Ann. Neurol. 2: 385 - 592 (1977)

KÖRNER, F. H.:
Non-visual control of human saccadic eye movements.
In: Basic mechanisms of ocular motility and their clinical implications. Ed. G. Lennerstrand & P. Bach-y-Rita. Pergamon Press, Oxford, 1975, pp. 565 - 569

NAUCK, B., J. DICHGANS, R. JUNG:
Different peak-velocities of rapid phases in optokinetic and vestibular nystagmus.
Pflugers Archiv 312, R 142 (1969)

PRECH, W.:
Cerebellar influencies on eye movements.
In: Basic mechanisms of ocular motility and their clinical implications. Ed. G. Lennerstrand & P. Bach-y-Rita. Pergamon Press, Oxford, 1975, pp. 261 - 280

PYYKKÖ, I., N.-G. HENRIKSSON, L. SCHALEN, A.-I. DAHLEN:
Rapid eye movements reflecting neurological disorders.
In preparation (1978)

RON, S., D. A. ROBINSON, A. A. SKAVENSKI:
Saccades and the quick phase of nystagmus.
Vision Res. 12: 2015 - 2022 (1972)

SHIMAZU, H. (a):
Vestibulo-oculomotor relations: Dynamic responses.
In: Basic aspects of central vestibular mechanisms. Ed. A. Brodal & O. Pompeiano. Progress in brain research 37. Elsevier Publ. Co. Amsterdam, London, New York, 1972, pp. 493 - 505

SHIMAZU, H. (b):
Organization of the commissural connections: physiology. In: Basic aspects of central vestibular mechanisms. Ed. A. Brodal & O. Pompeiano. Progress in brain research 37. Elsevier Publ. Co. Amsterdam, London, New York, 1972, pp. 177 - 190

TROOST, B. T., R. B. DAROFF:
The ocular motor defects in progressive supranuclear palsy.
Ann. Neurol. 2: 397 - 403 (1977)

WESTHEIMER, G.:
Mechanism of saccadic eye movements.
Arch. Ophthalmol. 52: 710 - 723 (1954)

SOME SERUM BIOCHEMICAL DEVIATIONS IN PATIENTS WITH VERTIGO (BEFORE AND AFTER VESTIBULAR TESTING).

A.N.KEHAIOV,
SOFIA/BULGARIA

It was a well known fact that the strength of giddiness depends directly on the intensity of the vestibular reactions. For example the strong attack of giddiness in the labyrinth-ill is accompanied by strong verstibular-vegetative manifestations, while the processes in the back skull-cavity more seldom arise spontaneous or provoked significant giddiness and vegetative crises (1, 2, 3, 4, 5, 6).

In order to clarify the dynamic metabolite changes of some substances of clinical aspect we have studied 259 ill with different localization of the disease process, in which the main symptom was giddiness. This communication gives the serum level of blood sugar, chlorides, cholesterol, phosphorus, calcium, potassium and sodium in 156 ill, of which 62 with labyrinth disturbances (34 with Menière's syndroms, 14 with position labyrinth syndroms and 14 patients with bilateral labyrinth disturbances). As essential reasons for the labyrinth symptomatic of our patients we could point out vascular pathology, labyrinth otosclerosis, tympano-labyrinthosclerosis, etc. The diagnosis is put after threshold and overthreshold audiometric tests, vestibulometric studies, eyeground test, neurological studies, and some of the patients passed through stroboscopy, stomatoneurological and other methods of investigations. The age of the patients is as follows: between 21 and 30 years - 11, between 31 and 40 years - 19, between 41 and 50 years - 27, between 51 and 60 years - 5. Of them 30 are men and 32 women. In our practice for normal lower and upper limits of the studied substances are accepted the following values: for blood sugar 70 - 120 mg%, for chlorides 560 - 620 mg%, for cholesterol 150 - 220 m%, for phosphorus 3 - 5 mg%, for calcium 9 - 11 mg%, for potassium 16 - 20 mg% and for sodium 310 - 350 mg%.

The patients are examined before breakfast, immediately before the vestibular provocation and 15 minutes after the provocation. Overthreshold reverse vestibular provocations (180°/sec.) of the rotatory, horizontal and vertical substrates are carried out as well as caloric provocation (100 cm water of 20°, injected for 10" in each ear). The overthreshold provocations are chösen consciously, as after the provocation the ill is most nearly to his state during the spontaneous vestibular crisis.

Our attention is directed mainly to the after-provocation values of the studied substances, as these values are doubtless a result of the vestibular stimulation. Data received are arranged both according to the topic of the disease process and the relation to the three general tendencies, which are received after the vestibular provocation: with increase, with decrease or with no change in the level of the studied substances. These data are discussed on the background of the substance's level before the vestibular provocation: with initial hypo-normo- or hyper values of the corresponding substances (Generalized in this way our ill show some essential tendencies, given in Table 1).

Our vestibular ill are inclined to develop spontaneous hyperglycemia tendency, varying between 120 - 155 mg%. Even the ill with normal blood sugar values are inclined to move in the upper limits of the norm, between 95 and 120 mg%. Having in mind the data of the other studied substances we made the conclusion that the relative hyperglycemia in our ill could be explained as compensation to the relative hypoxia of the organism (Pasteur's compensatory effect). The provocation of the semicircular ducts most frequently decrease the blood sugar level. Even 2 of our ill with diabetes decreased their blood sugar with 70 and 80 mg%. This fact as well as the presence of spontaneous hypocalcemia and spontaneous hypophosphatemia, which after the vestibular provocation increase, to a great extent exclude the significance of insulin in similar cases. After the analysis of these and other data (diastase, transaminase activity, etc.), we came to the conclusion that the vestibular ill degradate carbohydrates mainly after uneffective anaerobic glycolyl chain of Embden-Meyrhof realized mainly in the muscles. In cases where the blood sugar increases after vestibular provocation are discussed as such when the maximum push out of the blood sugar in serum (according to the strength of Cori cycle, including the adrenal hormones,etc.). Such push out of sugar is necessary for the compensation of bioenergetic loss of the organism after vestibular provocation.

Nearly half of our ill show spontaneous hyperchloremic values, varying between 631 - 724 mg%. After a detailed analysis of the facts and based on some reasons for manifestation of hyperchloremic phenomena we came to the conclusion, that one of the causes is the disturbed alkaline acid balance and in particular in one of the buffer systems (this of hemoglobin/oxihemoglobin). It is already known that oxihemoglobin is nearly 80 times stronger acid than hemoglobin. According to the law of Donnan's equilibrium the oxihemoglobin attracts cations from the plasma to erythrocytes, and gives the chloric anion of the erythrocytes to the plasma. In hyperventilation of the lungs this hyperchloremic tendency is very clear. We accept that in our ill with vestibular insufficiency the spontaneous hyperchloremia could be discussed as a result of durable saturation with oxygen of the erythrocyte mass. The oxyhemoglobin could not be reduced as the tissue respiration is disturbed somewhere (most probably the respiratory chain of the cell in some of the units is disturbed). The vestibular provocation in the greater part of our ill increases the spontaneous hyperchloremia - most probably because of the intensification of the hypoxic phenomena in the organism (after vestibular provocation large groups of muscle masses are contracted which require considerable bioenergetic resources, much oxygen for their degradation). We accept that these ill have a considerable injury in some of the units of the cell respiratory chain, respectively, of the tissue. In maximum vestibular loading the injured unit is not in a position to respond to the unconditional reflex for tissue supply with oxygen. Therefore in the erythrocyte mass a maximum quantity of oxygen is found and the tissue can't accept it. Concerning the ill, who after vestibular provocation normalize the spontaneous hyperchloremia (and even pass into hypochloremia), we accept that the lesion in the above mentioned unit of the respiratory chain of the cell (resp. in the tissue cells) is light, easily surmounted, after the vestibular provocation the oxygen of the oxyhemoglobin could be taken by the tissues so no precondition for hyperchloremia appears. Even in case of insufficiency of hydrogen in erythrocytes the change of balance to the side of hemoglobin will attract large quantities of chlorine anion from the plasma to the erythrocytes and preconditions for hypochloremia will be created.

An important tendency is the spontaneous hypophosphatemia, varying between 2,11 - 2,85 mg%. The phosphorus values are rather increased than decreased by provocation. While no one of the ill shows hyperphosphatic values, the hypercalcemia is frequent and clearly expressed tendency (varies between 11,50 - 13,50 mg%). The spontaneous hypocalcemia is a rare phenomenon (varies between 8,21 - 8,74 mg%). Even the normal values are in the above limits of the norm - between 10,40 - 11 mg%. After analyzing the data and their juxtaposition with other biochemical and clinic facts we came to the attitude, that parallel to the vestibular insufficiency there are signs of relative hypofunction of the thyroid gland and hyperfunction of the parathyroid gland. The relative thyroid hypofunction and parathyroid hyperfunction (most probably of transitional character) lead to deviations in the balance between calcium and phosphorus. These movements of both elements have to occur both in the serum and in other systems, and particularly in the skeleton. The process of phosphorilation is of importance for the level changes of the serum phosphorus. Well known is the significance of the thyroid gland hormone for the process of oxidizing phosphorilation and particularly for its decopelation effect between the oxidizing phosphorilation and the process of the cell respiratory chain. On the background of our investigations we make conclusion that there are deviations also in the bioenergy processes in our ill, which are similar to those ill with hypothyreosis.

In benefit to the relative thyroid hypofunction are the data of the cholesterol tests, for which the hypercholesterinemia phenomenon is characteristic. Nearly half of our ill show hypercholesterinemia varying between 225 - 330 mg%. The spontaneous hypocholesterinemia is comparatively a rare phenomenon and varies between 100 - 146 mg%. The vestibular provocation more often increases than decreases the cholesterol values.

An important tendency is the spontaneous hypocalcemia which varies between 12,7 - 15,5 mg% and the spontaneous hypernatremia which varies between 354 - 385 mg%. The contraversary tendencies are more rarely met. The vestibular provocation increases mainly the potassium level (in some cases it comes up to 45 mg%), while the sodium level increases and decreases nearly in equal per cent. Without discussing the modern conceptions for water-electrolyte metabolism we accept that the vestibular pathology could provoke deviations in the levels of these two extremely important electrolytes. This effect is realized both with the changes on the muscle tonus (where occur considerable quantitative changes of potassium, phosphorus pentoxide, calcium, sodium, chlorine and other) and probably by deviations in the phosphorilation (where potassium plays a very active role). Doubtless the deviations have to be sought in the whole osmotic regulating system and especially in kidneys (in acidogenesis, aminogenesis, the mechanism of Berliner, Wets, etc.) and others. According to us in given "critical" moments (provoked by additionally included factors) the water-electrolyte balance is considerably disturbed. Then the mechanisms of Donnan's equilibration, and even that of Darrow-Janet are included. Therefore changes could be expected in the permeability of the blood-labyrinth barrier, from which changes in the potassium-sodium balance should follow both in the 3 types of liquids of the labyrinth and in the sensory vestibular cells. The abandonment of potassium from the cells, entering of sodium in them and the connected with that other biochemical phenomena stipulate the complexity of their stimulating process. Already stimulated the vestibular cells send large number of impulses, which by the aid of the reticulo-diencephalohypophysial system, by the muscular and other systems, temporary rehabilitate the vestibular insufficiency. The provisional normalization determines also temporary stabilization of the electrolyte balance in the serum.

The reasons for the changes in the biochemical balance in the serum are numerous and different, they could be provoked by different diseases. Numerous are also the mechanisms which regulate the already ensued biochemical changes. One of them is the vestibular analyzer, put as a counter in extracellular liquid medium. Every change in the electrolyte balance of the serum no matter of what nature, doubtlessly affects the functions of the vestibular analyzer, the same as it affects the functions of the kidney and other organs. In benefit of this is the fact that the morphology of Stria vascularis of the labyrinth reminds of the structure of the transporting ion cells of the distal end of the kidney ducts and the nonpigment epithelium of the ciliary body. Therefore the causes to provoke changes in the functions of the vestibular analyzer, and giddiness vestibular crisis are numerous. In many of these cases the giddiness vestibular crisis appears as a biological necessary prerequisite coming to assist the regulation of some biochemical deviations.

The ill with Menière's syndrome and with bilateral labyrinth disturbance (with disturbed function mainly in the semicircular ducts) show nearly the same biochemical deviations. The otolith syndrome however, shows a different tendency from the Menière's and bilateral syndromes. For example the otolith pathology points out more clear spontaneous hyperglycemic tendencies, than the Menière's syndrome. While with the Menière's syndrome the spontaneous hypocalcemia and increase of potassium after vestibular provocation is characteristic, the otolith syndrome is inclined very often to develop spontaneous hypercalcemia, which the provocation decreases in the norm.

Even to a lower extent the sodium levels also show contraversary tendencies. Hyperchloremia is mainly characteristic for Menière's syndrome, while the otolith syndrome shows normochloremic values which decrease after vestibular provocation. The changes in the phosphorus level are the same in both syndromes. The two syndromes are inclined to develop spontaneous hypercalcemia, but while the provocation of the semicircular ducts in the otolith syndrome easily normalize the calcium level, the same provocation in Menière ill hardly decreases the hypercalcemia values and not rarely enforces them. The hypercholisterinemic values are more strongly expressed in otolith ill, than in those with Menière's syndrome, etc. These contraversary tendencies in both syndromes are may be a result of different ways of effect on the oxidizing and bioenergetic processes of the organism and the otolith analyzer shows a more significant effect, than the semicircular pathology. Our observations point out, that the hypofunction of the semicircular ducts frequently passes with relative hypofunction of the thyroid gland and hyperfunction of the parathyroid gland. As if the vestibular analyzer represents a far away phylogenetic forerunner of the endocrine glands, intimately connected to the extremely important oxidization and bioenergetic processes in the organism.

When the labyrinth is diseased the different vestibular substrates are injured to different rate, and not seldom are completely isolated from each other. The different phase status of the diseases labyrinth substrates, the individual peculiarity of the whole reticulo-encephalohypophyseal system and the effect of the different diseased organs on the biochemic serum balance are part of the numerous factors which determine the serum biochemic state of every vestibularly ill. The biochemical data require an individual approach of treatment for every patient having vestibular disturbances.

Summary

The author discusses the deviations in the levels of blood sugar, chlorides, phosphorus, calcium, cholesterol, potassium and sodium in the serums of 62 patients ill with giddiness and with labyrinth disturbances. The substances levels are studied immediately before vestibular provocation and 15 minutes after that. After an analysis of the data is performed the author offers his own opinions concerning the mechanisms, which put in action these substances during the vestibular injuries. He already establishes that not seldom the semicircular and otolith pathology show contraversary biochemic effects and deviations.

Diplopie, eine Ursache für okulären Schwindel.

W.D.Schäfer,
Würzburg/BRD

Vor vier Jahren habe ich bei der Tagung dieser Gesellschaft in Bad Kissingen über die Ursachen eines okulären Schwindels berichtet (Schäfer, 1975). Dabei wurde besonders über drei Ursachen von Doppelbildern referiert, nämlich Paresen, Strabismus akutus und Heterophorien. Heute möchte ich Ihnen über eine Untersuchung und Einzelbeobachtungen bei permanenter Diplopie berichten: Diplopie, die die Ursache eines okulären Schwindels sein kann. Die drei Beispiele betreffen Diplopie bei okulären Paresen, Diplopie bei Begleitschielen und Diplopie als Teilsymptom des postcommotionellen Syndroms.

Diplopie bei Paresen

Hier handelt es sich um eine meist drängende, sehr akute Symptomatik. Im Falle der Orbitabodenfraktur (Sachsenweger, 1977) kommt es mit dem Unfallereignis zu einer sofortigen Bewegungseinschränkung des Auges in Richtung des behinderten Muskels oder bei anderen Paresen in Richtung des gelähmten Muskels (Abb. 1). Der Patient klagt über Doppelbilder beim Blick in diese Richtung, und die Störung der Okulomotorik kann so stark sein, daß der Patient über seine Umwelt völlig desorientiert ist, so daß es zu Schwindel und Erbrechen kommt. Ein 12jähriger Junge (Abb.2)

1. PARESEN

subjektiv:

Doppelbildabstand nimmt in Richtung des paretischen Muskels zu

objektiv:

Motilitätseinschränkung des Auges in einer oder mehreren Richtungen

Abb. 1.

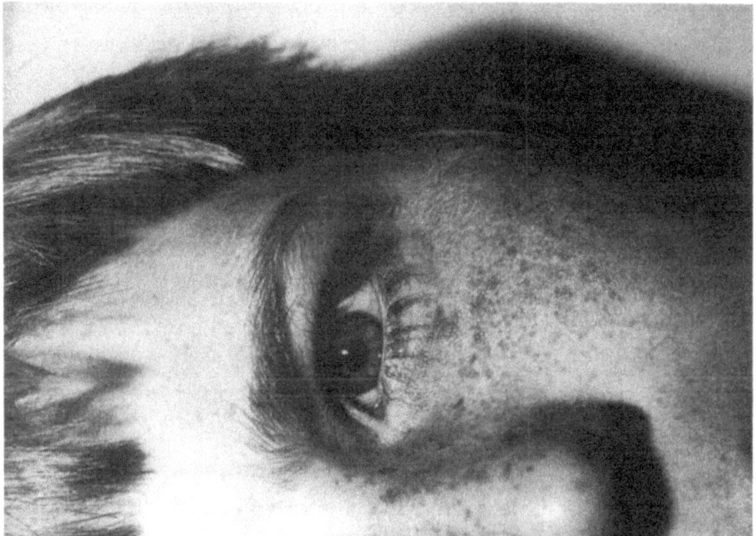

Abb. 2.

hatte 1 1/2 Stunden vor dieser Aufnahme einen Schlag gegen die linke Orbita erhalten mit einer typischen Orbitabodenfraktur. Der Blick nach oben zeigt, daß eine Blickhebung links nicht mehr möglich ist. Außerdem fällt ein Enophthalmus von 3 mm Differenz auf. Der Blick geradeaus und der Blick leicht nach unten ist nicht eingeschränkt. Der Junge hatte erbrochen und gab an, daß es ihm schwindelig sei. Er versuchte, die störenden, nach oben zunehmenden Doppelbilder durch ein Schließen des linken Auges zu beseitigen. Bei der Operation wurde der eingeklemmte Muskel gelöst und der Defekt im Orbitaboden versorgt, so daß postoperativ der Blick nach oben frei möglich war.

Neben der typischen Orbitabodenfraktur können auch massive Orbitablutungen und Abreißungen des Bandapparates in der Orbita (Koornneef, 1978) zu ähnlichen Bildern führen. Manchmal sieht man also klinisch das Bild einer Orbitabodenfraktur ohne Nachweis eines Bruchspaltes im Röntgenbild. Bei einer operativen Intervention ergibt dann der Traktionstest (forced-duction-test) eine freie Beweglichkeit in allen Blickrichtungen.

Strabismus concomitans

Anders sind die Bilder beim Begleitschielen. Es tritt bei 5 - 6 % der Bevölkerung auf. Doppelbilder bestehen häufig nur im zentralen Blickfeldbereich (Abb. 3) und objektiv sehen wir keine auffälligen Lähmungen. Diese Doppelbilder treten bei verschiedenen therapeutischen Maßnahmen auf, wobei besonders die kosmetische Operation zu erwähnen ist. Wir haben in einem Überblick 220 stationäre Behandlungen bei Patienten zwischen dem 8. und dem 63. Lebensjahr ausgewertet (Schäfer, 1977). Es handelt sich also in der Mehrzahl um ältere Kinder, Jugendliche und Erwachsene, die sich aus verschiedenen Gründen einer Schieloperation

2. STRABISMUS CONCOMITANS

subjektiv:

Doppelbilder oft nur im zentralen Blickfeld

objektiv:

keine oder geringe Bewegungseinschränkungen

Abb. 3.

unterziehen mußten. Die Auswertung ergab, daß bei der präoperativen Untersuchung 30mal störende Doppelbilder (= 13,5 % der stat. Behandlung) auftraten. Dies führte zur Entlassung der Patienten aus der stationären Behandlung oder zur Unterkorrektur des Schielwinkels und in einem Falle wurde auf Wunsch operiert. Die Voraussage über die Diplopie wurde mit einem Prismenausgleich gemacht. Sehr störende Doppelbilder fanden sich 11mal, entsprechend 5 %. Hier bestanden Doppelbilder trotz längerem Prismentragen und es waren keine Teilkorrekturen möglich.

Als besonders gefährdet erwies sich das Innenschielen mit exzentrischer Fixation, der konsekutive Strabismus divergens (Schäfer, 1976) und das Innenschielen mit hochgradiger Amblyopie. Der Grund für diese Diplopie liegt darin, daß durch eine Schieloperation der Fixierpunkt so verändert wird, daß er nicht mehr auf das feste, seit Jahren bestehende Hemmungsskotom der Netzhaut (Harms, 1937) fällt, sondern daneben auf einen hemmungsfreien Bezirk. In anderen Fällen, in denen diese Hemmungsskotome beweglicher sind und nicht so fest, kann es zu einer Anpassung nach einer Operation kommen. Wichtig ist deshalb, kosmetische Schieloperationen bei Jugendlichen und Erwachsenen durch eine intensive Diplopieprophylaxe mit einem Prismenausgleich zu sichern. Er wird bei uns ambulant über wenige Minuten ausgeführt und stationär durch ein oder zwei Tage langes Prismentragen. Wir verwenden dazu starre Prismen oder Prismenfolien, die beide nach dem Fresnel-Prinzip konzipiert sind.

Postcommotionelles Syndrom

Das letzte Beispiel für Diplopie als Symptom eines okulären Schwindels betrifft das postcommotionelle Syndrom (postconcussion state). Dieses Krankheitsbild beschäftigt neben

3. POSTCOMMOTIONELLES SYNDROM

subjektiv:

Doppelbildabstand im gesamten
Blickfeld gleich groß

objektiv:

freie Motilität, Konvergenzschwäche,
Fusionsschwäche

Abb. 4.

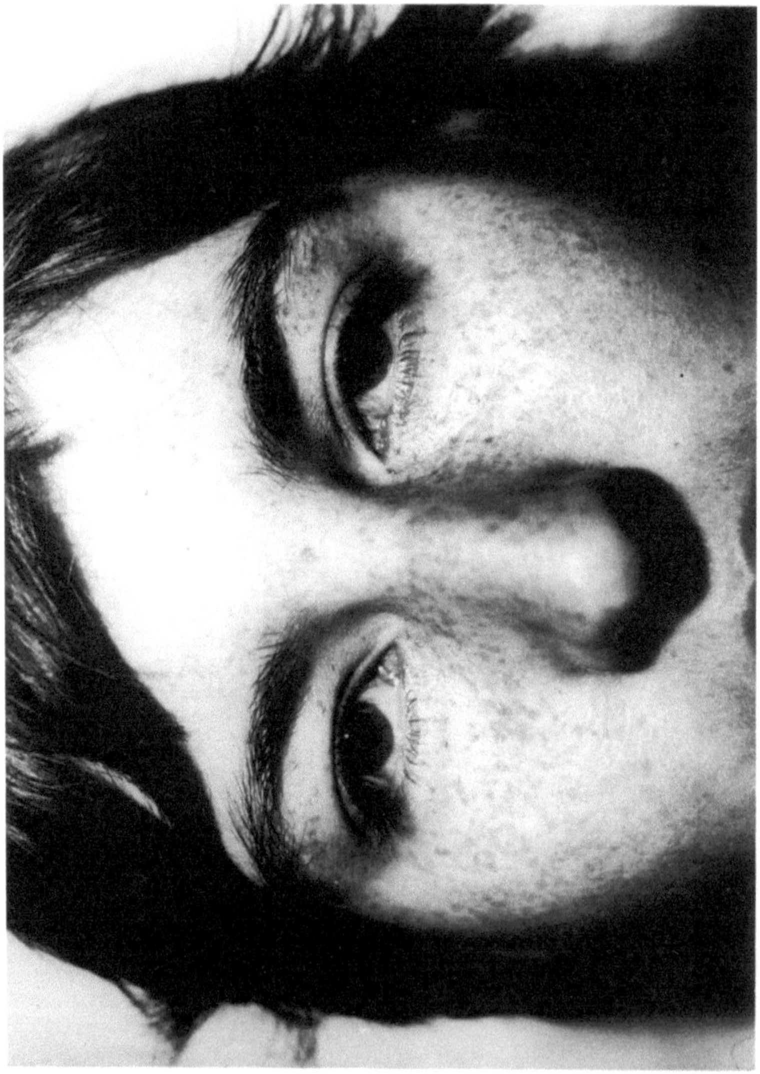

Abb. 5.

dem Ophthalmologen besonders den HNO-Arzt und den Neurologen. Die Patienten klagen über Kopfschmerzen, Schwindel, Erinnerungs- und Konzentrationsschwächen, leichte Ermüdung, besonders beim Lesen und über emotionale Instabilität (Duke-Elder, 1972). Wenn Doppelbilder vorhanden sind, dann ist der Abstand im gesamten Blickfeldbereich gleich groß (Abb. 4). Es findet sich eine freie Beweglichkeit beider Augen. Die binokularen Funktionen sind aber gestört. So ist typischerweise eine Konvergenzschwäche und eine Fusions- und Akkommodationsschwäche zu registrieren. Die nächste Abbildung (Abb. 5) zeigt eine Patientin mit einer solchen Erkrankung. Der Blick geradeaus ergibt eine geringe Divergenzstellung. Die Konvergenzreaktion konnte ausgelöst und begonnen werden. Bei etwa 15 cm Augenabstand weicht das linke Auge ab (Abb. 6). Daneben bestand eine sehr geringe Fusionsbreite von nur 6°. - Ich möchte Ihnen ENG-Kurven[+] von einem 51jährigen Patienten mit einem postcommotionellen Syndrom demonstrieren. Bei der horizontalen Blickpendelfolge (Abb. 7) fällt eine erhebliche Störung der Augenfolgebewegung auf. Weiterhin sieht man deutliche Dissoziationen bei der Ableitung des Spontannystagmus (Abb. 8), während bei den kalorischen Prüfungen das rechte und das linke Auge sehr unkoordiniert schlagen.

Das postcommotionelle Syndrom ist ein Krankheitsbild, das zu erheblichen Störungen im Bereich der Hirnnerven führen kann. Der Ophthalmologe hört die Klage über Doppelbilder, findet aber eine freie Motilität und übersieht dabei die Konvergenz- und die Fusionsschwäche. Der HNO-Arzt übersieht bei seiner Routineuntersuchung leicht die Hyposmie oder Anosmie und die Parageusie. Auch vestibulospinale Gleichgewichtsstörungen werden leicht übersehen. Ich möchte hier dafür plädieren, diese Patienten immer neurologisch, HNO-ärztlich und ophthalmologisch zu untersuchen und

---

[+]Für die Überlassung und die Anfertigung der Kurven danke ich Herrn Prof.C.F.Claussen und Frau I.von Schlachta

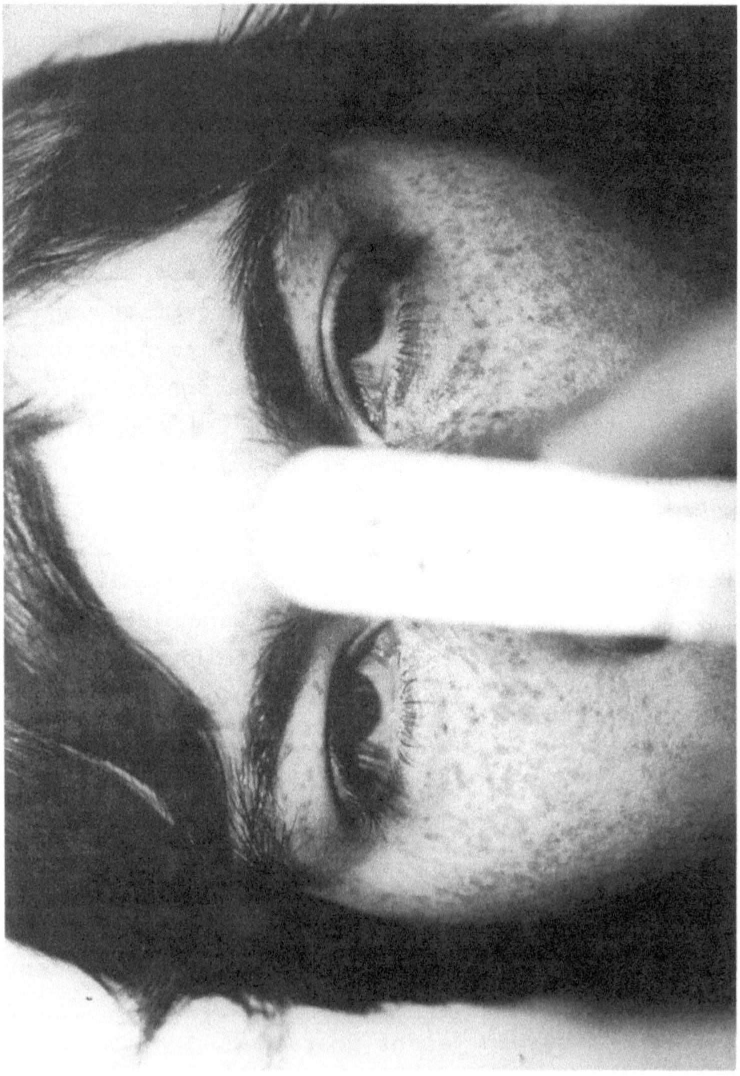

Abb. 6.

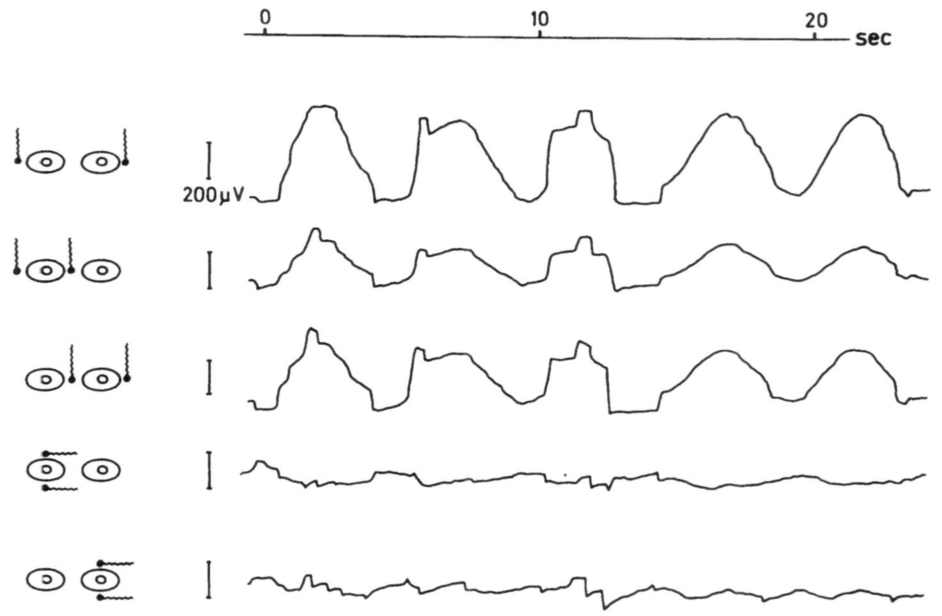

horiz. Blickpendelfolge ± 20° L.W. m. 51J.

Abb. 7.

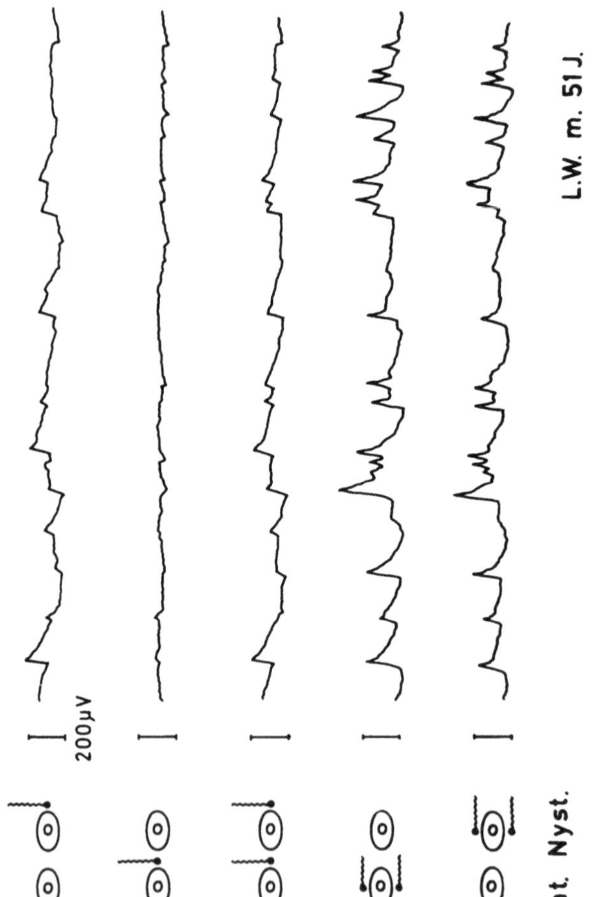

Abb. 8.

begutachten zu lassen, um das Gesamtkrankheitsbild voll zu erfassen.

Zusammenfassung

An drei Beispielen wird die Diplopie als Ursache eines okulären Schwindels diskutiert. Akut auftretende Doppelbilder mit zunehmendem Doppelbildabstand in Richtung des gelähmten oder des in seiner Bewegung behinderten Muskels sind typische Zeichen einer okulären Lähmung. Doppelbilder, die oft nur im zentralen Blickfeldbereich auftreten und die manchmal sehr wenig und dann wieder mehr stören, treten bei Strabismus concomitans auf. Schieloperationen bei älteren Kindern, bei Jugendlichen und bei Erwachsenen sollten sehr sorgfältig in dieser Richtung vorbereitet werden. Etwa gleichen Doppelbildabstand ohne auffällige Motilitätsstörungen finden wir beim postcommotionellen Syndrom. Die Fächer übergreifende Diagnostik und Therapie bei diesen Patienten, deren Beschwerden oft nur gering erachtet werden, wird besonders betont.

Summary

Three examples of diplopia as a cause of ocular vertigo are demonstrated. A typical symptom of an ocular paresis is double-vision appearing acutely with an increasing distance of the two pictures when gazing in the direction of the paretic or impaired muscle. In cases of squint diplopia appears only in the central parts of the field of fixation and the patients are more or less disturbed. Squint operations on elder children and grown-ups must be carefully prepared in this respect. In the post-concussional states farely equal distances of double-vision are to be found without striking motility disorders. Diagnosis and treatment in different medical specialities (neurology, neurosurgery, otoneurology, ophthalmology) is necessary for these patients, as their complaints often are thought to be rather unimportant.

Literaturverzeichnis

DUKE-ELDER, St.:
System of Ophthalmology, Vol. XIV, 1 Kimpton London 1972

HARMS, H.:
Ort und Wesen der Bildhemmung bei Schielenden.
Graefes Arch. Ophthal. 138: 149 - 210 (1938)

KOORNNEEF, I.:
Der Bindegewebe-Apparat in der menschlichen Orbita.
DOG-Symposium Augenbewegungsstörungen, 39 - 42
Bergmann München 1978

SACHSENWEGER, R.:
Neuroophthalmologie
Thieme Stuttgart 1977

SCHÄFER, W. D.:
Die Ursachen des okulären Schwindels und Therapiemöglichkeiten.
Verh. Ges. Neurootol. Aequilib. 4: 239 - 250 (1975)

SCHÄFER, W. D.:
Strabismus in der Praxis.
Springer Berlin 1976

SCHÄFER, W. D.:
Diplopieprobleme bei älteren Schielpatienten.
Tag. Ver. Bayer. Augenärzte, Würzburg, 6. - 8.5.1977
(Klin. Mbl. Augenheilk. 172: 130, 1978)

EIGTH NERVE FUNCTION AND HISTOPATHOLOGY IN ACOUSTIC NEUROMAS.

T.PALVA, T.JAUHIAINEN AND J.YLIKOSKI,
HELSINKI/FINLAND

In recent years with the development of sophisticated surgical methods the value of reaching the diagnosis of acoustic neuroma at an early stage has become more and more evident. If the tumor is small the main concern is how best to remove the tumor without damage to hearing. Conservation of the facial nerve generally presents no great problems. In the clinical work-up, therefore, attention must be focused upon minor symptoms earlier thought to be of little concern.

The tumor generally starts in the inferior vestibular nerve. The site of origin next in frequency is the superior vestibular nerve, while only a few tumors have their origin in the cochlear nerve. In the group of vestibular nerve tumors, which comprise about 90 % of our cases, it has been observed that an audiogram showing a sloping curve at the higher frequencies but good hearing for low tones is the typical, first indication of acoustic neuroma. There may be an associated tinnitus and reduced vestibular reactivity to induced stimulation accompanied by subjective changes of slight, occasional imbalance. Apart from the loss of pain sensation in the posterior ear canal skin, which is innervated by the facial nerve, no signs of involvement of other cranial nerves are present.

Differential Diagnosis of Vertigo

Audiological analysis of early hearing loss seldom gives definite clues. Only when the tumor has grown 1 to 2 cm out of the meatus into the cistern does the audiological test battery give useful information. In our experience, the absence of stapedial reflex, the separation of the forward vs reverse continuous tone Bekesy tracings, and adaptation exceeding 30 dB can be found in 60 to 70 % of tumor cases. Speech discrimination can be nearly, of perfectly normal, and Fowler's loudness balance test may show either negative or positive loudness recruitment. Brain stem audiometry often fails to reveal evoked responses from the affected ear even in early cases. A latency shift can sometimes be observed.

Roentgen-tomography of the internal acoustic meatus is mandatory in all cases to which the criteria of suspicion of neuroma apply. Further refined diagnostic methods include computer tomography scanning, but small tumors in the meatus and tumors extending less than 10 mm into the cistern defy diagnosis. Only by using positive contrast medium in the spinal fluid (metritzamide) can intrameatal tumors be accurately diagnosed.

Histologically, changes in the internal acoustic meatus follow a typical pattern in which the inferior, superior and cochlear nerves become involved in that order. The facial nerve is flattened but not infiltrated. Gross examination of the nerve specimens may disclose a normal-looking nerve but part of it may, nevertheless, be infiltrated by tumor. However, our studies have shown that the normal histological appearance of either the cochlear or the superior vestibular nerve is not concordant with the functional results. There have been several cases in which the nerve fiber population and the condition of the axons are entirely normal but hearing may be considerably depressed and caloric excitability absent or greatly reduced. We have suggested that in these cases there exists a conduction block which is responsible for the impairment of loss of sensitivity.

The results which we have obtained in ears with retained hearing after surgery cause some doubts as to this explanation. Out of seven ears in which an attempt was made to save the hearing, five were successful. In these five ears, hearing became poorer in two ears, apparently on account of some damage to the blood supply, but even in the remaining three ears no improvement in hearing was observed during the follow-up period which was on an average 3 months. This would have happened if a conduction block alone had been responsible for the hearing loss.

It is possible that the hearing impairment in acoustic neuroma is preoperatively caused by cochlear blood flow changes and, therefore, is not reversible. Another explanation might be the possible changes in the cochlear nucleus due to stretching of the nerve and which also would be irreversible but there are no data at present on the histology at this level. The vestibular end organs demonstrate no detectable changes neither in the horizontal canal ampulla nor in the utricle. Both the cochlear and vestibular nuclei should therefore be carefully examined in all acoustic neuroma cases in which autopsy is carried out.

Finally, in order to widen our knowledge of the interrelationship between the functional tests and the histopathology of the cochleo-vestibular system, all structures definitely identified during surgery should be subjected to histologic examination, Comparison of these two sets of data enhance an understanding of the mechanisms underlying the early functional symptoms of acoustic neuroma.

References

PALVA, T., T. JAUHIAINEN, C.-J. SJÖBLOM, J. YLIKOSKI:
Diagnosis and surgery of acoustic tumours.
Acta Otolaryngologica (Stockholm) 86, 233 - 240 (1978)

PALVA, T., H. TROUPP:
Recent experiences in the surgery of acoustic neurinomas.
Acta Otolaryngologica (Stockholm) Suppl. 360, 48 - 50 (1979)

YLIKOSKI, Y., Y. COLLAN, T. PALVA, T. JAUHIAINEN:
Cochlear nerve in neurilemomas, audiology and histopathology.
Archives of Otolaryngology, 104, 679 - 684 (1978)

YLIKOSKI, J., T. PALVA, Y. COLLAN:
Eight nerve in acoustic neuromas, special reference to superior vestibular nerve function and histopathology.
Archives of Otolaryngology, 104, 532 - 537 (1978)

DER WERT DER LAGEPRÜFUNG UND MEATOGRAFIE BEI TUMOREN DES INNEREN GEHÖRGANGES.

T. HAID,
ERLANGEN/BRD

Einleitung

Die Tumoren des inneren Gehörganges stellen sich histologisch fast ausschließlich als Akustikusneurinome dar. Audiologische, röntgenologische oder vestibuläre Hinweise auf ein Akustikusneurinom dienen als Indikation für eine Zisterno-Meatografie (Brown, Gass und Scanlan), eine Röntgendarstellung des inneren Gehörgangs und der cisterna cerebellomedullaris. Diese Kontrastmitteluntersuchung stellt eine wichtige und aussagefähige Untersuchungsmethode zur Frühdiagnostik und zur Operationsplanung dieses Tumors dar.

Unseres Erachtens wird im Rahmen der Gleichgewichtsuntersuchung der Lageprüfung als vestibuläre Indikation zu dieser Kontrastmitteluntersuchung zu wenig Beachtung geschenkt.

Material und Methodik

Die Zisterno-Meatografie ist seit 1975 in unsere Diagnostik an der Erlanger HNO-Klinik aufgenommen worden. In 3 Jahren haben wir sie an 100 Patienten mit der Verdachtsdiagnose Akustikusneurinom ausgeführt. Als Kontrastmittel, meist

Differential Diagnosis of Vertigo

NEUROTOLOGISCHE BEFUNDE BEIM AKUSTIKUSNEURINOM

(pathologische / untersuchte Fälle)

Spontannystagmus	32 / 43	=	74 %
Provokationsnystagmus	27 / 43	=	63 %
Blickrichtungsnystagmus	15 / 43	=	35 %
Nystagmus alternans	1 / 43	=	2 %
Pathologische Lageprüfung	39 / 42	=	93 %
a) Lagerungsnystagmus	20 / 42	=	48 %
b) Lagenystagmus	19 / 42	=	45 %
Störung der vestibulo-spinalen Reaktionen	36 / 43	=	84 %
Kalorisches Defizit	36 / 42	=	86 %
Kornealreflex	18 / 43	=	42 %

Tabelle 1:

Neurotologische Befunde bei 43 Patienten mit Akustikusneurinom. Patienten, bei denen sowohl lage wie auch Lagerungsnystagmus beobachtet wurde, sind hier nur anhand der vorherrschenden Reaktion gezählt.

lumbal verabreicht, wurde bei den ersten 84 Patienten Pantopaque (Jophendylate) injiziert. Seit einem halben Jahr verwenden wir Duroliopaque. Es zeigte sich, daß dieses Kontrastmittel eine geringere Viskozität und damit eine schnellere Fließgeschwindigkeit aufweist.

Ergebnisse

Zwischen 1974 und 1978 wurden an der Erlanger HNO-Klinik 47 Akustikusneurinome an 43 Patienten durch audiologische, röntgenologische und neurotologische Untersuchungen diagnostiziert. Hierbei sind auch Fälle inbegriffen, bei denen die Zisterno-Meatografie noch nicht angewandt wurde.

An allen Patienten mit einem Akustikusneurinom konnte eine vestibuläre Störung nachgewiesen werden (Tab. 1).

Am empfindlichsten erwies sich die Lageprüfung. 93 % zeigten unter der Frenzelbrille einen Lage- oder Lagerungsnystagmus.

Zu 86 % lag eine kalorische Mindererregbarkeit auf der Tumorseite vor. Allgemein wird in der Literatur eine Mindererregbarkeit bei Akustikusneurinomen mit 80 - 100 % angegeben (House, Torok u. a.).

An 100 Patienten mit der Verdachtsdiagnose Akustikusneurinom wurde durch die Kontrastmitteluntersuchung in 18 Fällen ein raumfordernder Prozeß im inneren Gehörgang wahrscheinlich gemacht (Tab. 2).

Von diesen 18 dringenden Verdachtsdiagnosen Akustikusneurinom wurden 16 operativ bestätigt. In einem Verdachtsfall auf einen kleinen nur intrameatalen Tumor steht die Operation noch aus. Ein Befund erwies sich als falsch positiv.

ERGEBNISSE VON 100 ZISTERNO - MEATOGRAFIEN	
Operiert von 18 radiolog. Verdachtsfällen	17
Großes Neurinom bestätigt	6
Mittleres Neurinom bestätigt	7
Nur intrameatales Neurinom bestätigt	3
Falsch - positiver Befund	1

Tabelle 2:

Befunde von 100 Zisterno-Meatografien von 1975 - 1978

INDIKATIONEN FÜR DIE ZISTERNO - MEATOGRAFIE

Jeder unilaterale sensoneurale Hörverlust

1. von progredientem Charakter
2. mit einem Lage- oder Lagerungsnystagmus
3. mit einem ipsilateralen kalorischen Defizit
4. mit einer Seitendifferenz im Durchmesser des C.A.I.
5. Kombinationen von 1, 2, 3, 4

Tabelle 3:

Indikationen für die Zisterno-Meatografie

Es schien sich dabei ebenfalls um einen kleinen noch intrameatalen Tumor zu handeln, der aber operativ nicht bestätigt werden konnte.

Von den 16 durch die Meatografie diagnostizierten und später operativ bestätigten Tumoren waren 3 klein, d. h. noch intrameatal, 7 mittelgroß, d. h. den Porus acusticus internus um 1,5 cm überschreitend und 6 groß.

Indikation für die Meatografie

Aufgrund der eigenen Erfahrungen empfehlen wir eine Kontrastdarstellung des inneren Gehörgangs (Tab. 3) bei jeder ungeklärten, vor allem einseitigen, sensoneuralen Hörstörung, gleich ob audiometrisch von cochleärem oder retrocochleärem Typ, wenn sie mit einem pathologischen vestibulären Befund wie einem Lage- oder Lagerungsnystagmus oder auch einem ipsilateralen kalorischen Defizit einhergeht, und zwar unabhängig vom Röntgenbefund des Felsenbeines.

Kasuistik

Für die Wichtigkeit auch der Lageprüfung und der Meatografie werden die Untersuchungsbefunde einer Patientin mit einem kleinen Akustikusneurinom erläutert.

Eine 20jährige Patientin bemerkte vor einem Jahr zufällig einen Hörverlust auf dem linken Ohr ohne Tinnitus. Bei abrupten Körperbewegungen verspürte sie einen Drehschwindel für einige Sekunden.

Im Audiogramm (Abb. 1) bestand auf dem linken Ohr ein mittelgradiger, sensoneuraler und omnifrequenter Hörverlust.

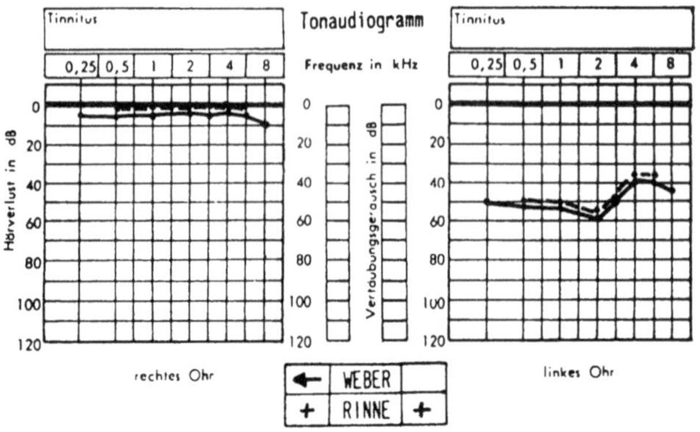

Abb. 1 :

Das Audiogramm zeigt einen mittelgradigen, sensoneuralen und omnifrequenten Hörverlust auf der linken Seite.

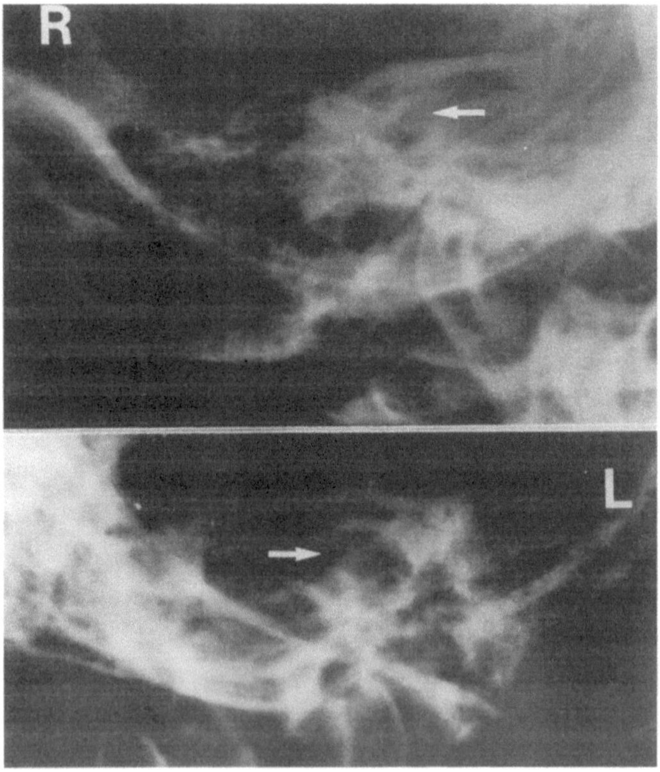

Abb. 2 :

In den Stenvers-Aufnahmen ist auf der linken Seite eine Erweiterung des C.A.I. erkennbar.

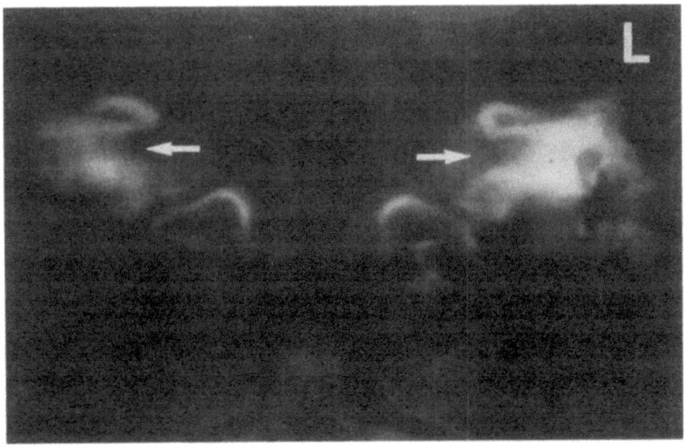

Abb. 3 :

Die Tomografie der Felsenbeine bestätigt den Befund der Abb. 2

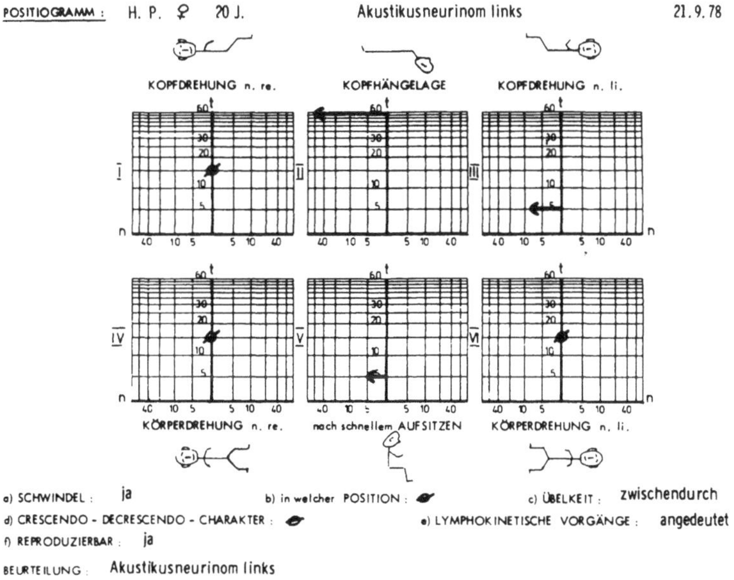

Abb. 4 :

Das Positiogramm zeigt in der Kopfhängelage einen Lagenystagmus (während 60 Sek. eine Schlagfrequenz des Nystagmus von 80).
Bei der Kopfdrehung nach links und nach schnellem Aufsitzen trat ein Lagerungsnystagmus auf (Dauer 5 Sek. und während dieser Zeit eine Nystagmusschlagzahl von 8 respektive 5).

Die überschwellige Audiometrie deutete auf eine retrocochleäre Hörstörung. In den Stenversaufnahmen (Abb. 2) und Schichtaufnahmen der Felsenbeine (Abb. 3) zeigte sich der linke C. A. I. weiter als der rechte.

In der Lageprüfung konnte im Positiogramm (Haid, Abb. 4), einem quantitativen Aufzeichnungsschema dieser Untersuchung, eine Kombination von einem Lage- und einem Lagerungsnystagmus eingetragen werden.

Im Frequenz-Kalorigramm (Haid, Abb. 5), einem Analogschema der kalorischen Prüfung, konnte eine Unerregbarkeit auf der linken Seite eingezeichnet werden.

Aus audiologischer, röntgenologischer und vestibulärer Indikation wurde wegen der Verdachtsdiagnose Akustikusneurinom eine Zisterno-Meatografie mit Duroliopaque durchgeführt (Abb. 6). Vor dem linken Porus acusticus internus zeigte sich eine kleine Tumoraussparung.

Der Tumor wurde auf transtemporalem Operationsweg entfernt. Er erwies sich als klein und histologisch als ein Akustikusneurinom.

Diskussion

Ziel aller diagnostischen Bemühungen um das Akustikusneurinom muß die möglichst frühzeitige Erkennung und eine sorgfältige Operationsplanung sein. Die Frühdiagnose ist deshalb so wichtig, weil mit der Tumorgröße auch das Operationsrisiko stark anwächst.

Die zur Zeit aussagefähigste Untersuchungsmethode zur Früherkennung des Akustikusneurinoms ist die Zisterno-Meatografie.

FREQUENZ - CALORIGRAMM: H. P. ♀ 20 J. Akustikusneurinom links 21.9.78

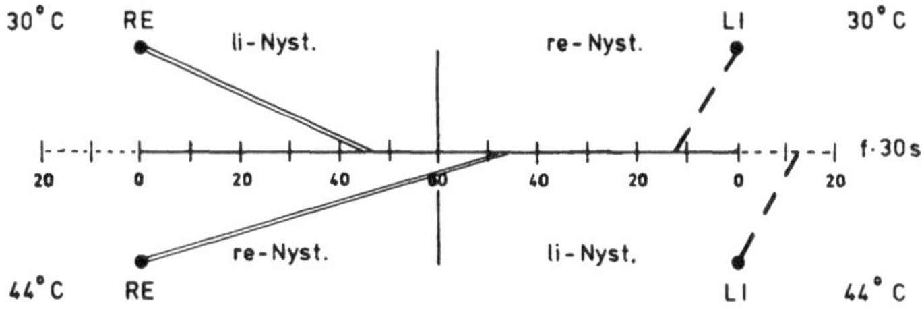

Abb. 5 :

Im Frequenz-Kalorigramm ist auf der linken Seite eine Unerregbarkeit erkenntlich.

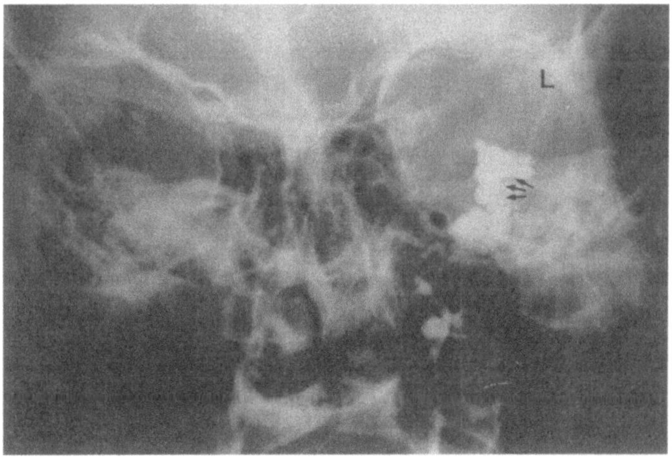

Dieselbe Patientin wie Abb. 1-5.
Das transorbitale Röntgenkontrastbild zeigt auf der linken Seite eine kleine Tumoraussparung bzw. keine Füllung des Canalis acusticus internus. Der komplett entfernte Tumor erwies sich histologisch als Akustikusneurinom.

Ein nur intrameatal reichendes Akustikusneurinom wird noch keine auffälligen Befunde zeigen von seiten des N. trigeminus und N. facialis. Ebenso wird das Hirnszintigramm, die Angiografie, die Liquorpunktion zur Eiweißbestimmung und die Computertomografie keinen auffälligen Hinweis für einen raumfordernden Prozeß erbringen. Das Akustikusneurinom hat seinen Wachstumsbeginn im inneren Gehörgang. Es beginnt also intrameatal und wächst nach medial in Richtung Kleinhirnbrückenwinkel (Crowe, Henschen, Nager, Wigand). Besonders in diesem Stadium ist die Meatografie der zuverlässigste Nachweis dieses Tumors.

Bei all unseren 16 Patienten mit einem Akustikusneurinom, bei denen die Zisterno-Meatografie durchgeführt wurde, fand sich in bezug auf die Tumorlokalisation und die Tumorgröße eine gute Übereinstimmung der Kontrastaussparung im Röntgenbild und der Tumorgröße, die sich dann bei der Operation zeigte.

Bei insgesamt 33 bisher in Erlangen otomikrochirurgisch operierten Akustikusneurinomen trat kein Todesfall auf.

Nach der Kontrastmitteluntersuchung sind keine Komplikationen wie Kontrastmittelallergie, Meningitis, cerebrale Anfallsleiden oder eine Arachnoiditis bei uns aufgetreten. Lediglich eine Lumbago und eine Cephalgie traten als Folge der Lumbalpunktion auf, die durchwegs nach einigen Tagen verschwunden waren.

Die gefürchtete Arachnoiditis soll nach tierexperimentellen Untersuchungen von Howland erst bei Mischung von Pantopaque oder Duroliopaque mit Blut auftreten können. Daher ist es ratsam, bei Auftreten einer Blutung während der Lumbalpunktion kein Kontrastmittel zu injizieren.

Als eine vestibuläre Indikation für eine Meatografie wird in der Literatur immer nur die kalorische Mindererregbarkeit auf der Seite des Tumorsitzes angegeben (House, Fisch, Wegmüller, Sheehy u. a.). Aber empfindlicher erwies sich bei unseren Patienten mit einem Akustikusneurinom die Lageprüfung. Sie war zu 93 % pathologisch bei 43 Patienten mit einem Akustikusneurinom. Diese Untersuchung stellt eher einen Minimalreiz bzw. Schwellenreiz dar und kann alle drei Bogengänge, das Otolithensystem und die höheren Vestibulariszentren reizen, während die kalorische Reizung üblicherweise als Maximalreiz ausgeführt wird und praktisch nur den horizontalen Bogengang erregt. Bei der kalorischen Prüfung wird daher nur die Erregung vom horizontalen Bogengang in die höheren vestibulären Zentren weitergeleitet. Das mag eine Erklärung für die von uns beobachtete höhere Empfindlichkeit der Lageprüfung sein.

Auch wenn sich die Frage eines postoperativen Neurinom-Rezidivs stellt, ist die Lageprüfung sehr nützlich. In diesem Fall ist die kalorische Prüfung schon wegen der postoperativen Unerregbarkeit nicht mehr zu gebrauchen.

Zur Dokumentation der Lageprüfung verwenden wir das Positiogramm. Es ist ein quantitatives Aufzeichnungsschema. Daraus erkennt man schnell, ob eine Progredienz, Konstanz oder Remission der Befunde in den Kontrolluntersuchungen eingetreten ist. Außerdem eignet sich das Positiogramm für die Aufzeichnung der Lageprüfung im Gutachten.

Zusammenfassung

Angesichts der Tatsache, daß Akustikusneurinome oft relativ spät diagnostiziert werden und dann eine hohe Operationsmortalität verursachen, wird die Indikation zur Zisterno-Meatografie in unserer HNO-Klinik großzügig gehandhabt:

Jede ungeklärte, vor allem einseitige sensoneurale Hörstörung, kombiniert allein schon mit einem Lage- oder Lagerungsnystagmus kann ein Hinweis auf ein Akustikusneurinom sein, und zwar unabhängig vom Röntgenbefund der Felsenbeine. Die Lageprüfung erwies sich zu 93 % pathologisch bei 43 Patienten mit einem Akustikusneurinom.

Zum Tumornachweis hat sich die Zisterno-Meatografie bisher hervorragend bewährt.

Bei den in Erlangen 100 durchgeführten Kontrastmitteluntersuchungen wurden keine Komplikationen beobachtet. Unter 17 diagnostizierten Akustikusneurinomen konnten 4 im Frühstadium im inneren Gehörgang entdeckt werden.

Um diesen Vortrag nicht zu sehr auszudehnen, blieben die audiologischen und röntgenologischen Resultate unberücksichtigt.

Summary

All our patients with an acoustic neurinoma showed in the neurotological examination a vestibular disorder.

93 % of 43 acoustic neuromas had in the positional test a positional- or positioning nystagmus.

In our university clinic in Erlangen we always make a cisterno-meatografy by:
Every unknown and onesided sensorineural hearingloss combined only with a positional or positioning nystagmus.

Of 100 patients with a suspected tumour we found in 17 cases by the meatografy and operation an acoustic neuroma of which 4 were located only in the internal auditory canal. Meanwhile we have operated 7 acoustic neuromas located only in the internal auditory canal out of 58 tumours. In our ENT-department we have still no mortality after the removal of an acoustic neuroma.

It is of great value to make an early diagnosis of an acoustic neuroma and in this report I want to point out the importance of the positional test in a vestibular examination for the indication to a cisterno-meatografy in order to diagnose an acoustic neuroma.

Literaturverzeichnis

1. BROWN, F. M., R. C. AYE:
Myelographic demonstration of the basilar artery.
Amer. J. Roentgenol. 73: 32 (1955)
2. CROWE, S. J., M. HARDY:
Early Asymptomatic Acoustic Tumor.
Arch. Swg. 32: 292 (1936)
3. FISCH, U., A. WEGMÜLLER:
Early diagnosis of acoustic neuromas.
O. R. L. 36: 129 (1974)
4. GASS, H.:
Pantopaque anterior basal cisternography of the posterior fossa.
Amer. J. Roentgenol. 90: 1197 (1963)
5. HAID, T., M. E. WIGAND:
Das Frequenz-Kalorigramm - Eine Analogdarstellung der kalorischen Nystagmusreaktion.
Laryng. Rhinol. 55: 654 (1976)

6. HAID, T.:
Das Positiogramm, eine Aufzeichnungsmethode der Lageprüfung in der Neurotologie.
Laryng. Rhinol. 56: 1037 (1977)

7. HENSCHEN, F.:
Histologie und Pathogenese der Kleinhirnbrückenwinkeltumoren.
Arch. Psychiat. Nervenkr. 56: 20 (1916)

8. HOUSE, F. (Editor):
Acoustic Neuroma.
Arch. Otol. 88: 6 (1968)

9. HOWLAND, W. J., L. J. CURRY:
Pantopaque Arachnoiditis.
Acta radiol. (Stockh.) 5 (1966)

10. NAGER, G. T.:
Acoustic Neurinomas: Pathology and differential diagnosis.
Arch. Otolaryng. 89: 252 (1969)

11. SCANLAN, R. L.:
Roentgen diagnosis of acoustic neurinomas with particular reference to use of Pantopaque.
Laryngoscope 74: 999 (1964)

12. SHEEHY, J. L.:
The neurotology evaluation.
Arch. Otolaryng. 88: 44 (1968)

13. TOROK, N.:
Vestibular evaluation of the acoustic tumor.
Arch. Otolaryng. 89: 290 (1969)

14. WIGAND, M. E., T. HAID:
Labyrinthäre Durchbrüche des Octavusneurinoms; otochirurgische Aspekte.
Arch. Hals-Nas.-Ohrenheilk. 213: 415 (1976)

Etiology versus functional diagnosis in vertigo.

M.E.Norré,
Leuven/Berlgium

In the scope of the topic of this meeting "differential diagnosis in dizziness", we would like to emphasize some fundamental features of the vestibular diagnostic and examination techniques we apply, and of the results we can expect from them.

The examination and the "diagnosis", we expect to result from it, in fact, serve only to define and to work out a treatment for the dizzy patient. He is asking us to indicate him how to get rid of this troubling and annoying sensation. Of course, we may not loose out of view some gravious etiologies, which have to be ruled out. We think on tumors, M. S. etc.

As a first fundamental remark, we would like to point out that the vestibular system and its functional state has always something to do with the presence of dizziness. Considering the fundamental mechanisms of vertigo production, this will be evident (Fig. 1). Dysfunction of the vestibular system may be the cause of the dizziness. As the vestibular function is inevitably involved in the global equilibrium function, we have always to look whether or not his function is disturbed or not. So vertigo asks for an assessment of the vestibular function, i. e. how the vestibular system is acting in the complex of the balance regulation.

	Ménière's dis. N = 91		Percept. Dfn. N = 55		Neuronitis N = 54		P.C.S. N = 49		Posit. Vertigo. N = 61	
	N	%	N	%	N	%	N	%	N	%
Acceleratory balanced react.	15	16.48	10	18.18	9	16.16	15	30.61	13	21.31
Postrot. balanced react.	42	46.15	18	31.72	18	33.33	17	34.69	22	31.06
Opposed direction										
Acceleratory	21/54	38.88	10/27	37.03	7/31	22.58	8/22	36.36	12/31	38.70
Postrot.	16/35	45.71	9/27	33.33	14/32	43.75	2/11	18.18	8/23	34.78
Spont. Nyst.	23	25.27	15	27.27	21	38.38	5	10.20	14	22.95
Caloric D.P.	20	21.97	9	16.16	18	33.33	8	16.32	14	22.95

Table 1. Results of rotation tests, caloric D.P., spontaneous nystagmus related to diagnostic groups.

The technical examinations, the electronystagmographic ones, we apply in this respect, furnish us in the first place essentially FUNCTIONAL DATA, i. e. they provide us information about the functioning of the vestibular system. Considering the limits of our examination battery, now available, this examination can provide us following data.

The first one we can obtain, is an answer to the question whether or not each vestibular system (right and left) is effectively working; this at least, concerning the semicircular canals. We stressed many times the importance of an adequate evaluation in this respect (22, 24, 26, 31). As second datum we obtain information about the equilibrated or dysequilibrated functioning, i. e. an answer to the question whether or not the output of each peripheral system is nearly equal. This information is furnished by the caloric tests (14, 31). A further question is whether the global functioning of the vestibular system is symmetrical in both directions. This complementary information is furnished by the rotation tests, subsidiary it is indicated also by the caloric D. P. (29, 31).

Furtheron , the patient is submitted to a series of positions and positionings and we look whether or not the vestibular system shows to be out of balance by such a loading. Positional or positioning nystagmus or/and vertigo will indicate this unbalanced state (3, 9). Such a finding may be the only one, the further tests indicating an equilibrated working (7).

Considering our results in this way, the data of our vestibular evaluation furnish us above all a functional evaluation. In no way, a typical, topical, etiological or lesional diagnosis can be directly deduced.

Of course, these functional data may suggest some suspicions as to the causative lesion and may constitute an indication for further complementary investigations. We illustrate this by the classical rule, each unilateral functional loss (cochlear and/or vestibular) raises suspicion as to the possibility of an initial acoustic neuroma and asks for complementary investigations in this sense (8, 13, 20, 28, 32). Our experience about this problem has been exposed elsewhere (32).

In 1976, we had to examine 55 cases, suspected because of unilateral perceptive deafness, without specific dizziness problems, as Menière's disease or sudden loss. Most of them were complaining of rather slight vertigo of the provoked type. Among them 17 underwent a cisternography, because of an asymmetrical M. A. I. on the tomography. Only 2 proved to be caused by acoustic neuroma. Hence we can state that only a minim percentage of these suspected cases presented a neurinoma. But we would like to emphasize that also these negative cases asked for treatment.

Furthermore, it is clearly shown that no functional state can be considered as typical or pathognomonic for one or another etiology (29, 31). Indeed, reviewing our results in a series of patients, classified in some characteristic syndromes, we have to admit that, for example, unilateral functional loss in its different degrees is present in nearly an equal number in each group. No significant relation can be drawn. The same can be said about the balance state in rotatory tests, about the presence of the rotatory reaction patterns with recruitment and decruitment, the presence of spontaneous nystagmus, caloric D. P., the presence of values of the ratio of increment indicating recruitment and decruitment relationships and the opposite direction between caloric and rotatory test imbalances (30,

31). Some differences might be significant from a statistical point of view, but this is of no clinical significance, when confronted with the problem of differential diagnosis.

We have to conclude that no striking nor strict relation between the functional data and the resulting final diagnosis can be found. These data are to be included in the global clinical evaluation. So we can admit that the functional state is indicative, but not conclusive. In this respect, we can state that indeed the presence of acoustic neuroma is found only in the group with unilateral functional loss. But at the same time, we emphasize the considerably more numerous negative cases. The presence of transitional paroxystic nystagmus is indicative for a benign paroxysmal positional vertigo, provided that all the other tests are negative and no other indication results from our investigation (1, 7).

If etiology cannot be deduced directly from our test results, another way of interpreting these functional data gives us a very interesting approach to the dizzy patient and especially in the scope of his treatment. Linked to a precise anamnesis, we find in these test results, first of all, a clue to the understanding of the formulated vertigo (31). As example we take those patients with unilateral functional loss, complaining of dizziness provoked by brisk movements. Such a dizziness can be explained by defectuous central compensation of this unilateral asymmetrical input. In many cases, this will also be translated by imbalanced rotation test results or by the presence of spontaneous, especially semi-spontaneous, positional nystagmus.

Considered in this way, the obtained functional data inform us about the deficiencies in the working of the vestibular system, explaining the vertigo mechanisms, and this independent of the underlying etiology. We have to take into consideration, that our examination is done, in the first place, to help the patient, to treat him and make him free of dizziness.

Moreover, we have to admit that some etiologies are very difficult to cure. Some lesions, caused by some etiologies, have, once present, their independent course. So an areflexia caused by a vascular lesion, mostly is considered as a definitive one (17); only the compensation mechanisms can liberate the patient from his dizziness (19, 33). Besides, many listed etiologies and diagnoses are rather speculative, the real mechanisms remaining unknown. We point here to diagnoses as vasculopathies, sudden idiopathic deafness (20), labyrinthopathies, neurovascular disease, perception deafness; we should even include here Menière's disease and neuronitis (21). In such a point of view, we consider it more interesting, when searching for adequate treatment of the patient, to start from functional data. Of course, without loosing out of sight, some possible serious etiologies.

In this respect, we would like to emphasize also the importance of a follow-up of the patient. This provides capital information. We can observe that some cases invariably show the same results from one examination to the following one, whereas others show some variation. We would like to point out that progressive deterioration of function evokes the possibility of a progressive expansive lesion and asks for more agressive exploration to rule out such a suspicion. On the other hand recovery of the function after a lapse of time, may dispense of such an annoying examination.

We illustrate this with the following case with unilateral hypofunction of the vestibular nerve and showing an asymmetrical tomography. This patient underwent a cisternography with negative result. However, a follow-up examination, three months later, showed us recovery of the vestibular function and confirmed the benignity of the lesion. In fact, we could have saved the patient from the annoying cisternographic examination. The finding of recovery of function means also an important datum concerning the evolution of the patient's disease. A case with unilateral sudden vestibular loss, becomes free of dizziness, either by recovery of function or by obtaining compensation, the functional loss persisting. Although he is free from dizziness in both eventualities, there is a different prognostic meaning.

On the other hand, a case with progressive loss of the cochlear and vestibular function, observed by the follow-up, proved to be positive on further examination.

This is our way to approach the dizzy patient, but this functional conception, in no way, diminishes the value of some other features of our examination, known to be characteristic, or at least, indicative for localisatory diagnosis. Here we would like to mention some signs indicating central involvement, furnished by E. N. G. Such are the characteristic features of some spontaneous nystagmus (25), the nystagmus of equal intensity with and without fixation, the gaze maintenance nystagmus (12), disturbed optomotor tests (4, 16). More dubious is the value of some types of position nystagmus (type I) and of caloric D. P. (5, 10, 34), indicating central disturbance or lesion. We like also to mention the F. F. S. in caloric and pendular tests (11, 18, 23, 31). With still more reserves, we mention qualitative anomalies as dysrhythmias, dysmetria etc. (6, 31). Here, we would like to remark that in many cases, this "central" note, resulting from our E. N. G. examination, is the only observed one; further neurological examinations being negative.

But in most of cases, only functional data, as we discussed above, are found and we only can rely upon these data in order to treat the patient.

This functional conception led us to consider as very important the development of compensation in every case with asymmetrical peripheral functioning and to search to develop this compensation by stimulating it by means of the principle of habituation. As in these cases abnormal stimulation patterns are to be transformed by the centra, only habituation can build up this compensation by making these patterns accepted as "normal", when they are repeatedly presented. All patients presenting some dizziness of the provoked type may take advantage from a training treatment using this habituation principle in order to favour the compensatory central mechanisms (31). In this way our functional conception created the development of a treatment based on functional and physiological basis, independent of etiology.

Summary

The author emphasizes the importance of a functional conception of the data obtained by vestibular examination. Besides as indications for further "etiological" research, these data are considered directly in the scope of a treatment approach to the dizzy patient, independent of the etiology. Indeed etiology seems to be in many cases rather speculative or dubious and even when some etiologies can be influenced, this will not always change the functional state of the vestibular system.

Especially, the study of unilateral vestibular hypofunction has brought the author to the development of a rehabilitation technique for such cases by means of the habituation training.

References

1. ARAGONES, J. M., J. OBACH:
El nystagmus posicional en los tumores intracraniales.
Acta O. R. L. Iber.-Amer. 24: 178 - 189 (1973)

2. ASCHAN, G., BERGSTEDT, M., STAHLE, J.:
Nystagmography.
Acta otolaryng. (Stockh.) suppl. 129 (1956)

3. BARBER, H. O.:
Positional vertigo and Nystagmus.
Otolaryng. Clin. N. Amer. 6: 169 - 187 (1973)

4. BENITEZ, J. T.:
Eye tracking and optokinetic tests: Diagnostic significance in peripheral and central vestibular disorders.
Laryngoscope (St. Louis) 80: 834 - 848 (1970)

5. CARMICHAEL, E. A., M. R. DIX, C. S. HALLPIKE:
Observations upon the neurological mechanisms of directional preponderance resulting from vascular lesions of the brainstem.
Brain 68: 51 - 73 (1965)

6. COATS, A. C.:
Central electronystagmography abnormalities.
Arch. Otolaryng. 92: 43 - 53 (1970)

7. DIX, M. R., C. S. HALLPIKE:
The pathology, symptomatology and diagnosis of certain common disorders of the vestibular system.
Proc. roy. Soc. Med. 45: 341 - 354 (1952)

8. FISCH, U., A. WEGMÜLLER:
Early diagnosis of acoustic neuroma.
O. R. L. (Basel) 36: 129 - 140 (1974)

9. FREDERICKSON, J. M., H. H. KORNHUBER, R. L. GOODE:
Nystagmus.
Arch. otolaryng. 89: 504 - 511 (1969)

10. HAKAS, P., H. KORNHUBER:
Der vestibuläre Nystagmus bei Großhirnläsionen der Menschen.
Arch. Psychiatr. Nervenkr. 200: 19 - 25 (1959)

11. HART, C. W.:
Ocular fixation and the caloric test.
Laryngoscope (St. Louis) 77: 2103 - 2113 (1967)

12. HOOD, J. D.:
Recent advances in E. N. G. In myotatic, kinesthetic and vestibular mechanisms. J. & A. Curchill, London 1967, 252 - 261

13. HOUSE, W. F.:
Monograph on transtemporal bone microsurgical removal of acoustic neurinomas.
Arch. Otolaryng. 80: 598 - 725 (1964)

14. JONGKEES, L. B. W.:
The caloric test and its value in the evaluation of the patient with vertigo.
Otolaryng. Clin. N. Amer. 6/1: 73 - 93 (1973)

15. JONGKEES, L. B. W.:
Pathology of vestibular sensation in H. H. KORNHUBER: Handbook of sensory physiology. VI/2 Springer Verlang, Berlin, Heidelberg, New York, 413 -450 (1974)

16. KORNHUBER, H. H.:
Nystagmus and related phenomena in man.
Handbook of sensory physiology, VI/2, Springer Verlag, Berlin, Heidelberg, New York, 194 - 229 (1974)

17. KORNHUBER, H. H., G. WALDECKER:
Akute isolierte periphere Vestibularisstörungen.
Arch. Ohr.-, Nas.- u. Kehlk.-Heilk. 173: 340 - 346 (1958)

18. LEDOUX, A., J. P. DEMANEZ:
Nystagmographie les yeux ouverts ou fermés au cours de l'épreuve calorique.
Acta oto-rhinolaryng. belg. 21: 31 - 40 (1967)

19. MITTERMAIER, R.:
Über die Ausgleichsvorgänge im Vestibularapparat.
Z. Laryng. Rhinol. 29: 487 - 495, 585 - 592 (1950)

20. MORRISON, A. W.:
Management of sensorineural deafness.
Butterworths London & Boston 1975

21. NORRÉ, M.:
Les neuronites vestibulaires.
Cah. Oto-rhino-laryng. 8: 217 - 244 (1973)

22. NORRÉ, M.:
The position V of Brunings in caloric test.
O. R. L. (Basel) 36: 85 - 93 (1974)

23. NORRÉ, M.:
The failure of fixation suppression in the caloric test.
Acta oto-rhino-laryng. belg. 28: 252 - 261 (1974)

24. NORRÉ, M.:
Considerations about correct caloric evaluation.
Nuovo Arch. Ital. Otol. 2: 175 - 190 (1974)

25. NORRÉ, M.:
The diagnostic aid of E. N. G.-recording in the evaluation of a spontaneous nystagmus.
Acta oto-rhino-laryng. 29: 558 - 564 (1975)

26. NORRÉ, M.:
Evaluation of a screening procedure by hot water caloric test.
Acta oto-rhino-laryng. belg. 29: 632 - 638 (1975)

27. NORRÉ, M.:
Some remarks on pseudo-caloric reaction.
Minerva Otorhinolaryng. 26: 113 - 117 (1976)

28. NORRÉ, M.:
Problèmes et rôle de l'E. N. G. dans la pathologie de l'angle ponto-cérébelleux.
Cah ORL 12: 355 - 367 (1977)

29. NORRÉ, M.:
ENG Bevindingen bij eenzijding vestibulair functieverlies.
Thesis Spec. Doct. Univ. Leuven 1977

30. NORRÉ, M.:
Le décrutement vestibulaire dans les épreuves rotatoires.
J. franç. Oto-Rhino-Laryng. 26: 757 - 763 (1977)

31. NORRÉ, M.:
The unilateral vestibular hypofunction.
Acta Otorhinolaryng. belg. 32: 421 - 668 (1978)

32. NORRÉ, M.:
The early detection of acoustic neuromas.
Acta Oto-Rhino-Laryng. belg.

33. PFALTZ, C. R.:
Vestibular habituation and central compensation.
Adv. Oto-Rhino-Laryng. 22: 136 - 142 (1977)

34. SANDBERG, L. E., K. A. J. ZELSTORFF-PEDERSEN:
Directional preponderance in temporal lobe disease.
Arch. Otolaryng. 73: 139 - 144 (1960)

REACTION PATTERN	Menière s. N=91		Percept. dfn. N=55		Neuronitis N=54		P.C.S. N=49		Posit. Vert. N=61	
ACCELERATION TESTS	N	%	N	%	N	%	N	%	N	%
Recruitment pattern	40	43.95	19	34.54	25	46.29	19	38.7	24	39.34
Decruitment pattern	15	16.48	15	9.09	2	3.70	3	6.12	5	8.19
PCSTROTATORY REACTION										
Recruitment pattern	23 •	25.27	12	21.81	19	35.18	18	29.11	22	36.06
Decruitment pattern	7	7.69	7	12.72	10	18.51	5	1.20	8	13.11

Table 2. Relationship between the presence of recruitment and decruitment pattern in the rotation tests and the diagnostic groups.

Number of ratios	Ménière dis. N=91	Percpt. dfn. N=55	Neuronitis N= 54	P.C.S. N=49	Posit. Vert. N=61	Neurol. syndr. N= 23	Neurinoma. N=2
Total number computed	670	385	387	345	439	156	24
Number of D-ratio < 1.3	87	72	53	58	58	26	4
%	12.98	18.70	13.69	16.81	13.21	16.66	
< 1	17	21	14	7	16	8	1
%	2.53	5.45	3.61	2.02	3.64	5.12	

Table 3.

Number of ratios cumputed between two successive levels of rotatory stimulation (1/2°/sec^2 ; 2/4°/sec^2 ; 30/sec/60/sec ; 60/120°/sec) and the number among them presenting indication for decruitment (< 1.3 and < 1). The ratio is computed according to TOROK, as the quotient between the intensity of the reaction of the strongest stimulus and the intensity of the reaction at the lower intensity of stimulation

55 CASES WITH UNILATERAL PERCEPTIVE DEAFNESS

47 pure perceptive deafness

7 with Ménière's disease

Radiological results :

17 positive tomographies

14 cisternographies

2 positive cisternographies confirmed by surgery

Table 4. Results of the search for early acoustic neurinoma (in the otological stage) during 1976.

Otoneurological Disturbances of Viral Origin.

I. Jonsson, D. Hydén, L. M. Ödkvist, M. Grandien and A. Widström,
Linköping, Örebro, Eskilstuna and Stockholm/Sweden

From the Departments of Otolaryngology, Linköping and Örebro, the Department of Infectious Diseases, Central Hospital, Eskilstuna and the National Bacteriological Laboratory, Stockholm, Sweden.

Acknowledgements: We wish to thank Anita Erlandsson, Sally Göransson and Lill-Eva Ingvarsson for technical assistance. This investigation war partly supported by a grant from the Södermanland County Council.

Introduction

Otoneurological disturbances are often of a clearcut type with affection of a cranial nerve. The symptoms appear as a loss of function in facial motility, hearing, balance, swallowing and/or vocalization. The etiology may be obvious e. g. tumor or trauma but is commonly obscure. The possibility for a virus infection giving a cranial neuropathy has been suggested (Adour, 1976; Djupesland et al., 1977; McCormick, 1972) but seldom proved, except in cases with obvious clinical symptoms such as mumps or zoster.

A serological study was performed in cases with facial

palsy, sudden deafness, vestibular neuronitis, and one case of acute loss of function in other cranial nerves within the field of otoneurology.

Material and methods

In 125 patients with a cranial neuropathy seen in ENT practice otoneurological investigation was performed. This included 102 cases with idiopathic peripheral facial palsy and 8 cases of zoster oticus with a facial palsy. In these patients assessment of degree of palsy, stapedius reflex test, electrogustometry, hearing test, cranial nerve examination, blood tests for white and red blood cell count and sedimentation rate were performed. In 11 cases with vestibular neuronitis the electronystagmographic test was performed several times to register the return of vestibular function if any. Blood tests and hearing tests were performed.

Three cases with sudden deafness were investigated in a similar way, stressing the hearing tests to find a cochlear or retrocochlear pattern and to follow up the degree of permanent hearing loss. A thorough neurological examination was performed in one case with disorder of other cranial nerves to exclude the possibility for a tumor or a general meningoencephalitis. In this case the cranial nerves III, VI and VII were affected.

In all cases serology was performed on blood taken within 8 days after onset of illness and 1 - 2 months later. The complement fixation (CF) test performed in microtiter plates was used to test the serumpairs against the following antigens: mumps (S and V antigen), varicella-zoster (V-Z), cytomegalovirus (CMV), herpes simplexvirus,

BK-virus (Gardner et al., 1971) and enterovirus antigen (Coxsackie B 5 and ECHO 18).

All patients were also tested for mononucleosis (Epstein-Barr virus, EBV) by the use of the commercially available screening test: Monospot. Positive results were followed by the Paul-Bunnel and the Davidsohn tests.

The indirect immunofluorescence test was used for CMV and V-Z specific IgM antibodies using infected tissue culture cells on Bellco cover slips. All patients were tested for IgM CMV while only patients with elevated V-Z titers were tested for V-Z IgM antibodies.

Prolonged binding times of sera were used for the two IgM tests; for CMV unfractionated serum was used, for V-Z absorption of the majority of IgG by protein A was done before test. Sera giving positive results were all tested for rheumatoid factors with a Latex agglutination test. (Table I)

Results

Facial palsy

In eight cases with zoster oticus the serological test results confirmed the diagnosis. One patient had a non-significant decrease of a high antibody titer in combination with a positive test for IgM antibodies which confirmed the diagnosis. Three additional cases without any skin eruptions had a significant varicella-zoster titer rise. One case, a boy aged 10, showed a significant CF antibody titer rise against enterovirus antigen. In the remaining 98 cases of peripheral facial palsy no significant antibody titer change was found for any of the viruses in the test battery. This included a case with

Table I

VIRUS SPECIFIC SEROLOGICAL TESTS

Antigen	Test	Additional test
Mumps S antigen	CF[1]	
V antigen	CF	
Varicella-zoster	CF	IF[2] for IgM[3]
CMV	CF	IF for IgM[3]
Herpes simplex	CF	
Enterovirus (Cox. B5, ECHO 18)	CF	
BK	CF	
- For mononucleosis	Monospot	Paul-Bunnel, Davidsohn

[1]CF = complement fixation test.

[2]IF = indirect immunofluorescence test.

[3]Positive IgM results tested for the rheumatoid factor to avoid false positives.

bilateral peripheral facial palsy after myalgia and an attack of fever.

Sudden deafness

Three cases of total or partial hearing loss of acute type were tested. No significant antibody titer change was found in these 3 cases or in 8 additional cases of sudden deafness which were excluded because their blood tests had not been taken within the given time limits.

Vestibular neuronitis

Eleven cases of acute vestibular disorder of a type that fits the diagnostic criteria for vestibular neuronitis were tested. No significant antibody titer change was found and the same statement holds true for 7 additional cases which were excluded because their tests were not taken within the given time limits.

Polycranioneuropathy

The only case with engagement of other cranial nerves healed to perfect function. The serological tests were negative and the general neurological examination did not unveil any other etiology to the palsies.

Discussion

It is well known that a neurotropic virus infection may result in a cranial nerve palsy. A peripheral facial palsy may be caused by a varicella-zoster infection (Hunt, 1907). Bell's palsy often follows signs of infection such as fatigue, cough and a temperature rise. Djupesland et al. (1975) discussed the role of viral infections in acute peripheral facial palsy and succeeded in showing antibody titer rises for varicella-zoster, herpes simplex, and cytomegalovirus.

Mitschke (1976) found a viral origin to 12 out of 62 patients suffering from peripheral facial palsy, including influenza A and B, parainfluenza, mumps, morbilli, varicella-zoster, coxsackie, rubella and adenovirus. Six of these cases did not, however, have a fourfold titer rise or fall that we consider conclusive for viral infection. Berg et al. (1976) performed serological tests in 44 patients with acute peripheral facial palsy. In 9 cases varicella-zoster was serologically established. In 5 additional patients a varicella-zoster or herpes simplex infection was reported as possible. No evidence was obtained of associated enterovirus, mumps, measles, cytomegalovirus, tick-born encephalitis virus, parainfluenza virus, mononucleosis or Mycoplasma pneumoniae infection. Our results in the present investigation come close to the results by Berg et al. from Stockholm. These two studies have been performed on patients from the same area of Sweden and the tests have been evaluated with the same diagnostic criteria.

Adour et al. (1978) reported from over a hundred cases with peripheral facial palsy that they all had stationary titers to herpes simplex or rising titers to varicella-zoster. Adour et al. (1975) reporting 41 patients found complement-fixing antibodies to herpes simplex in 100 % of their patients with facial palsy but only in 85 % of the control material. They suggest that a reactivation of herpes simplex virus harboured in nerve ganglia causes Bell's palsy. In our material 7 out of 102 patients with Bell's palsy had a herpes simplex CF titer <5. Mononucleosis has been associated with Bell's palsy (Grose et al., 1973). In some cases of Bell's palsy Grose et al. (1975) succeeded in showing significant titer rise for EB-virus although the patient did not show any clinical signs of infectious mononucleosis. Another cause to keep in mind in cases of unexplained cranial nerve paralysis e. g.

acute peripheral facial palsy is sarcoidosis (Widström et al., 1977). An activation of latent EB-virus in sarcoidosis has been suggested (Wahren et al., 1971).

It has since many years been known that sudden deafness may be a complication to a viral disease as e. g. mumps. Deafness has also been noticed in cases of morbilli, rubella, varicella-zoster and influenza. Today's virological and serological diagnostic possibilities have taught us more about viral diseases and its complications. According to Bordley et al. (1972) the clinical diagnosis of viral diseases is unreliable except for cases of mumps and herpes zoster. They are critical against retrospective investigations. In their search for relevant literature they found in 16 papers on sudden deafness of viral origin that in only one third of the publications the diagnosis was serologically established and in the rest it was based on clinical findings or undefined. In cases of unilateral sudden deafness without clinical signs of mumps serological tests have in some cases anyhow indicated a mumps virus infection (Saunders and Lippy, 1959). There have also been reported cases with positive serology for adenovirus type 3, (Jaffe and Maassab, 1967), herpes simplex, Mycoplasma and parainfluenza type 1 and 3 (van Dishoeck, 1963; Jaffe, 1970; Maassab, 1973; Rowson et al., 1975). We could not find any serological evidence for viral infection in our study which, however, only consisted of 3 cases where the serological samples had been taken within the time limits. A more extensive serological test battery might have unveiled some viral cases.

In most studies of vestibular neuronitis the role of preceeding or coexisting infection is discussed. Mumps has been reported as a cause of vertigo (Hydén et al., 1979). Many patients have a history of respiratory infection or symptoms of maxillary sinusitis (Dix and Hallpike, 1952; Hart, 1965). Hypothetically this acute vestibular paralysis may be caused by a neurotropic virus or other infectious agents such as Toxoplasma gondii (Meran and Pfaltz, 1975) but it still remains to prove this by serological or virological tests.

Some cases of idiopathic facial palsy at the first examination show slight but obvious signs of engagement of other cranial nerves such as tinnitus, slight hearing disorder, faint nystagmus or hypesthesia of some part of the trigeminal region. Adour (1976) claimed that Bell's palsy is part of a cranial polyneuritis. Lundgren et al. (1977) reported that ENG frequency analysis from the tibialis anticus muscle showed pathological signs in cases of so called Bell's palsy, indicating that Bell's palsy obviously is only one symptom of a more generalized polyneuropathia. It is possible that virus infections are more common as causing agents than we have been able to unveil. Our serological test battery has covered four viruses in the Herpes group (HSV, V-Z, EBV, CMV) and some other viruses with neurotropic capacities (mumps, coxsackie, ECHO). Part of the material has also been investigated for antibodies to BK virus (Gardner et al., 1971), however negative. Further research might show that other viruses can cause neuropathies. Focal viral lesions may not be unveiled in serological tests. Other sensitive methods may have to be used.

The future possibility to treat virus diseases motivates further studies concerning the theory that cranial neuropathies have a viral etiology. Corticosteroids or ACTH may have a value in the treatment of Bell's palsy (Adour et al., 1972; Devriese, 1977; Ekstrand and Glitterstam, 1979).
In the discussion whether steroids should be used the

knowledge of a possible viral agent is of course also highly interesting.

Summary

The origin of otoneurological disturbances is often obscure. However, certain viral infections, e. g. herpes zoster and mumps have been shown to be followed by vestibular disturbances, and other viruses have been implicated as the cause according to the literature. Bell's palsy of the facial nerve, another otoneurological neuropathy, has also been ascribed to viral origin.

In this study we have used a serological test battery for viruses in an attempt to elucidate a possible viral origin to these disturbances. Eleven cases of vestibular neuronitis did not show any significant change of the antibody titer in the tests used. Of 110 cases of facial palsy, 8 with zoster oticus showed significant changes against V-Z virus antigen as did 3 cases without skin eruptions. One case had a significant titer rise against enterovirus antigen. The remaining 98 cases did not show any significant titer changes. Three cases of sudden deafness as well as one case of polycranioneuropathy were also negative according to the antibody tests.

References

ADOUR, K. K., J. WINGERD, D. N. BELL, J. J. MANNING, J. P. HURLEY:
Prednisone treatment for idiopathic facial paralysis (Bell's palsy).
N. Engl. J. Med. 287: 1268 - 1272 (1972)

ADOUR, K. K., D. N. BELL, R. L. Jr. HILSINGER:
Herpes simplex virus in idiopathic facial paralysis (Bell palsy).
Jama 233: 527 - 530 (1975)

ADOUR, K. K.:
Cranial polyneuritis and Bell palsy.
Arch. Otolaryngol. 102: 262 - 264 (1976)

ADOUR, K. K., F. M. BYL, R. L. Jr. HILSINGER, Z. M. KAHN, M. I. SHELDON:
The true nature of Bell's palsy: analysis of 1.000 consecutive patients.
Laryngoscope 88: 787 - 801 (1978)

BERG, R., M. FORSGREN, H. SCHIRATZKI:
Acute facial palsy. Some clinical and virological observations.
Acta Otolaryngol. 81: 462 - 467 (1976)

BORDLEY, J. E., P. E. BROOKHOUSER, E. L. WORTHINGTON:
Viral infections and hearing: A critical review of the literature, 1969 - 1970.
Laryngoscope 82: 557 - 577 (1972)

DEVRIESE, P. P.:
Prednisone in idiopathic facial paralysis (Bell's palsy).
ORL 39: 257 - 271 (1977)

VAN DISHOECK, H. A. E.:
Viral infection in two cases of sudden perceptive deafness.
Acta Otolaryngol (Suppl.) 183: 30 - 33 (1963)

DIX, M. R., C. S. HALLPIKE:
The pathology, symptomatology and diagnosis of certain common disorders of the vestibular system.
Ann. Otol. Rhinol. Laryngol 61: 987 - 1017 (1952)

DJUPESLAND, G., P. BERDAL, T. A. JOHANNESSEN, M. DEGRE, R. STIEN, S. SKREDE:
The role of viral infection in acute peripheral facial palsy.
Acta Otolaryngol 79: 221 - 227 (1975)

DJUPESLAND, G., M. DEGRE, R. STIEN, S. SKREDE:
Acute peripheral facial palsy. Part of a cranial polyneuropathy?
Arch. Otolaryngol 103: 641 - 644 (1977)

EKSTRAND, T., K. GLITTERSTAM:
Bell's palsy - beneficial effect of treatment with adrenocorticotrophic hormone (ACTH) in patients with a poor prognosis.
Acta Otolaryngol 87: 9 - 15 (1979)

GARDNER, S. D., A. M. FIELD, D. V. COLEMAN, B. HULME:
New human papovavirus (B. K.) isolated from urine after renal transplantation.
Lancet 1: 1253 - 1257 (1971)

GROSE, C., P. M. FEORINO, L. A. DYE, J. RAND:
Bell's palsy and infectious mononucleosis.
Lancet 2: 231 - 232 (1973)

GROSE, C., W. HENLE, G. HENLE, P. M. FEORINO:
Primary Epstein-Barr-virus infections in acute neurologic diseases.
N. Engl. J. Med. 292: 392 - 395 (1975)

HART, C. W. J.:
Vestibular paralysis of sudden onset and probably viral etiology.
Ann. Otol. 74: 33 - 47 (1965)

HUNT, J. R.:
On herpetic inflammations of the geniculate ganglion. A new syndrome and its complications.
J. Nerv. Ment. Dis. 34: 73 - 96 (1907)

HYDEN, D., L. M. ÖDKVIST, P. KYLEN:
Vestibular symptoms in mumps deafness.
Acta Otolaryngol (Suppl.) 360: 182 - 183 (1979)

JAFFE, B. F.:
Sudden deafness - a local manifestation of systemic disorders: fat emboli, hypercoagulation and infections.
Laryngoscope 80: 788 - 801 (1970)

JAFFE, B. F., H. F. MAASSAB:
Sudden deafness associated with adenovirus infection.
New Engl. J. Med. 276: 1406 - 1409 (1967)

LUNDGREN, A., L. M. ÖDKVIST, K.-G. HENRIKSSON, L. E. LARSSON, B. E. KARLBERG, L. JERLVALL:
Facial palsy in diabetes mellitus - not only a mononeuropathy?
Adv. Otorhinolaryngol 22: 182 - 189 (1977)

MAASSAB, H. F.:
The role of viruses in sudden deafness.
Adv. Otorhinolaryngol 20: 229 - 235 (1973)

McCORMICK, D. P.:
Herpes-simplex virus as cause of Bell's palsy.
Lancet 1: 937 - 939 (1972)

MERAN, A., C. R. PFALTZ:
Der akute Vestibularisausfall.
Arch. Otorhinolaryngol 209: 229 - 244 (1975)

MITSCHKE, H.:
Virologische Untersuchungen bei peripheren, idiopathischen Facialisparesen.
Wien. Klin. Wochenschr. 88: 664 - 667 (1976)

ROWSON, K. E. K., R. HINCHLIFFE, D. R. GAMBLE:
A virological and epidemiological study of patients with acute hearing loss.
Lancet 1: 471 - 473 (1975)

SAUNDERS, W. H., W. H. LIPPY:
Sudden deafness and Bell's palsy: a common cause.
Ann. Otol. Rhinol. Laryngol 68: 830 - 837 (1959)

WAHREN, B., E. CARLENS, A. ESPMARK, H. LUNDBECK, S. LÖFGREN, E. MADAR, G. HENLE, W. HENLE:
Antibodies to various herpesviruses in sera from patients with sarcoidosis.
J. Natl. Cancer Inst. 47: 747 - 756 (1971)

WIDSTRÖM, A., H. LINK, G. NORDIN:
Sarcoidosis engagerande CNS.
Proc. Swed. Otolaryngol Soc I (1): 57 - 58 (1977)

NYSTAGMUS OD TOXIC ORIGIN.

L.M.ÖDKVIST, S.R.C.LIEDGREN AND R.THAM,
LINKÖPING/SWEDEN

Introduction

Toxic substances sometimes produce a nystagmus, which may be elicited in the inner ear but also in the central vestibular system.

Vestibular disturbances of peripheral origin

When streptomycin or gentamycin is administered to a patient there is a risk for inner ear damage, increasing with increasing dosage. It sometimes happens that the destruction first occurs to one ear, resulting in a destruction type of nystagmus beating from the non-functioning ear. Obviously this is a nystagmus of toxic origin elicited by the destruction of the inner ear (Brown and Hinshaw, 1946). The ototoxic effect of the amino-glycosides streptomycin and gentamycin sometimes is used in the treatment of severe cases of Ménière's syndrome (Singleton and Schuknecht, 1968). They used an intra-muscular administration.

Streptomycin or gentamycin (Beck and Schmidt, 1978; Lange, 1971) may also for the same reason be instilled in the middle ear. After 4 - 6 daily instillations there appears

Differential Diagnosis of Vertigo

a nystagmus with a quick phase directed from the treated ear. It is caused by a destruction that affects mainly the vestibular part of the inner ear, according to Lundquist and Wersäll (1967) due to a hair cell damage.

Ethylalcohol given perorally or intravenously in man and animals causes a positional nystagmus. Money and Myles (1974) offer a possible explanation: Alcohol reaches the cupula directly via the blood stream while the alcohol only slowly by diffusion enters the surrounding endolymph. For an hour or two the cupula due to its alcohol content has a lower specific weight than the endolymph and in lateral positions tends to move in the same way as when the head is object to a rotatory acceleration. Money and Myles prove their theory by eliciting a positional nystagmus by giving heavy water, the beat direction being the opposite of PAN. They even succeeded in making a PAN disappear by giving heavy water.

Other alcohols like propanol elicit a positional alcohol nystagmus of the same type as does ethylalcohol (Ödkvist et al., 1978).

Vestibular disturbances of central origin

Alcohol

Ethylalcohol has, however, other effects on the vestibular system. It depresses optokinetic nystagmus (OKN) and impairs fixation suppression of vestibular nystagmus, indicating cerebellar dysfunction (Gilson et al., 1972; Guedry et al, 1975). Alcohol also has a depressing effect on the nystagmus response to rotatory acceleration (Ödkvist et al., 1978).

A depressing action on the central nervous system seems to be the cause for the alcohol gaze nystagmus which appears at certain blood alcohol concentrations strictly dose correlated (Aschan, 1958). Alcohol gaze nystagmus appears to be due to a disturbance in the central oculomotor pathways.

Varia

Barbiturates, known for their general depressive action on the central nervous system, elicit a similar gaze nystagmus as alcohol. It also depresses the rotatory responses and OKN. It does not however elicit any positional nystagmus (Rashbass and Russel, 1961).

Lidocain, an anaesthetic agent, likeways depresses OKN (Tokunaga, 1977).

Fentanyl, a neuroleptic drug, and benzodiazepines have been reported to lower the speed of the fast phase of the nystagmus, the saccade (Gentles and Thomas, 1971; Janeke et al., 1969). This raises the question in what way drugs impede the ocular motility and its different parameters: the saccade, the slow phase and the tracking ability.

The effect of marijhuana on the vestibular cerebellar and oculomotor function (Liedgren et al., 1974) demonstrates that a drug may have a profound effect on the balancing ability without causing an obvious nystagmus, thus indicating an effect on the part of the cerebellum concerned with balance and motor control and not on the oculomotor system.

Solvents

Hydrocarbon solvents offer a spectrum of toxic effects on the vestibular system that may serve as a model for a study on toxic nystagmus. In rabbit experiments the industrial solvents trichloroethylene, xylene, styrene and methylchloroform have been given intravenously (Aschan et al., 1977; Larsby et al., 1976, 1978 a, 1978 b; Tham et al., 1979; Ödkvist et al., 1977 a, 1978). All four solvents elicited a positional nystagmus with a beat direction the opposite of PAN. As this was first noted for xylene, we name it positional xylene nystagmus (PXN). The specific weight of the solvents obviously did not have any effect as xylene and styrene had a specific weight below 1 and methylchloroform and trichloroethylene a specific weight above 1. Trichloroethylene and methylchloroform did not have any influence on the nystagmus response to rotatory acceleration, but this reaction was strongly exaggerated by xylene concerning frequency, amplitude and postacceleratory nystagmus. Styrene had the paradoxical effect reversing the rotatory nystagmus. Trichloroethylene depressed OKN. Styrene in a low dose enhances OKN but in higher blood concentrations it gives a depression of OKN (Larsby et al., 1979). In a human test series (Ödkvist et al., 1979, in prep.) test persons given styrene by inhalation did not show any positional nystagmus or balance problems but they had a slight disturbance of their OKN.

α-chloralose

The effect of the industrial solvents was compared to that of α-chloralose, which is a drug known to block inhibition in the central nervous system. Administration of α-chloralose in rabbit experiments (Tham et al., 1979) resulted in a positional nystagmus with a beat direction the same as for the solvents (PXN) and an immensely exaggerated rotatory nystagmus and a postrotatory nystagmus with a duration of several minutes. OKN was facilitated. In many ways the effect of solvents was similar to that of α-chloralose. Trichloroethylene as well as α-chloralose is used as an anaesthetic agent inducing a state of cathalepsy connected with a hyperexcitation of the reticular activating system (Winters, 1976) and a removal of modulating mechanisms in subcortical regions (Borbély, 1973; Ödkvist et al., 1977 b). None of the drugs gives a general depression of the central nervous system. It seems possible that the positional nystagmus elicited by the solvents and α-chloralose is caused by a stimulation of central vestibular cortical pathways either by a facilitating mechanism or by blocking inhibitory mechanisms.

Substances influencing GABA

Cerebellum exerts a modulating and inhibiting action on the vestibular and oculomotor pathways. It is suggested that the neurotransmittor involved is GABA (Precht et al., 1973). In order to test the theory that solvents may influence this modulating and inhibiting cerebellar system two inhibitors of GABA, picrotoxin and bicuculline were administered to rabbits (Ödkvist et al., 1979). A positional nystagmus of the PXN type appeared. The opposite effect was reached if the rabbits were premedicated with a GABA-agonist, baclofen. In that case administration of styrene did not induce any nystagmus (unpublished data). Thus, it seems possible that some solvents exert their effect by blocking the neurotransmittor GABA in the cerebellar inhibitory system.

Oculomotor disturbances

Further information on the mechanism by which drugs act on the CNS may be reached by comparing some different parts of the eye movement: the saccadic eye movement, the pursuit movement, the slow phase of the vestibular nystagmus, and the oculo-cephalic reflex (doll's head) movement of the eyes. Normal saccadic and smooth pursuit movements of the eyes require normal function of the cerebellum, midbrain and brainstem, whereas doll's head movement requires an intact midbrain and brainstem only (Wilkinson et al., 1974). It is known that some common systems within the CNS program the vestibular and optokinetic nystagmus (Tibbling, 1970). However, it has to be kept in mind that the visual and vestibular afferent systems have different susceptibility to drugs (Wallace et al., 1978).

In order to further elucidate the origin of toxic nystagmus one has to study not only positional nystagmus, rotatory nystagmus and OKN but also the effect of drugs on the saccade.

The theory that toxic nystagmus elicited by solvents should be caused by cerebellar disturbances is supported by the fact that toluene produces a cerebellar degeneration (Grabski, 1961) and that trichloroethylene has the same effect on the cerebellum (Baker and Tichy, 1953). It is, however, somewhat premature to conclude that the acute effects of drugs in the CNS occur in the same sites that are damaged in cases of chronic exposure.

Summary

Vestibular disturbances may be produced by toxic agents. One sign that is possible to study with objective methods is nystagmus. Toxic substances may cause nystagmus either by attacking the peripheral organ, i. e. the inner ear or the central nervous system, CNS. Alcohol may be an example of a temporary effect on the inner ear and ototoxic antibiotics a permanent one.

CNS disturbances caused by barbiturates give a gaze nystagmus. Marihuana causes obvious balance problems and a vertical nystagmus as does pethidine.

We have compared the effect of organic solvents on the vestibular system with alcohol effects. The solvents elicit in rabbits a positional nystagmus with a beat direction the opposite of positional alcohol nystagmus (PAN). As this was first seen for xylene we name it PXN. Trichloroethylene, methylchloroform and styrene elicit the same type of nystagmus but have different effects on the rotatory nystagmus. GABA antagonists have the same effect but GABA agonists abolish PXN. Thus it seems that PXN is caused by a blockage of inhibition, possibly in the cerebellar inhibiting system acting on the vestibulo-ocular connections. Studying the effects of solvents on the vestibular parts of the CNS have many practical implications but also offers an opportunity to understand the mechanism underlying the phenomenon toxic nystagmus.

Substance	Pos. n.	gaze n.	Rot n.	OKN	saccad	balance
Barbiturate	A	P	i	i		
Lidocaine				i		
Alcohol	PAN	P	i	i	i	i
Benzodia-zepin					i	
Neurolept					i	
Marijhuana						i
Trichloro-ethylene	PXN		N	i		
Xylene	PXN		ex	ex		
Styrene	PXN		par.	ex/i		n
Methylchloro-form	PXN		n			
α-chlora-lose	PXN		ex	ex		
Picrotoxin	PXN					
Bicucullin	PXN					
Baclofen + styrene	A					

A review of the drugs and their effects on the vestibular oculomotor system described in the paper.

Abbreviations

pos. n. = positional nystagmus
gaze n. = gaze nystagmus
rot. n. = nystagmus response to rotatory acceleration
OKN = optokinetic nystagmus
saccad = saccad speed
balance = balancing ability

A = absent
ex = exaggerated
i = inhibited
n = normal
p = present
par = paradoxical
PAN = postitional alcohol nystagmus
PXN = positional xylene nystagmus

References

ASCHAN, G.:
Different types of alcohol nystagmus.
Acta Otolaryngol. Suppl. 140 (1958)

ASCHAN, G., I. BUNNFORS, D. HYDÉN, B. LARSBY, L. M. ÖDKVIST, R. THAM:
Xylene exposure: Electronystagmographic and gaschromatographic studies in rabbits.
Acta Otolaryngol. 84: 370 (1977)

BAKER, A. B., F. Y TICHY:
The effects of the organic solvents and industrial poisoning on the central nervous system.
In Association for research in nervous and mental disease proceedings. 32: 475 (1953)

BECK, Chl., C. L. SCHMIDT:
10 years of experience with intratympanally applied streptomycin (gentamycin) in the therapy of morbus Ménière.
Arch. Otorhinolaryngol. 221: 149 (1978)

BORBÉLY, A.:
Pharmacological modifications of evoked brain potentials.
Verlag Hans Huber, Bern (1973)

BROWN, H., H. HINSHAW:
Toxic reaction of streptomycin on the eighth nerve apparatus.
Staff Meeting, Mayo Clinic 21: 347 (1946)

GENTLES, W., L. THOMAS:
Effect of benzodiazephines upon saccadic eye movements in man.
Clinical Pharmacology and Therapeutics 12:4, 563 (1971)

GILSON, R. D., D. J. SCHROEDER, W. E. COLLINS, F. E. GUEDRY:
Effects of different alcohol dosages and display illumination on tracking performance during vestibular stimulation.
Aerospace Med. 43: 656 (1972)

GRABSKI, D. A.:
Toluene sniffing producing cerebellar degeneration.
Am. J. Psych. 118: 461 (1961)

GUEDRY, F. E., R. D. GILSON, D. J. SCHROEDER, W. E. COLLINS:
Some effects of alcohol on various aspects of oculomotor control.
Aviat. Space Environ. Med. 46: 1008 (1975)

LANGE, G.:
Intratympanale Streptomycin-Therapie des Morbus Ménière.
Fortschr. Med. 89: 609 (1971)

JANEKE, J. B., L. B. W. Jongkees, W. J. OOSTERVELD:
Selective suppression of the last phase of labyrinthine nystagmus by phentamyl (fentanyl).
Acta Otolaryngol. 68: 468 (1969)

LARSBY, B., L. M. ÖDKVIST, D. HYDÉN, S. R. C. LIEDGREN:
Disturbances of the vestibular system by toxic agents.
Acta phys. scand. Suppl. 440 (1976)

LARSBY, B., R. THAM, L. M. ÖDKVIST, D. HYDÉN, I. BUNNFORS, G. ASCHAN:
Exposure of rabbits to styrene. Electronystagmographic findings correlated to the styrene level in blood and cerebrospinal fluid.
Scand. J. work environ & health 4: 60 (1978 a)

LARSBY, B., R. THAM, L. M. ÖDKVIST, B. NORLANDER, D. HYDÉN, G. ASCHAN, A. RUBIN:
Exposure of rabbits to methylchloroform: Vestibular disturbances correlated to blood and cerebrospinal fluid levels.
Int. arch. occup. environ. health 41: 7 (1978 b)

LARSBY, B., L. M. ÖDKVIST, B. ERIKSSON, R. THAM, S. R. C. LIEDGREN:
Optokinetic disturbances caused by styrene. An experimental study in rabbits (In preparation) 1979

LIEDGREN, S. R. C., L. M. ÖDKVIST, J. M. FREDRICKSON:
The effect of marijhuana on vestibular, cerebellar, and oculomotor function.
Can. J. Otolar. 3: 291 (1974)

LUNDQUIST, P., J. WERSÄLL:
The ototoxic effect of gentamycin: An electron microscopical study.
In: Gentamycin First International Symposium, Paris, 1967

MONEY, K. E., W. S. MYLES:
Heavy water nystagmus and effects of alcohol.
Nature 247: 404 (1974)

ÖDKVIST, L. M., B. LARSBY, S. R. C. LIEDGREN:
Influence of industrial solvents on the vestibular system. XI Congreso Mundial de Otorinolaringología, 13-19 Mars, II, 917, 1977 a

ÖDKVIST, L. M., S. R. C. LIEDGREN, G. ASCHAN:
Cerebral cortex and vestibular nerve.
Adv. Oto-rhino-laryng. 22: 125 (1977 b)

ÖDKVIST, L. M., B. LARSBY, R. THAM, G. ASCHAN:
On the mechanism of vestibular disturbances caused by industrial solvents.
Adv. Oto-rhino-laryng. 25: 19 (1978)

PRECHT, W., R. BAKER, Y. OKADA:
Evidence for GABA as the synaptic transmittor of the inhibitory vestibulo-ocular pathway.
Expl. Brain Res. 18: 415 (1973)

RASHBASS, C., G. F. M. RUSSEL:
Action of a barbiturate drug (amylobarbitone sodium) on the vestibular ocular reflex.
Brain 84: 329 (1961)

SINGLETON, E., H. SCHUKNECHT:
Streptomycin sulfate in the management of Ménière's disease.
Otolaryngol. Clin. North Amer. October, 531 (1968)

THAM, R., B. LARSBY, L. M. ÖDKVIST, D. HYDÉN, G. ASCHAN:
The influence of trichloroethylene and related drugs on the vestibular system.
Acta Pharmacol. Toxicol (In press)

TIBBLING, L.:
Observations on central mechanisms common to vestibular and optokinetic nystagmus.
Acta Otolaryngol. 69: 434 (1970)

TOKUNAGA, O.:
The influence of intravenous injection of Lidocaine on optokinetic nystagmus in rabbits.
Arch. Oto-Rhino. Laryng. 217: 139 (1977)

WALLACE, M., S. M. BLAIR, G. WESTHEIMER:
Neural pathways common to vestibular and optokinetic eye movements.
Exp. Brain Res. 33: 19 (1978)

WILKINSON, I. M. S., R. KIME, M. PURNELL:
Alcohol and human eye movement.
Brain 97: 785 (1974)

WINTERS, W. D.:
Effects of drugs on the electrical activity of the brain anaesthetics.
Am. Review Pharmacol. Toxicol. 16: 413 (1976)

VESTIBULAR DISTURBANCES AND DEAFNESS CAUSED BY MATERNAL RUBELLA,

J.SUONPÄÄ, E.AANTAA AND E.VIROLAINEN,
TURKU/FINNLAND

Introduction

Sensorineural hearing loss is the most frequent clinical manifestation of intrauterine rubella infection (Cooper et al. 1969). Other common manifestations of "maternal rubella syndrome" are cardiovascular and eye defects. Also the disseminated infection characteristic of congenital rubella frequently involves the central nervous system causing mild or severe psychomotor retardation with poorly understood "central" auditory or perceptial difficulties (Tartakow 1965, Desmond et al. 1969, Murphy 1973).

The hearing impairment following fetal rubella infection may be mild or severe uni- or bilateral and has no characteristic audiometric configuration (Cooper et al. 1969, Miller et al. 1969). According to Lindsay and Harrison (1954) the pathology of the inner ear shows a cochleosaccular type of deafness, the utricle and semicircular canals being usually spared either due to their earlier development or due to the effectiveness against the virus of the utriculo-endolymphatic valve.

Differential Diagnosis of Vertigo

The literature on the function of the vestibular organ of subjects with maternal rubella syndrome is small. With rotatory and caloric tests Arnvig (1955) examined 22 children with prenatal rubella. He found normal vestibular responses in 18 (81 %) of cases. With same methods Barr and Lundström (1961) did not find any definitely abnormal vestibular reactions among 94 children with hearing loss due to maternal rubella. Later Miller et al. (1968) evaluated the vestibular function of 137 children with maternal rubella by using ice water caloric testing. Vestibular dysfunction was found in 47 per cent of the children. Twenty-three (17 %) children showed no response on either side and ten had hypoactive responses bilaterally. They also found a relationship between the hearing loss and the depression of vestibular responsiveness. The same finding in a material of deaf children was earlier presented by Rosenblut and al. (1960) and Sandberg and Terkildsen (1965).

In a study of Suonpää and Aantaa (1976) the caloric patterns in ENG recordings of 12 deaf children with maternal rubella were presented. Only two (16 %) showed normal caloric reactions. Reduced caloric reactions were found in 12 of the 24 ears examined.

The purpose of present study was to gather more detailed information of the vestibular function of deaf children with maternal rubella. Concluding the results of various vestibular examinations a special effort to differentiate the peripheral and central lesions were made.

Material and methods

The material of present study is derived from the two schools for the deaf in Turku. In the year 1975 through 1979 a total of 204 children with severe sensorineural hearing loss were examined at the department of otolaryngology in the Turku University. A history of maternal rubella was found in 32 (16 %) of the children. The ages of these children ranged from 8 to 18 years (mean age 13.7 yrs.).

Pure tone audiometry was performed on all children. The audiometer (Madsen OB-60) was calibrated according to ISO R 389 in 1974.

Normal ENT and neurootological tests were made. Spontaneous and positional nystagmus were studied in the dark room with Frenzel's glasses. ENG tests were performed in a dim room by employing an AC direct ink-writing amplifier (Elema Mingograph 34). Spontaneous and positional nystagmus were recorded by ENG with eyes closed as well as with eyes open in darkness, in supine and both lateral positions. The caloric test was performed with 30° and 44° water. The irrigation time was 30 seconds. The induced nystagmus was recorded for 70 seconds while the subject kept his eyes open in darkness. After 70 seconds the subject was told to fix his gaze on a light spot in the ceiling. Ocular fixation index was counted according to Demanez and Ledoux (1970). If the lateral difference was greater than 20 per cent, the result was interpreted as canal paresis (CP) and directional preponderance (DP). The result of the caloric test in one ear was considered as hypoexcitability when the mean eye speed of the slow phase in two caloric reactions was weaker than 14.5^{o}/sec. (Mean values of a control group of 28 children with normal hearing minus 1 x standard deviation.)

Pendular eye tracking test (PETT) was considered normal if at least one normal sinus curve was found (frequency 1/3 Hz). Optokinetic nystagmus (OKN) was provoked by moving black stripes horizontally in the centre of visual field. OKN was considered to be pathological if the side difference exceeded 20 % without spontaneous nystagmus, and if the patient could not follow stimulation higher than at 30°/s in either direction.

The result was regarded as indicating a central ENG disturbance when PETT and/or OKN and/or 2 of 4 OFI were = 50 %.

Results

Clinical examination

With the exception of one subject with cerebral palsy the rubella group had no severe motor disturbances. However Unterberger's test gave pathological results in 8 (25 %) and Romberg's test proved pathological in 11 (31 %). Five (16 %) children failed to perform the finger-to-nose test and also five gave pathological results in diadochokinesis test. Spontaneous or positional nystagmus was observed with Frenzel's glasses in 14 deaf subjects. No pathological results were obtained in any of the tests mentioned above for the 28 control subjects.

Electronystagmographic findings

Spontaneous nystagmus

The spontaneous nystagmus was recorded in 17 (53 %) of the deaf subjects by electronystagmography (table 1).

Table 1.

Spontaneous nystagmus in deaf subjects with maternal rubella compared with the hearing level (mean thresholds for 500, 1000 and 2000 Hz in the better ear).

Hearing level	Spontaneous nystagmus ($7^{o}/s$)	No nystagmus	Total
> 100 dB	5	6	11
90-100 dB	5	4	9
< 90 dB	7	5	12
Total	17 (53 %)	15 (47 %)	32 (100 %)

Additionally four subjects showed regular pendulating eye movements when the ENG was recorded eyes open in total darkness. The occurrence of spontaneous nystagmus was almost equal in the three hearing groups. In the control group one subject revealed spontaneous nystagmus ($> 7^{\circ}/s$).

Caloric tests

Directional preponderance could be established in caloric tests in 10 (31 %) of the children with rubella embryopathy and in 3 (11 %) of the controls. Unilateral caloric hypoactivity (canal paresis) was observed in 9 (28 %) of the deaf subjects. The distribution of these nine children in the three hearing groups was: I (PTA $>$ 100 dB) one, II (PTA = 90-100 dB) five and III (PTA $>$ 90 dB) three.

Additionally five deaf subjects showed no caloric responses with cold or warm irrigation. By these children the caloric tests were repeated after few days with the same result. In 20 (31 %) ears the mean eye velocity of the slow component of the two caloric reactions (with 30° and 44° water) did not exceed the limit of $14.5^{\circ}/s$. According to this criterion the caloric reactions were regarded bilaterally reduced in 8 (25 %) children and unilaterally reduced in 4 (13 %) children. The ENG findings indicating peripheral disturbances (canal paresis and/or reduced caloric reactions) in 17 (53 %) subjects with maternal rubella syndrome are summarized in table 2. In the control group one subject showed canal paresis.

Comparison of these findings for the hearing status of the deaf subjects reveals that in hearing group I (PTA $>$ 100 dB) there were two (18 %) children with peripheral disturbances. In the two groups with more residual hearing the figures were respectively II: 8 (89 %) and III: 7 (58 %). The difference is statistically almost significant (p   0.05).

Table 2.

ENG findings indicating periferal vestibular disturbances in 32 deaf subjects with maternal rubella.

ENG finding	No of subjects with pathological finding		
Canal paresis only	5	No of subjects with canal paresis (5 + 4)	9 (28 %)
Canal paresis and reduced caloric reactions (< 14.5°/s)	4	No of subjects with uni- or bilaterally reduced caloric reactions[1] (4 + 8)	12 (38 %)
Uni- or bilaterally reduced caloric reactions (< 14.5°/s)	8		
Total of periferal caloric disturbances	17 (53 %)		

1) By five subjects no caloric reactions could be demonstrated.

Findings indicating central ENG disturbances

Pendular eye tracking test (PETT) was pathological in 10 (31 %). Ocular fixation index (OFI) was more than 50 per cent in 2 or more of the four caloric irrigations in 6 (19 %) subjects. Optokinetic nystagmus was considered as pathological in 9 (28 %) cases. Eight (25 %) of deaf subjects showed pathological findings at least in two of these tests indicating central ENG disturbances. Of these eight children four showed also peripheral vestibular disturbances. None of the control subjects showed pathological responses in the three tests mentioned above.

Summary of the ENG-disturbances in 32 deaf subjects with maternal rubella syndrome is shown in table 3. According to ENG findings 13 subjects had peripheral disturbances, four combined and other four disturbances of central type. Only 11 (34 %) of the deaf children examined had normal responses in the vestibular examinations.

Discussion

This material of children with maternal rubella is derived from two schools for subjects with severe hearing impairment. According to Miller et al. about a quarter of children with prenatal rubella infection were found to have a significant hearing impairment. In our material also the severe mental or motor handicaps were excluded. So the population studied is a special group among the rubella children. However, the hearing loss induced a special interest for the investigation of the function of their vestibular organ.

Table 3.

Number of subjects with pathological PETT, OKN and OFI. ENG findings of 32 deaf subjects with maternal rubella syndrome.

Test	No of subjects with pathological findings
PETT	10 (31 %)
OKN	9 (28 %)
OFI	6 (19 %)

8 (25 %) subjects showed pathological findings at least in two of the tests.

About one third of the children gave pathological results in Romberg's and/or Unterberger's tests indicating motor discoordination of rubella children, which is commonly known by the teachers of deaf children. Spontaneous nystagmus was observed in 44 per cent with Frenzel's glasses and in 53 per cent with ENG.

The caloric patterns of the ENG recordings showed reduced reactions also in 53 per cent of cases. The amount of peripheral vestibular lesions confirms the results of Miller and al. found by ice water irrigation. On the contrary the figures are much more greater than those of Arnvig or Barr and Lundström. At least part of the difference is due to the more accurate method of recording the results of caloric tests by ENG used in present study.

The parallelism between severity of hearing loss and vestibular depressiveness stated by Miller and al. could not be confirmed in this examination. However, in the present study all children had a severe impairment of hearing and Miller and al. studied a population of rubella children with normal hearing in about 75 per cent of cases. In our material reduced caloric patterns was most often found by children with some residual hearing. This can be understood by the phylogenetically different time of development of the cochlea and vestibular organ.

The presence of central ENG disturbances may be suspected in this kind of progressive viral infection with multiple disorders of central nervous system. In this material eight (25 %) children showed pathological findings indicating central ENG disturbances.

The ENG examination revealed pathological findings in the recordings of 66 per cent of deaf children with maternal rubella. Also this result indicates that these children cannot be treated as children with hearing impairment but as children with multiple peripheral and central disorders. Thus the poor motor and educational development of many of these children could be better understood.

Summary

Thirty-two deaf children (8 - 18 years) with prenatal rubella infection were examined by clinical neuro-otological tests. Spontaneous nystagmus, caloric tests with ocular fixation, pendular eye tracking test and optokinetic nystagmus was recorded by ENG. Spontaneous nystagmus was found in 44 per cent of subjects with Frenzel's glasses and in 53 per cent of cases with ENG. According to ENG recordings 13 subjects had peripheral, four combined and additional four central vestibular disturbances. ENG-investigation seems to reveal more pathological findings than earlier studies with caloric or rotational tests made for rubella children have done. The result stresses the multiplicity of the maternal rubella syndrome and may help one to understand the difficulties of the motor and educational development of these multihandicapped children.

References

ARNVIG, J.:
Vestibular function in deafness and severe hardness of hearing.
Acta Otolaryngol. (Stockh.) 45: 283 (1955)

BARR, P., R. LUNDSTRÖM:
Deafness following maternal rubella.
Acta Otolaryngol. (Stockh.) 53: 413 (1961)

COOPER, L. Z., R. ZIRING, A. B. OCKERSE, B. A. FEDUN, B. KIELY, S. KRUGMAN:
Rubella. Clinical Manifestations and Management.
Amer. J. Dis. Child. 118: 18 (1969)

DEMANEZ, J. P., A. LEDOUX:
Automatic fixation mechanisms and vestibular stimulation. Their study in central pathology with ocular fixation index during caloric tests.
Adv. Otorhinolaryngol. 17: 90 (1970)

DESMOND, M. M., J. R. MONTGOMERY, J. L. MELNICK, G. G. COCHRON, W. VERNIAUD:
Congenital Rubella Encephalitis.
Amer. J. Dis. Child. 118: 30 (1969)

LINDSAY, J., R. S. HARRISON:
The pathology of rubella deafness.
J. Laryngol. Otol. 68: 461 (1954)

MILLER, M. H., M. RABINOWITZ, J. O. FROST, G. M. SEAGER:
Audiological problems associated with maternal rubella.
Laryngoscope 129: 417 (1969)

MURPHY, K.:
Deaf children with additional difficulties.
In book: Evaluation of hearing handicapped children. Ed.: E. Kampp. Fifth Danavox symposium, Viborg p. 9 (1973)

ROSENBLUT, B., R. GOLDSTEIN, W. M. LANDAU:
Vestibular responses of score deaf and aphasic children.
Ann. Otol. 69: 747 (1960)

SANDBERG, I. E., K. TERKILDSEN:
Caloric test in deaf children.
Arch. Otolaryngol. 81: 350 (1965)

SUONPÄÄ, J., E. AANTAA:
About the vestibular function of deaf children. Proceedings of the Neurootological and equilibriometric society Reg. 5: 399 (1976)
TARTAKOW, I. J.:
The teratogenicity of maternal rubella. J. Pediatr. 66: 380 (1965)

Table 4.

Summary of ENG disturbances in 32 deaf subjects with maternal rubella syndrome.

ENG disturbance	No of subjects
Peripheral	13 (41 %)
Combined	4 (12.5 %)
Central	4 (12.5 %)
Total of ENG disturbances	21 (66 %)

The incidence of Menière's Disease[1]

J. Stahle, Ch. Stahle and I. Kaufman-Arenberg,
Uppsala/Sweden, Madison/USA

When we published our data on the incidence of Meniere's disease in 1978 (Stahle et al., 1978) two fundamental facts became quite obvious. In the first place, there was no internationally accepted standard for the definite classification of Meniere's disease. In the second place, there was no reliable information in the literature on the incidence of this condition, owing to the fact that the statistics were defective.

Definition of Meniere's disease

In Sweden, Meniere's disease means the complaint which is characterized by a triad of symptoms, consisting of sensorineural hearing loss, tinnitus and repeated vertiginous episodes (Enander & Stahle, 1967; Stahle, 1972). This definition agrees with the standard adopted in 1972 by the American Academy of Ophthalmology and Otolaryngology Committee on Hearing and Equilibrium (Alford, 1972). Patients with only one or two of the symptoms enumerated above are not considered in Sweden to be suffering from

1 This work was financially supported by the Swedish Medical Research Council (Project 17X-3908).

Meniere's disease. For this reason,atypical forms of Meniere's disease, such as Lermoyez's syndrome and otolithic catastrophe, and the sub-varieties designated cochlear Meniere's disease and vestibular Meniere's disease are not included in our material. We consider that atypical forms and sub-varieties should be kept separate from classic Meniere's disease.

Previous figures on the incidence

Some figures and estimates have been reported in the world literature. Cawthorne & Hewlett in 1954 extracted figures from the General Register Office on General Practitioners' Record in Britain. They reported 43 cases of Meniere's disease during one year in a population of 27,365 persons. This means an incidence of one case per 636 persons or 0.16 %. Harrison & Naftalin (1968) have estimated that the condition occurs in one patient per thousand in Britain or 0.1 %.

A remarkable increase in the incidence in Japan since 1950 has been reported by Naito. In 1941, approximately 0.1 % of all outpatients at the ENT clinic in Osaka had Meniere's disease, whereas in 1960 the incidence was 3.4 %. Recently, it was reported (Watanabe 1975) that at present in Japan 0.2 to 1.0 % of the outpatients in the ENT departments of the University Hospitals have been diagnosed as having Meniere's disease.

All the previous figures are based on small selected groups of individuals and are very rough estimates of the true occurence. During recent years, it has been possible to get more reliable figures on the incidence, thanks to the comprehensive statistics published by the Swedish National Board of Health and Welfare.

Some conditions for improved statistics

Biologically, Sweden has an unusually homogeneous population. However, in the total population of 8 million there are about 1 million immigrants. The majority of these are from the neighbouring countries, particularly Finland. A similar and stable pattern of disease may therefore be expected in the entire population.

The socialized system of medical care in Sweden is well adapted for supplying statistics, since all the hospitals are uniformly administered. Most of the outpatient activities are also localized in the hospitals. Private medical care in Sweden comprises approximately 23 % of all patients and is limited to outpatients exclusively. It should also be noted that all medical and surgical care of inpatients in Sweden is free of charge. All the physicians in the hospitals have a fixed salary on an annual basis and no incentive is involved in surgery or continued, repetitive, outpatient care.

Objectives

There are two objectives in this study. First, to derive a statistical assessment of the yearly incidence of Meniere's disease based on inpatients from two separate regions of Sweden, which comprise 28 % of the population of Sweden, and on outpatient visits from Uppsala County. Secondly, to extrapolate these accurate incidence figures to the entire population of Sweden, as well as provide a data-base on which other European, Asian and North American countries may approximate their own yearly incidence of Meniere's disease. This will provide a basis for future research emphasis and hospital-care planning.

Material and methods

Comprehensive medical statistics have been published by the Swedish National Board of Health and Welfare (1975). These statistics concern the year 1973 and refer to all inpatients discharged from hospitals and nursing homes for somatic diseases in two different areas of Sweden with a combined population of 2,263,285. This base sample represents 28 % of the total population of Sweden (8,144,428).

The two parts of Sweden from which the statistics of inpatients are reported are the Uppsala region and the three counties of Skane. The Uppsala region has a total population of 1,263,338 and includes several counties in central Sweden. The largest town in this region is Uppsala, with 123,210 inhabitants. Skane is the most southernly part of Sweden and has 999,947 inhabitants. The largest city in that region is Malmö, with 321,250 inhabitants. Similar statistics for outpatients in the same areas are not readily available. However, this data is available for the ENT Department at the University Hospital in Uppsala, which serves a population of 226,502 inhabitants. All the figures refer to the year 1973.

In addition to Meniere's disease, the statistics for some other disorders are reported for comparison in this article (Tables 1 through 3). This gives the reader the opportunity to compare the incidence of Meniere's disease with that of some other otolaryngological disorders. Three other, well-defined diseases are also presented: acute nephritis, pernicious anemia, and Parkinson's disease.

The figures in Tables 1 through 3 refer to the diagnosis that was the main cause of the stay in hospital or outpatient visit. In cases of several attacks during the year (1973), only one admission or outpatient visit has

Table 1. Statistics on inpatients discharged from hospitals in the Uppsala region and the counties of Skåne during the calendar year 1973 x)

Discharge diagnosis and code no	Total no of patients	Total no of days in hospital	Sex in % M	Sex in % F	Age, yr 0-14	Age, yr 15-69	Age, yr 70	No of patients operated on with diagnosis
Meniere's disease, 385.99	257	2,051	40	60	1	228	28	30/257 = 11.7 %
Otosclerosis, 386.99	269	2,078	35	65	1	265	3	248/269 = 92.2 %
Acute epiglottis, 464.03	195	962	51	49	144	46	5	27/195 = 13.8 %

x) The total population is 2,263,285 inhabitants for these two regions.

Table 2. Statistics (extrapolated) on inpatients discharged from all hospitals for somatic disease in Sweden during the calendar year 1973 x)

Discharge diagnosis and code no	Total no of patients	Total no of days in hospitals	No of patients operated on with diagnosis
Meniere's disease, 385.99	925	7,384	108 (11.7 %)
Otosclerosis, 386.99	968	7,481	893 (92.2 %)
Acute epiglottis, 464.03	702	3,463	97 (13.8 %)‡
Laryngeal carcinoma, 161.01-161.99	630	19,332	504 (80 %)§
Salivary-gland tumor, benign, 210.20	382	2,941	346 (91 %)
Salivary-gland tumor, malignant, 142.01-142.99	209	5,868	115 (55 %)
Acute nephritis, 580.99	472	7,582	.....
Pernicious anemia, 281.00-281.09	853	19,336	.....
Parkinson's disease, 342,00	2,207	254,905	.....

x) The total population of Sweden in 1973 was 8,144,428.

‡ Tracheostomies.

§ Includes endoscopies and biopsies.

Table 3. Number of outpatients with Meniere's disease at the ENT Department in Uppsala comint from Uppsala County during the calendar year 1973, as well as the extrapolated number of outpatients and inpatients for all Sweden and the United States

	Population	Outpatients with	Inpatients with	Total no of inpatients and outpatients (incidence)
Uppsala County	226,502	79 (0.35/1,000)	....	....
Sweden	8,144,428	2,841 (extrapolated)	925(extrapolated)	3,766 (extrapolated)
United States (1973)	210,410,000	73,387 (extrapolated)	23,892(extrapolated)	

been included in the statistics. That restricts our figures to the total number of inpatients discharged during the calendar year 1973 with the same discharge diagnosis. Likewise, it limits to one the number of outpatient visits per patient for Meniere's disease in the given calendar year.

The code number of the diagnosis in Tables 1 and 2 refers to the Swedish edition of the 1965 revision of the International Classification of Diseases, Injuries and Causes of Death. The first three of four figures of the number coincide with the international classification, but the second decimal is always independent.

Results

The exact figures for the year 1973 for all inpatients in the Uppsala region and in the counties of Skane are given in Table 1. Extrapolation based on the figures in Table 1 to the population in all Sweden (8,144,428) gives the total number of inpatients with Meniere's disease and some other disorders (Table 2). As the basic material (Table 1) refers to 28 % of the total population in Sweden, the extrapolated figures can be considered to be highly reliable. Since this is not a pediatric illness, it's true incidence in an adult population is even higher.

Table 3 gives the number of outpatients from Uppsala County who were investigated at the otoneurological laboratory at the ENT Clinic in Uppsala during 1973 with the diagnosis of Meniere's disease. For excellent reasons, we have assumed that all patients in this particular county with a history of inner-ear dysfunction would be referred to this laboratory. In cases of repeated examinations during 1973, only the first visit has been included in the statistic, which gives the number of patients. From these figures (0.35 per thousand) from the Uppsala Clinic, figures have been extrapolated for all outpatients in Sweden (N = 2,841).

By adding the calculated number of inpatient- and out-patients in Sweden during 1973 (Table 3), we get the total number of patients with Meniere's disease, which is 3,766. This corresponds to 0.46 per thousand or 46 cases per 100,000 inhabitants. For comparison, the figure for clinical otosclerosis is 0.12 per thousand or 12 cases per 100,000 inhabitants. Thus, Meniere's disease is more common than clinical otosclerosis in Sweden.

The total number of days spent in 1973 in the ENT wards in all Sweden was calculated as 413,917. Patients with Meniere's disease required 7,384 days in the ward, which means 1.78 %. For otosclerosis, the corresponding figure is 1.81 %.

Comments

In discussing the figures for Meniere's disease in Table 1, which represent an exact statistic for a well-defined population, it is necessary to document the reasons for treating the cases as inpatients in Sweden. There are three main indications, which are as follows: (1) a severe, vertiginous attack with nausea and vomiting, (2) the confirmation of the clinical diagnosis, using extensive, neuro-otologic, test methods, laboratory investigations, radiography, etc. and (3) different surgical procedures in some rare cases of definite medical failures or conservation-of-hearing surgery in early cases. These three indications may be common in the Scandinavian countries but are different from what is practised in other countries with different health-care systems and traditions. This will cause difficulties in directly comparing the statistics for inpatients from different countries. However, since this study derives from an incidence statistic based on both inpatients and outpatient visits, the total number and hence this incidence figure should be accurate for extrapolation to other countries.

The inpatient figures for otosclerosis, however, should be directly comparable to those from other countries, because there is only one primary indication for hospitalization, namely, surgery. A total of 893 patients (Table 2) underwent surgery for otosclerosis in Sweden during 1973. This means 0.1 per thousand or 10 per 100,000 of the total population.

The figures for operations on patients with Meniere's disease indicate a low rate of surgery in 1973. The incidence of operations was 108 in 925 inpatients (Table 2). In reality, this figure may be even lower. Great interest in using surgery for patients with Meniere's disease has characterized the Uppsala region, which may influence or bias this statistic. Taking the outpatients into consideration, the extrapolated incidence of operations for Meniere's disease in all Sweden during the calendar year 1973 was 108 in 3,766 cases. This is 2.9 %.

As has been shown in Table 1, Meniere's disease seems to be more common in females, compared with males, in Sweden. In Britain and in Japan, there is no difference in incidence between the sexes (Naito 1962, Thomas & Harrison 1971). In case materials that exclusively report the results of different operations, there seems to be a predominance of males (Castellano 1951, Stahle 1976).

The rarity of Meniere's disease in children is documented in Table 1. Only one patient out of a total 257 was in the age-group from 0 to 14 years. Similar results were reported by Thomas & Harrison in 1971 and by Paparella in 1979.

The statistics give no information on bilaterality. In a recent article, Kitahara et al. (1979) have compiled data from the literature and have found figures swinging between 2 and 78 %. In Kitahara's own material, 29 % of the patients were bilaterally involved. In Uppsala, an unselected material showed 14 % bilaterality (Enander & Stahle, 1967). This figure increased to 25 % when those who had the disease for 10 years or more (Stahle 1968) were selected.

Our study does not give the total number of patients with Meniere's disease in the country, but only the number of new inpatients and outpatients during 1973, which is calculated to be 3,766 patients. These figures, however, seem to be sufficient for the future planning of research, education, and anticipated medical care. They also form a reliable basis for studying annual variations in the frequency of this specific disorder. The total number of patients with Meniere's disease in Sweden cannot be estimated, despite the extensive statistical material; neither, for that matter, can it be estimated in the United States. Such an exact calculation would require the compulsory reporting of all new cases for several years, as is the case with cancer, veneral diseases and some other contagious diseases.

Abstract

The incidence of Meniere's disease in Sweden for the year 1973 has been calculated as one case per 2,163 persons.

This gives an overall incidence of 46/100,000. In addition, the Swedish statistics for some other disorders, including otosclerosis, are reported. For otosclerosis, the yearly incidence in Sweden is 12/100,000 or one case per 8,414 persons.

References

ALFORD, B. R.:
Report on Subcommittee on Equilibrium and its measurements: Meniere's disease: Criteria for diagnosis, and evaluation of therapy for reporting.
Trans. Am. Acad. Ophtalmol. 76: 1462 - 1964 (1972)

CASTELLANO, F.:
Meniere's disease and its surgical treatment: Report of 300 cases.
J. Neurosurg. 8: 173 - 184 (1951)

CAWTHORNE, T., A. B. HEWLETT:
Meniere's disease.
Proc. Roy. Soc. Med. 47: 663 - 670 (1954)

ENANDER, A., J. STAHLE:
Hearing in Meniere's disease: A study of pure-tone audiograms in 334 patients.
Acta Otolaryngol (Stockh) 64: 543 - 556 (1967)

HARRISON, M. S., L. NAFTALIN:
Meniere's Disease. Mechanism and Management:
American Lectures Series 716. Springfield, Ill, Charles C. Thomas Publisher (1968)

KITAHARA, M., H. MATSUBARA, T. TAKEDA, Y. YAZAWA:
Bilateral Meniere's disease. In Stahle J. (Ed) Frontiers in Vestibular and Oculo-motor Research.
Adv. Oto-Rhino-Laryng 25: 117 - 121 (1979)

NAITO, T.:
Clinical studies on Meniere's disease.
Rev Laryngol 83: 361 - 392 (1962)

National Board of Health and Welfare:
Inpatients statistics from hospitals in the Uppsala region and Skane: Consumption of hospital care by sex and age: Patient statistics, no. 17. Stockholm, National Board of Health and Welfare, 1975.

National Board of Health and Welfare:
Inpatients statistics from hospitals in the Uppsala region and in the counties of Skane 1973: Frequencies of diagnosis (detailed code): Patient statistics, no. 19. Stockholm, National Board of Health and Welfare, 1975.

PAPARELLA, M.:
Meniere's disease in children. Paper presented at the state of the art conference on fluctuant hearing loss of Meniere's disease, Harrisons conference center, Lake Bluff, Illinois June 23 to 25, 1978.

STAHLE, J.:
Electronystagmographic results in Meniere's disease.
In Pulec, J. (Ed) Meniere's disease.
Otolaryngologic Clinics of North America, 509 - 518 (1968)

STAHLE, J.:
Sjukdomar i innerörat som orsak till yrsel.
Läkartidningen 69: 3338 - 3341 (1972)

STAHLE, J.:
Advanced Meniere's disease: A study of 356 severely disabled patients.
Acta Otolaryngol (Stockh) 81: 113 - 119 (1976)

STAHLE, J., Ch. STAHLE, I. K. ARENBERG:
Incidence of Meniere's disease.
Arch. Otolaryngol 104: 99 - 102 (1978)

THOMAS, K., M. S. HARRISON:
Long-term follow up of 610 cases of Meniere's disease.
Proc. Roy. Soc. Med. 64: 853 - 856 (1971)
WATANABE, I.:
Meniere's disease: Research committe of Japan, in
Morimoto M. (ed): Proceedings of the Fifth Extraord
Meeting Barany Society in Kyoto 1975.
Int. J. Equilibrium Res. Supplement, pp. 281 - 283

GLOMUS JUGULARE TUMOR AND VERTIGO.
(CONCEPT OF THE SPEECH GIVEN AT TURKU.)

J.V.DESA,
BOMBAY/INDIEN

Here we see the late Dr. Stacy Rufus Guild my teacher to whose right I am standing at the Johns Hopkins Hospital 34 years ago. It was Dr. Guild who in 1941, when studying the many serially sectioned temporal bones at the Otological Laboratory, discovered the presence of the Glomus bodies a neuro vascular structure found in the adventitia of the dome of the jugulare bulb in the floor of the middle ear (SLIDE 2). These bodies he states, lie along the nerve of Jacobson (SLIDE 3), and the nerve of Arnold, they are also found in nerve plexus surrounding large vessels in the rest of the body (SLIDE 4), these as later demonstrated by Harry Rosenwasser in 1945 are responsable for the formation of the glomus jugulare tumours.

The tumour is pathologically defined as a non cromaffin paraganglioma whose microscopic details are seen in this SLIDE 5, which shows slit-like spaces lined by endothelial cells surrounded by epithelial cell nest formations associated with vascular spaces, this picture is consistant with a glomus jugulare tumour.

Such tumours besides being very vascular are slow growing, locally invasive, and locally recur if not completely removed. Harry Rosenwasser has written a beautiful monograph on such tumours in the Archives of Otolaryngology,

1968. A year earlier he has also described Metastasis from the glomus jugulare tumours, this is denied by Goffrey and others who states that although these tumours are locally invasive and may locally recur, they do not metastatize.

Such tumours as they present with aural symptoms are first seen by Otolaryngologists who probably see at least one case or more in a year.

As the number of cases collected in the past three years from my colleagues at the King Edward Memorial Hospital, the Jaslok Hospital & Research Centre and my clinic in Bombay, amounted to only 12 cases, I sought the help of two of our N. E. S. members Prof. S. K. Kacker from the All India Institute of Medical Sciences, New Delhi, and Prof. Yoginder Mehra of the Post Graduate Institute of Medical Research, Chandigarh, who both sent me 10 completely investigated cases, thus bringing up the total number of cases to 22. Of these cases 12 were females, and 10 were males. The disease seems to be more frequent in females. The youngest patient was 18 and the eldest was 55 years. 10 cases were of the right ear, and 12 cases were of the left. (SLIDE 6) Here you see the origin and method of the intra tympanic spread of the tumour. In the next SLIDE 7 we see how the tumour expands anteriorly, posteriorly and downwards to involve the IX, X, XI and XII cranial nerves. Thus one may see these cases at any stage of the tumour growth.

In describing these cases I have chosen the classification of Prof. Ugo Fisch who in his infratemporal approach to such tumours recently published, classifies them into 4 types, Type A, glomus tympanicus tumour which we see in this SLIDE 8 where the tumour is only restricted to the middle ear cleft, is very rare. Type B where the glomus jugulare tumour is associated with widening of the jugulare foramen, but with no involvement of the cranial nerve. Such a widening can be seen in the various radiological views (SLIDE 9) here we see it in the Towne's view. The best view however for the detection of such a widening is the submento vertical view. In the next two SLIDES 10 & 11, from our cases we see the widening of the jugulare foramen on the left side, next here it is on the right side with no cranial nerve involvement. Then we have Type C glomus jugulare tumour where we see a destruction of the infra-labyrinthine compartment of the temporal bone (SLIDE 12). These cases are always associated with involvement of the IX, X, XI and XII cranial nerves. Type D glomus jugulare tumour with intra cranial extention. We have had only one case wherein the II, V, VI and VII, IX, X, XI and XII cranial nerves where involved with ipsilateral loss of motor function of the upper extremity. In the next SLIDE 13 we see the distribution of the cases according to the classification just mentioned.

The symptoms of these cases (SLIDE 14) were bleeding from the ear in 12 cases, fullness of the ear in 8 cases, deafness in all 22 cases, tinnitus in 20 cases, vertigo in only 6 cases, facial paralysis in 4 cases, cranial nerve involvement in 11 cases, intracranial extention in 1 case. In the 12 cases with bleeding from the ear, 4 of the cases gave a history of ear discharge in the past, while in the other 8 cases there was no history of an ear infection. They all presented with bleeding polyps in the external auditory canal (SLIDE 15) the polyps on removal and biopsy confirmed the diagnosis. In other cases the otoscopic or microscopic examination of the tympanic membrane showed a reddish hue in the lower part as seen in these SLIDES. The next SLIDE is of a patient who came to us from the Middle East where an operation was attempted, but because of profuse bleeding they did not proceed any further. You see the bulge in the lower part of the tympanic membrane but the colour of the tympanic membrane is not its original because of recent surgery.

It is interesting to note that all the cases complained of deafness. This is evident from the pathological spread of the tumour which encroaches the infratemporal region involving the cochlea (SLIDE). This deafness is of the sensorineural type (SLIDE) with an air borne gap varying from slight deafness to profound or total deafness (SLIDE). Such total deafness is seen in the Type C variety. The deafness definitely improves after surgery or radio therapy (SLIDE). However in Type B cases the deafness may persist or even grow worse after surgery (SLIDE). The impedance audiometry of most of the cases shows a high negative pressure of - 200 mm of water and a low compliance, and a Type B tympanometry with no stapedial reflex. Tinnitus was seen in 20 cases and possibly has the same pathological cause as the deafness, it also persists to a lesser degree after surgery. However it is interesting to note that it increases with the recurrence of the tumour.

The symptom of vertigo was present in only 6 cases, this was surprising to me at first, but considering that these tumours arise and spread in the infratemporal and infra-labyrinthine region, as seen in this SLIDE , where the entire labrynth seems to escape in most cases, except in some cases where it may be affected, resulting in Vertigo of the peripheral type. Of the 6 cases of vertigo, in 2 cases the butterfly calorigram showed hyper-functioning of the affected labrynth with spontaneous nystagmus to the ipsilateral side (SLIDE) (SLIDE). While in the remaining 4 cases, the butterfly calorigram showed an absence or loss of reaction on the side of the disease with spontaneous nystagmus towards the healthy ear (Ausfallnystagmus) (SLIDE). These were mostly seen in the Type C cases. In the post operative follow up period for 2 years, it was found that the vertigo in those cases of irritation of the labrynth disappeared with time (SLIDE), while in the other cases of destruction of the labrynth, 2 had overcome their vertigo by compensation in 2 years, while the other 2 still have vertigo on sudden movement of the head and body.

Of the 4 cases of facial paralysis (SLIDE) this case belongs to Type A i. e. glomus tympanicus tumour, the X-Ray of the mastoid of this patient shows an erosion of the mastoid process (SLIDE) on exploration and removal of the tumour, the paralysis was found to be due to the erosion of the vertical mastoid part of the facial nerve. This case (SLIDE) belongs to Type C who besides the involvement of the IX, X, XI and XII nerves also had an involvement of the VII nerve, the X-Ray of the mastoid (SLIDE) also shows an erosion which might explain the VII nerve paralysis as it was of the lower motor neuron type.

Carotid Angiography is a useful procedure in the diagnosis of these tumours (SLIDE) this shows a minor blush in the glomus tympanicus variety Type A, (SLIDE) this shows a larger blush in the venous phase of the angiogram for it is a Type C case. Such blushes positively confirm the presence of a glomus tumour, however the absence of blushing not absolutely denies the existance of a glomus jugulare tumour. Retrograde Venography is also very helpful especially in Type C tumours as seen in this SLIDE. (SLIDE) However we had some cases where the venography was difficult to achieve and others where it was negative and yet the patient had a glomus jugulare tumour.

The treatment of such tumours is surgery either alone as in the Type A cases (glomus tympanicus) or preceeded by radiotherapy as in Type B cases. In this SLIDE we see the section of a tumour removed after radiotherapy which shows the presence of collagen tissues lining the vascular spaces, thus making the removal easy. Type C cases however are mostly treated by irradiation and if there is some benefitial effect from such a treatment, is surgery undertaken.

I should therefore like to conclude by stating that the glomus jugulare tumours are really interesting as to their formation, slow growth and spread in the infratemporal and infralabrynthine region of the temporal bones, extending medially to invade structures in the cerebro pontine angle. However the presence of only 6 cases of labrynthine involvement with vertigo is due to the nature of spread of such tumours. (May I have the last SLIDE please).

Die Therapie des akuten Vestibularisverlustes.

K.H. Gramowski,
Jena/DDR

Die Diagnostik des akuten Vestibularisausfalles bereitet, ausgehend von dem sehr eindrucksvollen Krankheitsbild und unter Beachtung des stets vorhandenen, den plötzlichen einseitigen Vestibularisausfall objektivierenden richtungsbestimmten Spontannystagmus horizontal-rotierender Schlagform mit Schlagrichtung zur Gegenseite, keine Schwierigkeiten. Die thermische Labyrinthprüfung sichert schließlich die Annahme des Sachverhaltes eines akuten Vestibularisverlustes.

Auch die Bestimmung der jeweiligen Ursache des Ausfalles ist im Falle von Trauma, diffuser Labyrinthitis oder toxischer Einwirkung meistens unproblematisch. Hingegen ergeben sich nach wie vor differentialdiagnostische Schwierigkeiten beim sogenannten akuten isolierten einseitigen Vestibularisausfall. Hier ist die Beantwortung der Frage, liegt ein entzündliches Geschehen im Sinne der Neuritis bzw. Neuronitis vor, oder handelt es sich ursprünglich um einen die Blutversorgung der vestibulären Afferenz störenden vaskulären bzw. angioneurotischen Prozeß, im Hinblick auf die einzuschlagende kausale Therapie von großer Bedeutung.

Kornhuber und Waldecker führten als wichtiges Unterscheidungsmerkmal an, daß entzündliche Vestibularisausfälle einen allmählicheren Beginn mit Zunahme des Schwindels über Stunden oder Tage zeigten, wohingegen vaskulär bedingte

Differential Diagnosis of Vertigo

Ausfälle durch plötzliches heftiges Einsetzen des Schwindels gekennzeichnet seien. In der Tat kann man bei genauer Befragung bei einem Teil der Kranken einen schubweisen Beginn der Erkrankung verzeichnen und wir fassen dies ebenfalls als Indiz für ein entzündliches Geschehen auf. Demgegenüber gibt es eine andere Gruppe Kranker, bei denen die Ausfallssymptomatik plötzlich und ohne Vorboten, sozusagen apoplektiform, und häufig frühmorgens beim Aufstehen einsetzt. Die Annahme, daß es sich bei solchen Fällen um vaskuläre Vorgänge handelt, ist nicht gänzlich von der Hand zu weisen.

Um in dieser Frage, entzündlich oder vaskulär weiterzukommen, wurde nach Entzündungszeichen im Liquor gefahndet. Hierzu teilt Frenzel mit, daß sich nur bei 2 von insgesamt 37 Fällen mit akutem isolierten Vestibularisverlust ganz geringe Zellerhöhungen fanden. Wir konnten, ausgehend von 32 einschläglichen Kranken immerhin bei 6 Fällen eine, wenn auch diskrete Zellerhöhung im Liquor registrieren. Würde man also die, auch von anderen Autoren bestätigte, relativ selten vorhandene Zellzahlerhöhung als Unterscheidungsmerkmal in Betracht ziehen, dann dürfte man annehmen, daß es sich bei der Mehrzahl der Kranken mit plötzlichem isolierten Vestibularisausfall ätiologisch um vaskuläre Prozesse handelt, eine Annahme, die allerdings im Widerspruch zu unseren therapeutischen Erfahrungen steht, denn wir konnten feststellen, daß mit einer konsequenten antientzündlichen Therapie, die Zahl derer, bei denen eine weitgehende Wiederherstellung der vestibulären Funktion eintrat, besonders hoch lag. Ich komme noch darauf zu sprechen.

Für die Therapie des akuten Vestibularisverlustes sind prinzipiell zwei Behandlungswege vorgegeben:

1. Fälle, bei denen eine Funktionsrückkehr bewirkt werden kann. Dies gilt unserer Erfahrung nach für die Mehrzahl der Kranken mit einem akuten isolierten Vestibularisausfall.

2. Fälle, bei denen von vornherein keine Funktionsrückkehr zu erwarten ist. Es handelt sich dabei um plötzliche Ausfälle nach Trauma, Labyrinthitis, nach Einnahme von ototoxischen Medikamenten. Hinzu kommen noch solche Kranke, bei denen ein akuter isolierter Vestibularisverlust vaskulärer oder entzündlicher Genese vorliegt und die sich einer kombinierten antientzündlich-gefäßerweiternden Behandlung gegenüber resistent verhielten.

Zu 1) Bei Vorliegen eines akuten isolierten Vestibularisverlustes ist die frühzeitig einsetzende antientzündliche Therapie offenbar die wichtigste therapeutische Maßnahme. Diese Aussage stützt sich auf die Ergebnisse katamnestischer Untersuchungen unseres Krankengutes. Von insgesamt 94 einschläglichen Fällen im Zeitraum 1975 - 1978 wurde bei 59 eine antientzündliche Therapie mit Irgapyrin oder mit OTC und Prednison einschließlich durchblutungsfördernden Mitteln durchgeführt. Zu einer Funktionsrückkehr kam es bei 48 Fällen, d. h. in 81 % der Fälle. Bei weiteren 35 Kranken mit akutem isolierten Vestibularisausfall erfolgte eine symptomatische, antivertiginöse Therapie, verbunden mit Polyvitamingaben und durchblutungsfördernder Therapie. Hier kam es zu einer Funktionsrückkehr nur bei 18 Fällen, d. h. nur in 52 % der Fälle. Die 95 %igen Mutungsintervalle für die beiden prozentualen Häufigkeiten, 81 % und 52 % überschneiden sich nicht, so daß mit einer Irrtumswahrscheinlichkeit von 5 % der in den Prozentzahlen sich ausdrückende Unterschied als nicht zufällig angesehen werden darf.

Ausgehend von den besseren Behandlungsresultaten bei Ansatz einer antientzündlichen Therapie möchten wir - natürlich mit gewissem Vorbehalt - schlußfolgern, daß beim akuten isolierten Vestibularisausfall meistens entzündliche Prozesse vorherrschen und das Wesen dieses Syndroms ausmachen, auch wenn bei der Mehrzahl der Kranken der Beweis eines Infektgeschehens nicht zu erbringen ist.

Zu 2) Bei Fällen, bei denen von vornherein keine Funktionsrückkehr zu erwarten ist oder bei den bereits genannten therapieresistenten Fällen mit akutem isoliertem Vestibularisausfall kommt es darauf an, sobald es der Zustand des Kranken erlaubt, Maßnahmen zu treffen, die dazu dienen, die mit dem einseitigen Vestibularis-Funktionsverlust auftretende zentral-vestibuläre Tonusdifferenz auszugleichen, sozusagen die Kompensationsvorgänge zu unterstützen bzw. zu begünstigen. Solche Maßnahmen stützen sich auf die Tatsache, daß der Vestibularapparat bzw. die an der Gleichgewichtsaufrechterhaltung beteiligten Informationssysteme zugleich auch den Eingang für eine Neu- oder Umprogrammierung der Integrationszentren für opto-vestibulo-spinale Informationen bzw. Reaktionen darstellen. Bei meinen Untersuchungen zur klinischen Bedeutung der experimentellen vestibulären Habituation konnte ich feststellen, daß es möglich ist, mittels gezielten Habituationsmaßnahmen auf eine vorherrschende, krankheitsbedingte zentral-vestibuläre Tonusasymmetrie im Sinne des Ausgleichs oder der Angleichung einzuwirken. Wiederholte experimentelle thermische Reize auf der gesunden Seite, die einen Nystagmus erzeugten, dessen Schlagrichtung mit der des Ausfallsnystagmus übereinstimmte, bewirkten eine deutliche Abnahme der Intensität des Ausfallnystagmus. Damit einhergehend gab ein Teil der Probanden eine Abnahme ihres Schwindels an. Die Nachhaltigkeit des günstigen Effektes solcher Habituationsmaßnahmen, bei denen die Reizeingabe allerdings nur über die gesunde vestibuläre Afferenz erfolgte und bei denen die anderen, an der Gleichgewichts-Aufrechterhaltung beteiligten Informationssysteme, ausgeschlossen blieben, war recht unterschiedlich und konnte nicht immer befriedigen. Es ist offensichtlich, daß es zweckmäßiger ist, neben den vorgenannten rein vestibulären Habituationsmaßnahmen auch Übungen anzusetzen, die über den optischen und somatosensiblen Sinn auf den gesamten Gleichgewichtsapparat stabilisierend einwirken. Voraussetzung für die optimale Nutzung von einschläglichen Gleichgewichtstrainingsprogrammen, wobei ich das Programm von Cawthorne-Cooksey aber auch das von Gestewitz entwickelte nennen möchte, ist, den für das vorgenannte Training bestimmten Patienten von Anfang an psychisch zu führen, ihn entsprechend zu motivieren und ihm auch eine adäquate Einsicht in sein für ihn ungewöhnliches Krankheitsgeschehen zu vermitteln. Es genügt allerdings nicht, dem Patienten nur das vorgedruckte Übungsprogramm in die Hand zu drücken und ihn dann bei seinen Übungen sich selbst zu überlassen. Wie bei jedem Training bzw. Lernprozeß kommt es darauf an, die einzelnen Lehrabschnitte mit ihm zu besprechen und ihm zu zeigen, wie die Übungen gemacht werden. Es ist zweckmäßig, den Ablauf der Übungen zu benoten, um den Trainingserfolg besser sichtbar zu machen, was für Patienten und Arzt gleichsam wichtig ist. Leistungsbereitschaft, Leistungswille, Fleiß und Ausdauer sind unbedingte Voraussetzung für den Erfolg solcher Gleichgewichtsübungen und dies sind auch die Faktoren, die bei der bereits erwähnten psychischen Führung und Motivation der Patienten besonderes Augenmerk erfordern. Selbstverständlich sollten bei der Durchführung der Gleichgewichtsübungen zentraldämpfende und antivertiginöse Mittel nicht angewandt werden, weil sie dem Ziel der Übungen widersprechen würden.

Insgesamt können wir sagen, daß die von uns so behandelten bleibenden Vestibularisausfälle günstig beeinflußt bzw. rehabilitiert werden konnten, wobei wir eine Behandlungsdauer von 1 - 2 Monaten von vornherein in Betracht ziehen. Dies deckt sich mit den Erfahrungen von Hecker und Mitarbeiter. Andererseits konnte Gestewitz nachweisen, daß schon nach 12 - 23tägiger Übungsbehandlung von 96 Probanden 55 beschwerdefrei wurden. Das Ziel der Gleichgewichtsübungen, eine Neuprogrammierung der opto-vestibulo-spinalen Zentrentätigkeit zu erreichen, ist die eine Seite. Mit den Übungen zugleich erfolgt aber auch eine günstige psychische Einflußnahme, indem bei den Patienten Selbstvertrauen und Selbstgefühl gestärkt werden.

Literaturverzeichnis

1. CAWTHORNE, T.:
Vestibular Injuries.
Proc. Roy. Soc. Med., 39, 270 (1946)
2. COOKSEY, F. S.:
Rehabilitation in vestibular Injuries.
Proc. Roy. Soc. Med., 39, 273 (1946)
3. GESTEWITZ, M. R.:
Die Behandlung von Gleichgewichtsstörungen unter besonderer Berücksichtigung einer aktiven Therapie in Form des Labyrinthtrainings.
Z. Militärmed., Berlin, 6. (Sonderheft), 98 (1965)
4. GRAMOWSKI, K. H.:
Das trainierte Labyrinth.
Vorläufige Mitteilung über die therapeutische Anwendung der vestibulären Habituation bei Vestibularisstörungen. HNO (Berlin) 12, 105 (1964)
5. HECKER, H. C., C. O. HANG and J. W. HERNDON:
Treatment of the vertiguions Patient using Cawthorne's Vestibular exercises.
The Laryngoscope 84, 2065 (1974)

VELOCITY PATTERNS OF EYE MOVEMENTS IN BRAINSTEM LESIONS.

C. WENMO AND I. PYYKKÖ,
LUND/SWEDEN

Abstract

The velocity patterns of reflexive and voluntary eye movements in three patients with well-defined neurological lesions were studied with EOG technique. Interesting dissociations between slow and fast eye movements as well as between voluntary and reflexive eye movements were noted. EOG recordings in patients with brainstem lesions can help us in localizing the site of the lesion as well as help us in understanding the neuronal mechanism behind normal eye movements.

Introduction

Ocular disturbances are common among patients with brainstem lesions (Hörnsten, 1974). It has been pointed out that the velocity of voluntary saccades (Zee et al., 1976; Baloh et al., 1977; Wennmo et al., 1979) and the velocity in smooth pursuits (Baloh et al., 1977; Schalén, 1979) is reduced in pontine lesions. The optokinetic nystagmus as well as the vestibular nystagmus may also be disturbed (Jung & Kornhuber, 1964).

These clinical findings in patients are in agreement with the results from experimental studies in primates in which single unit recordings were compared with EOG.

Differential Diagnosis of Vertigo

Such experiments made possible the identification of a pontine gaze center, the paramedian reticular formation (PPRF), which is considered to be the main integrator of eye movements (Fig. 1). In PPRF phasic units, active during fast eye movements, are located in the rostral part, and tonic units, active during slow eye movements, are located more caudally or around the abducens nucleus (Luschei & Fuchs, 1972). Phasic units discharge before any fast eye movement, either visually or vestibulary evoked (Cohen & Henn, 1972; Keller, 1974).

The supranuclear pathways are not known in detail (Hoyt & Frisén, 1974). However, neuronal activity related to voluntary saccades is located in the frontal visual cortex (area 8) and in the parietal associative cortex (area 7) (Bizzi, 1968; Lynch et al., 1977) (Fig. 1). The data about the occipital cortex (area 17, 18 and 19) are limited but it is supposed to be involved in initiating smooth pursuit eye movements (Orban & Callens, 1977).

This conception, of phasic and tonic units in PPRF, may indicate that brainstem disorders can be expected to disturb fast voluntary eye movements to the same extent as quick phases of nystagmus.

Having the ability to study eight different eye movements in the EOG recordings provided a possibility to map out such disturbances.

More specifically is the intention to find out which combinations of eye movements are most frequently disturbed in brainstem lesions. It has further been our intention to interprete this with respect to the topography of lesions and with respect to the neuronal organization of normal eye movements.

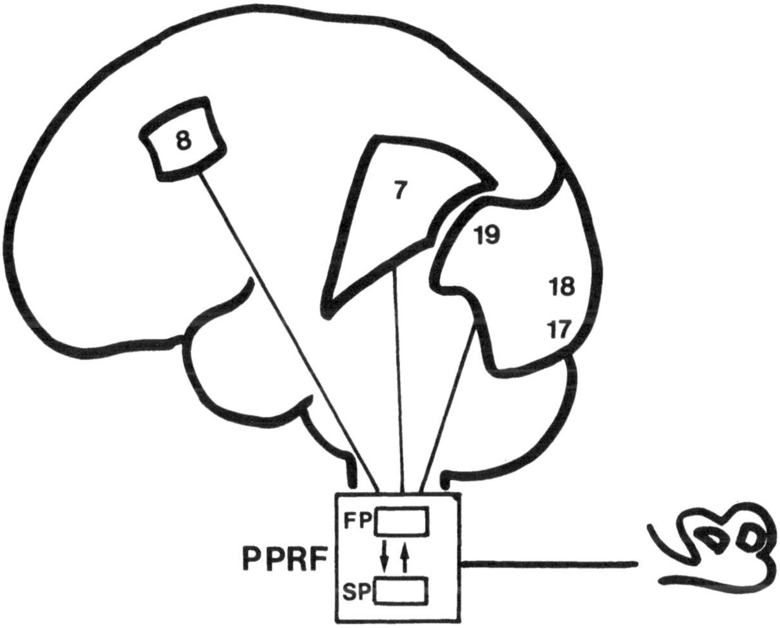

FP = fast phase
SP = slow phase

Fig. 1.

Material and methods

Three patients were studied. Case 1, a woman (46) with a rightsided infarction in pons. Case 2, a male (17), with a brainstem tumour. Case 3, a woman (66) with a medullary infarction.

The patients were referred from the neurological clinic to the otological department. The patients had normal vision. Eye movements were recorded with a DC-oculographic technique (0 - 15 Hz bandwidth). The horizontal eye movements were recorded bitemporally while the vertical eye movements were recorded monocularly from each eye. A DC-coupled inkjet-writer (Mingograph M 81, Siemens-Elema, Stockholm, Sweden) served as a recorder. The method and equipment is described more in detail elsewere (Pyykkö et al., 1979; Schalén, 1979). In this study peak velocities of voluntary and reflexive eye movements were analyzed. Velocities below two standard deviations from the mean peak velocity were considered pathological.

As controls were used 20 normals with no history of neurological disease or visual abnormality. The normal values have been described elsewere (Pyykkö et al., 1979; Schalén, 1979).

After calibration the following eye movements were recorded:

Voluntary saccades - The targets consisted of light diodes 0.09, 0.17, 0.35 and 0.52 radians, at each side from the midline.

Pursuit eye movements - The patient was told to follow an optic stimulus, moving at a constant velocity of 0.17, 0.35, 0.52, 0.70, 0.87 and 1.05 radians/s on a screen.

Caloric test - A conventional caloric test with warm and cold water (Henriksson et al., 1972).

Rotation test - The chair was accelerated, within one second, to a constant velocity of 2.1 radians/s. After one minute the chair was decelerated.

Optokinetic test - The patient was sitting inside a striped rotating cylinder. The cylinder was rotated at a velocity of 1.6 radians/s.

Optovestibular test - The patient was rotated inside the optokinetic cylinder with his eyes open. This test was only performed to the left.

Results

In Table I is accounted for how the various eye velocities studied were engaged.

Thus patient I had decreased velocity (mean - 2 SD) in the voluntary eye movements (smooth pursuits and voluntary saccades), while the reflexive eye movements produced an unexpected disturbance (Fig. 2). The slow phase of vestibular nystagmus was normal like the fast phase of OKN while the corresponding fast phase in vestibular nystagmus and slow phase in optokinetic nystagmus was reduced in velocity. The findings revealed dissociations in disturbances of the velocities in fast and slow phases in reflexive eye movements.

In patient 2 we could not elicit any nystagmus at all, neither rotatory nor optokinetic (Figs. 3 and 4). He could perform voluntary eye movements but the velocity was decreased. Dissociations were found between voluntary and reflexive eye movements.

Patient 3 had normal reflexive eye movements (except the slow phase in optovestibular nystagmus)(Fig. 5). Velocities

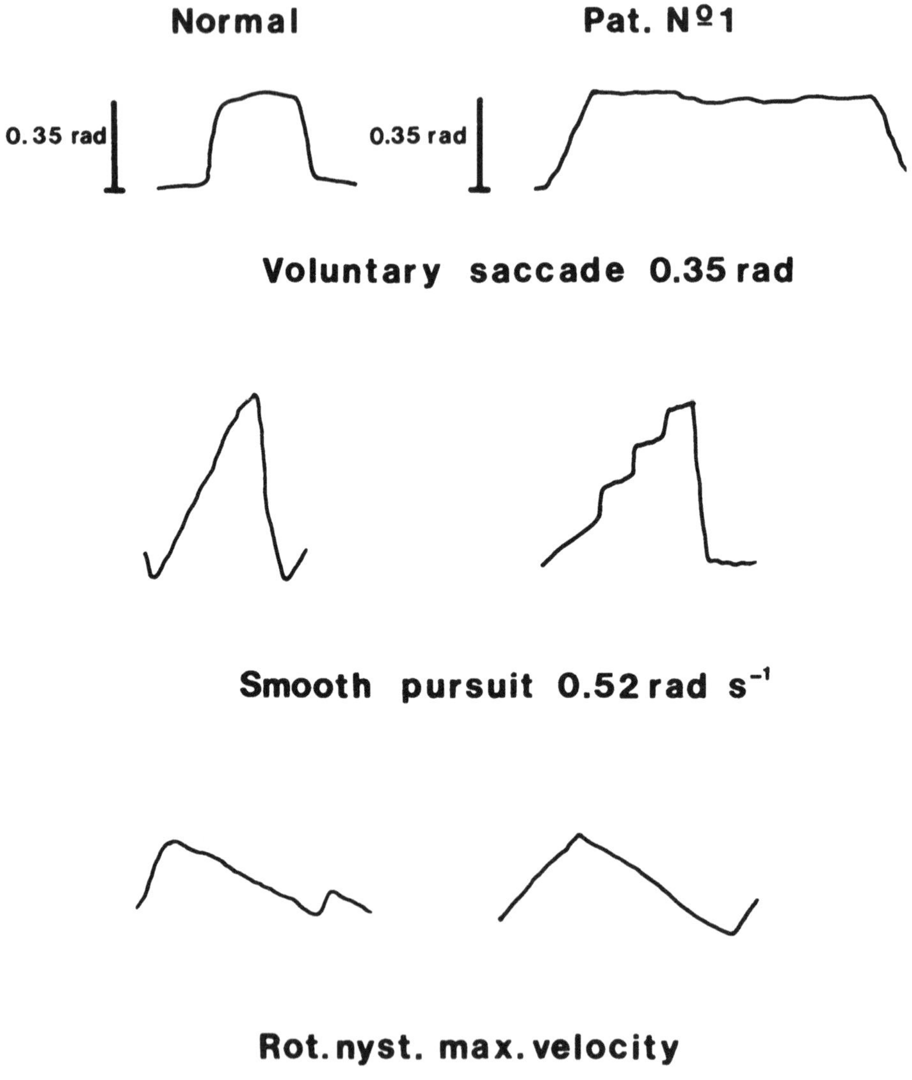

Normal
Pat. Nº1
0.35 rad
0.35 rad
Voluntary saccade 0.35 rad
Smooth pursuit 0.52 rad s⁻¹
Rot. nyst. max. velocity

Fig. 2.

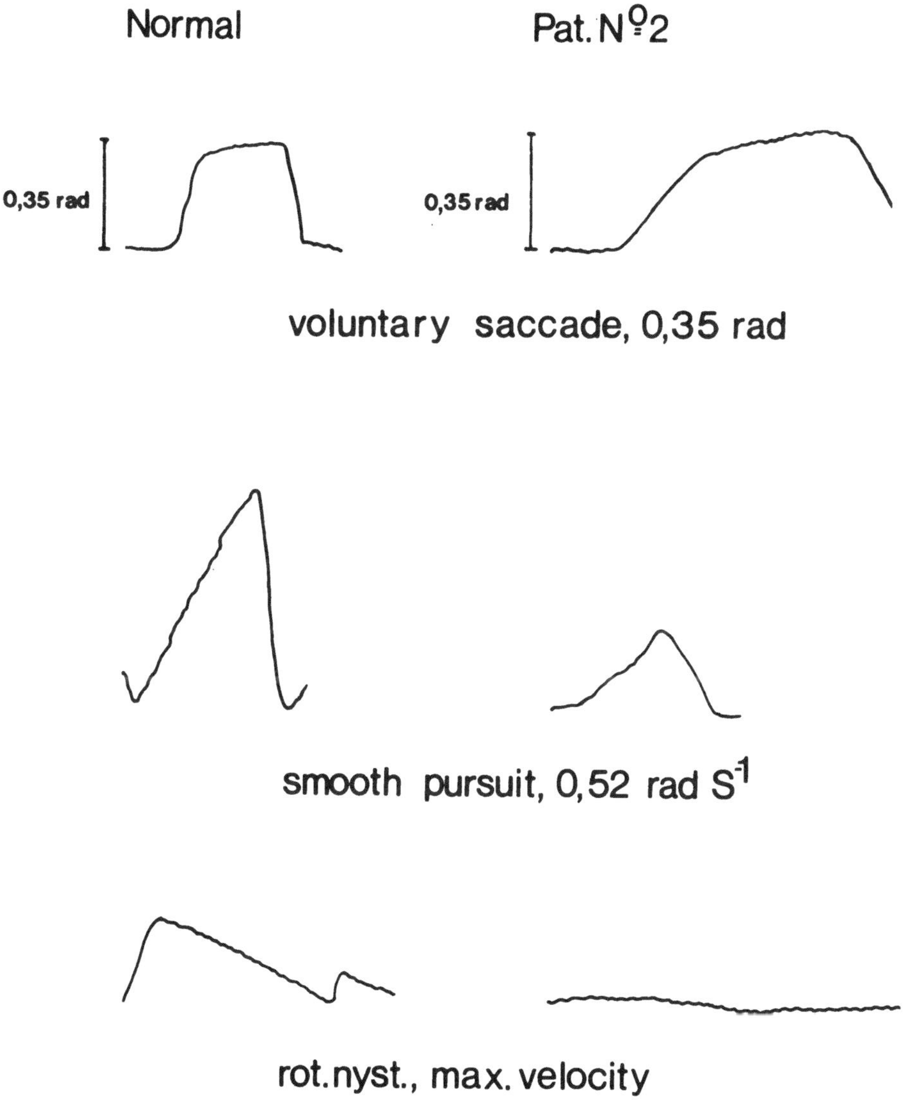
Normal
Pat. N°2
0,35 rad
0,35 rad
voluntary saccade, 0,35 rad
smooth pursuit, 0,52 rad S-1
rot.nyst., max. velocity

Fig. 3.

Pat. Nº1

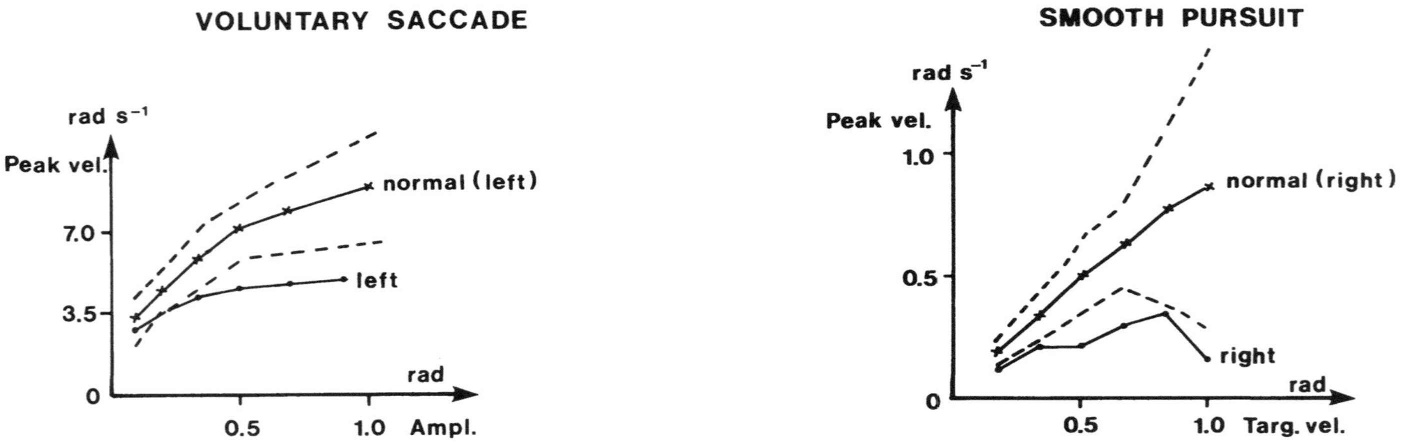

Fig. 4a

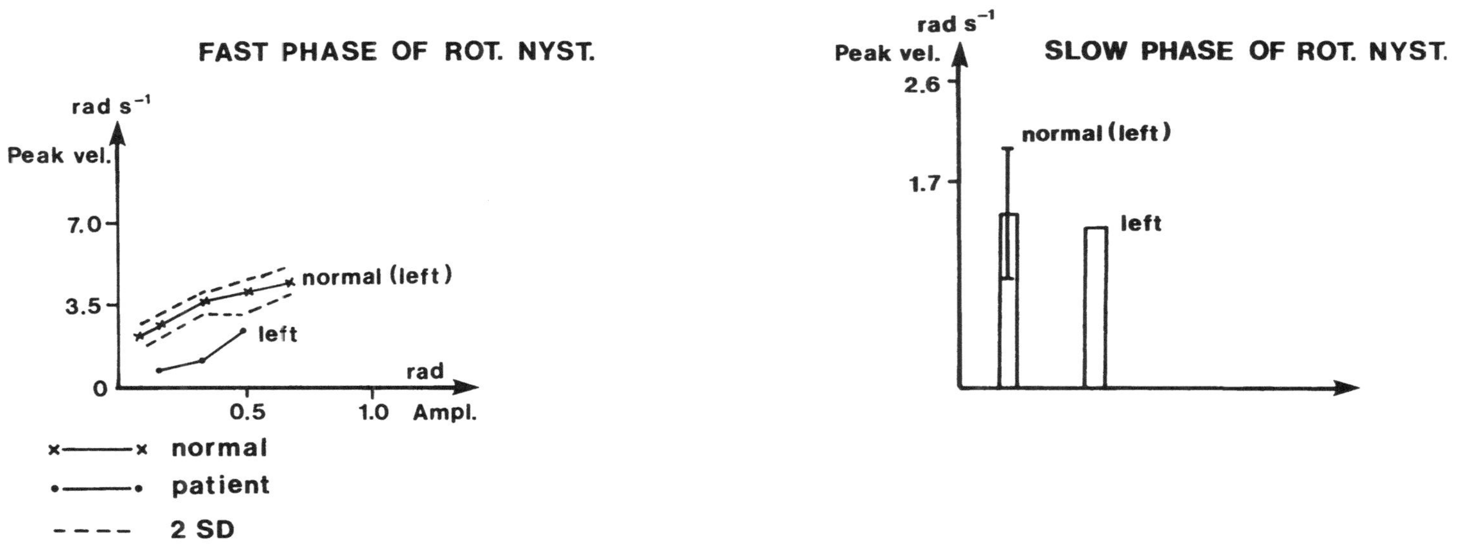
FAST PHASE OF ROT. NYST.
rad s⁻¹
Peak vel.
7.0
3.5
0
0.5
1.0
rad
Ampl.
normal (left)
left
normal
patient
2 SD
SLOW PHASE OF ROT. NYST.
rad s⁻¹
Peak vel.
2.6
1.7
normal (left)
left

Fig. 4b

of smooth pursuits were reduced while the voluntary saccades were normal. Thus, dissociations of both types were found in this patient (between reflexive and voluntary and between slow and fast).

Discussion

The present model of organization of oculomotor units in PPRF mentioned earlier, and pathways projecting to it, may help in understanding the findings. Dissociations in disturbances of the velocity of the fast and slow eye movements may be explained by the assumption of a lesion in PPRF restricted to either the phasic or the tonic units. Another possibility would be a disturbance in pathways to and from the PPRF, now with the assumption of separate tracts for slow and fast eye movements. On the other hand dissociations between voluntary and reflexive eye movements may also reveal disturbances of visual pathways or pathways projecting impulses for reflexive eye movements.

Case 1 presented involvement of cortico-pontine pathways (impaired smooth pursuits and voluntary saccades) but also a disturbance in the PPRF between the interaction of the slow phase and the fast phase system. In the agreement with these findings our neurologist also had classified the infarction as pontine at the level of PPRF.

In case 2 we could not elicit any nystagmus at all while voluntary eye movements still could be provoked although with reduced velocities. This pattern can be explained by a complete destruction of vestibular pathways and a relative disturbance of the visual pathways. The structures above the PPRF were preserved but structures below the PPRF were completely destroyed.

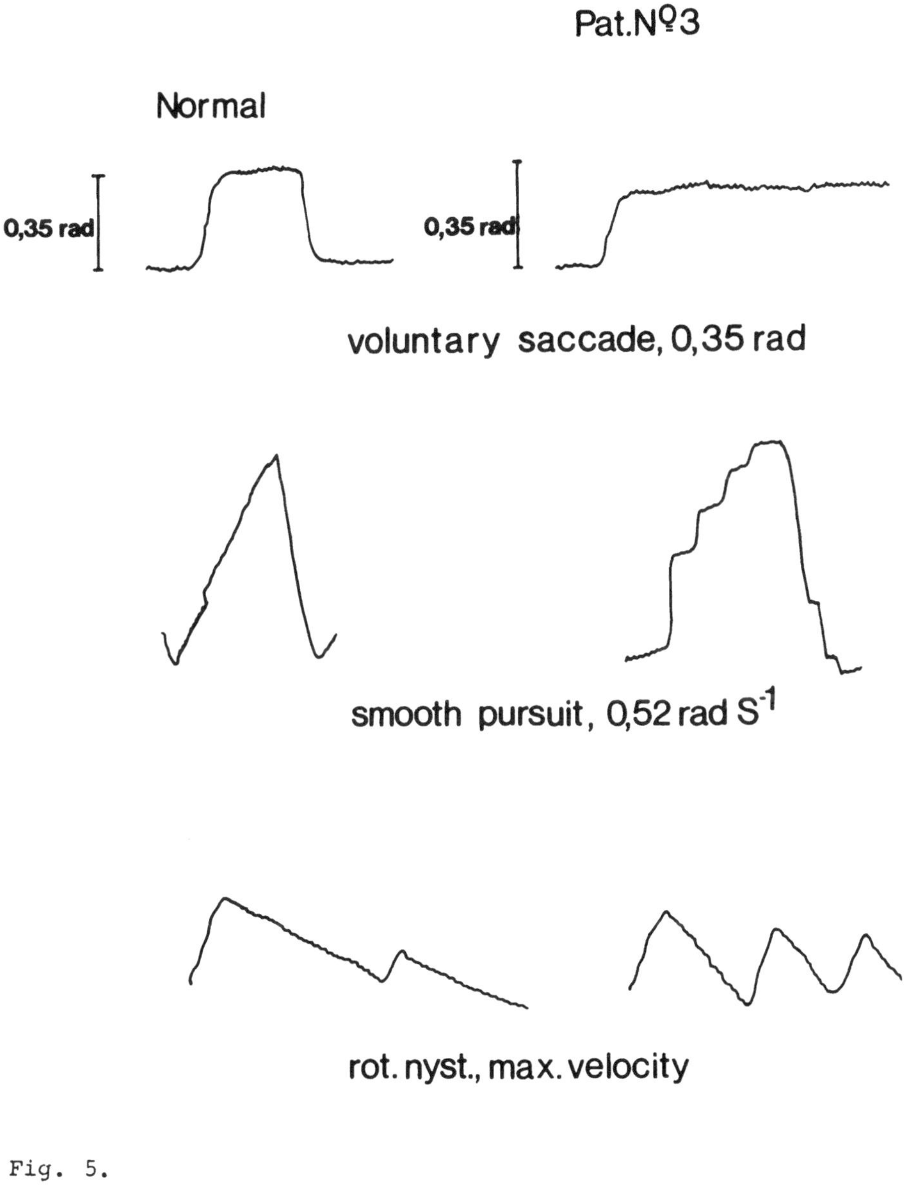
Pat.Nº3
Normal
0,35 rad
0,35 rad
voluntary saccade, 0,35 rad
smooth pursuit, 0,52 rad S-1
rot. nyst., max. velocity

Fig. 5.

Velocity patterns of eye movements in three patients with brainstem lesions.

Patient	Type of lesion	Pursuit velocity	Saccade velocity	Rotation fast	Rotation slow	OKN fast	OKN slow	Optovest. fast	Optovest slow
Patient 1.	Vascular	D	D	D	N	N	D	D	D
Patient 2.	Tumour	D	D	-	-	-	-	-	-
Patient 3.	Vascular	D	N	N	N	N	N	N	D

D = Decreased = (below mean -2 SD)

N = Normal

- = Absent

In case 3, reflexive eye movements and the fast voluntary eye movements were completely normal while the velocity of smooth pursuits was disturbed. In this case the infarction may not have reached the vestibular nuclei or the PPRF. Impaired smooth pursuits have earlier been reported in patients with medullar infarctions (Kommerell & Hoyt, 1973; Hörnsten, 1974). We may rather assume that a disturbance of afferent cerebellar fibres might be responsible for the inability to produce smooth pursuits.

The findings may be helpful for localizing a lesion in the brainstem and helpful also for understanding the neuronal organization of normal eye movements.

References

BALOH, R., V. HONRUBIA, A. SILLS:
Eye-tracking and optokinetic nystagmus. Results of quantitative testing in patients with well-defined nervous system lesions.
Ann. Otol. Rhinol. Laryngol. 86: 108 - 114 (1977)

BALOH, R. W., H. R. KONRAD, A. W. SILLS, V. HONRUBIA:
The saccade velocity test.
Neurology 25: 1071 - 1076 (1975)

BIZZI, E.:
Discharge of frontal eye field neurons during saccadic and following eye movements in unanesthetized monkeys.
Exp. Brain Res. 6: 69 - 80 (1968)

COHEN, B., V. HENN:
The origin of quick phase of nystagmus in the horizontal plane.
Bibl. Ophthalmol. 82: 36 - 55 (1972)

HENRIKSSON, N. G., C. R. PFALTZ, N. TOROK, W. RUBIN:
A synopsis of the vestibular system.
Sandoz Monographs, Sandoz Ltd, Basle, Switzerland (1972)

HOYT, W. F., L. FRISÉN:
Supranuclear ocular motor control. Some clinical considerations. In: Basic mechanisms of ocular motility and their clinical implications.
Ed. G. Lennerstrand and P. Bach-y-Rita. Pergamon Press, Oxford, pp. 379 - 392 (1975)

HÖRNSTEN, G.:
Wallenberg's syndrome. Part II. Oculomotor and oculostatic disturbances.
Acta Neurol. Scand. 50: 447 - 468 (1974)

JUNG, R., H. KORNHUBER:
Results of electronystagmography in man. The value of optokinetic, vestibular and spontaneous nystagmus for neurological diagnosis and research.
In: The oculomotor system. Ed. M. B. Bender.
Hoeber Med. Div., Harper & Row, New York, pp. 428 - 482 (1964)

KELLER, E. L.:
Participation of medial pontine reticular formation in eye movement generation in monkey.
J. Neurophysiol. 37: 316 - 332 (1974)

KOMMERELL, G., W. F. HOYT:
Lateropulsion of saccadic eye movements.
Arch. Neurol. 28: 313 318 (1973)

LUSCHEI, E. S., A. F. FUCHS:
Activity of brainstem neurons during eye movements of alert monkey.
J. Neurophysiol. 35: 445 - 461 (1972)

LYNCH, J. C., V. B. MOUNTCASTLE, W. H. TALBOT, T. C. T.YIN:
Parietal lobe mechanism for directed visual attention.
J. Neurophysiol. 40: 362 - 389 (1977)

ORBAN, G. A., M. CALLENS:
Receptive field types of area 18 neurones in the cat.
Exp. Brain Res. 30: 107 - 123 (1977)

PYYKKÖ, I., N. G. HENRIKSSON, L. SCHALEN, C. WENNMO:
Velocity patterns of rapid eye movements.
Acta Otolaryngol. In press

SCHALEN, L.:
Tracking eye movements in normal subjects.
In preparation.

WENNMO, C., B. HINDFELT:
Eye movements in brainstem lesions.
In preparation.

ZEE, D., L. OPTICAN, J. COOK, D. ROBINSON, K. ENGEL:
Slow saccades in spinocerebellar degeneration.
Arch. Neurol. 33: 243 - 251 (1976)

VARIOUS FORMS OF THE HYPERACTIVE CALORIC RESPONSE.

N. TOROK,
CHICAGO/USA

In the opinion of many the caloric test reveals meaningless information in most clinical situations and is not worth spending the effort with such a time consuming procedure. Nothing can be more inaccurate and uncalled for in the neurotologic practice. The uncomfortably wide range of nystagmic responses in a normal population is a disadvantage. Nevertheless vestibular asymmetry, areflexia, unilateral hypoactivity can be readily recognized. Only slightly greater sophistication is needed to detect vestibular recruitment and decruitment and it is easy to identify a hyperactive caloric reaction. Caloric hyperactivity is a certain sign of central nervous system pathology.

To determine what constitutes hyperactivity is not always understood. The scrupulously standardized and executed testing of 150 normal ears provided an upper limit of responsiveness for two different strengths of stimulation. (2) This was expressed in the number of nystagmic beats in 10 seconds at the culmination of the response. Thus a base line became available by establishing the maximum responsiveness in a normal population.

FROM THE DEPARTMENT OF OTOLARYNGOLOGY, UNIVERSITY OF ILLINOIS, ABRAHAM LINCOLN SCHOOL OF MEDICINE, CHICAGO, ILLINOIS 60612

Vestibular hyperactivity is not a vestibular disorder but it is created by a lesion affecting the vestibulo-oculomotor reflex arc. An inhibitory controlling mechanism becomes defective and an evoked vestibular nystagmus will be exaggerated. This is a phenomenon appearing as a nystagmic reflex of unusually high intensity. (2)

To identify such abnormality certain measures had to be established. It can be done empirically requiring only a large number of normal volunteers and precisely administered testing technique. (1) Thus a scale can be established, as was done several years ago for discriminating between the upper limit of what may be normal and values which should be considered hyperactive or pathologic.

Ten years of experience obtained through analyzing hyper-active caloric responses has, however, offered us a deeper insight into the hyperactive phenomenon.

The study of normals provided an indispensable guide, but such aids must be used with caution. Numerical values in biological measurements require some circumspection, and using such values as sharp cut off points may be diagnostically misleading. The maximum nystagmic intensity obtained in testing 150 ears of non-diseased individuals may be a considerably increased response in a patient, who in the past, would have exhibited only one half of the numerical intensity. On the other hand the maximum intensity obtained in our normal population by applying a weak and strong stimulus have shown two numbers: a maximum of 28 beats at the culmination after the weak stimulus (10cc water at 20° in 5 sec.) and 38 nystagmic beats following the strong caloric stimulus (100 cc water at 20°c in 20 sec.). (2) It is obvious that one cannot adhere rigidly to the law of numbers. If a 38 frequency is considered as the upper limit of what was found in normals, 39 beats in 10 sec. would not constitute an outright abnormality. These transient figures need to be evaluated not on the face of the available numerical figure alone but in the perspective of the entire clinical picture.

And indeed in our patient material we often encountered caloric nystagmus intensities stronger than in the normal group but only slightly increased above the normal maximum. All other data of the neurotologic, audiometric and neurologic examinations were normal. A possible drug effect could also be excluded. Often these patients exhibited more than average anxiety, uneasiness or fear. After becoming more familiar with the testing procedure a re-examination on the following or subsequent days resulted in lower intensity values, now definitely within the normal maximum.

The anxiety is not necessarily related to the test procedure alone and is a more persistent or fundamental characteristic of the patient. The "slightly" hyperactive caloric reaction may be repeatable at any time, without other evidence of pathology. It can be further assumed that a neural nystagmic inhibitory effect in it's initial or milder state is creating a low level hyperactivity. Clinical circumspection can only differentiate what is a transient or persistent anxiety state or a low grade neural deficit.

If 28 or respectively 38 per 10 sec. culmination frequency is the maximum in normals, how much stronger a caloric nystagmus intensity would indicate an unquestionable hyperactive diagnosis? It is in the upper thirties for the weak stimulus and in the upper forties for the strong when organic, neural involvement can be assumed unequivocally as the cause of the hyperactivity. (Fig. 1)

THE RANGE OF CULMINATION FREQUENCY OF THE WEAK AND STRONG CALORIC NYSTAGMUS

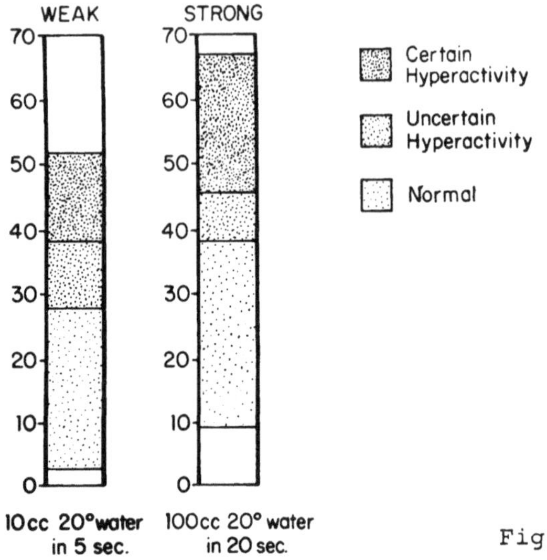

Fig. 1.

MAJOR TYPES OF HYPERACTIVE CALORIC NYSTAGMUS

		Side of Stimulus	Weak Stimulus	:	Strong Response	=	Ratio
1	Normal Caloric Response	R	N	:	N	=	N
		L	N	:	N	=	N
2	Bilateral Hyperactive Response	R	H	:	H	=	N
		L	H	:	H	=	N
3	Unilateral Hyperactive Response	R	H	:	H	=	N
		L	N	:	N	=	N
4	Right Hyperactive Vestibular Decruitment	R	H	:	N	=	↓
		L	N	:	N	=	N
5	Bilateral Hyperactive Vestibular Decruitment	R	H	:	N	=	↓
		L	H	:	N	=	↓
6	Unilateral Vestibular Recruitment	R	N	:	H	=	↑
		L	N	:	N	=	N

N - Normal
H - Hyperactive

Tab. 1.

Some other observations were also made and realized concerning the hyperactive caloric nystagmus. In our laboratory all patients undergo a weak and a strong caloric stimulation as described earlier. Two responses from the right and 2 responses from the left are assessed. All 4 nystagmic frequencies may be clearly hyperactive. If such a finding is restricted either to the right or the left side, it constitutes a unilateral hyperactivity. Other variations are also possible, when only one of the four values is unquestionably hyperactive. This involves an abnormal ratio between the weak and the strong response intensities. Hyperactive responsiveness thus could be combined with vestibular decruitment and on rare occasions also with vestibular recruitment. (3)

The variants with differential caloric test result with hyperactive responses are shown on Table 1.

In the first column R = right, L = left. The second column indicates the weak caloric stimulation results: N = culmination frequency within normal limits, H = hyperactive culmination frequency. Third column shows the strong caloric responses and fourth column reveals the ratio between the weak and strong response intensity. N = normal ratio (1.2 to 3.6) ↓ = the ratio is less than 1.2, representing decruitment, ↑ = the ratio is higher than 3.6 expressing recruitment.

1. All data are within normal limits.
2. Bilateral hyperactive responsiveness. All 4 caloric responses were more intense than ever seen in normals but the ratio between weak and strong reaction was normal. This we may term as plain hyperactivity.
3. Plain hyperactivity only on the right, strongly suggesting an ipsilateral CNS pathology.

4. The weak stimulus response on the right is outrightly hyperactive but the strong response is disproportionately equal or less intense. Consequently the ratio must be either 1.0 or less than 1.0 representing a unilateral, right decruitment. A variation of this phenomenon is when the strong stimulation response is markedly hyperactive as well, but the ratio is abnormally low indicating hyperactive decruitment and so a double evidence of ipsilateral, posterior fossa lesion is presented.
5. Bilateral hyperactive decruitment.
6. Hyperactive response obtained only by strong caloric test. Since the weak response remains within normal limits, the ratio increases indicating vestibular recruitment. Such an extreme difference between a normal weak and hyperactive strong stimulus response is perhaps analogous to the hyperrecruitment seen occasionally in audiology.

Four representative cases are presented.

1. D. S. 27 year old male was first examined in January 1977. Symptoms developed gradually in two years, starting with diplopia, general fatigue, dysfunction of both arms. Spontaneous nystagmus was observed, he had an unsteady gait and brisk, increased tendon reflexes. At the time of our examination there was symmetrical hyperreflexia with ankle clonus and positive Babinsky signs. A well compensated right vocal cord paralysis was found. The neurotological examination did not detect spontaneous nystagmus, but there was optokinetic arhythmia and asymmetry. The differential caloric test showed the following summary result:

R	39	:	60	=	1.5
L	46	:	60	=	1.3

The caloric results showed marked and symmetrical hyperactive reactions with the strong to weak ratio being normal. The hearing was normal. Subsequent pneumoencephalogram indicated bulging in the IVth ventricle and Sylvian aqueduct. The shadows of the pons and medulla were enlarged. The patient expired 5 months later. By the autopsy a large astrocytoma involved the medulla and cervical cord.

2. C. T. 59 year old male. Epigastric pain, imbalance when walking or standing for 10 years but increased in the last 6 months. Heavy drinking for 25 - 30 years as high as 3 - 4 quarts of whisky per day on weekends. Spontaneous nystagmus was recorded in all directions including vertical up beat nystagmus.

There was a broad base gait, positive Romberg with ataxia of the upper and lower extremities. Differential caloric results:

R	45	:	50	=	1.1
L	38	:	45	=	1.2

There was a symmetrical high frequency sensorineural hearing loss.
The summary of neurotologic findings was:
1. Spontaneous nystagmus II$^{\circ}$ left, vertical nystagmus up.
2. Calibration overshoot. 3. Eye tracking with saccades.
4. Bilateral caloric hyperactivity and right sided vestibular decruitment. 5. Abnormal optokinetic responses.
CAT scanning showed cerebellar atrophy with enlarged IVth ventricle.

3. E. B. 18 year old female. Recurrent discharge from both ears since age 3. Transient dizziness occurred when lying down toward right. Also feels imbalance and mild tinnitus.

Symmetrical mild conductive hearing loss with normal bone conduction. The tympanic membranes were intact with a central circular atrophic area on both sides. Tomography showed very limited pneumatization of the mastoids.

Neurotologic examination did not detect spontaneous nystagmus. Postural testing produced neither dizziness or nystagmus. Differential caloric test results were:

R	13	:	46	=	3.5
L	17	:	53	=	3.1

Whereas the weak caloric responses were at the mean values of our series of normals, the strong stimulation reactions were far above the normal limits. The ratios are not above the highest values found in our normal studies, however due to the hyperactive strong stimulation responses a bilateral vestibular recruitment was considered.

The pathogenesis in this case is not clear. Possible further development may clarify the nature and origin of this abnormality.

4. S. T. 39 year old female. 3 - 4 days after commercial flights, transient spinning sensation occurs when getting up from bed. This may recur several times daily until gradual improvement and recovery within 6 - 8 weeks. The symptoms appear for the past 3 - 4 years every time she flies. She is a "highstrong" biochemist, very anxious about these recurrences since she will have to fly even more in the future. No other complaints. Hearing was normal. No spontaneous nystagmus. Caloric test results:

R	36	:	44	=	1.2
L	30	:	37	=	1.2

Postural testing elicited a very brief dizzy sensation when positioned the head from the supine to the right and from the supine to the left. These responses were not reproducible. Eye tracking and optokinetic responses were normal.

Three out of the 4 caloric responses are slightly higher than ever found in normals. This patient fits in the category mentioned above. She was an overly anxious, nervous, intelligent cooperative individual. Except of the mild caloric hyperactivity the neurotologic, as well as the neurologic examination could not detect any sign of organic pathology. Her complaints were assumed to be of psychosomatic nature.

The four examples represent various forms of hyperactive caloric nystagmus responses. The pathologic significance of the hyperactive element in these cases is clearly demonstrated. The presence of hyperactivity may be obvious by a single caloric test, but the 2 weak and 2 strong stimulation series either simply confirms a generalized hyperactivity or can readily detect the cases in which hyperactivity is combined with vestibular decruitment or recruitment. (3.4.5.6.) The diagnostic and differential diagnostic value is the most informative of all available vestibular test procedures.

In the assessment of hyperactive caloric responsiveness it must be realized that the pathologically increased nystagmic intensity is the sole expression of the hyperactive entity. Increased perspiration, severe nausea or vomiting as an effect of a routine caloric test is not identical with the hyperactive nystagmus. Low tolerance autonomic nervous sensitivity creates all these unpleasant reactions. The source and origin of these symptoms are all different from those causing nystagmic hyperactivity. The two may be combined and could appear simultaneously, but clinically they are unrelated phenomena.

Abstract

Hyperactive nystagmic response as a result of stimulation of the vestibular receptors is a pathologic entity. The border between a normal and abnormal neuromuscular reflex is not a sharp line but rather a wide area. For this reason the hyperactive response must be well defined. The experience of meticulously tested large number of "normal" volunteers provides a criterion of what is abnormal. Clinical experience indicates that increased nystagmic response may have different meanings and differential diagnostic value.

Four different forms of manifest hyperactivity are possible:

1. Caloric nystagmic responses only slightly or moderately higher than in the normal population. This is not necessarily pathological unless found repeatedly on one side only.

2. Markedly increased caloric or rotatory nystagmic intensity serves an unquestionable evidence of some central nervous system abnormality.

3. Stronger hyperactive response obtained with weak stimulation but not with the strong caloric irrigation. Such a test result constitutes hyperactive decruitment presenting a double evidence of ipsilateral posterior fossa lesion.

4. Hyperactive response may be obtained only by a strong vestibular stimulus whereas a weak stimulation does

not elicit any sign of hyperactivity. This is consistent with vestibular recruitment suggesting endorgan (labyrinthine) pathology.

References

1. TOROK, N.:
Differential Caloric Stimulations in Vestibular Diagnosis.
Arch. Otolaryngol. 90: 52 (1969)
2. TOROK, N.:
The Hyperactive Vestibular Response.
Acta Otolaryngol. 70: 153 (1970)
3. TOROK, N.:
A New Parameter of Vestibular Sensitivity.
Ann. Otol. Rhinol. Laryngol. 79: 808(1970)
4. TOROK, N.:
Vestibular Decruitment.
Ann. Otol. Rhinol. Laryngol. 82: 868 (1973)
5. TOROK, N.:
Differential Diagnosis of the Caloric Nystagmus.
Int. J. Equilibrium Research 3,1: 70 (1973)
6. TOROK, N.:
Vestibular Decruitment in Central Nervous System Disease.
Ann. Otol. Rhinol. Laryngol. 85: 131 (1976)

DIABETES MELLITUS AND VERTIGO.

W.R.UPDEGRAFF,
POUGHKEEPSIE/N.Y.,USA

HISTORICAL ABSTRACT OF VERTIGO.

In 1954 Harrill[1] reviewed headache and vertigo as associated with a hypoglycemic tendency. The pioneers in understanding the metabolic causes of vertigo were John Tintera and Herbert B. Goldman They reported their findings in 1956. Goldman[3] in 1962 reported 75 patients with Meniere's syndrome treated with 90 percent good response. In the June 1975 "Otolaryngologic Clinics of North America, " Goldman concludes that "correct interpretation of the dysglycemia present in fluctuant hearing loss helps us understand why proper nutritional and other therapies correct the metabolic imbalance." Wilber D. Currier[4] published in the 1969 "Laryngoscope" an excellent report on "Dizziness As Related To Hypoglycemia: The Role of Adrenal Steroids and Nutrition." Abbas E. Kitabachi[5] and John J. Shea[5] in the June 1975 "Otolaryngologic Clinics of North America" report on 161 patients. They found the percentage of carbohydrate intolerance (33 percent of 161 patients) to be significantly greater than in the random population reported in the literature (8 %). W. Hugh Powers[6] reported in the September 1972 "Laryngoscope" that thirty percent of 70 patients with Meniere's disease had an abnormal five-hour glucose tolerance test.

In 1968, Weille[7] noted that, in some patients with Meniere's disease, evidence of hypoglycemia appeared during the five-hour glucose tolerance test.

In the June "Otolaryngologic Clinics of North America," James T. Spencer[8] reported on 444 cases with inner ear symptoms, both cochlear and vestibular. In his study of 444 cases, a total of 207 patients, or 46.6 percent were found to have hyperlipoproteinemia. An elevated glucose tolerance curve was demonstrable in 87 percent of the patients with hyperlipoproteinemia tested, either overtly diabetic, mildly diabetic, or prediabetic.

Conrad Proctor[9] in the October 1977 "Laryngoscope" states that among the more common syndromes associated with sensori-neural hearing loss are diabetes mellitus (11/1000) and familial hyperlipoproteinemia (10/1000).

In 1978 William R. Updegraff[10] reported to The American Dietetic Association on 325 ENG patients studied over the previous four years. Seventy-one percent of these vertigo admissions to the hospital were classfied as metabolic problems as the sole cause of their dizziness. In an additional twenty-two percent, metabolic error was at least a contributing factor. Updegraff concluded that a disturbance of carbohydrate and insulin metabolism explained the mystery of the 64 % of Meniere's patients heretofore classified as "Idiopathic."

References

1. HARRILL, J. A.:
Headache And Vertigo Associated With Hypoglycemia Tendency.
Laryngoscope, 61: 138 (1954)

2. TINTERA, J. W., H. B. GOLDMAN:
Hypoadrenocorticism.
In Otolaryngological Surgical Procedures,
New York J. Med. 56: 872 (1956)

3. GOLDMAN, H. B.:
Metabolic Causes Of Fluctuant Hearing Loss.
The Otolaryngological Clinics Of North America,
Volume 8, Number 2, W. B. Saunders Company.
June 1975

4. CURRIER, W. D.:
Dizziness Related To Hypoglycemia: The Role Of
Adrenal Steroids And Nutrition.
Manuscript Received In The Laryngoscope Office.
Request For Reprints To W. D. Currier, M. D.,
960 E. Green Street, Pasedena, California 91101.
May 12, 1969

5. KITABACHI, A. E., J. J. SHEA:
Diabetes Mellitus In Fluctuant Hearing Loss.
The Otolaryngologic Clinics Of North America,
W. B. Saunders Company. June 1975

6. POWERS, W. H.:
Metabolic Aspects Of Meniere's Disease.
The Laryngoscope, 1716 - 1725, September 1972

7. WEILLE, F. R.:
Hypoglycemia In Meniere's Disease.
Arch. Otol., 87: 129 (1968)

8. SPENCER, J. T.:
Hyperlipoproteinemia And Inner Ear Disease.
The Otolaryngologic Clinics Of North America,
Volume 8, Number 2. June 1975

9. PROCTOR, C.:
Diagnosis, Prevention And Treatment Of Hereditary
Sensorineural Hearing Loss, The Laryngoscope,
Supplement Number 7, Volume LXXXVII, Number 10,
Part 2. October 1977

10. UPDEGRAFF, W. R.:
Nutrition: Its Relationship To Vertigo, Cassette-A-Month, The American Dietetic Association, CAM 3. (1978)

DIABETES MELLITUS AND VERTIGO.

W.R.UPDEGRAFF,
POUGHKEEPSIE/N.Y.,USA

DIABETES-IN-SITU (OCCULT DIABIETES) AND MENIÈRE'S DISORDER.

The most common and most overlooked cause of vertigo is an impairment of carbohydrate and insulin metabolism. The patient who presents with vertigo is an occult diabetic; and an occult diabetic is a potential coronary or stroke candidate. Therefore, it becomes absolutely imperative that the vertigo patient be investigated from a metabolic point of view. This is required because the vascular complications of diabetes are reversible in the presence of good blood sugar control in these very early cases.
A correlation between pancreatic islet cell function and inner ear neuro-sensory epithelial function is therefore presented.

The criteria suggested by the Academy Subcommittee on Equilibrium and its measurements were used in evaluating these patients. 575 ENG patients were studied over the past five years. Standard protocol was a five to six day hospital admission for complete workup. The hospital study includes a complete audio-vestibular, oto-neurologic, radiological and bio-chemistry profile evaluation. Included also were other non-invasive studies such as a search for orthostatic hypotension and subclavian steal syndrome. Seventy-five percent of these vertigo admissions were classified as metabolic problems as the sole cause of their dizziness. In an additional fifteen percent metabolic error was at least a contributing factor. By far the great majority of the metabolic problems were patients with chemical diabetes or overt diabetes of the adult onset type. The symptomatology of classic diabetes is related to ketosis-prone biochemically far advanced and insulin dependent diabetes. This stable type of diabetic complains of dizziness occasionally; on the other hand the so-called adult onset diabetic is frequently vertiginous. To quote Dr. Joseph R. Kraft, "All undiagnosed cardiopathies, neuropathies, nephropathies, and retinopathies should be considered either diabetic or pre-diabetic until excluded by glucose/insulin tolerance testing. To the aforementioned multifacets of diabetes mellitus one can now add the cochleo-labyrinthopathy of Meniere's disease. The diabetic-in-situ or occult diabetic is the Meniere's disorder patient who may have either a normal, equivocal, or abnormal standard glucose tolerance test, but always an abnormal insulin tolerance test. Major patterns diagnostic of diabetes mellitus emerge from the combined glucose/insulin tolerance test."[1] Such early carbohydrate dysfunction causes rapid fluctuations of insulin and blood sugar levels eventually resulting in a severe disturbance of glucose homeostasis. These patients are very vulnerable to the vestibular Meniere's disorder, particularly if they are smokers. Critical oxygen delivery and critical nutrient delivery to the balance end-organs is essential for good function. Not only is vertigo an exceedingly common complaint in this type of patient, but it frequently preceeds an actual loss of hearing. Cochlear symptoms in the form of tinnitus or fullness of the ear, however, are not uncommon. It is my opinion that a disturbance of carbohydrate metabolism explains the mystery of the 64 % of Meniere's patients heretofore classified as idiopathic. Treatment of these 575 patients has been in the direction of nutritional guidance with the help of a medical dietitian.

The professional clinical nutritionist plays an invaluable role in the rehabilitation of these patients. Proper food nutrition and diet therapy will restore the energy balance to the inner ear. The proper function of the inner ear is dependent upon cellular metabolism specifically in regard to the sodium pump, ATP synthesis and membrane integrity. Through nutritional counselling the chemical bond energy of nutrients is transformed to an effective electrical output of the crista ampullaris and macula of the saccule and utricle. Obviously the organ of Corti is also involved in this same process. Effective sodium pump action maintains the ionic balance and equilibrium between the endolymphatic potassium and the perilymphatic sodium. Ninety percent of the 575 patients studied or a total of 517 patients, have 100 % improvement of their symptoms with no remission of their symptomatology. All of the others have been helped extensively also - as long as they stay on their diet and vertigo exercises. Three patients, in psychological dys-equilibrium, are being helped by the psychologist and/or the psychiatrist. The conventional medical treatment modalities of the past are limited in their usefulness. These include vasodilators, low salt diet, histamine desensitization, and diuretics, either used singly or in combination. Surgery for Meniere's is rarely necessary and should be reserved for the very advanced case with no serviceable hearing. Surgery may correct the vertigo in 60 - 70 % of the cases when the subarachnoid endolymphatic shunt is used, but it does not correct the underlying cause - an important concept to consider when making a decision regarding surgery.

The ear is a dynamic indicator of metabolic error and physiologic dysfunction. Vertigo is a cry of alarm of the balance system in distress - even more sensitive a register than is fluctuant hearing loss.

Prevention of fluctuant hearing loss can occur when the vertigo symptom is recognized and treated. The evidence suggests that it is the environment in which the inner ear neuro-sensory epithelium resides, rather than some inherent abnormality of the ear itself that is responsible for the target organ damage. The ear is not alone in the body.

The primary defect in diabetes mellitus is a generalized basement membrane disorder which in genetically predisposed individuals is present before the onset of clinically detectable diabetes. A biochemically abnormal internal environment due to anti-insulin forces may preceed the detection of diabetes for some time. Insulin or its lack, affects the intermediary metabolism of the ear very soon in the course of carbohydrate dysfunction. In genetically predisposed individuals, thickening of the capillary basement membrane of the Stria Vascularis occurs even before detectable laboratory abnormalities of carbohydrate metabolism. Functional change preceeds structural change. This is why the sophistication of ENG becomes increasingly important as well as the refined patternization of the combined glucose/insulin tolerance test. This is now possible with the highly specific and sensitive insulin radioimmunoassay technique. Since the glucocorticoid hormone is a potent anti-insulin force, the standard glucose/insulin 6-hour tolerance test has now been further expanded to include cortisol levels. The glucose/insulin/cortisol tolerance test is a valuable, modern laboratory procedure which is of immense help in identifying the cause of vertigo and in giving proper direction as to treatment.

Bibliography

KRAFT, J. R., M. D. CHAIRMAN:
Department of Clinical Pathology and Nuclear Medicine, St. Joseph Hospital, Chicago, Illinois

DIABETES MELLITUS AND VERTIGO.
W.R.UPDEGRAFF,
POUGHKEEPSIE/N.Y.,USA

TREATMENT OF BLOOD SUGAR PROBLEMS IN
VERTIGO.

Preamble

Vertigo is a symptom not to be ignored. This includes the so-called benign paroxysmal vertigo which is not an innocuous type of complaint, but signals a warning to investigate the metabolic pool. Benign paroxysmal vertigo due to cupulolithiasis is the notable exception. The true vertigo complaint is an alarm reaction of the inner ear. It is a working assumption that the patient with vertigo is an occult diabetic until proven otherwise by appropriate glucose/insulin/cortisol tests.

The "Hidden Dimension" of success in treating vestibular Meniere's disease is the recognition that there frequently is a disordered regulation of glucose-insulin metabolism. Dr. Joseph Kraft of Chicago, Illinois, states that, "The most significant finding in our studies have illustrated that dietary carbohydrate control alone can normalize diabetic insulin response patterns. This has been demonstrated especially with the diabetes mellitus in-Situ phase, the earliest detectable phase of diabetes."

The term "impaired carbohydrate metabolism" has been adopted because it embodies the concept of disease detection at its earliest identifiable point - a time at which maximum potential benefit can be anticipated through dietary management. Commitment to the view that better "control" of hyperglycemia is beneficial and that the microvascular complications of diabetes are decreased by reduction of elevated blood glucose concentration has only recently been accepted as a policy by The American Diabetes Association. Dr. Kraft believes that there is every reason to conclude that "maintaining non-diabetic parameters by diet control which can be monitored periodically, using glucose/insulin tolerance testing, will prevent the progression, and perhaps, the development of athero-sclerosis. The benefit of altering the biologic course of atherosclerosis via control of a major predisposing factor is incalcuable."

Otolaryngologists are in a unique position to help their patients by being alert to the abnormal insulin-glucose patterns associated with inner ear symptoms. Dr. Joseph Kraft has the world's largest series of glucose/insulin tolerance examinations. His work clearly and statistically establishes the fact that insulin patterns of diabetes are definitive. Insulin pattern identification is the only practical and reliable method sufficiently specific to readily differentiate non-diabetic from diabetic patients.

Under normal conditions, there is an equilibrium between insulin activity and the activity of catecholamines. Insulin excess and stress disturb this dynamic equilibrium. Catecholamine excess results in thermodynamic and metabolic changes with resulting failure of both metabolism and of the sodium potassium pump mechanism. Catecholamines in-crease oxidative metabolism at the expense of stored and maintenance energy. An energy deficit results which is detrimental to cellular function. The resulting thermo-dynamic unbalance is demonstrated in the electrocardiogram, as myocardial depolarization occurs with resulting rhythm and conduction disturbances. Vestibular nerve depolarization is demonstrated by electronystagmography in a similar fashion by rhythm and conduction disturbances.

Therapy in vertigo

1. It is my contention that the incidence of glucose-intolerance, and abnormal insulin patterns, is vastly underestimated and underdiagnosed in patients with vertigo. This statement is made after a 5 year study of 575 patients with dizziness as the presenting complaint. Vertigo is much more frequent a complaint than fluctuant hearing loss. Ear fullness and tinnitus, however, are common complaints.

2. It is a working assumption that the patient with vertigo is an occult diabetic until determined otherwise by glucose-insulin tolerance testing. (Hart) This literally opens up a Pandora's box for interesting investigation of the metabolic pool.

3. The most overlooked cause of vertigo is a disorder of glucose and insulin metabolism. Defects in the normal utilization of ingested simple or complex sugars commonly result in inner-ear disturbances - vestibular, auditory, or both. Hyperlipoproteinemias are very often associated with inner ear symptomatology, (Spencer), but the prime source of vertigo seems to be an alteration of the normal blood sugar and insulin levels. Vestibular vertigo of a true rotary nature is usually the presenting symptom, often associated with tinnitus or a fullness in the ear. Fluctuant hearing loss occurs,

but not as commonly as one would expect with the classic picture of a manifest Meniere's syndrome. Vertigo may also be non-rotatory, but with persistent questioning one may be able to elicit a complaint of motion, perhaps not of a spinning type, but a gravity-oriented otolithic type. Rotatory vertigo is referred to as a definitive attack of vertigo. Non-rotatory vertigo is described as adjunctive vertigo.

4. Sophistication in the monitoring of vertigo through electronystagmography is paralleled by the study of unusual patterns of carbohydrate and insulin metabolism. Variations from normal in glucose tolerance testing are very frequently accompanied by the complaint of dizziness. However, an increased alertness to the vagaries in the outer realms of what is considered normal is essential if one is to be successful in the interpretation of the standard glucose tolerance test. (Updegraff) The conventional view of normality of the glucose response after a sudden load of 100 gm. of a sugar drink following a 12-hour fast is well known. However, typeical "reactive hypoglycemic" attacks occur when there has been a rapid descent of the blood glucose from hyperglycemic values to a relatively low level.

5. Vertigo commonly occurs during hypoglycemic episodes. Alimentary functional hypoglycemia and diabetic functional hypoglycemia are described very clearly by Field. The glucose nadir occurs between the 2nd and 3rd hour of the glucose tolerance test in alimentary functional hypoglycemia. This is in contrast to patients with diabetic functional hypoglycemia, who still have elevated blood glucose values at 2 hours and then have hypoglycemia subsequently at the 3rd or 4th hour.

Rapid descent of blood sugar, the rate of change of blood sugar, and the degree of change in blood sugar are all important. The drop from the high to the low should not exceed 60 mgs. This rate of drop of blood sugar should be less than 1 mg. per minute. (less than 60 mg./hr.) The 1 hour blood sugar level should be at least 50 % greater than the fasting level. Ideally, the percentage differential between the fasting blood sugar and the lowest level should not exceed a 10 % differential. There must be no levels below 70 mgms. percent which is the usual lower limit for most laboratories.

6. Since diabetes is the third most common cause of death in the United States and is notoriously responsible for target-organ damage, the otologist is obligated to take a new, careful look at this multifaceted disease. The companion organ of the ear is the eye, and diabetes is second only to glaucoma as a cause of blindness in the Western world. Additionally, in the diabetic population there is a slightly higher cataract incidence than in a non-diabetic population. (Steinvurzel) Small-vessel disease in the form of intimal atherosclerosis and micro-angiopathy occurs with interference of retinal perfusion of oxygen and nutrients. Similarly, both venous stasis and occlusion cause visual problems, which can be linked to labyrinthine perfusion difficulties in the arteriolar and venular sides of the microcirculation.

7. Dr. Joseph R. Kraft, Chairman of the Department of Clinical Pathology and Nuclear Medicine at St. Joseph Hospital in Chicago, has insisted that glucose tolerance tests are obsolete unless accompanied by serum insulin studies. He has the world's largest series of combined glucose/tolerance tests - close to 12,000 have been studied. Dr. Kraft finds the normal fasting serum

insulin level to be no more than 30 microunits. After a glucose load, the insulin should peak at 30 minutes or at one hour. The height of the insulin response is important, as well as the time of the peak. The combined total of the second and third hour insulin levels should ideally be less than 60 microunits. Over 120 microunits is considered an abnormal value. When insulin levels are normal, the patient seldom has vertigo, tinnitus, fullness in the ear, or fluctuant hearing loss. However, when there is a normal peak of insulin level at 30 minutes or one hour but a delayed return to normal, (insulin lag), 30 percent of these patients are candidates for diabetes. Peaking of the insulin level at two hours, instead of when it should, constitutes a major pattern characteristic of pre-diabetes or occult diabetes in 32 percent of Dr. Kraft's patients. Infrequently (8 percent) the insulin level peaks at the third hour - again a prediabetic condition and, incidentally, a circumstance that makes the patient a candidate for inner ear complaints.

8. The data compiled by Dr. Joseph Kraft clearly indicate that diabetic insulin patterns precede glucose alterations. Blood sugar changes diagnostic of diabetes are a relatively late manifestation of the biochemical progression of this disease. The standard glucose tolerance test is an obsolete procedure unless it is used in conjunction with an insulin radioimmunoassay in diabetes detection studies. The sine qua non of diabetes is the diabetic insulin pattern. Diabetic insulin patterns are commonplace in patients with both Meniere's disease and migraine headaches.

9. Significantly, the association of abnormal (diabetic) insulin patterns with normal glucose curves established a phase of diabetes not recognizable using glucose

values alone. As a corollary, it is also significant that the same biochemical deterioration of glucose-insulin-cortisol tolerance establishes a recognizable phase with early identification, of both Meniere's disease and migraine. See Table 1 and Table 1-A

10. According to T. S. Danowski, Stage III of diabetes mellitus is the most common form of undiagnosed chemical diabetes or mild glucose intolerance. It frequently remains undetected because the fasting blood sugar level is normal. In such individuals, a glucose tolerance test yields 2 hour blood glucose levels above 120 mg. percent. This stage of deterioration of glucose tolerance is commonly seen in patients with vestibular Meniere's disease. Vestibular Meniere's disease implies the combination of vertigo with ear fullness, pressure or tinnitus, but with no demonstrable hearing loss. Vestibular Meniere's disease is by far the most common type of dizziness seen in clinical practice.

11. R. W. Baloh and V. Honrubia report that dizziness is a common complaint with both classic and common migraine, and patients frequently report a sense of unsteadiness during the entire period of headache. Dursteler reports that patients with migraine demonstrate more vestibular abnormalities on neurotologic examination than age-matched control subjects. Migraine headaches are frequently found in patients with Meniere's disease, but migraine medication does not help the Meniere's problem. Glucose-insulin homeostasis is required in order to achieve relief of headaches and dizziness. The migraine headaches are, in this manner, completely relieved at the same time as the Meniere's is controlled.

12. The usual medical treatment modalities for the treatment of Meniere's disease have not improved the quality of life for a large group of patients with inner ear complaints.

13. Surgery is resorted to far more often than is necessary. The nutritional approach when added to the armamentarium of the surgeon will ultimately relegate the surgical approach to a minor role.

14. The vertigo complaint is an indication of failure of the sodium-potassium pump and the Krebs Cycle.

15. Critical nutrient delivery, ideal oxygen saturation at the cellular level, and adequate blood flow velocity are all essential factors in maintaining the mitochondrial production of ATP, which in turn activates the sodium pump. Without the sodium pump functioning normally, and without appropriate adjustment of membrane permeability to sodium and potassium, the membrane potentials and action potentials are jeopardized. The fuel cells (hair cells) of the inner ear receive energy from a reaction between dissolved oxygen and the fuel, glucose. Cellular metabolism is essentially aerobic. Vertigo results when there is less than optimum delivery of action potential impulses per second to the paired vestibular nuclei.

16. The dark cells perform the heavy work of removing sodium from the endolymph and supplying back to the endolymph a high concentration of potassium, and they have a high density of mitochondria for this energy-consuming work. See TABLE II As a consequence, the highest activity of the respiratory enzymes is generally found where the dark cells are present.

In accordance with the function of these cells, their cell membranes show an increased sodium-potassium activated ATP activity. Because of this functional pattern Dahlman states "the dark cells are the most important cells in the endolymphatic system, maintaining the electrolyte pattern essential for the normal functioning of the hair cells."

Dahlman explains that the ion exchange function of the dark cells protect the hair cells and maintain their polarity. The ability to balance this leakage of ions by an active ion transport in the opposite direction is apparently a function of all the living cells as long as the cells are metabolically sustained by the bloodstream. If this blood supply is blocked, or altered in critical nutrient delivery, the difference in ion concentration is rapidly equalled out in the two fluid compartments - endolymph and perilymph. Therefore, the main safeguard for maintaining the unique ionic pattern of the endolymph is the collar of dark cells that is always located around or very close to all the sensory areas of the ear.

17. Trincker reports that the inner ear neurosensory hair bundles carry an electrostatic surface charge of up to 80 mv and believes that this is instrumental in spacing the hair processes and thus gives them rigidity and resilience. The membrane potential of the basement membrane of the hair cells supplies the necessary energy balance for stereocilia and kinocilia function. Lowenstein states that at least in mammals, the potassium concentration in the endolymph is the same as that in the interior of the hair cell. The sodium concentration of the extracellular fluid is equivalent to the sodium concentration in the perilymph. Maintenance of an optimal energy balance within the hair cells results from proper nutritional intake and a healthy aerobic environment of

the basement membrane. Ionic equilibrium will result. The normal hair cell function will then generate the optimum 80 - 85 mv electropotential at the membranous wall of the hair cell. Normal balance will thus be maintained. See TABLE III

18. Failure of the Krebs Cycle in the vulnerable subendocardial myocardium of the left ventricle is responsible for a positive electrocardiogram exercise tolerance test even though the coronary arteries are normal. Prevention of high grade obstructive coronary artery disease can be accomplished by paying very early attention to the metabolic demands of the heart. (Sodi-Pallares, D., and Hoffman, M.)

19. Claussen of Würzburg, Germany, studied 3.000 dizzy patients and observed that 44 % suffered from cardiovascular disorders. Thus, the otolaryngologist has a unique and timely opportunity to correlate inner ear symptoms with potential cardiovascular heart disease risk factors - Spencer has noted the association of inner ear disease and hyperlipoproteinemia. Both Spencer and Claussen emphasize the fact that the ear is not alone in the body, and that as physicians we can properly advise patients regarding their general medical problem. Otolaryngologists now have a newer understanding of the role of obesity, blood sugar control, blood insulin control, blood fat control, hypertension, smoking, and exercise on general health.

20. Target organs everywhere, for example the kidneys, eyes, inner ear, nerves, cardiovascular system, peripheral vascular system and skin, all respond in a similar fashion when the Krebs Cycle fails. Normalization of post-prandial blood sugar levels is now the goal of The American Diabetic Association.

21. Since the patient who presents with vertigo is an occult diabetic until proven otherwise, and since the occult diabetic is a potential stroke or coronary patient, it becomes imperative that the vertigo patient be investigated from a metabolic point of view. This is required because the vascular complications of diabetes are reversible in the presence of good biochemical control of blood sugar levels in these very early cases.

22. Abnormal insulin tolerance test results are the earliest recognizable laboratory phase of diabetes. Dietary management will correct the abnormal values demonstrated by insulin tolerance testing as performed concomitantly with the standard glucose tolerance test.

23. Kraft clearly observes that, "whereas the symptomology of classic diabetes is related essentially to ketosis-prone and biochemically far advanced diabetes, so-called adult-onset is frequently asymptomatic or symptomatically lost in the great mimic potential of diabetes. The criterion for early clinical diabetes detection varies and is directly proportional to the awareness, experience and interest of the physician. At the present time our clinicians have had their greatest retrospective yield in considering all undiagnosed cardiopathies, neuropathies, nephropathies, retinopathies, and cochleo-labyrinthopathies as diabetic or diabetic related until excluded by glucose/insulin tolerance testing." See TABLE IV

24. In order to recognize these early Meniere's patients before they become disabled with a hearing loss that is permanent, let us be aware of the etiologic factors responsible for 64 percent of the cases of Meniere's disease previously labeled "idiopathic." Even the

so-called benign paroxysmal vertigo is not benign. It is a symptom that appears to be part and parcel of the very same process. The glucose tolerance test is easily evaluated and understood if we consider the glucose tolerance sum that has been documented in detail by Dr. T. S. Danowski, Professor of Medicine at the University of Pittsburgh School of Medicine and Chief of Medicine at Magee-Women's Hospital in Pittsburgh. Dr. Danowski tabulates the sum of the fasting, half-hour, one-hour, and two-hour blood sugar levels. If the sum is under 500 mg./100 ml., there is no diabetes and one rarely finds vertigo as a complaint. If the sum ranges between 500 and 800 mg./100 ml, a chemical or prediabetic state exists. Vertigo is common in this range. A figure over 800 mg./100 ml. clearly indicates diabetes mellitus. Incidentally, when the diabetes is manifest and insulin dependent ,vertigo occurs less frequently. However, careful questioning will usually elicit the vertigo complaint, even when there is very good control of the diabetes. See TABLE V

25. The ear, through the neglected vertigo symptom, gives a warning to investigate the metabolic pool by appropriate laboratory testing.

26. A stable diabetic with little blood sugar fluctuation is dizzy less often, but the early diabetic with wide variations of blood sugar (and serum insulin levels) is frequently spinning. Idiopathic inner ear dys-equilibrium occurs primarily in the latter group. Almost all of the vertigo patients studied in the past five years are now feeling fine. Not only are they rid of their dizziness, but there has been no recurrence of vertigo in this five year period. The natural course of the Meniere-like disease has been altered. This is due to proper dietary instruction by a clinical

nutritionist. Proper food planning with the help of a competent and interested medical dietitian helps immensely in the rehabilitation of these patients. Updegraff & Koniz)

27. The microcirculation of the inner ear is directly dependent upon proper oxygenation and nutrient delivery. To obtain an optimal microenvironment of the cells of the audiovestibular neuroepitheliae, a carefully adjusted food intake is required. This means eating a good healthful breakfast and a high-protein diet relatively low in carbohydrates. If hyperlipoproteinemia is also present, then further dietary modifications are made. The low cholesterol, fat controlled diet contains 300 - 500 mg. of cholesterol and has a 1 : 1 ratio of polyunsaturated fatty acids to saturated fat. Alcohol is not allowed for at least three months after the diet has been initiated. After three months, one drink may be had twice weekly. Poly-unsaturated fats which are recommended for this meal plan are usually oils of vegetable origin, such as corn, cottonseed, safflower, sesame seed, and soybean. They tend to lower the level of cholesterol in the blood by helping the body to eliminate excess newly formed cholesterol, and by helping to form phosphatidyl choline which aids in keeping fat in microscopic solution in transport. Between-meal and bed-time food supplements should be in the form of additional small amounts of protein, such as nuts, cheese, wheat germ, and skim milk.

28. McCabe and Bellucci have for years obtained a high degree of success in the medical management of their patients with Meniere's disease. They have properly instructed their patients on the importance of eliminating sweets from the diet, regular balanced meal

patterns, discontinuing smoking, limiting alcohol consumption, a reasonable amount of exercise, and diligent follow-up observations of their patient's progress. This can be a time-consuming approach for the busy otolaryngologist.

29. Therapy of vertigo is handled efficiently, completely, and successfully by enlisting the aid of a Registered Medical Dietitian. Handing out a printed diet form is usually not enough for either patient motivation or compliance.

30. Nemchik observes that, "Diabetes is a chronic enigmatic systemic disease whose chief manifestations include disorders in the metabolism of insulin, carbohydrates, fats, and proteins and in the structure and function of blood vessels. Early signs and symptoms of the disease stem from the metabolic disorders; later complications stem from the vascular disorders."

Kryston includes that, "In any case, it appears that a defect in the beta cells of the diabetic patient results in a decreased sensitivity to the glucose signal and loss of the early phase of insulin release; this delays insulin secretion, and allows early hyperglycemia and a late hypoglycemia after the patient with early diabetes ingests glucose. In the later stages of diabetes, the sensitivity of the second phase of insulin secretion is also affected, leading to insulin deficiency and more sustained hyperglycemia."

31. Carbohydrates are restricted to no more than 120 grams per day. Manipulation of the carbohydrate intake is dependent upon the patient's glucose-insulin-cortisol tolerance curve. Understanding the rationalization for dietary management is essential for adherence to the

diet pattern. If the patient does not know why he is given a particular diet, he will not adhere to it. The patient has to know why the diet is patterned to his own individual metabolic needs. The nutritional program explained to the patient is customized to his own biochemical individuality, as identified by appropriate laboratory testing. (Koniz & Updegraff) See TABLE VI

Conclusion

Clinical experience in 575 vertiginous patients over the past five years has convinced me of the importance of suspecting a deterioration of glucose tolerance as the prime causative factor of idiopathic vertigo. It is surprising how many cases of advanced and moderately advanced diabetes cases are identified. A chemical diabetes is found very frequently, and either alimentary or diabetic functional reactive hypoglycemia is commonplace. Important electrocardiographic and electronystagmographic changes occur during hypoglycemia. Glucose-insulin-cortisol tolerance testing is done routinely to expand the diagnostic capabilities of the standard glucose tolerance test. In diabetes, there is a disturbance of intermediate metabolism which impedes the normal incorporation of pyruvic acid and actetyl-coenzyme-A in the Krebs Cycle. Dr. Sodi-Pallares has made it clear that the absence of insulin seriously slows down reactions within the Krebs Cycle and not enough ATP is produced. The action of insulin is necessary for the conversion of pyruvic acid into actetyl-coenzyme-A and aerobic glycolysis occurs as citric acid is formed. Failure of this Krebs Cycle activity results in failure of the electrolyte pump mechanism with alteration of normal polarization and depolarization action. Cellular depolarization results in a retention of sodium and a loss of potassium. Blockage of Krebs Cycle mitochondrial energy activity occurs in the vulnerable part of the ear and the heart. The subendocardial region of the left ventricle is affected and this is the beginning of coronary artery disease. Dr. Sodi-Pallares has explained this thoroughly when he notes that there is a glucose threshold at tissue level and that this threshold is altered in the pre-diabetic or diabetic patient.

The inner ear is a dynamic register of what is going on in the rest of the body. Investigating the metabolic pool (advised by Spencer in 1973) is essential in understanding inner ear disease. A Pandora's box is literally opened to the enlightened otologist as he investigates the vertigo complaint.

Prof. Dr. med. Claus-Frenz Claussen has conclusively demonstrated the remarkable association relating vertigo, as recorded by ENG, to cardio-vascular disturbances, as recorded by EKG. This is not surprising when it is realized that it is a working assumption that the patient complaining of vertigo is an occult diabetic until proven otherwise by the expanded glucose-insulin-cortisol tolerance test.

The April 20, 1979 issue of the Journal of the American Medical Association, announced in its Medical News section, a recently concluded five-year study which showed high plasma insulin levels to have the greatest predictive value of risk factors for coronary heart disease (CHD). These findings were reported to the American College of Cardiology in Miami, Florida, by Kalevi Pyorala, M. D. of the University of Kuopio, Finland.

High plasma insulin levels were associated "with a twofold

to threefold increase in the incidence of CHD death and nonfatal MI."

This study, which was conducted in Helsinki, Finland, re-emphasizes the importance of high insulin levels as a prime risk factor for heart disease.

References

ATKINSON, M.:
Meniere's Syndrome and Migraine; Observation On a Common Casual Relationship, Read Before The Section of Neurology and Psychiatry At The Annual Meeting of The Amer. Med. Assoc., Atlantic City, June 1942

BALOH, R. W., V. HONRUBIA:
Differential Diagnosis of Vestibular System Disease, Clinical Neurophysiology of The Vestibular System, 209 (1979)

BELLUCCI, R. J.:
Personal Communication. Surgeon-Director & Chairman Dept. of Otolaryngology Manhattan Eye, Ear & Throat Hospital, New York City, NY; Chairman Dept. of Otolaryngology Metropolitan Hospital, New York City, NY

CLAUSSEN, C. F.:
Prof. Dr. med., Würzburg, W. Germany, Physiology of the Labyrinth: November 11-12, 1977, Manhattan Eye, Ear & Throat Hospital, New York, NY International Otorhinolaryngological Reporter, Vol. 1, No. 12. (International Medical Reporters)

DAHLMAN, G. F.:
Histochemistry and Metabolism of the Inner Ear, Handbook of Sensory Physiology, Vestibular System, Part One, 204 (1974)

DANOWSKI, T. S. et al.:
Glucose Tolerance Sum Criteria In a Non-patient Control Population.
Pol. Med. Sci. Hist. Bull., 13: 52 - 57 (1970)

DANOWSKI, T. S. et al.:
Utility of Equivocal Glucose Tolerance.
Diabetes 19: 524 - 526 (1970)

DANOWSKI, T. S. et al.:
Insulin Pattern In Equivocal Glucose Tolerance Tests (chemical diabetes).
Journal American Diabetes Assoc., 22: 808 - 812 (1970)

FOURCADE, C., J. DESCOTES:
Bio-Electrical Impedance; A Simple Technique For Diagnosis of Cell Death, Triangle, Vol. 13, Number 4 (1974)

HART, J. C.:
Personal Communication. Department of Internal Medicine, St. Francis Hospital, Poughkeepsie, New York

JUNG, Y. et al.:
Partial Glucose Intolerance By Various Criteria.
Pol. Med. Sci. Hist. Bull., 13: 63 - 65 (1970)

KONIZ, M. F., W. R. UPDEGRAFF:
Nutrition: The Relationship to Vertigo, Cassette-A-Month, Part II, The American Dietetic Assoc., April 1978

KRAFT, J. R.:
Personal Communication.

KRAFT, J. R.:
Glucose Insulin Tolerance: A Routine Clinical Laboratory Tool Enhancing Diabetes Detection, Radio-assay, Clinical Concepts, Skokie, Illinois,

Professional Education Department, G. D. Searle & Co., 1974, pp. 91 - 106

KRAFT, J. R.:
The Glucose Tolerance Examination: An Obsolete Procedure. Read at the Symposium on Radioimmunoassay in Diagnostic Medicine, Annual Convention, American Medical Association, Chicago, Illinois, June 26, 1974

KRAFT, J. R.:
Detection of Diabetes Mellitus in Situ (occult diabetes), Lab. Med. 6:2, 10 - 22, 1975

KRAFT, J. R.:
Diabetes Mellitus Phase Identification: A New Dimension of Emphasis in Early Diagnostic/Therapeutic Management With Therapeutic Intervention Potential. Read at the Symposium on Radioimmunoassay in Diagnostic Medicine, Annual Convention, American Medical Association, Atlantic City, New Jersey, June 15, 1975

KRAFT, J. R., R. A. NOSAL:
Insulin Values and Diagnosis of Diabetes. Lancet 1: 637 (1975)

KRYSTON, L. J.:
Clinical Clues and Laboratory Criteria In the Diagnosis of Diabetes Mellitus, from the Division of Endocrinology and Metabolic Diseases, Hahnemann Medical College and Hospital, Phil. PA 1977

LOWENSTEIN, E. E.:
Comparative Morphology And Physiology, Handbook of Sensory Physiology, Vestibular System, Part One, Basic Mechanisms, 86 (1974)

McCABE, B. R.:
Personal Communication. Professor and Chairman Dept. of Otolaryngology and Maxillo-Facial Surgery, University Hospitals, State University of Iowa, Iowa City, Iowa

NEMCHIK, R.:
RN MS, Probing the Enigmatic Disease, Managing Diabetics Properly, Nursing 77 Skillbook, Series Editor, Patricia S. Chaney. Intermed Communications, Horsham, PA

PYORALA, K.:
University of Kuopio, Finland, High Plasma Insulin Level a Prime Risk Factor For Heart Disease, JAMA, Medical News, April 20, 1979, Vol. 241, No. 16, p. 1665, by Beverly J. Montgomery.

SODI-PALLARES, D., M. HOFFMAN:
Accel Cassette Tape, The American College of Cardiology Extended Learning, Further Remarks On The Cause Of Mycocardial Infarction, Vol. 9, Number 4, April 1977

SODI-PALLARES, D., J. PONCE DELEON JURADO:
Ischaemic Heart Disease and Polarizing Treatment, New Metabolic and Thermodynamic Bases; Tampa Tracings Box 6404, New East Lake Road, Tarpon Springs, Fla. 33589

SODI-PALLARES, D.:
The Negato-Entropic Therapeutic Action of Insulin in Cardiac and Extra-Cardiac Condition.
Fusion Magazine, Vol. 2, 9, July 1979

SPENCER, J. T. Jr.:
Hyperlipoproteinemias In the Etiology of Inner Ear Disease.
The Laryngoscope, Vol. LXXXIII, Number 5, 639, 678, May 1973

STEINVURZEL, B.:
Personal Communication.

TRINKER, D.:
Handbook of Sensory Physiology, Physiologie des Gleichgewichtsorgans, In: Hals-Nasen-Ohrenheilkunde, Bd. 3/1, S. 311 - 361, Stuttgart: Vol. 6, Number 1, Thieme, 1965

UPDEGRAFF, W. R.:
Impaired Carbohydrate Metabolism And Idiopathic Meniere's Disease, Ear, Nose and Throat Journal, April 1977

UPDEGRAFF, W. R., M. F. KONIZ:
Nutrition: The Relationship to Vertigo, Cassette-A-Month, Part I, The American Dietetic Assoc., March 1978

TABLE I

INSULIN TOLERANCE PATTERNS

PATTERN I NORMAL

(1) *1/2 or 1 hour peak value*

(2) *2nd hour less than 50 micro units*

(3) *3rd hour less than 2nd hour*

(4) *2nd hour plus 3rd hour value less than 60 micro units*

(5) *subsequent hour values at fasting range (0-30 micro units)*

PATTERN II NORMAL PEAK, BUT DELAYED RETURN

2 + 3 hour total $>$ 60 and $<$ 100 = borderline value range

2 + 3 hour total $>$ 100 = abnormal value

PATTERN III-A

Second Hour delay peak

PATTERN III-B

Third Hour delay peak

PATTERN IV

High Fasting $>$ 50 Micro Units

PATTERN V

Low Insulin Response (high value $<$ 30 micro units)

INSULIN RADIOIMMUNOASSAY

F

1/2

1

2

3

4

5

Micro Units

JOSEPH R. KRAFT, M.D.
DEPARTMENT OF PATHOLOGY & NUCLEAR MEDICINE
ST. JOSEPH'S HOSPITAL
CHICAGO, ILLINOIS 60657

ST. FRANCIS HOSPITAL
POUGHKEEPSIE, N. Y.

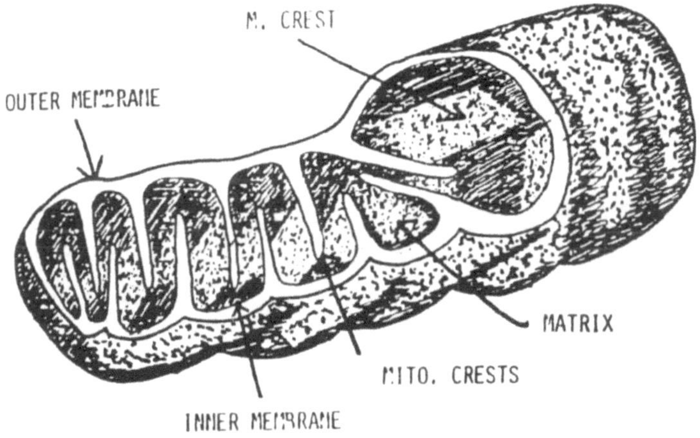

THE MITOCHONDRION IS THE POWER HOUSE OF THE CELL AND IS RESPONSIBLE FOR TRANSFORMING THE CHEMICAL BOND ENERGY OF NUTRIENTS INTO HIGH ENERGY PHOSPHATE BONDS OF ATP.

TABLE II

ADAPTED FROM PATHOLOGY OF THE EAR, by Harold F. Schuknecht, M.D.
p. 54, A Commonwealth Fund Book, Harvard University Press; Cambridge, MA 1974.
TABLE III

SCHEMATIC DRAWING OF THE VESTIBULAR SENSORY EPITHELIUM

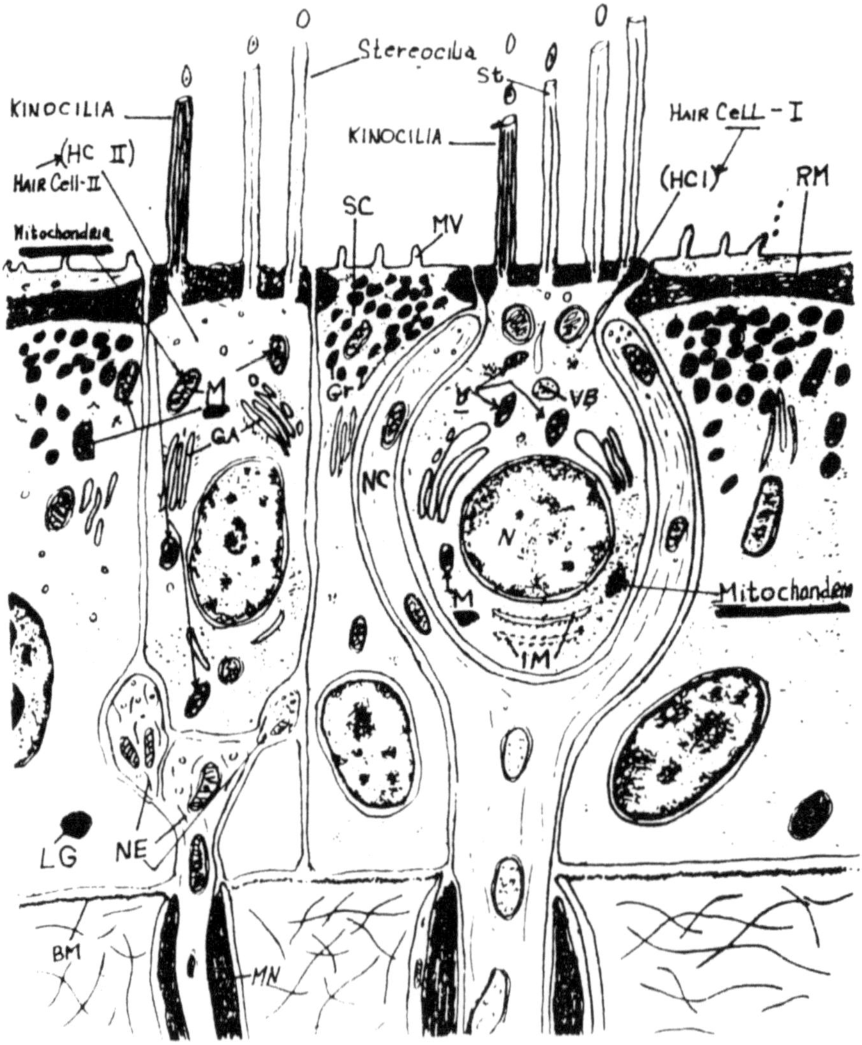

TABLE IV

OPTIMUM GLUCOSE-INSULIN HOMEOSTASIS

NORMAL GLUCOSE TOLERANCE CURVE				NORMAL INSULIN TOLERANCE CURVE	Micro-Units Insulin	NORMAL GLUCOSE-INSULIN RATIOS
Fasting	98	mg%		Fasting	10	10 - 1
1/2 Hour	140	mg%		1/2	60	2.3 - 1
1 Hour	150	mg%		1	60	2.5 - 1
2 Hour	100	mg%	= Sum Total 488 mg% (Normal GTS is less than 500 mg%)	2	20	5 - 1
3 Hour	100	mg%		3	15	7 - 1
4 Hour	100	mg%		4	10	10 - 1
5 Hour	98	mg%		5	10	10 - 1

The patient with a normal Glucose-Insulin metabolism is as follows:

1. Confident in self - has positive self image.
2. Has may interests beyond self.
3. Enjoys people.
4. Adjusts quickly to new situations and environmental stress.
5. Accepts criticism objectively.
6. Forgives quickly and easily.
7. Cheerful and happy most of the time.
8. FREE OF VERTIGO COMPLETELY.
9. Has no more fullness in the ear.
10. NO MORE MIGRAINE HEADACHES.

TABLE V

GLUCOSE TOLERANCE SUM RECOMMENDED BY THADDEUS S. DANOWSKI, M.D.

Venous Blood Glucose Levels

Fasting	Total GTS (mg./100 ml.)
1/2 hour	under 500 - normal
1 hour	501-800 - chemical diabetes
2 hour	over 800 - overt diabetes

TABLE VI

VERTIGO DIETS

MRS. MARGARET F. KONIZ, R.D.
DIRECTOR OF MEDICAL AND EDUCATIONAL DIETETICS
ST. FRANCIS HOSPITAL
POUGHKEEPSIE, N.Y. 12601

2365 Calories

PROTEIN	145 Grams	580 Calories	25%
CHO	120 Grams	480 Calories	20%
FAT	145 Grams	1305 Calories	55%

2005 Calories

PROTEIN	145 Grams	580 Calories	29%
CHO	120 Grams	480 Calories	24%
FAT	105 Grams	945 Caloreis	47%

1636 Calories

PROTEIN	125 Grams	500 Calories	31%
CHO	86 Grams	344 Calories	21%
FAT	88 Grams	792 Calories	48%

ADA DIET

2000 Calorie Diet

CHO	200 Grams	800 Calories	40%
FAT	90 Grams	810 Calories	41%
PROTEIN	100 Grams	400 Calories	20%

OUR DIET

2005 Calorie Diet

CHO	120 Grams	480 Calories	24%
FAT	105 Grams	945 Calories	47%
PROTEIN	145 Grams	580 Calories	27%

SCHWINDEL BEI HALSWIRBELSÄULENERKRANKUNGEN,

H. DECHER,
KÖLN/BRD

Von den Halswirbelsäulenerkrankungen, die für den Otoneurologen Bedeutung haben, sind in erster Linie die zervikalen Syndrome zu nennen, allen anderen - spezielleren - HWS-Erkrankungen kommt ein weit geringerer Stellenwert zu, z. B. den synkopalen zervikalen Syndromen, dem akuten rheumatischen Schiefhals, okzipito-zervikalen Skelettmißbildungen, dem Skalenussyndrom oder dem Schleudertrauma der Halswirbelsäule. Aus Zeitmangel kann ich nicht näher auf sie eingehen.

Die zervikalen Syndrome, mit denen wir uns daher zu beschäftigen haben, sind kein umschriebenes Krankheitsbild mit einer einheitlichen Ursache oder einem unverwechselbaren Symptomenbild, sondern die Vielzahl der Symptome - angefangen von der zervikalen Zephalgie und Otalgie bis zu Dysphagie und sogar stenokardischen Beschwerden -, die ursächlich auf Krankheitsveränderungen an der HWS zurückgeführt werden. Die Ursachen reichen von degenerativen und Abnutzungserscheinungen (Spondylose, Osteochondrose) über angeborene Fehlbildungen und Traumen bis zu entzündlichen Veränderungen (Spondylitis). Bei allen Überlegungen darf das knöcherne Gerüst der HWS nicht allein betrachtet werden, sondern das Organsystem Wirbelsäule bzw. Halswirbelsäule als Ganzes. Dazu rechnen der Muskel- und Bänderapparat ebenso wie die beteiligten Nervenwurzeln oder Blutgefäße.

Differential Diagnosis of Vertigo

Wir empfehlen die Differenzierung zervikaler Syndrome nach den Schwerpunkten ihrer Symptomatologie in enzephales, zerviko-brachiales und pharyngo-ösophageales zervikales Syndrom. Hier interessiert uns eigentlich nur das enzephale zervikale Syndrom, obgleich Übergangsformen zum zerviko-brachialen Syndrom mit Schwindelbeschwerden nicht selten sind.

Auf die Pathogenese vestibulärer Störungen bei (enzephalen) zervikalen Syndromen brauche ich nicht näher einzugehen, da sie ihnen von den Herren Liedegren und Ödkvist im übernächsten Vortrag dargelegt wird. Nur soviel: trotz der bis heute nicht eindeutig geklärten Pathogenese gilt die mögliche zervikale Genese von Gleichgewichtsstörungen als gesichert, und zwar praktisch seit den ersten Veröffentlichungen über dieses Thema von Barré aus dem Jahre 1926.

Die Diagnose eines zervikalen Syndroms basiert auf der Anamnese sowie den klinischen und röntgenologischen Befunden.

Schon die sorgfältig erhobene Anamnese halten wir für die Diagnostik für außerordentlich wichtig. Manche Patienten geben spontan an, daß sie unter "Halswirbelsäulenbeschwerden" leiden und schon entsprechend behandelt worden sind. Meist werden halbseitige oder halbseitig betonte, scheitelwärts ausstrahlende Nacken-Hinterkopfschmerzen geklagt, nicht selten kombiniert mit Nacken-Schulter-Armschmerzen einschließlich Ameisenkribbeln im betreffenden Arm oder der betreffenden Hand. In der Regel treten diese Beschwerden verstärkt nachts oder beim Aufwachen nach bestimmten Kopflagerungen auf (Brachialgia paraesthetica nocturna), weiterhin nach bestimmten, meist plötzlichen Kopfbewegungen, Zwangshaltungen oder mechanischen HWS-Belastungen. Nicht selten werden Ohrenschmerzen angegeben (zervikale Otalgie).

Basis für die Diagnose, wenn auch nicht Beweis, sind die Röntgenbefunde der HWS: Haltungs- und Stellungsanomalien, z. B. die Streckhaltung, deren Krankheitswert z. T. noch umstritten ist, oder Achsenknick, Osteochondrose, Spondylose, Deformierungen der Unkovertebralverbindungen (dorsolaterale Randzacken im eigentlichen Sinne), Einengung der Intervertebralforamina, Okzipito-Zervikalgelenksarthrosen, Mißbildungen. Der Schwerpunkt der röntgenologischen Veränderungen liegt nicht etwa auf der oberen, sondern auf der mittleren und unteren HWS (C 4 - C 7). Viele Menschen haben jedoch mit zunehmendem Alter röntgenologisch faßbare Krankheitsveränderungen an der HWS, ohne daß die geringsten Beschwerden aufzutreten brauchen.

Daher ist der Schlüssel zur Diagnose nicht die röntgenologische, sondern die klinische Symptomatik. Interspinale und paravertebrale Druckschmerzen, verspannte Nackenmuskulatur einschließlich Myogelosen oder Muskelhartspann, Druckschmerzhaftigkeit des Trapeziusoberrandes, eingeschränkte oder schmerzhafte Kopf- und Halsbewegungen, schmerzhafte Extrembewegungen, Reibegeräusche, druckschmerzhafte NAP im Okzipitalbereich, Wurzelreizerscheinungen, d. h. Sensibilitätsstörungen der zugeordneten Hautsegmente, jeweils seitenbetont oder einseitig.

Eine Großzahl von Patienten mit einem enzephalen zervikalen Syndrom klagt über Schwindelbeschwerden. In der Literatur schwanken die Angaben stark. Es werden Zahlen zwischen 13 und 91 % angegeben. Nach unseren Erfahrungen bei 446 eigenen Fällen, die wir in der Monographie: "Die zervikalen Symptome in der Hals-Nasen-Ohrenheilkunde" veröffentlicht und im einzelnen besprochen haben, waren es 209 (47 %). In etwa der Hälfte der Fälle mit Schwindelbeschwerden ist eine Vestibularisstörung objektivierbar. Bei unseren 209 eigenen Fällen gelang die Objektivierbarkeit in über der

Hälfte (55 %), bei 1097 aus 55 Publikationen auswertbaren Fällen in knapp der Hälfte (47 %).

Wiederum aus der Anamnese können sich wichtige Hinweise auf eine zervikale Genese ergeben, wenn der Schwindel abhängig von bestimmten Kopfhaltungen ist, die längere Zeit eingenommen werden, z. B. Brustschwimmen, Autofahren, Rennradfahren, Erste Reihe im Kino, oder Zwangshaltungen am Arbeitsplatz, wie z. B. auch bei operativen Eingriffen im hals-nasen-ohrenärztlichen Bereich. Ich denke dabei an Septumoperationen oder Kieferhöhlenoperationen. Ich selbst operiere Septen, z. B. am hängenden Kopf (in Intubationsnarkose), da auch ich mit einem enzephalen zervikalen Syndrom belastet bin und eine HWS-belastende Haltung vermeiden möchte. Anamnestische Hinweise auf zervikalen Schwindel ergeben sich besonders dann, wenn Schwindel hauptsächlich oder gar ausschließlich bei bestimmten Kopfbewegungen auftritt (z. B. Kopfrotation, Seitwärtsneigung, besonders Rückwärtsbeugen - Deflexion -, beim raschen Blick nach oben). Auch Schwindel, der während Bettruhe nachts oder morgens beim Aufstehen auftritt, ist verdächtig auf eine zervikale Genese, da Bettruhe - besonders bei nicht "wirbelsäulenfreundlichen" Matratzen oder Kopfkissen - in der Regel eine HWS-Belastung bedeutet.

Die Schwindelqualität bei zervikalen Syndromen ist wenig typisch. Meist werden uncharakteristische Schwindelsensationen (Instabilitätsgefühl) oder Drehschwindel bei bestimmten oder plötzlichen Kopfbewegungen bzw. Kopfhaltungen angegeben, die meist nur für Sekunden, seltener bis wenige Minuten anhalten.

Fahndung nach Spontan- und Provokationsnystagmus nach dem Frenzel-Schema und mittels der Frenzelschen Leuchtbrille halte ich für einen weiteren Kernpunkt bei der Diagnose eines zervikalen Schwindels. Fast pathognomonisch ist die deutliche Verstärkung eines Spontannystagmus oder das Auftreten eines transistorischen Provokationsnystagmus bei speziellen passiven Provokationsmaßnahmen an der HWS sowie dessen Reproduzierbarkeit, außerdem Auftreten nach einer gewissen Latenzzeit (bis 10 Sek. und mehr). Ein Kopfrotations- bzw. HWS-Torsionsnystagmus sollte daher sofort und mehrmals auf seine Reproduzierbarkeit geprüft werden.

Für sehr ergiebig halte ich die Untersuchungsanordnung nach Moser (1977), die auf der von Greiner und Mitarbeitern (1964) sowie Bos und Philipszoon (1963) basiert, nämlich: Körperdrehung des Patienten auf einem Pendeldrehstuhl, während der Kopf des Patienten von einer Hilfsperson mit beiden Händen fixiert wird. Der Zervikalnystagmus ist auslösbar entweder während der Halsdrehung oder solange der Kopf gedreht gehalten wird (Moser). Hierbei ist elektronystagmographische Registrierung äußerst hilfreich und hat darüber hinaus Dokumentationswert.

Auf Fehlermöglichkeiten bei der Untersuchung des Zervikalnystagmus hat kürzlich Moser (1978) aufmerksam gemacht. Er hält die elektronystagmographische Ableitung im Dunkeln unter Verwendung eines leicht beweglichen Sessels und vorsichtige, gleichmäßige Sesseldrehungen für Grundbedingungen, um u. a. ein Mitdrehen des Patientenkopfes zu verhindern.

Beim Spontan- oder Provokationsnystagmus zervikaler Genese handelt es sich in der Regel um richtungsbestimmten Horizontalnystagmus, öfters mit leicht rotierender Komponente.

Häufig wird Lagerungs- oder Lagewechselnystagmus beobachtet. Nach Reichert (1978) hat der Lagerungsnystagmus diagnostische Bedeutung, der durch rasches Hinlegen in Kopfhängelage mit seitlich gedrehtem Kopf (Lagerung nach Hallpike) meist nur für wenige Sekunden auftritt und oft mit heftigem

Begleitschwindel kombiniert ist. Nach Reichert ist dieser Nystagmustyp inkonstant und nicht immer reproduzierbar.

Die thermischen Erregbarkeitsprüfungen sind bei vestibulären Störungen zervikaler Genese etwas weniger ergiebig. Es überwiegen einseitige Untererregbarkeit oder seitengleiche Erregbarkeit. Bei 116 eigenen Fällen mit objektivierbaren Vestibularisstörungen bei zervikalen Syndromen fand sich in 45 % regelrechte und seitengleiche Erregbarkeit, in 38 % einseitige Untererregbarkeit, 11mal (knapp 10 %) Richtungsüberwiegen.

Nach unseren Erfahrungen können grundsätzlich alle Formen von vestibulären Störungen zervikaler Genese vorkommen, also sowohl periphere, d. h. im allgemeinen Labyrinthäre, als auch zentral-vestibuläre Symptome, letztere mit Betonung der Hirnstammsymptomatik.

Nur ganz typisch zentrale Nystagmusformen wie grober Vertikalnystagmus, Nystagmus alternans oder dissoziierten Nystagmus konnten wir nie beobachten, diese Nystagmusformen werden auch in der uns bekannten Literatur nicht mitgeteilt. Desgleichen doppelseitiger Labyrinthausfall.

Der passagere Charakter der genannten Schwindel- und Nystagmussymptomatik herrscht vor.

Nach Abhandlung der Vestibularisstörungen noch eine kurze Zusammenfassung von möglichen Hörstörungen bei Halswirbelsäulenerkrankungen, deren Anerkennung freilich im allgemeinen viel kritischer gehandhabt wird wie die vestibulärer Störungen zervikaler Genese:

1. Immer handelt es sich um Schallempfindungsschwerhörigkeiten.
2. Eine zervikal bedingte Schwerhörigkeit ist im allgemeinen einseitig oder seitenbetont.

3. Einen für die zervikale Genese charakteristischen oder gar pathognomonischen Audiogrammtyp gibt es nicht. Am ehesten kommt dem pankochleären Typ Bedeutung zu.
4. In rund 80 % der Fälle gelingt der Nachweis eines Corti-Organschadens, so daß dem Innenohr im Rahmen der zervikal bedingten Hörstörungen die weitaus größte Bedeutung zukommen dürfte.
5. Etwa die Hälfte der Patienten mit Hörstörungen klagt über meist einseitigen, am ehesten hochfrequenten Tinnitus.

Zum Schluß noch kurz ein Wort zur Differentialdiagnose. Wir warnen vor einer kritiklosen Annahme einer zervikalen Genese der aufgezählten vestibulären Störungen. Sorgfältige und kritische differentialdiagnostische Überlegungen schützen am besten vor Irrtümern. Intrakranielle Erkrankungen, einschließlich Kleinhirnbrückenwinkelprozesse, müssen in Erwägung gezogen werden.

Im Zweifelsfalle sollte neben einer neurologischen auch eine neuroradiologische Untersuchung (Computertomographie, Zisternographie, u. U. Carotis- und Vertebralisangiographie) veranlaßt werden.

Andererseits kann vielen, oft jahrelang ohne Erfolg behandelten Patienten endlich geholfen werden, wenn an einen möglichen Zusammenhang: HWS, besser Organ Halswirbelsäule, und Vestibularisapparat, gedacht wird.

VERTIGE ET E.E.G.

M. COLLARD ET D. STREICHER,
STRASBOURG/FRANCE

Le vertige, défini comme une sensation erronée de mouvement ou une illusion de mouvement, est un symptôme parfaitement subjectif, d'origine "vestibulaire" dans sa conception restrictive. En tant que symptôme conscient, il met obligatoirement en jeu le cortex cérébral.

Rapprocher le vertige d'une modalité d'exploration complémentaire, l'E.E.G., suscite deux modes de réflexion:

- les affections vestibulaires centrales, ou périphériques, ont-elles une répercussion électro-encéphalographique?
- qu'en est-il de vertige épileptique? Ce type particulier de vertige, comportant une perturbation de l'activité électrique cérébrale, ne met pas directement en jeu l'appareil vestibulaire.

Ces deux questions justifient d'abord l'étude des relations anatomophysiologiques entre l'appareil vestibulaire et le cortex (c'est-à-dire les projections vestibulo-corticales et les structures vestibulaires centrales).

Differential Diagnosis of Vertigo

I. Les connexions vestibulo-corticales

L'existence de connexions vestibulo-corticales est évoquée en cas de dysfonctionnement de l'appareil vestibulaire. En effet à l'état physiologique le fonctionnement de l'appareil vestibulaire est permanent mais inconscient. En cas de lésion du labyrinthe, du VIII ou des noyaux vestibulaires, apparaissent des symptômes subjectifs, vertiges et autres troubles de l'équilibre, traduisant la mise en jeu de structures corticales ou sous-corticales puisque conscients.

Les structures vestibulaires centrales corticales ont été localisées dans diverses zones hémisphériques avant d'être associées aux aires auditives et somesthésiques.

En 1949, Waltze et Mount Castle ont mis en évidence chez le chat, après stimulation labyrinthique, des potentiels évoqués recueillis entre le cortex auditif et le cortex somato-sensitif primaire et secondaire. Ces potentiels évoqués ont été retrouvés chez l'homme par Collard et coll. en 1967 après stimulation labyrinthique rotatoire. Ils prédominent sur l'hémisphère contrelatéral .

Penfield et Jasper (1954) ont largement contribué à préciser ces structures vestibulaires centrales, par des excitations corticales réalisées au cours d'interventions chirurgicales chez l'homme: la stimulation du gyrus temporal supérieur provoque des troubles de l'équilibre à caractère vestibulaire, notamment à type de vertige. Cependant un vertige peut également être obtenu par stimulation de la première circonvolution temporale, de la circonvolution pariétale inférieure, et même du lobe occipital. Les auteurs concluent à la difficulté de localiser la sensation vertigineuse.

Enfin, récemment les explorations S.E.E.G. réalisées par Bancaud et coll. (1976) ont permis de localiser avec précision les projections vestibulaires à la portion antérieure et inférieure du cortex pariétal, au niveau des aires de projection somesthésique.

La voie vestibulo-corticale, indiscutable dans sa réalité, a un trajet encore controversé; on sait cependant qu'elle passe par le thalamus et qu'elle est distincte de la voie acoustique centrale. On y distingue:

- une voie directe passant par la bandelette longitudinale postérieure, le thalamus, et projetant sur le sillon suprasylvien.
- une voie indirecte multisynaptique, transitant par le cervelet, le thalamus puis le cortex moteur.

Les influx d'origine vestibulaire projettent sur le cortex de façon bilatérale, mais surtout contrelatérale chez l'homme, dans une région où convergent les influx proprioceptifs: ils s'intègrent donc dans le complexe anatomo-physiologique contrôlant la proprioception, où ils n'ont d'ailleurs pas d'individualité propre; l'ensemble des influx participe en effet à l'orientation du corps dans l'espace.

Au niveau des aires vestibulaires, existent également des connexions avec les aires visuelles, oculomotrices et auditives.

Ces considérations anatomophysiologiques nous incitent à nous interroger sur les mécanismes du vertige. Williams (1967) en distingue trois mécanismes différents:

- une perturbation des informations provenant des

récepteurs ou des noyaux vestibulaires pour une raison physiologique ou pathologique (affection de l'oreille interne notamment),
- une perturbation de l'interprétation des afférences normales par une affection du tronc cérébral ou du cortex temporo-pariétal,
- enfin une "hallucination" de déséquilibre dans le cas du vertige épileptique.

Cependant la sensation vertigineuse elle-même ne peut actuellement être rapportée à une région du cortex de topographie déterminée.

II. L'E.E.G. dans les affections vestibulaires

L'E.E.G. a fait l'objet de peu d'études systématisées dans le cadre de la pathologie vestibulaire.

1. Dans la pathologie vestibulaire périphérique l'intérêt de l'E.E.G. apparaît très limité:

- dans la maladie de Ménière, l'E.E.G. est pratiquement toujours normal (Niedermeyer 1965) de même que dans le vertige toxique périphérique,
- dans la néurite vestibulaire, Niedermeyer et coll. (1965) ont noté dans 90 % des cas, des perturbations mineures de l'E.E.G., témoignant d'une discrète atteinte encéphalitique associée.

Il faut noter qu'une atteinte vestibulaire périphérique surtout aigue, peut comporter exceptionnellement, à l'occasion d'un vertige intense, une perte de connaissance assez brève. Boudin et coll. (1959) qui en rapportent plusieurs observations, l'ont appelé "ictus labyrinthique". S'agit-il d'une syncope vasovagale secondaire à une intense décharge des neurones vestibulaires, ou d'une forme particulière d'épilepsie réflexe? Nous aurons l'occasion d'y revenir mais il faut souligner que dans ces cas l'E.E.G. est également normal.

2. Dans la pathologie vestibulaire centrale, l'E.E.G. présente a priori plus d'intérêt, puisque des structures du tronc cérébral sont concernées par différents processus pathologiques.

Au cours de l'insuffisance vertébro-basilaire qui peut se traduire par des vertiges, les perturbations des épreuves vestibulaires instrumentales sont bien connues (Rohmer, Collard 1974). L'E.E.G. par contre est normal dans 50 % des cas ou montre des anomalies discrètes à type d'activité occipitale de bas voltage, d'activité mineure de pointes temporales ou d'ondes lentes théta uni- ou bilatérales (Niedermeyer 1963). Rohmer et coll. (1965) ne trouvent pas de corrélation entre la réactivité du malade, la localisation lésionelle et l'E.E.G. dans les accidents vasculaires constitués du tronc cérébral.

Dans cette pathologie, l'E.E.G. ne peut donc que servir d'orientation.

Au cours des traumatismes crâniens au stade de séquelles, donc du syndrome post-commotionnel avec éventuellement comitialité post-traumatique, l'E.E.G. est certes plus utile, mais ne reflète que très peu les perturbations du système vestibulaire.

Greiner et coll. en 1966 ont recherché des corrélations E.E.G./E.N.G., à intérêt pronostique dans 100 syndromes post-commotionnels. Ils ont noté quatre types de tracés E.E.G.:

- E.E.G. normal dans 37 % des cas,
- E.E.G. peu perturbé avec altération discrète de la modulation du rythme de fond, irrégularités et activité lente éparse,
- E.E.G. avec signes de latéralisation ou de focalisation, traduisant l'existence d'une zone de contusion cérébrale,
- E.E.G. très perturbé avec important ralentissement du rythme de fond, bouffées lentes généralisées paroxystique importante et troubles de la vigilance.

Ils ont souligné l'absence de relation entre la sensation rotatoire et les anomalies E.E.G. ou E.N.G.

Beaussart et coll. ont fait en 1969 une étude de 3100 dossiers de traumatismes crâniens, et montrent également l'absence de corrélation entre le syndrome subjectif post-traumatique et l'E.E.G., perturbé dans 60 % des cas.

Si l'E.E.G. a un intérêt dans le bilan d'un syndrome post-commotionnel, il n'a guère d'utilité pour l'exploration vestibulaire.

Les vertiges paroxystiques bénins de l'enfant posent plus de problèmes, notamment sur le plan pathogénique, donc nosologique.

Le terme a été créé en 1964 par Basser, qui a décrit 17 jeunes enfants présentant des vertiges paroxystiques sans trouble auditif, ni anomalie E.E.G. Il s'oriente vers une origine périphérique du trouble, par neuronite, en raison de la fréquente hypo-excitabilité vestibulaire qu'il a noté.

Königsberger et coll. rapportent également 17 observations

de ce type en 1970, soulignant également la normalité de l'E.E.G. et l'existence d'une hypo-excitabilité vestibulaire uni- ou bilatérale dans 12 cas. Le siège lésionnel n'est pas précisé.

Par contre une étiologie comitiale de ces vertiges a été évoquée par certains auteurs dont Nikolic en 1974 qui rapporte 18 observations de vertiges paroxystiques chez de jeunes enfants, dont certains présentent des anomalies E.E.G.: il conclut à la nature épileptique des troubles, d'autant que l'évolution est favorable sous traitement anti-comitial.

Actuellement on tend à rapprocher les vertiges paroxystiques bénins de l'enfant du cadre de la pathologie migraineuse, et plus spécifiquement de la migraine basilaire par troubles vasomoteurs du territoire vertébro-basilaire.

La migraine vestibulaire de l'adulte, variété de migraine basilaire, est une entité qui n'est admise que par certains auteurs dont Rohmer et Collard (1977).

Ceux-ci ont en effet traité avec un certain succès des vertiges aigus avec syndrome irritatif périphérique unilatéral à l'E.N.G. par des anti-migraineux.

Vercelletto (1978) fait mention d'une observation associant vertiges rotatoires et céphalées évoquant une migraine vestibulaire, avec un E.E.G. normal; les épreuves vestibulaires n'ont pas été pratiquées.

En définitive, ce diagnostic reste exceptionnel d'autant plus qu'il n'existe aucun argument formel pour son origine migraineuse.

En conclusion, l'ensemble de la pathologie vestibulaire ne tire quasiment aucun intérêt de l'exploration E.E.G.

III. Vertige et épilepsie

Dans ce domaine la littérature comporte un certain nombre d'ambiguités et d'imprécisions, surtout en ce qui concerne la distinction fondamentale de deux types d'épilepsies bien différentes: le vertige épileptique et les crises comitiales vestibulogéniques. Auparavant il nous paraît important d'envisager les répercussions E.E.G. des stimulations vestibulaires.

1. Relations E.E.G. et stimulation vestibulaire

De nombreux auteurs ont en effet utilisé la stimulation vestibulaire par épreuve rotatoire ou calorique, comme mode d'activation de l'E.E.G., au même titre qu'une stimulation visuelle, auditive, ou somesthésique, en particulier chez des épileptiques.

Par stimulation calorique froide pratiquée chez 9 malades présentant différents types d'épilepsie, Molnar et coll. ont noté dans 6 cas une accentuation des anomalies E.E.G. temporales avec même dans deux cas une crise psychomotrice; par contre dans d'autres cas les anomalies paroxystiques sont au contraire atténuées. Chez des non épileptiques, ils notent dans la majorité des cas, des modifications E.E.G. bilatérales lors des stimulations caloriques.

Des résultats similaires ont été obtenus par Behrmann (1959) et Boudin et coll. (1959).

Barac en 1967 et 1977 considère également que des anomalies E.E.G. épileptogènes unilatérales peuvent être soit activées, soit supprimées, pendant les signes E.N.G. d'activation vestibulaire quel que soit la localisation du foyer épileptogène et le type clinique d'épilepsie. Il note en particulier une tendance à l'asymétrie du tracé de base, et l'apparition de décharges paroxystiques ou de phénomènes épisodiques liés à la direction du nystagmus provoqué.

En réalité les modifications E.E.G. en rapport avec la stimulation vestibulaire, qu'elles soient à type d'activation ou d'inhibition, sont la traduction électrique des projections des afférences vestibulaires sur la réticulée bulbaire et le cortex. Dans certains cas, elles peuvent être à l'origine d'une crise comitiale: c'est l'épilepsie vestibulogène.

2. L'épilepsie vestibulogène entre dans le cadre des épilepsies réflexes décrites par Gowers en 1881, comme l'épilepsie photosensible ou l'épilepsie audiogène. La littérature comporte un certain nombre d'observations de ce type.

Riser et Becq rapportent en 1939 l'observation privilégiée d'un homme présentant une affection d'origine traumatique de l'oreille interne, associée à des crises comitiales débutant par une déviation conjuguée de la tête et des yeux, suivie d'une généralisation tonicoclonique. Ces crises sont très souvent déclenchées lors d'une irritation labyrinthique tels des mouvements amples et brusques de la tête provoquant un vertige. La labyrinthectomie a vu disparaître les crises, malgré l'absence de traitement médicamenteux.

Boudin et coll. (1959) rapportent 5 observations de vertiges suivis de perte de connaissance avec phénomènes d'automatisme, correspondant vraisemblablement à des cas d'épilepsie réflexe. Tous ces cas comportent des anomalies E.E.G. et des anomalies vestibulaires de type central ou périphérique.

Dans l'observation de Cantor (1971) un homme de 44 ans, présentant une comitialité temporale avec vertiges et acouphènes, voit sa crise spontanée se produire lors d'une stimulation calorique froide unilatérale. L'E.E.G. montre des anomalies bitemporales à caractère paroxystique, et l'E.N.G. montre une hypoexcitabilité vestibulaire calorique bilatérale.

L'épilepsie vestibulogénique est vraisemblablement rare, mais aussi de diagnostic difficile, notamment avec le vertige épileptique et les vertiges compliqués de syncopes.

En réalité la stimulation vestibulaire rotatoire ou calorique n'est pas exclusivement vestibulaire. Par ailleurs la modalité sensorielle déclenchant l'épilepsie réflexe, ne désigne pas de façon certaine la zone épileptogène, puisque cette stimulation agit sur un centre d'activation intermodalitaire au niveau de la substance réticulée bulbaire, et plus précisément du noyau gigantocellulaire, qui met secondairement en jeu un centre d'activation intramodalitaire déclenchant une crise dans un territoire déterminé. La crise ainsi déclenchée peut être frontale, pariétale, temporale ou occipitale. Ceci permet de distinguer de façon formelle l'épilepsie vestibulogène du vertige épileptique.

Par ailleurs toutes les observations que nous avons rapportées comportent une atteinte vestibulaire. On peut donc s'interroger, comme Cantor, sur le rôle possible des récepteurs vestibulaires anormaux dans la genèse des crises vestibulogéniques. Mais il serait hasardeux de conclure sur le petit numbre d'observations, par ailleurs souvent incomplètes.

3. Le vertige épileptique

La première description d'un phénomène de nature épileptique comportant un vertige remonte à Jackson en 1890:"I mean a real vertigo, a sensation of movement of external objects, at the beginning of severe attack of epilepsy proper". Par la suite de nombreuses observations ont été publiées (Dejerine 1914, Alpers 1960, Behrmann 1958, Smith 1968, ...) confirmant l'existence de vertige dû à une décharge critique corticale. L'interrogatoire précis, et minutieux de crises partielles, révèle assez souvent des sensations vertigineuses au début des crises, noyées par d'autres symptômes et souvent difficiles à faire préciser. Plus rarement le vertige est le symptôme majeur d'une crise partielle.

Les différents auteurs s'accordent sur la description clinique du vertige épileptique:

- le symptôme vertige est le plus souvent le début d'une crise complexe,
- sa survenue est brutale, le plus souvent sans facteur déclenchant cinétique ou positionnel et sa durée est brève,
- sa description est variable:
  = il peut s'agir d'une illusion soudaine de déplacement du sujet ou des objets, de type rotatoire horizontal ou de type non rotatoire horizontal (sensation de déplacement latéral) ou vertical (sensation d'être soulevé ou de tomber). Ailleurs la sensation cinétique est plus comlexe, à type d'instabilité mal systématisée, de balancement ou d'enroulement.
  = Smith en 1960 y adjoint des sensations statiques

d'inclinaison du sujet ou des objets, ou des sensations plus élaborées à type de rapprochement ou d'éloignement des objets, des impressions de légèreté ou de pesanteur et des troubles de l'image corporelle. Pour cet auteur, ces différents niveaux de complexité du symptôme, lui permettent d'évoquer différents niveaux dans les fonctions vestibulaires. On peut aussi envisager la mise en jeu associée des structures somesthésiques.

- les symptômes associés ou succédant au vertige sont de différents types:
  = les hallucinations auditives sont décrites par de nombreux auteurs (Nielsen 1959, Boudin 1959, Smith 1960, Williams 1967) ou au contraire absentes pour d'autres (Alpers 1960, Bancaud 1977).
  = des hallucinations visuelles élémentaires, des troubles viscéraux (douleur épigastrique, nausées, salivation, bradycardie) des troubles sensitifs, touchant surtout la tête et les membres supérieurs, et des troubles moteurs (déviations conjuguées de la tête et des yeux) sont les manifestations critiques fréquemment associées.
  = signalons également la possibilité de crise giratoire (Barac 1967) et de "dreamy state" (Courjon 1951, Williams 1967).
- la crise peut comporter un trouble de la conscience et parfois une perte de connaissance avec généralisation tonicoclonique, suivie d'asthénie.
- fait important souligné par Alpers (1960) après la crise il n'existe plus de trouble de l'équilibre, contrairement au vertige vestibulaire.

L'examen neurologique des patients présentant des vertiges épileptiques est très souvent normal.

L'E.E.G., s'il peut être normal, montre habituellement des anomalies de topographie temporale, lentes ou paroxystiques (Courjon 1951) (Boudin et coll. 1959, Alpers 1960, Barac 1968, Cantor 1971). Une épreuve d'activation par la mégimide a été très rarement réalisée dans ces cas.

Les épreuves vestibulaires instrumentales sont en règle normales, contribuant au diagnostic différentiel (Boudin et coll. 1959) mais dans de nombreuses observations, elles n'ont pas été réalisées. Nous rappelons que l'observation de vertige épileptique de Cantor (1971) qui avait la particularité d'être activée par la stimulation vestibulaire, comporte une hyperréflectivité calorique bilatérale. Courjon (1951) a également signalé l'existence de troubles auriculaires dans 7 cas de 26 épileptiques présentant des manifestations vertigineuses.

Sur le plan physiopathologique, le vertige épileptique témoigne d'une décharge critique au niveau des structures vestibulaires hémisphériques, de siège temporo-pariétal, et s'intègre donc habituellement dans le cadre de "l'épilepsie temporale". S'agit-il d'un dysfonctionnement de la région corticale de réception des afférences sensorielles?

Pour Bancaud et coll. (1977) les explorations S.E.E.G. ont permis de préciser que les sensations vertigineuses critiques sont contemporaines d'une décharge dans le gyrus parahypocampique (aires 41 et 42) proche du cortex pariétal antéro-inférieur, qui reçoit les afférences vestibulaires.

Les symptômes critiques associés résultent de la propagation de la décharge aux structures proches en fonction de leur seuil d'excitabilité.

Pourquoi le vertige épileptique est-il rare, et rarement isolé? Peut être en raison d'une organisation temporo-spatiale particulière privilégiée de la décharge dans cette zone, de sorte que le vertige est noyé par des symptômes plus pertinents, mais aussi en raison d'une intégration intime avec les autres sensibilités.

Voici deux observations de vertige épileptique.

Obs. n° 1
Madame G.., E., 68 ans, est réhospitalisée en service de rhumatologie pour une nouvelle poussée de polyarthrite rhumatoide, évoluant depuis 30 ans, traitée par chryo-thérapie et anti-inflammatoires non stéroides. Elle décrit la survenue de deux épisodes récents de grand vertige rotatoire de sens horaire, des objets par rapport au sujet, survenus le matin au lever, sans trouble auditif, ni nausée, calmés par le décubitus en quelques minutes, et non suivis de troubles de l'équilibre.

L'examen neurologique est normal.

L'E.E.G. enregistre au repos de petites anormalies lentes éparses parfois renforcées en petites bouffées d'aspect pointu. En fin de S.L.I. on observe un entrainement bilatéral, lent, paroxystique, accompagné de vertige rotatoire, avec impression de déplacement des objets vers la droite, pendant une durée de 30 s.

Les épreuves vestibulaires sont dépourvues d'anomalie en dehors de quelques oscillations lentes conjuguées des globes oculaires, témoignant d'un trouble du tronc cérébral.

On conclut à un vertige épileptique reproduit par la S.L.I. et la patiente est soumise à un traitement barbiturique.

Obs. n° 2

Monsieur W.., C., 18 ans, a présenté dans un intervalle de 3 mois, quatre crises identiques; elles débutent par une sensation de chaleur thoracique diffusant à tout le corps, avec sudation, suivie d'un grand vertige rotatoire antihoraire provoquant une chute. Il n'y a pas de perte de connaissance mais une rupture de contact et le malade signale des troubles auditifs avec perception lointaine des bruits et phénomènes d'écho. La crise dure 5 mn.

L'examen neurologique est normal.

L'E.E.G. est sans particularité.

L'épreuve d'activation par la mégimide montre un abaissement net du seuil d'activation avec apparition à 13 cc d'une crise électroclinique identique à la crise spontanée: sensation de vertige de la gauche vers la droite, s'intensifiant avec impression de chaleur, sudation puis élévation abduction des deux membres supérieurs. Sur le plan électrique apparaissent des bouffées paroxystiques de pointe onde et polypointe onde bilatérales à prédominance temporale gauche.

Les épreuves vestibulaires instrumentales n'ont malheureusement pas été réalisées.

Sur le plan neuroradiologique on retient une dilatation des cornes occipitales et des corps ventriculaires.

Le malade est sousmis à un traitement anticomitial (Tégrétol 3 comprimés par jour).

RESUME - CONCLUSION

Le vertige, manifestation consciente, traduit l'existence de connexions vestibulocorticales. Les travaux expérimentaux et cliniques montrent qu'il existe une zone corticale pariétale, où les influx vestibulaires viennent s'intégrer aux autres projections somesthésiques.

Les perturbations de l'E.E.G. concourent-elles alors au diagnostic des vertiges?

- au cours des affections vestibulaires périphériques, les anomalies E.E.G. sont rares et non spécifiques,
- dans les affections vestibulaires centrales, les anomalies E.E.G. ne peuvent être rapportées aux symptômes vertigineux. Quand elles existent, elles sont peu importantes et non significatives, que ce soit en pathologie vasculaire vertébro-basilaire, en pathologie post-traumatique ou dans la migraine basilaire.

Un problème particulier concerne le vertige épileptique: il s'agit de manifestations comitiales rares, exceptionnellement isolées, traduisant une décharge critique vraisemblablement dans le gyrus parahipocampique, diffusant le plus souvent dans le cortex de voisinage.

Les auteurs abordent également le rôle épileptogène possible de stimulations vestibulaires instrumentales ou pathologiques.

Summary

Vertigo is a conscious manifestation reflecting vestibulo-cortical connections. Experimental and clinical studies demonstrated the existence of a parietal area, receiving vestibular impulses, along with other somesthesic projections.

EEG anomalies are rare in peripheral vestibular disorders. In central vestibular disorders, no relationship can be etablished between EEG modifications and vestibular symptoms, the former being of little diagnostic value in such cases as vertebro-basilar vascular disorders, post-traumatic lesions or basilar migraine.

Epileptic vertigo is of particular interest, being a rare and exceptionally isolated manifestation of a critical discharge in the parahipocampic gyrus, mostly spreading towards proximal cortical areas.

The autors also underline the possible epileptogenic role of instrumental or clinical vestibular manifestation.

Zusammenfassung

Schwindelanfälle, eine bewußte Erscheinung, offenbaren, daß vestibulokortikale Verbindungen vorhanden sind. Aus experimentellen und klinischen Arbeiten geht hervor, daß es eine zentrale, parietale Zone gibt, wo sich die vestibulären Impulse mit den anderen somatosensiblen Projektionen verbinden. Können also die Störungen des EEG zur Diagnose der Schwindelanfälle beitragen?

- bei den peripheren Vestibularleiden sind die EEG-Abweichungen selten und unspezifisch,

- bei den zentralen Vestibularleiden können die EEG-Abweichungen nicht mit den Schwindelanfall-Symptomen in Verbindung gebracht werden. Wenn sie erscheinen, sind sie weder von Wichtigkeit noch von Bedeutung, sei es bei der vaskulären Pathologie, der posttraumatischen Pathologie oder der basilären Migräne.

Ein besonderes Problem ergibt sich bei dem epileptischen Schwindelanfall: es handelt sich um sehr seltene, ausnahmsweise einzelne, Komitialerscheinungen, die eine kritische Entladung im Gyrus Parahipocampi kennzeichnen und sich im naheliegenden Kortex ausbreitet.

Die Autoren erörtern auch die Möglichkeit einer epileptogenen Rolle der Vestibularreizung, sei sie instrumentaler oder pathologischer Art.

Bibliographie

ALPERS, B. J.:
Vertiginous epilepsy.
Laryngoscope 70: 831 - 838 (1960)

BANCAUD, J., PESCHANSKI:
Crises vertigineuses.
Communication présentée à la Ligue Française contre l'Epilepsie. Réunion du 4 décembre 1977. Paris (à paraître).

BARAC, B.:
Vertiginous epileptic attacks and so-called "vestibulogenic seizures".
Epilepsia 9: 137 - 144 (1968)

BARAC, B.:
Clinical Value of vestibular activation of the E.E.G.
Electroenceph. clin. neurophysiol. 43/4: 244 (1977)
BASSER, L. S.:
Benign paroxysmal vertigo of childhood (a variety of vestibular neuronitis).
Brain 87: 141 - 152 (1964)
BEAUSSART, M., BEAUSSART-BOULENGE, L.:
Syndrome post-commotionnel et E.E.G. Corrélations dans 3100 cas.
Rev. Neurol. 121: 325 - 326 (1969)
BEHRMAN, S.:
Vestibulogenic seizures.
Brain 81: 529 - 541 (1958)
BOUDIN, G., J. BARBIZET, S. MASSON:
Vertiges et pertes de connaissance.
Rev. Neurol. 101: 742 - 750 (1959)
CANTOR, F. K.:
Vestibular temporal lobe connections demonstrated by induced seizures.
Neurology 21: 507 - 516 (1971)
COLLARD, M., Cl. CONRAUX, P. PICART, G. F. GREINER, F. ROHMER:
Recherche de potentiels évoqués d'origine vestibulaire chez l'homme.
Rev. Neurol. 117: 218 - 221 (1967)
COURJON, J.:
Le vertige, accident fréquent de l'épilepsie temporale.
Rev. Oto-Neuro-Ophtalmol. 23: 220 - 223 (1951)
DEJERINE, J.:
Sémiologie des affections du système nerveux.
Masson Edit. Paris 1914
GOWERS, W. R.:
Epilepsy and other chronic convulsive diseases.
Williams Wood and Co. New York 1885

GREINER, G. F., F. ROHMER, M. COLLARD, Cl. CONRAUX, P. PICART:
Corrélations E.E.G. et E.N.G. dans le syndrome post-commotionnel.
Rev. Neurol. 115: 188 - 195 (1966)

JACKSON, J. H.:
Med. Times Lond. 1: 29 (1879)

KOENIGSBERGER, M. R., A. M. CHUTORIAN, A. P. GOLD, M. S. SCHVEY:
Benign paroxysmal vertigo of childhood.
Neurology 20: 1108 - 1113 (1970)

MOLNAR, L., F. KEKESI, G. GOSZTOMYL:
Die Wirkung der Labyrinthreizung auf das normale und pathologische Elektroencephalogramm beim Menschen.
Arch. Psychiat. Nervenk. 199: 152 - 171 (1959)

NIEDERMEYER, E.:
The E.E.G. in vertebrobasilar artery insufficiency.
Neurology 13: 412 - 422 (1963)

NIEDERMEYER, E., R. HINCHCLIFFE:
Vertigo and the E.E.G.
Electroenceph. clin. neurophysiol. 18: 78 - 81 (1965)

NIELSEN, J. M.:
Tornado epilepsy simulating Ménière's syndrom.
Neurology 9: 11: 794 - 796 (1959)

NIKOLIC, C.:
Temporal epilepsy and paroxysmal vertigo in early childhood.
Neuropsihiatrija 22/1: 77 - 84 (1974)

PENFIELD, W.:
Vestibular sensation and the cerebral cortex.
Ann. Otol. Rhin. Laryng. 66: 691 - 698 (1957)

PENFIELD, W., H. JASPER:
Epilepsy and the functional anatomy of the human brain.
Little Brown and Co, Boston 1954

RISER, M., BECQ:
Crises comitiales par excitation labyrinthique.
Rev. Oto-Neuro-Ophtalmol. 16: 39 - 41 (1938)

ROHMER, F., D. KURTZ, A. KIFFER:
Etude critique de l'activité E.E.G. dans les syndromes vasculaires du tronc.
Rev. Neurol. 113: 278 - 284 (1965)

ROHMER, F., M. COLLARD:
Apport de l'E.E.G. et de l'E.N.G. dans les migraines.
Colloque de Tours avril 1977. Groupe de Recherches et d'expérimentation sur les céphalées.

SMITH, B. H.:
Vestibular disturbances in epilepsy.
Neurology 10: 465 - 469 (1960)

VERCELLETTO, P., J. M. CLER, M. FRIOL:
Vertiges et migraines basilaires. Place nosologique des vertiges bénins de l'enfant.
Rev. Oto-Neuro-Ophtalmol. (à paraître)

WALZL, E., V. MOUNT CASTLE:
Projection of vestibular nerve to cerebral cortex of the cat.
Amer. J. Physiol. 159: 595 (1949)

WILLIAMS, D. J.:
Vertigo.
Proc. Roy. Soc. Med. 60: 961 - 964 (1967)

A NEW PHARMACOLOGICAL APPROACH OF THE TREATMENT OF VERTIGO OF VASCULAR ETIOLOGY.

R.Boniver,
Verviers/Belgium

Introduction

As some cases of vertigo continue presenting therapeutic problems to the treating physician, every new drug with potential antivertiginous properties should be carefully evaluated. Of particular interest in that respect are the delineation of the possible indications of the new substance, investigations which help to reveal its mechanism of action and double-blind studies to evaluate its efficacy.

Flunarizine (Figure 1) is a difluorinated derivative of cinnarizine, a well-known vestibular depressant with anti-vertiginous properties (Amery & Oosterveld, 1975; General Practitioner Research Group, 1973; Bos, 1962; Jongkees & Philipszoon, 1960; 1964; Oosterveld, 1965; Philipszoon, 1961; 1962; Trumbull, Chinn, Maag, Milch, Handford, Seibert, Sperking & Smith, 1960). The basic property of both these compounds is apparently the inhibition of the calcium influx into the cell (Van Nueten & Janssen, 1973). The two substances also depress the normal vestibular activity but flunarizine seems to be more potent on a mg per mg basis (Oosterveld, 1974a). One double-blind study has been published so far showing that flunarizine is indeed an effective antivertiginous medication (Oosterveld, 1974 b).

Differential Diagnosis of Vertigo

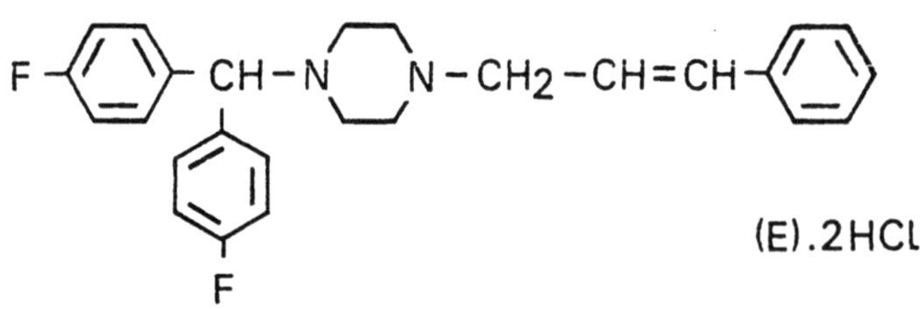

Figure 1: Structural formula of flunarizine (R 14 950).

TABLE I

<u>Patient data</u>

	Study 1					Study 2	Study 3		
	group I (vascular origin)	group II (multiple sclerosis)	group III (Menière's disease)	group IV (vestibular neurosis)	Total population		group A (flunari-zine	group B (placebo)	Total
Sex									
- No. of males	14	2	3	11	30	12	5	6	11
- No. of females	9	1	7	3	20	19	4	3	7
Median age (in years)	65	50	36	27	51	62	60	59	59
(+ range)	(57-76)	(50-55)	(26-52)	(17-43)	(17-76)	(47-85)	(45-68)	(49-69)	(45-69)

The present papėr reports on three consecutive studies conducted in patients suffering from vertigo, and its aim is to delineate the possibly susceptible types of vertigo, to evaluate the efficacy of the drug and to analyze parameters which could reveal its mechanism of action.

Material and methods

Patients (Table I)

Study 1: Fifty patients, 30 males and 20 females, with a median age of 51 years (range 17 - 76 years) showing definite vertigo, confirmed by a thorough otolaryngological examination consisting of a physical examination, an audiometric test and electronystagmography (ENG).

The cause of vertigo was vascular in 23 patients (group I), multiple sclerosis in three patients (group II), Menière's disease in ten patients (group III) and vestibular neurosis in 14 patients (group IV).

These patients were submitted to flunarizine treatment within a median of four days (range 0 days - 10 years) after the first occurrence of vertigo.

Study 2: Thirty-one patients, 12 males and 19 females, aged from 47 to 85 years (median 62 years) and presenting vertigo of vascular origin confirmed by a complete otolaryngological examination.

Study 3: Eighteen patients, eleven males and seven females, with vertigo of vascular origin established as in Study 2.

Patients had a median age of 59 years (range 45 - 69 years) and treatment with flunarizine was started a median of one day (range 0 - 15 days) after the start of the vertigo complaint.

Medication

Study 1: During three consecutive days the patients received orally 20 mg (= two tablets) flunarizine t. i. d. Other anti-vertigo drugs were prohibited.

Study 2: Treatment was identical to that of Study 1 but the patients were treated according to the 20 mg t.i.d. schedule for two months.

Study 3: The patients were randomly divided into two groups, and treated for three months with tablets containing either placebo or 10 mg of flunarizine. As this was a double-blind study, placebo tablets were identical in appearance to the flunarizine tablets. The dosage prescribed was as follows: four tablets a day for one week, three tablets daily during the second week, two tablets a day during week three, and one tablet a day from week four on for the remainder of the trial.

The use of other antivertiginous medication was prohibited.

Assessments

The timing of the examinations was as follows: Study 1: after three treatment days; Study 2: after one week and after one and two months of treatment; Study 3: after one week and after one, two and three months of treatment.

At each control examination the effect on vertigo was scored by means of one of the following possibilities:

TABLE II

Study I: Results

		Number of patients					Effect	Inter-group differences P**		
		group I N = 23	group II N = 3	group III N = 10	group IV N = 14	Total N = 50	P*	group I vs group II	group I vs group III	group I vs group IV
Subjective	Evolution of vertigo									
	- complete remission	6	0	4	0	10	⟨ 0.001(+)	0.013	n.s.	0.008
	- partial remission	13	0	4	4	21				
	- no change	4	3	2	8	17				
	- increase	0	0	0	2	2				
		Median value (and range) of proportional change as compared to start						P***		
Objective	Rotation tests									
	- duration of nystagmus	- 6 (0→-11)	0 (0)	-3.5 (-10→-13)	0 (-10→+3)	-3 (-10→+13)	⟨ 0.001(+)	0.014	n.s.	⟨ 0.001
	- speed of the slow nystagmus component	- 9 (0→-15)	0 (0)	-1.5 (-15→+18)	0 (- 5→+5)	-3.5 (-15→+18)	⟨ 0.001(+)	0.015	n.s.	⟨ 0.001
	Caloric stimulation tests									
	- duration of nystagmus	- 7 (0→-13)	0 (0)	-1.5 (-25→+14)	0 (- 2→+5)	-3 (-25→+14)	⟨ 0.001(+)	0.020	0.031	⟨ 0.001
	- speed of the slow nystagmus phase	-10 (0→-16)	0 (0)	-1.5 (-30→+17)	0 (- 1→+6)	-4 (-30→+17)	⟨ 0.001(+)	0.015	n.s.	⟨ 0.001

* Wilcoxon matched-pairs signed-ranks test
** Fisher exact probability test
*** Mann-Whitney U-test
(all three:) two-tailed probability (+ = ameliorated) (n.s. = not significant)

complete remission, partial remission, or no change. Apart from this, rotation tests and caloric stimulation tests combined with ENG were carried out. In evaluating the ENG's, special attention was paid to the duration of nystagmus and to the speed of the slow nystagmus component (Boniver, Demanez & Lennes, 1975).

Any side-effects reported by the patient were noted.

Results

Study 1 (Table II)

After three days of treatment a significant improvement of vertigo ($P < 0.001$, Wilcoxon matched pairs signed-ranks test) was found as evidenced by the patient's evaluation of the antivertiginous effect, the duration of nystagmus and the speed of the slow nystagmus component (both on rotation tests and on the caloric stimulation test). However, as shown in Table II, patients with vertigo of vascular origin improved significantly more ($P < 0.05$) than patients with other causes of vertigo.

Side-effects reported were increased appetite (one patient), better sleep (one patient) and day-time sleepiness (one patient). These three patients all belonged to the group of patients with vertigo of vascular origin.

Study 2 (Table III)

After a treatment period of two months vertigo had significantly improved both subjectively and objectively.

Moreover, a significant correlation ($P < 0.05$) between the effect of flunarizine on the duration of nystagmus and on the speed of the slow nystagmus phase was apparent as shown in Figure 2.

TABLE III

Study 2: Results

		Number of patients	P*
Subjective	Evolution of vertigo		
	- complete remission	8	
	- partial remission	23	〈 0.001
	- no change	0	
		Median value (+ range) of the proportional decrease as compared to the start	
Objective	Rotation tests		
	- duration of nystagmus	9 (5-14)	〈 0.001
	- speed of the slow nystagmus component	10 (4-13)	〈 0.001
	Caloric stimulation tests		
	- duration of nystagmus	8 (4-13)	〈 0.001
	- speed of the slow nystagmus component	11 (6-14)	〈 0.001

* Wilcoxon matched-pairs signed-ranks test, two-tailed probability

Study 3 (Table IV)

All flunarizine-treated patients had complete remission of vertigo after two months as compared with only four out of the nine placebo-treated patients. This difference in favour of flunarizine is significant ($P = 0.02$) but because of further improvement in two placebo-treated patients, this significance was lost by month three.

The results on rotation tests and on caloric stimulation tests combined with ENG, became significantly better in the flunarizine group as compared with the placebo group within one week ($P < 0.05$) and remained so for the rest of the trial. This is illustrated in Figures 3 and 4.

Two patients of the flunarizine group reported increased appetite and two other patients (one flunarizine- and one placebo-treated) had some day-time sleepiness.

Discussion

These three studies have produced several interesting pieces of information about the anti-vertiginous effect of flunarizine:

1. Flunarizine is an active drug for the treatment of vertigo as its effectiveness was confirmed by the placebo-controlled double-blind study.
2. Vertigo of vascular origin may be a preferential indication for flunarizine treatment, as suggested by the first study.
3. The antivertiginous effect is accompanied by a shortening

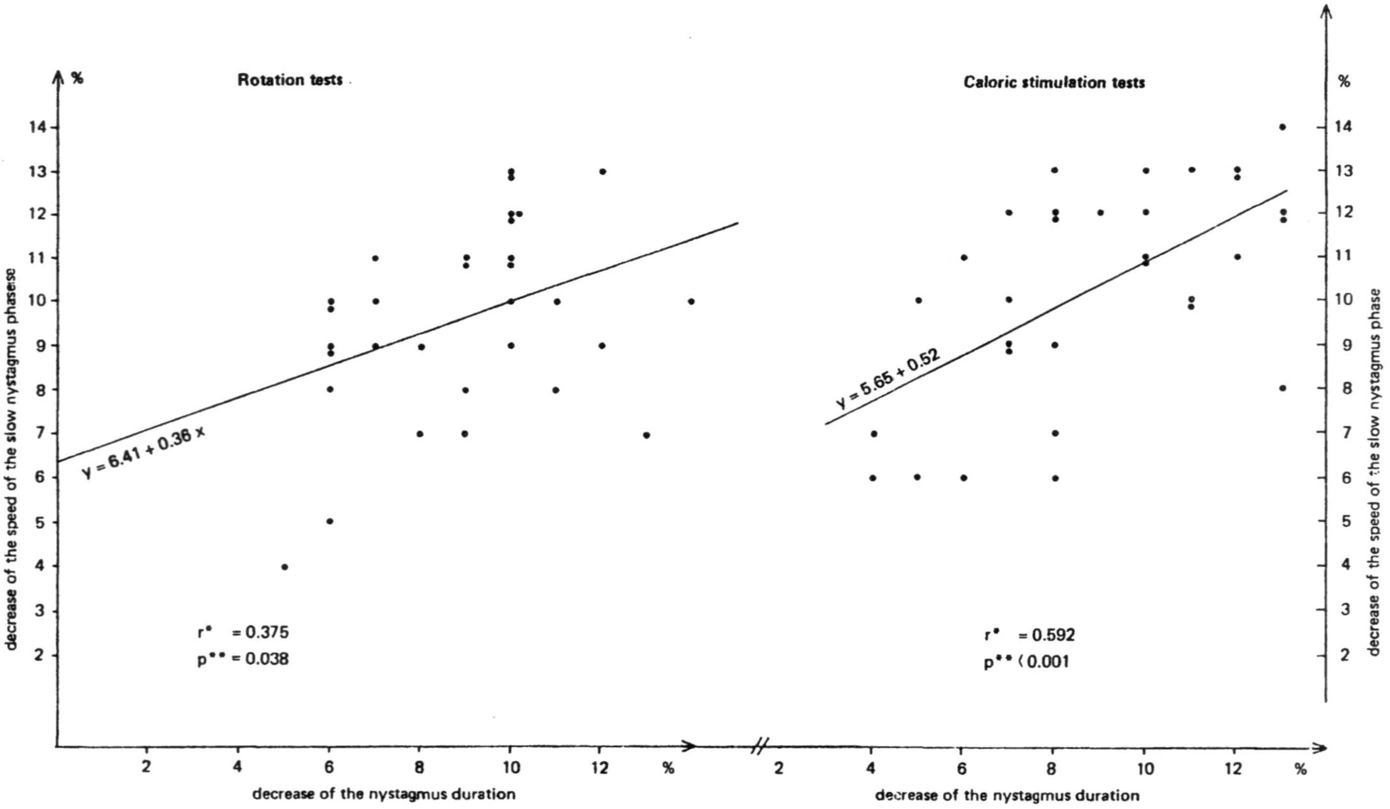

* Pearson correlation coëfficient
** Student t-test, two-tailed probability.

Figure 2: Correlation between the effect of flunarizine on the duration of nystagmus and on the speed of the slow nystagmus phase.

TABLE IV

Study 3: Results

		Number of patients								Flunarizine vs placebo			
		week 1		month 1		month 2		month 3		P^*			
		flun.	plac.	flun.	plac.	flun.	plac.	flun.	plac.	week 1	month 1	month 2	month 3
Subjective	Evolution of vertigo												
	- complete remission	1	0	6	3	9	4	9	6	n. s.	n. s.	0.02	n. s.
	- partial remission	8	6	3	3	0	3	0	1				
	- no change	0	3	0	3	0	2	0	2				
		Median value (+ range) of the proportional decrease as compared with the start								P^{**}			
Objective	Rotation tests												
	- duration of nystagmus	15 (5-19)	5 (0-15)	15 (10-20)	10 (0-15)	15 (10-20)	10 (0-15)	15 (10-20)	10 (0-15)	0.043	0.016	0.009	0.005
	- speed of the slow nystagmus component	15 (4-20)	7 (0-15)	19 (9-25)	10 (0-15)	20 (10-25)	10 (0-15)	20 (10-25)	10 (0-15)	0.010	0.001	< 0.001	0.002
	Caloric stimulation tests												
	- duration of nystagmus	15 (6-21)	8 (0-15)	20 (7-25)	10 (0-16)	20 (13-25)	11 (0-15)	20 (13-25)	14 (0-15)	0.012	0.009	0.004	0.005
	- speed of the slow nystagmus component	13 (5-19)	7 (0-15)	18 (10-20)	8 (0-17)	19 (12-20)	10 (0-17)	19 (12-21)	13 (0-17)	0.006	0.003	0.001	0.004

* Fisher exact probability test } one-tailed probability
** Mann-Whitney U-test }

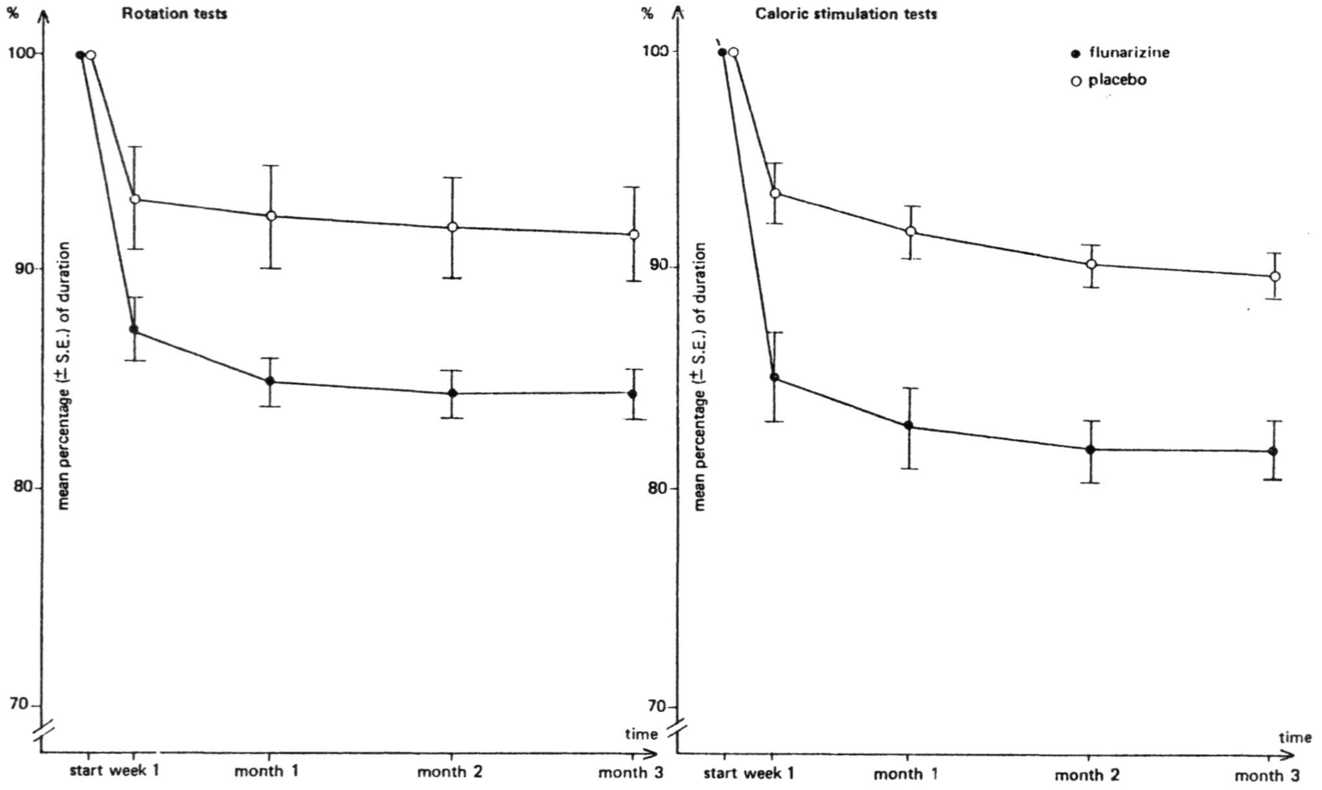

Figure 3: Effect of flunarizine on the duration of nystagmus as compared with the initial findings.

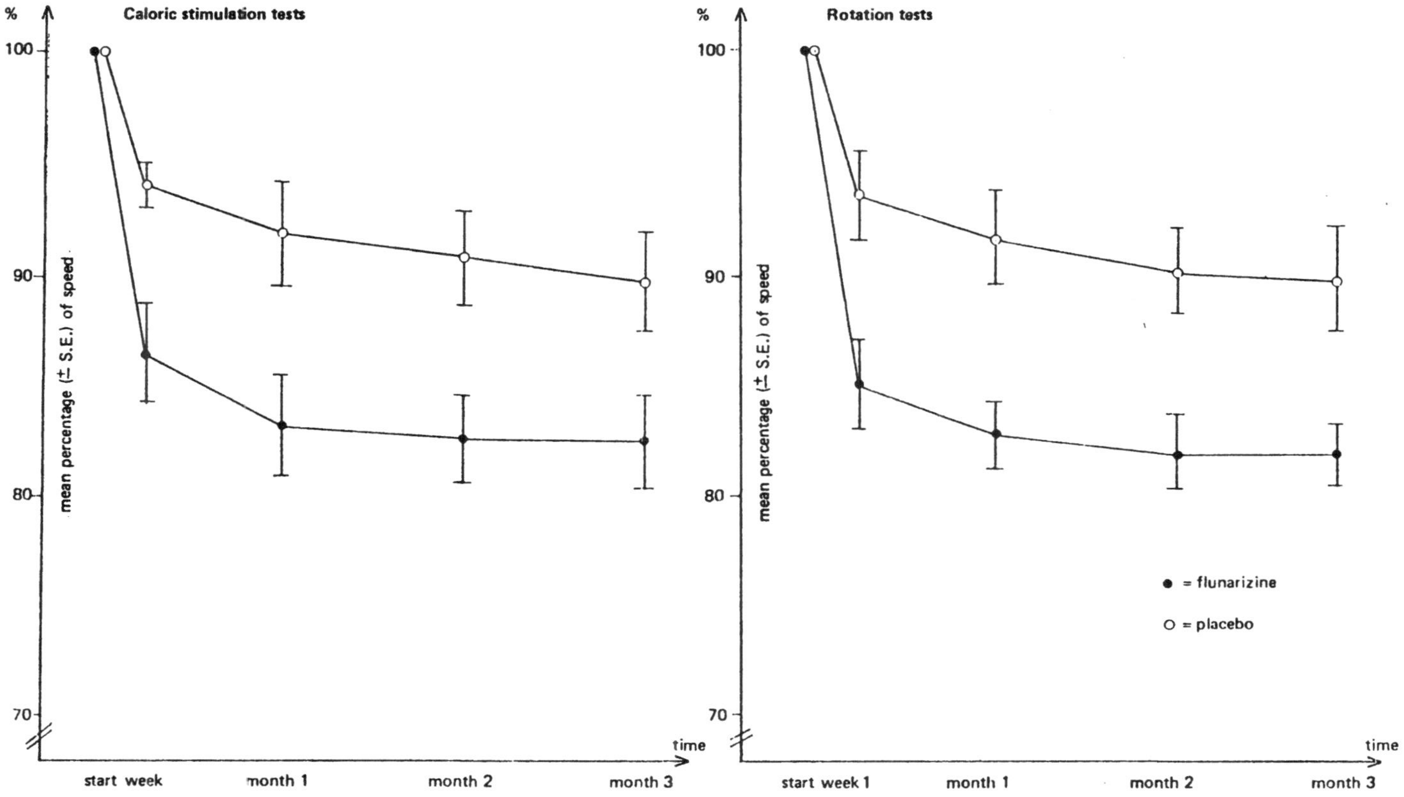

Figure 4: Effect of flunarizine on the speed of the slow nystagmus phase as compared with the initial findings.

of the duration of nystagmus elicited by vestibular triggering (regardless of the method used) and this shortening is clearly correlated with a depression of the slow phase velocity of the nystagmographic pattern. The latter finding, which confirms earlier data in human volunteers (Oosterveld, 1974 a), strongly suggest that flunarizine is a vestibular depressant. This mechanism of action, in turn, might explain the lack of effect in three multiple sclerosis patients (Study I) whose vertigo is probably not only vestibular in origin.

In the double-blind study, the antivertiginous effect became significant by month two which suggests that a two-month treatment may be needed before a beneficial effect can be expected. Although this may be true in some patients, the lack of significance after one month is very probably due to the limited number of patients, as suggested by the raw data (Table IV) and the findings from the open studies. On the other hand, as all the Study 3 patients suffered from vertigo of recent origin a spontaneous evolution towards amelioration could certainly be anticipated in some of them. Therefore, the finding of a significant difference in favour of flunarizine after two months, which was lost one month later, is to be explained by flunarizine's possible acceleration of the spontaneous amelioration which takes more than two months in untreated subjects.

No major side-effects were found in these studies. It is interesting to note that the most frequently observed side-effect, increased appetite, was found only in patients with vertigo of vascular origin, which may suggest that the phenomenon can also be mediated by the antivertiginous effect of the drug.

Summary

The antivertiginous properties of flunarizine were evaluated in three consecutive studies - two open and one double-blind - in a total of 99 patients showing definite vertigo. Dosage was two tablets (= 20 mg) t. i. d. for three days in Study I (50 patients), 20 mg t. i. d. for two months in Study II (31 patients), and weekly decreasing doses of four, three, two and one (maintenance) tablets of flunarizine or placebo for three months in Study III (9/18 patients with vertigo of recent origin). Improvement of vertigo was significant both objectively and subjectively in Studies I and II. In Study III, objective tests were always clearly in favour of flunarizine, but subjectively, flunarizine was superior only by months two. Vertigo of vascular origin seemed to be a preferential indication for flunarizine treatment. No major side-effects were found in these studies.

Zusammenfassung

Die antivertiginösen Eigenschaften von Flunarizin wurden an insgesamt 99 Patienten mit sicherem Vertigo-Befund in drei aufeinanderfolgenden Studien (zwei offen und eine doppelblind) geprüft. Die Dosierung bestand aus zwei Tabletten (= 20 mg) dreimal täglich über drei Tage in der ersten Studie (50 Patienten), 20 mg dreimal täglich über zwei Monate in der zweiten Studie (31 Patienten) und aus wöchentlich herabgesetzten Dosen von vier, drei, zwei und ein (Erhaltungs)tabletten von Flunarizin oder Plazebo über drei Monate in der dritten Studie (9/18 Patienten mit Vertigo rezenten Ursprungs). In der ersten und zweiten Studie gab es sowohl objektiv als subjektiv eine signifikante Verbesserung. In der dritten Studie war das objektive Testergebnis immer deutlich zugunsten des Flunarizins. Subjektiv jedoch zeigte Flunarizin sich nur vom zweiten Monat ab besser. Vertigo vaskularen Ursprungs hat sich als eine Vorzugsindikation des Flunarizins herausgestellt. In keiner dieser Studien wurden bedeutende Nebenwirkungen vorgefunden.

References

AMERY, W. K., W. J. OOSTERVELD:
An evaluation of cinnarizine in aged patients with vertiginous complaints - A multicentre trial.
Acta Ther. 1, 39 (1975)

BONIVER, R., J.-P. DEMANEZ, G. LENNES:
Epreuves rotatoires et caloriques chez le sujet normal. Etude statistique des mesures obtenues.
In: Elektronystagmographie. Band I. Verhandlungen der Gesellschaft für Neurootologie und Aequilibriometrie E. V., pp. 195 - 220. Editor: C.-F. Claussen, Würzburg, BRD, 1975

BOS, J. H.:
On vestibular nystagmus without causative endolymph displacement.
Thesis, Amsterdamm, 1962

General Practitioner Research Group:
Antihistamine and phenothiazine compared in vertigo.
Practitioner 211, 224 (1973)

JONGKEES, L. B. W., A. J. PHILIPSZOON:
Some nystagmographical methods for the investigation of the effect of drugs upon the labyrinth.
Acta Physiol. Pharmacol. Neerl. 9, 240 (1960)

JONGKEES, L. B. W., A. J. PHILIPSZOON:
Electronystagmography.
Acta Oto-Laryngol. (Stockholm) suppl. 189 (1964)

OOSTERVELD, W. J.:
De werkzaamheid van twee middelen tegen zeeziekte, beoordeeld naar hun effect op de vestibulaire oogbewegingen.
Ned. Tijdschr. Geneeskd. 18, 844 (1965)

OOSTERVELD, W. J.:
The effect of UCB 1402 on vestibular nystagmus.
Pract. Oto-Rhino-Laryngol. 29, 57 (1967)

OOSTERVELD, W. J.:
Vestibular pharmacology of flunarizine compared to that of cinnarizine.
ORL 36, 157 (1974 a)

OOSTERVELD, W. J.:
Pilot evaluation of flunarizine (R 14950) in vertigo - A double-blind trial.
Can. J. Oto-Laryngol. 3, 284 (1974 b)

PHILIPSZOON, A. J.:
De invloed van cinnarizine op duizeligheid, een electronystagmografisch onderzoek bij 55 patienten.
Ned. Tijdschr. Geneeskd. 105, 657 (1961)

PHILIPSZOON, A. J.:
Influence of cinnarizine on the labyrinth and on vertigo.
Clin. Pharmacol. Ther. 3, 184 (1962)

TRUMBULL, R., H. I. CHINN, C. H. MAAG, L. J. MILCH, S. W. HANDFORD, R. SEIBERT:
Effect of certain drugs on the incidence of seasickness.
Clin. Pharmacol. Ther. 1, 280 (1960)

VAN NUETEN, J. M., P. A. J. JANSSEN:
Comparative study on the effects of flunarizine and cinnarizine on smooth muscles and cardiac tissues.
Arch. Int. Pharmacodyn. 204, 37 (1973)

Voluntary nystagmus,

M.V.Kirtane and K.S.Tonsekar,
Bombay/India

Voluntary nystagmus is a condition fraught with controversies in almost all its aspects, even in its very existence as a definitive entity. The reports in the literature though few, show such variance that it lends credence to the observation by Wist and Collins (30) that there exists possibly more than one type of voluntary nystagmus.

The most common description of this condition is that of bilateral, horizontal, conjugate, pendular, to and fro movements of the eyes of high frequency, but low amplitude, which can be initiated and maintained by voluntary effort (3, 5, 8, 14, 16, 22, 24, 27, 30). This movement has been described by various authors as shimmering, fluttering, fibrillating, etc. The frequency is found to vary from 90 cycles per minute to 1380 cycles per minute and the amplitude from 5° to 25°. Oscillopsia appears to be a constant feature, and often the cessation of nystagmus is because of blurring of vision and dizziness rather than fatigue.

We have studied 4 cases, for their voluntary eye movements. Two of these are dancers performing classical Indian dances which involve production of rapid, jerky to and fro,

Differential Diagnosis of Vertigo

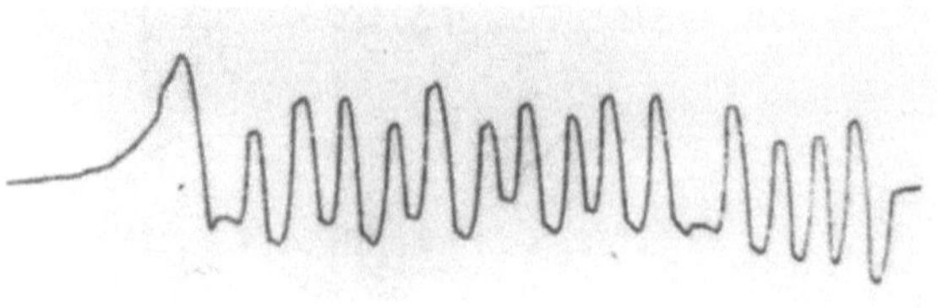

Fig.1. Recording of "Voluntary Nystagmus" in case No.1 (eyes open)

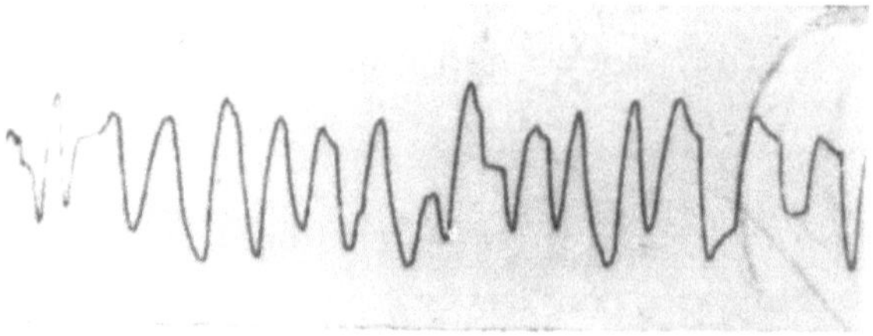

Fig.2. Recording of "Voluntary Nystagmus" in case No.1 (eyes closed)

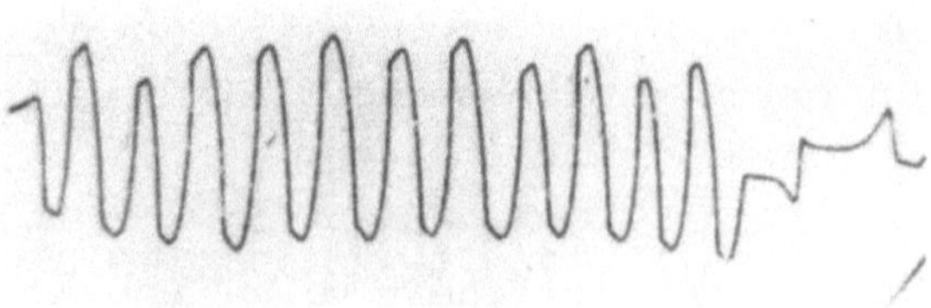

Fig.3. Recording of "Voluntary Nystagmus" in case No.3 (eyes open)

movements of the eyes, while the other 2 are mother and daughter, who can produce or stop, at will, to and fro movements of the eyes especially during fixation.

Case 1

A 20 year old female, a medical student, was noticed by her friends to produce rapid, jerky, horizontal to and fro movements of her eyes during conversation. She claimed to be aware of this movement and could voluntarily stop or reproduce the movement. She had no oscillopsia, or any other ocular complaints. Her neurological and ophthalmological examination including the fundoscopy was completely normal.

On recording her eye movements by electronystagmography, it was found that she could produce at will, bilateral, rapid, to and fro, horizontal, conjugate, movements of the eyes (Fig. 1). The movement could be initiated by merely wanting it, without resorting to sudden change of gaze, eye closure or convergence. The movement could be produced equally well with eyes closed (Fig. 2). The frequency was between 90 - 120 cycles per minute, the duration of each burst varying between 10 - 15 seconds. The amplitude was about 30°. On repeated testing she experienced fatigue of the eye muscles resulting in reduction of frequency and duration.

Case 2

The mother of the girl described above, could also produce similar eye movements. She was 45 years old, and had this voluntary nystagmus for the past many years. Her neurological and ophthalmological examination was normal.

Her eye movements were found to be almost identical to those of the daughter.

Case 3

A dancer aged 20 years, performing Indian classical dances for the past 7 years, was examined. The dance involves performing of bilateral, rapid, horizontal, to and fro movements of the eyes. The movements produced by her had a frequency between 90 - 120 cycles per minute, the amplitude being about 30° (Fig. 3). The movements were bilateral, conjugate, horizontal, without convergence. The duration of each burst was about 10 seconds with fatigue developing on repeated attempts. She could not produce the movements satisfactorily with eyes closed. Fixation at two points helped her to produce the movements better. There was no oscillopsia.

Case 4

A dancer aged 30, produced almost, identical movements as her colleague (case No. 3).

Discussion

Voluntary nystagmus was first recorded by Williams (29) in 1866 and was also described by Raehlmann (21) in 1878 and Campbell (7) in 1882.

The term voluntary nystagmus is in itself an antithesis because by definition nystagmus is an involuntary movement (9). Rucker (23) feels that it should not even be called nystagmus while Bruchner (6) refers to it as "socalled voluntary nystagmus" (sogenannter willkürlicher Nystagmus). Various authors have given it various names, for example, Friedman and Blodget (12) call it voluntary ocular fibrillation, Coren and Komada (8) call it ophthalmodenesis, Keyes (16) calls it voluntary ocular oscillations, while Lipman (19) calls it ocular shuddering. The most common description given is bilateral, horizontal, conjugate, pendular, to and fro movements of the eyes, with high frequency and low amplitude which can be initiated and maintained at will (3, 5, 8, 14, 16, 22, 24, 27, 30). However, there have been reports of unilateral voluntary nystagmus (2, 3), vertical and rotatory voluntary nystagmus (10) and also disconjugate movements during voluntary nystagmus (30).

In all our four cases we found that eye movements were bilateral, conjugate and horizontal.

The frequency reported by various authors varies from 90 cpm to 1,380 cpm, the most common being around 1000 cpm. Luhr and Eckel (20) reported the frequency to be between 300 - 500 cpm. Keyes (16) reported a frequency of about 360 cpm, while Rosenblum (22) found the frequency in his patient to be about 510 cpm. Wist and Collins (30) reported a frequency of about 720 cpm. In all our patients we found the frequency to be between 90 - 110 cpm which closely matches the frequency reported by Friedman and Blodget.

The most common amplitude reported by most authors is about 5 degrees. Goldberg and Jampel (14) have reported the amplitude in two of their cases to be 10 degrees while Kirby (17) found the amplitude to be 20 degrees. The highest amplitude reported in literature is by Friedman and

Blodget (12) viz. 25 degrees. In all our cases we found the amplitude to be around 30 degrees. This finding, as in the case of frequency, again matches the findings of Friedman and Blodget (12). It is therefore evident that the lesser the frequency more is the amplitude.

Voluntary nystagmus can be initiated by different patients in different ways viz. by merely willing it (12, 22); by convergence; by a sudden change of gaze, by gazing laterally or obliquely (22). Some could produce the voluntary nystagmus in only the primary position of gaze (5), while others could do so in all positions of gaze (30). It could be produced by some only with fixation (13) i. e. in bright light with eyes open while others could produce it without fixation i. e. in darkness or with eyes closed (16).

Two of our patients viz. the dancers, could produce the nystagmus much better with fixation while the other two could produce it equally well with eyes closed. All of them initiated the nystagmus by merely willing it without resorting to any sudden eye movements or convergence.

Voluntary nystagmus is seen to occur in bursts, the duration varying from 2,5 sec. (3) to minutes (20). The finding of most authors was a duration of 20 - 30 sec. (14, 16, 22).

In all our cases we found the duration to be 10 - 15 sec. after which, fatigue of the ocular muscles forced them to stop. On attempts at repeated testing, duration and frequency were more affected than amplitude.

The phenomenon of fatigue is controversial in voluntary nystagmus. Coren and Komada (8) feel that there is no fatigue since on repeated testing they found frequency and amplitude constant. Again, the frequency and amplitude at the beginning and at the end of any given burst remained unaltered. Goldberg and Jampel (14) also found that although the amplitude varied, the frequency remained constant. The nystagmus was stopped because of a feeling of dizziness which the patients got after a period of 20 to 30 seconds. On the other hand fatigue of voluntary nystagmus was reported by authors like Blumenthal (5), Keyes (16), Friedman and Blodget (12) and Rosenblum (22) who found that the duration was inversely proportional to the number of attempts.

Oscillopsia (22), which is a condition of oscillatory vision in which objects seem to jerk, wiggle and move back and forth is a constant feature reported by almost all the authors except Friedman and Blodget. Many of the patients were reported to stop the voluntary nystagmus because of the oscillopsia producing a feeling of discomfort or dizziness after a few seconds (14). None of our cases complained of oscillopsia. Presence of oscillopsia is relevant and significant when one considers the voluntary nature of these ocular movements.

As the nystagmus is claimed to be produced voluntarily one may be inclined to assume that the frequency and amplitude can be altered at will. The findings of Coren and Komada (8) are however, quite to the contrary. They found that an attempt to decrease the frequency and amplitude by the patient resulted in interrupted bursts of nystagmus, the two parameters remaining unaltered during these bursts. The patient was however under the impression that she could alter the amplitude and frequency as desired.

All our patients could alter the amplitude voluntarily but reducing the frequency resulted in a square wave pattern of alternating saccades.

Voluntary nystagmus has been reported to occur in siblings (14) as well as in two generations in a family (16). Aschoff et al (1) have reported the phenomenon of voluntary nystagmus in five generations in a family and suggest autosomal dominant inheritance with high penetrance. We have also noted voluntary nystagmus in a mother and her daughter, but do not favour the heredofamilial theory as the ability to produce the voluntary nystagmus was learnt.

Most authors (16, 22) have reported that their cases had discovered the ability to "wriggle" their eyes accidentally at quite an early age and continued to do so only as a party trick. However, there have been reports where patients acquired this ability by a process of "learning" (11, 20). As a matter of fact, Coren (8), while investigating patients for voluntary nystagmus himself developed the ability to produce voluntary nystagmus.

Two of our patients who were dancers, had definite training in producing these movements while Case No. 1 felt that she had developed these movements as a result of gazing out of her window alternately at two adjacent palm trees, while having prolonged conversations with her friends on the phone.

While most of the authors have said that their patients with voluntary nystagmus were free from any ocular or neurological disorders, others have reported cases with deaf mutism (17), head injury and associated psychiatric disorders (5, 22).

None of our patients had any associated disorders.

There seems to be a great disparity in opinion regarding the etiology of voluntary nystagmus. It has been accepted by all authors that voluntary nystagmus has no pathological significance but is merely ocular acrobatics. Westheimer (28) concluded that the "immediate origin" of impulses producing voluntary nystagmus is at a level between the cortex and motor nuclei of the eye muscles but as it is a voluntary activity, the cortex must be involved. Friedman and Blodget (12) noted failure of convergence and assumed that their patient was unable to accommodate thus postulating the phenomenon to be under cortical control. Other authors (28) are of the opinion that the cause of voluntary nystagmus is ocular, with alternating innervation of opposite pair members of the lateral rectus muscle. Goldberg and Jampel (14) feel that the etiological factor might be of a heredo-familial nature, while Rucker (23) claims it to be identical with hysterical nystagmus. Walsh (27) attributes voluntary nystagmus to functional disturbances of centres controlling rhythmic movements of the eyes. Bruchner (6) believed that only a few people could produce this phenomenon and these were people who were susceptible to strong innervation and strong impulses affecting the eyes. Von Graafe (26) believed that only those who had suffered from involuntary nystagmus at one time, could produce voluntary nystagmus. This however does not seem to be the case with patients reported by other authors.

The terminology voluntary nystagmus has been disapproved by various authors who have suggested alternative names for this condition. Nystagmus by definition (9, 12, 16), is an involuntary movement. Oscillopsia is a constant feature in all the reports except that of Friedman and Blodget (12) and in our own patients. The impulses for voluntary saccadic movements of the eyes arising in the frontal lobe are normally accompanied by a corollary discharge (efferent copy) to the occipital cortex (24). This precludes the optical illusion of movement of the surroundings during such voluntary eye movements. The presence of oscillopsia therefore is very definite proof that the origin of the impulses producing voluntary nystagmus is not cortical.

The lack of wilful control over the frequency and amplitude of the nystagmus (8) is also against true voluntary nature of the phenomenon. The fact that the patients can definitely produce this nystagmus at will therefore indicates that voluntary nystagmus may be an involuntary activity which can be initiated and suppressed voluntarily. In support of this, Coren and Komada (8) state that involuntary movements like small ocular tremors, drifts and microsaccades are normally present in the fixating eye. Their amplitude varies from one to twenty minutes and frequency from five to hundred cycles per second.

In their patient of voluntary nystagmus the amplitude of ocular tremor was nine minutes and its frequency was twenty cycles per second i. e. the same as the frequency of her voluntary nystagmus. Therefore, they hypothesize that production of voluntary nystagmus involves simply the amplification of the physiologic nystagmus or the resting eye tremor. We feel that the patients producing voluntary nystagmus have somehow developed the ability to voluntarily take away the central inhibition of the resting eye tremor thus increasing its amplitude but not its frequency. We therefore concur with the terminology used by Laux and Krey (18) viz. voluntarily triggered nystagmus.

According to Yee et al (31), by definition, a jerk nystagmus is characterised by a wave form with movements in opposite directions of distinctly different velocities (slow and fast components). The fast component has a velocity-amplitude relationship characteristic of saccades. The presence of a saccade in the wave form is considered characteristic of jerk nystagmus. The slow and fast components are usually separated by sharp inflection points as the eye movements change in direction and the velocity of each component is approximately constant during the entire duration of the movement. Contrary to this, pendular nystagmus is characterised by a wave form with movements in both directions of equal velocity. In addition, the velocity of the eye movements changes during movement in direction, decreasing as the movement approaches the change in direction and increasing after the change in direction has occurred. Sharp inflection points therefore, are not present and the wave form resembles a sine way. It is characterised by the absence of saccades.

The recordings in all our cases were not similar to those described as jerky or pendular nystagmus in the above paragraph. We feel that this movement is a combination of rapidly occurring saccades of equal amplitude and velocity in opposite directions in quick succession thus giving the signal a triangular appearance. Slowing down these movements results in a square wave pattern with alternating saccades.

Considering the great variance in frequency (90 cpm to 1380 cpm), amplitude (5° to 30°) and associated phenomena like oscillopsia, the observation of Wist and Collins, that there seems to exist more than one type of voluntary nystagmus appears correct and acceptable. We suggest the term 'voluntarily induced ocular movements resembling nystagmus' to envelope all these various phenomena.

References

1. ASCHOFF, J. C., W. BECKER, R. RETTELBACH:
Voluntary nystagmus in 5 generations.
Journal of Neurology, Neurosurgery & Psychiatry 39, 300 (1976)
2. BALL, J. M.:
Voluntary unilateral nystagmus.
American Journal of Ophthalmology 4, 673 (1921)
3. BLAIR, C. J., M. F. GOLDBERG, G. K. von NOORDEN:
Voluntary nystagmus: Electro-oculographic findings in 4 cases.
Archives of Ophthalmology 77, 349 (1967)
4. BJORKE, A., E. KUGELBERG:
Motor unit activity in the human extraocular muscles.
Clinical Neurophysiology 5, 271 (1953)
5. BLUMENTHAL, H.:
Voluntary nystagmus.
Neurology 23, 223 (1973)
6. BRUCHNER, A.:
Zur Kenntnis des sogenannten willkürlichen Nystagmus.
Z. Augenheilk. 37, 184 (1917)
7. CAMPBELL, J. S.:
Voluntary nystagmus.
Am. Homeo. Ophth. Otolaryng. Soc. 6, 70 (1882)
8. COREN, S., M. KOMADA:
Eye movement control in voluntary nystagmus.
American Journal of Ophthalmology 74, 1161 (1972)
9. DORLAND, W. A. N.:
The American Illustrated Medical Dictionary.
Philadelphia, Saunders, Ed. 20 (1945)

10. DUKE-ELDER, S.:
Text Book of Ophthalmology, Vol. 4, London, Henry Kimpton, pp. 4238 - 4239 (1949)
11. FRIEDENWALD, H.:
Voluntary Nystagmus.
American Journal of Ophthalmology 9, 364 (1926)
12. FRIEDMAN, M. W., R. M. BLODGET:
Voluntary ocular fibrillation.
American Journal of Ophthalmology 39, 78 (1955)
13. GIARDINI, A.:
Contributo alla consoscenza del nistagmo volontario.
Riv. Otoneurooftal. 24, 245 (1949)
14. GOLDBERG, R. T., R. S. JAMPELL:
Voluntary Nystagmus in a Family.
Archives of Ophthalmology 68, 32 (1962)
15. JARRETT, A., J. M. EMERY, A. C. COATS, J. JUSTICE:
Voluntary Nystagmus.
Annals of Ophthalmology 9, 853 (1977)
16. KEYES, M. J.:
Voluntary Nystagmus in 2 Generations.
Archives of Neurology 29, 63 (1973)
17. KRIBY, D. B.:
Voluntary Nystagmus.
American Journal of Ophthalmology 8, 810 (1925)
18. LAUX, U., H. KREY:
Voluntary Triggered Nystagmus.
Ber. Dtsch. Ophthalmol. Ges. 73, 629 (1975)
19. LIPMAN, I. J.:
Voluntary Nystagmus. - Ocular Shuddering.
Dis. Nerv. Syst. 33.3.p. 200-1, Mar. 1972
20. LUHR, A. F., J. L. ECKEL:
Fixation and Voluntary Nystagmus.
Archives of Ophthalmology 9, 625 (1933)

21. RAEHLMANN, E. V.:
Über den Nystagmus und seine Aetiologie.
Archives of Ophthalmology 24, 237 (1878)

22. ROSENBLUM, J. A., N. SHAFER:
Voluntary Nystagmus associated with Oscillopsia.
Archives of Neurology 15, 560 (1966)

23. RUCKER, W. C.:
Nystagmus.
American Journal of Ophthalmology 36, 250 (1953)

24. SHULTS, W. T., L. STARK, W. F. HOIT, A. L. OCHS:
Normal Saccadic Structure of Voluntary Nystagmus.
Archives of Ophthalmology 95, 1399 (1977)

25. SMITH, H. C., F. R. RIESENMAN:
Unusual forms of Nystagmus.
Archives of Ophthalmology 33, 13 (1945)

26. Von GRAAFE: Quoted by MOORE, R. F.:
Medical Ophthalmology.
Philadelphia, Blakeston, 1925, Ed. 2, p. 34

27. WALSH F. B.:
Clinical Neuro-Ophthalmology, 2nd Ed., Baltimore, Williams & Wilkins, 1957, p. 270

28. WESTHEIMER, G.:
A case of Voluntary Nystagmus.
Ophthalmologica 128, 300 (1954)

29. WILLIAMS (1866): Quoted by DUKE-ELDER, S.:
Ref. No. 10

30. WIST, E. R., W. E. COLLINS:
Some characteristics of Voluntary Nystagmus.
Archives of Ophthalmology 72, 470 (1964)

31. YEE, R. D., E. K. WONG, R. W. BALOH, V. HONRUBIA:
A study of Congenital Nystagmus, Waveforms.
Neurology 26, 326 (1976)

ANALYSE DER RÄUMLICHEN BLICKORIENTIERUNG.

R.WODATSCHEK, M.TONDROW UND C.F.CLAUSSEN,
WÜRZBURG/BRD

In der Gleichgewichtsforschung spielt die Analyse der menschlichen Augenbewegungen eine große Rolle. Die Blicksteuerung ist sehr stark an das raumorientierende Gleichgewichtssystem gekoppelt. Das bedeutet, daß Lageänderungen des Körpers zum Schwerefeld durch entsprechende Einstellung der Augen beantwortet werden. Beschleunigungen, die über die vestibulären Rezeptoren als Körperdrehungen wahrgenommen werden, münden an den Augen als nystagmische Nachstellbewegungen. Neben dieser groben Koordinatenfindung der Augen in der allgemeinen Koordinierung im Raum spielen die spezifischen Augenleistungen der Wahrnehmung von Gegenständen und Bewegungsabläufen eine hervorragende Rolle bei der Steuerung. Die vorliegende Arbeit beschäftigt sich mit der Frage, wieweit die Raumerfassung der Augen aus dem Augenbewegungsablauf heraus analysierbar ist.

Versuch:

Bei 150 Probanden wurde für die orthogonale, vektoriell zerlegte Augenbewegungsaufzeichnung die Elektro-Nystagmographie verwendet. Als räumliche Beobachtungsobjekte wurden aus Stäben geschweißte Stahlskulpturen aufgestellt. Der Beobachtungsrahmen wurde zuvor mit einem Digital Eye-Track horizontal und vertikal durch eine Blickfolgeeichung über eine Leuchtzeile festgelegt. Da die Elektro-Nystagmogramme

Differential Diagnosis of Vertigo

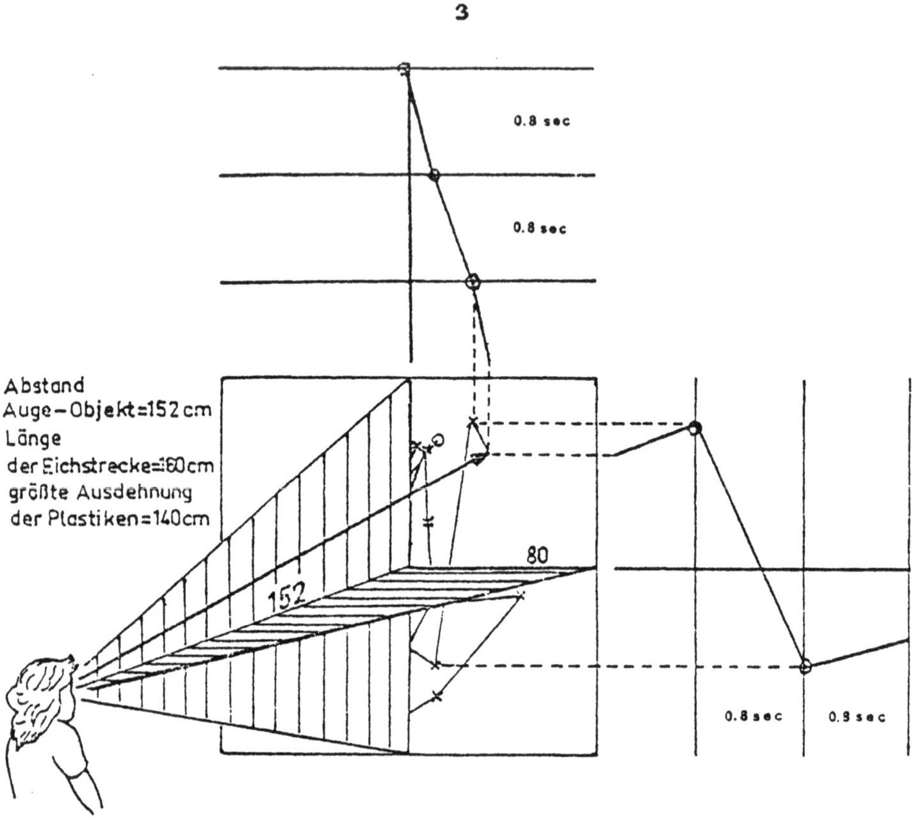

Pat.131 55.06° – Eichwinkel in horizontaler/vertikaler Ebene

A

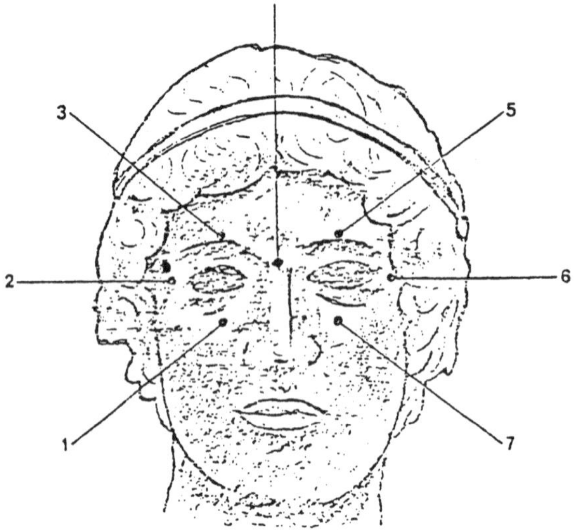

Abb. 1 B

die Bewegungen in analoger Form aufzeichnen, mußten sie anschließend in Digitalwerte umgeformt werden. Zur Rekonstruktion des ursprünglichen Bewegungsablaufes mußten diese Werte in X-Y-Anordnung mit Hilfe eines Rechners wieder remontiert werden. Solche Augenbewegungs-Remontagen erfolgten getrennt für das rechte und das linke Auge. Außerdem war es mit dem Rechner TR-440 an der Universität in Würzburg leicht möglich, die Summen der beiden zu dem jeweiligen Zeitpunkt gemessenen Augenbewegungen herzustellen und die Summenbewegung zu remontieren. Das ergab sogenannte Kombinationsbilder. Darüberhinaus konnte durch die Montage aller Fixationspunkte mehrerer Probanden in einem Bild die Verteilung dieser Punkte in beliebigen Kollektiven übersichtlich dargestellt werden.

Wir haben der Aufzeichnung der Bulbusbewegungen beim Betrachten der Plastiken eine Eichung mit dem Ziel vorangestellt, für jeden Probanden individuell die Größe der abzuleitenden Potentiale in Abhängigkeit von der Stellung der Bulbi in uV/Winkelgrad zu ermitteln. Diese Größe wollen wir "spezifische Potentialdifferenz" nennen und wir ermitteln sie mit Hilfe des Digital Eyetrack für jedes Auge getrennt und jeweils gesondert für Horizontal- und Vertikalbewegungen bei einer Geschwindigkeit von 16 Grad/sec. über 55 Grad. Konstante Kopfhaltung relativ zur Umgebung ist erforderlich.

Bezüglich ihrer Richtung definieren wir die Schnittlinie der Ebenen der waagerechten und senkrechten mit den Augen abgefahrenen Winkel relativ zum Kopf des Probanden als Blick geradeaus, auch wenn sie nicht in der anatomischen Sagittalebene (verdrehter Kopf) oder Horizontalebene (gekippter Kopf) liegt. (Abb. 1 A) Ihr entspricht bei uns per definitionem eine Rotation der Bulbi um Null Grad und auf dem Registrierpapier ein Zeigerausschlag von Null mm -

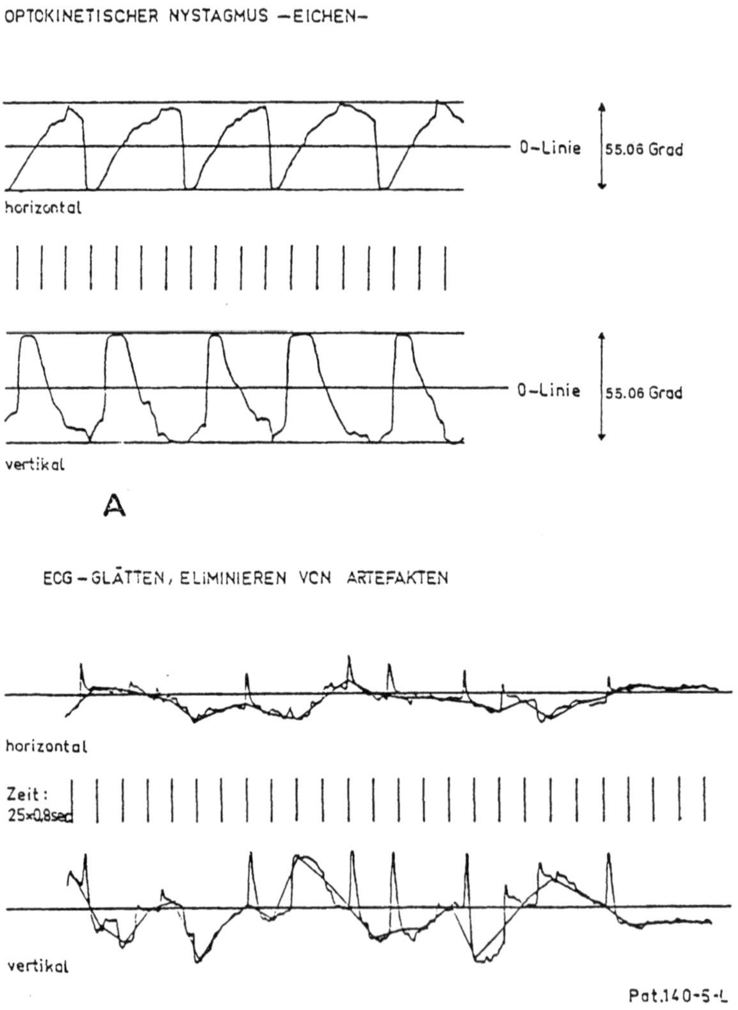
OPTOKINETISCHER NYSTAGMUS -EICHEN-
0-Linie
55.06 Grad
horizontal
0-Linie
55.06 Grad
vertikal
A
ECG - GLÄTTEN, ELIMINIEREN VON ARTEFAKTEN
horizontal
Zeit:
25×0,8sec
vertikal
Pat.140-5-L

Abb. 2 B

entsprechend der Mittelposition zwischen Minima und Maxima der Tracking-Aufzeichnungen - auch wenn dieser nicht mit dem in Ruhestellung (Potentialdifferenz = O) übereinstimmt (Abb. 2 A). Schließlich erscheint dem Probanden in dieser Blickrichtung später das Zentrum jeder Plastik und sie entspricht auch der Mitte des Computer-Videogramms (CVG). Wir haben natürlich versucht, die Abweichung unserer Bezugslinien von der Richtung des anatomischen Geradeausblickens durch Einstellen des Kopfes möglichst klein zu halten. Abb. 1 A zeigt einen Probanden und die horizontalen und vertikalen Eichwinkel, dazu vergrößert die elektrookulographischen Aufzeichnungen der Bewegungen eines Auges, die als vektorielle Projektionen des Weges des Fixationspunktes (Pfeilspitze) erscheinen. Um möglichst winkelgetreue Abbildungen zu erreichen, konnten wir als spezifische Potentialdifferenzen nicht den pauschal angegebenen Wert von 12 uV/Winkelgrad verwenden, sondern mußten bei der weiteren Verarbeitung der elektro-okulographischen Aufzeichnungen jedes Probanden für jede der 4 aufgezeichneten Spuren eigene Werte als Faktoren einführen. Wir haben die Abweichungen der Aufzeichnung von der O-Linie in Abständen von 0,8 sec. ausgemessen. Die hohen Spitzen, die durch Lidschlußbewegungen bedingt sind, haben wir abgeschnitten. Abb. 2 B zeigt die simultanen Aufzeichnungen der Horizontal- und Vertikalbewegungen eines linken Auges. Zum Vergleich sind die geglätteten Kurven eingezeichnet, wie sie in den Zahlenreihen wiedergegeben werden. Nachdem die EOGs (Elektrookulogramme) aller Probanden in der beschriebenen Weise ausgemessen waren, haben wir alle Werte, sowie sämtliche beim Eichen ermittelten spezifischen Potentialdifferenzen im Rechenzentrum Würzburg auf Magnetplatten gespeichert. Die Datei umfaßt über 94 000 Werte. Ein X-Y-Schreiber der Rechenanlage übernahm dann das Zeichnen der Punkte und ihrer Verbindungslinien aus dem simultanen vertikal-horizontal-Wertepaaren. Alle Werte (mm) wurden in abgegriffene Spannungen (uV) umgerechnet und mit dem Reziprokwert der zugehörigen spezifischen Potentialdifferenz (Grad/uV) multipliziert, um Winkelgradwerte zu erhalten, nach denen dann gezeichnet wurde. Das Gerät schrieb 10 mm - Amplituden bei 200 uV Eingangsspannung. Alle Längen im CVG sind dann proportionale Abbildungen von Augenbewegungen in Winkelgrad. Jeder einem Wertepaar entsprechende Punkt ist durch ein Kreuz markiert und mit jedem folgenden durch eine gerade Linie verbunden, deren Länge der mittleren Winkelgeschwindigkeit des Auges in dem entsprechenden Zeitintervall proportional ist.

Beim Vergleich der ca. 3 000 CVG's haben wir dann nach strukturellen Kriterien Probandengruppen gebildet und davon Punktwolken aller Wertepaare plotten lassen, deren Dichte die Aufenthaltswahrscheinlichkeit des Fixationspunktes in einem Areal angibt.

Außerdem wurde untersucht, wie das elektrische, an den Elektroden abgegriffene Signal von unserem Registriergerät wiedergegeben wird. Es handelt sich um AC-Vorverstärker mit einer Zeitkonstante von 1 sec., die über Gleichstromverstärker die Schreibwerke erregten. Wir haben die Schreiberausschläge in Abhängigkeit von der Amplitude rechteckiger und sägezahnförmiger Eingangsspannungen verschiedener Frequenzen untersucht. In einem Modell haben wir dann noch die physikalischen Bedingungen nachgebaut, unter denen Dipolrotationen zu Potentialdifferenzen in Elektroden an der Grenzfläche des umgebenden leitenden Mediums führen.

Modellversuche:

Wir verwendeten in unseren Modellen ein elektrisch leitendes Papier (PASCO-SCIENTIFIC), wie es zur Analyse komplizierter elektrischer Felder benutzt wird. Abweichend von den wirklichen Versuchsbedingungen war der Kopf hier ein homogener, zweidimensionaler elektrischer Leiter. In Analogie zu den ENG-Elektroden haben wir massive Metallelektroden verwendet, die mit ihrer ca. 1/2 cm^2 großen Grundfläche fest auf das Papier gedrückt wurden, und zwar immer am Rand, entsprechend der Hautoberfläche, die ja auch die Grenzfläche des elektrischen Mediums ist. Zur Spannungsmessung zwischen den Elektroden verwendeten wir Voltmeter mit Innenwiderständen von MΩ. Die bei diesen Widerständen fließenden Ströme sind so klein, daß ein elektrisches Feld nicht abgeschwächt wird oder zusammenbricht. Die Augenbulbi werden maßstabgerecht durch Kreise dargestellt, die auf das Papier gezeichnet werden und eine Winkelgrad-Einteilung tragen. Das Vorzeichen muß mit einem nicht-leitenden Schreibgerät geschehen, also mit Filzstift und nicht mit Bleistift, da sonst die elektrischen Dipole kurzgeschlossen werden und das elektrische Feld verzerrt wird. 4 Elektroden wurden im Abstand der Kreisdurchmesser zu 2 Paaren montiert, die dann auf den Kreisen aufgesetzt wurden und den Augenbulbusdipol in jeder beliebigen Winkelstellung imitierten. Die Spannungen an den Elektrodenpaaren konnten unabhängig voneinander stufenlos reguliert werden. Wir haben die Dipolspannungen, die Elektrodenpositionen und bei binokulären Versuchen die Achsenstellung der Dipole zueinander variiert und in kleinen Testreihen die abzuleitenden Potientialdifferenzen in Abhängigkeit von der Dipolstellung aufgezeichnet. Die Ergebnisse wurden dann mit den elektro-okulographischen Aufzeichnungen an unseren Probanden verglichen.

Alle Modelluntersuchungen bezogen sich auf ein Verfahren mit einem 8-Kanal-Wechselstromverstärker mit Ableitungen von den Positionen aus Abb. 1 B.

Solche Modelle erlauben einen gewissen Einblick in die nicht-linearen variablen Abbildungsverläufe, die eine

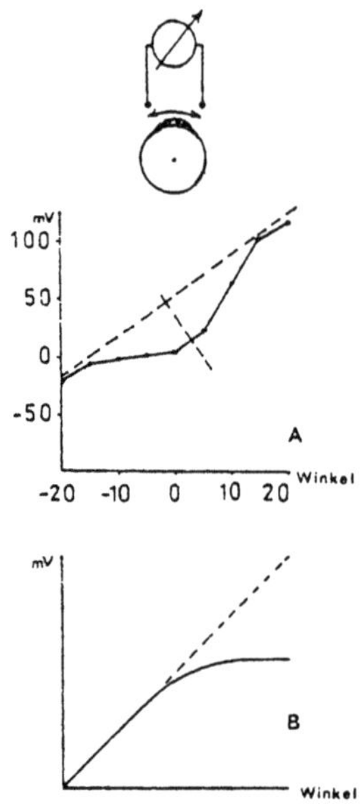

Abb.3

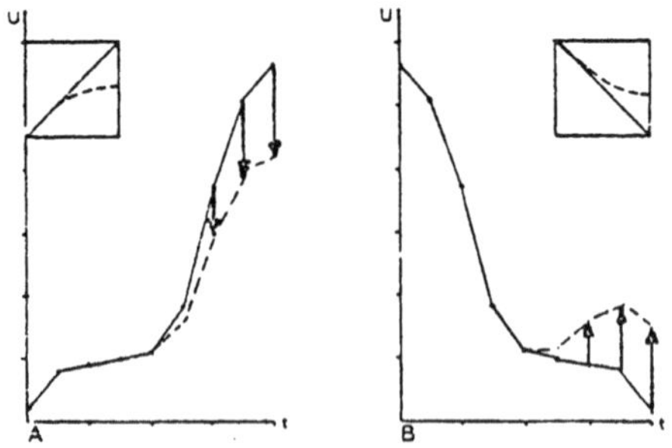

Abb.4

wesentliche Hintergrundseigenschaft der vorgetragenen Versuche sind.

Nachgebildet wurden:

a) Potentialänderungen an 2 Elektroden bei Rotation eines Dipols: Monokuläres Modell
b) Potentialänderungen an 3 Elektroden bei Rotation zweier Dipole: Binokuläres Modell

a) In Abb. 3 wurde ein an der Grenzfläche eines elektrischen Mediums rotierender Dipol nachgebildet und die Potentialdifferenzen an 2 Elektroden abgegriffen, die beide in gleichem Abstand vom Drehpunkt des Dipols ebenfalls an der Grenzfläche (-Grenzlinie) des Mediums lagen. Dies entspricht etwa der Lage des Vertikal-Elektrodenpaares an einem Auge (Sagittalschnitt) oder auch des Horizontalpaares bei monokulärer Ableitung (Horizontalschnitt) Abb. 3 A.

Die Stellung 0 Grad (Abszisse) soll die Position sein, bei der die Dipolachse die Elektroden-Verbindungslinie rechtwinklig schneidet, im übertragenen Sinn also der Blick geradeaus. In dieser Stellung ist die Potentialdifferenz = 0, denn die Elektroden sind beide sowohl vom vorderen positiven Pol wie auch vom hinteren negativen Pol gleich weit entfernt. Bei Abweichung des Dipols gegen den Uhrzeigersinn (negativer Winkel) oder mit dem Uhrzeigersinn (positiver Winkel) ergibt sich kein linearer, durch den 0-Punkt gehender Anstieg der Potentialdifferenzen, sondern eine auf eine ansteigende Gerade aufgesetzte gebogene Kennlinie, die bei entsprechender Skalierung der linearen Ordinate symmetrisch ist. Die mathematische Beschreibung der Kennlinie ist außerordentlich schwierig und muß das quadratische Abstandsgesetz für die elektrische Feldstärke und die nicht-lineare Annäherung von

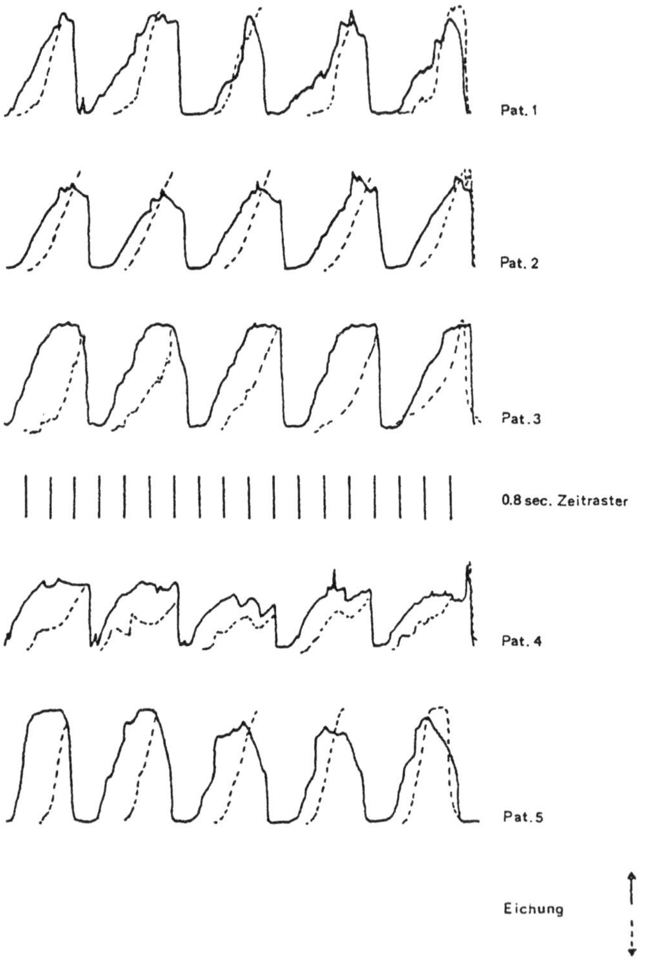

Abb. 5

positivem und negativem Pol an die Elektroden berücksichtigen. Die Kurve ist leicht reproduzierbar und wir stellen folgendes fest:

1) trotz symmetrischer Anordnung der Elektroden finden wir in der Drehrichtung, bei der sich der positive vordere Pol der Elektrode des positiven Geräteeingangs nähert, geringere Änderungen der Potentialdifferenz pro Winkelgrad als bei den jenseits der O-Stellung liegenden Dipolstellungen.

2) Die Kennlinie nähert sich immer mehr einer Geraden, je größer die Elektrodenabstände gegenüber der Dipollänge werden.

Wollen wir dieses Verhalten an den wirklichen elektrookulographischen Aufzeichnungen nachprüfen, müssen wir noch die Signalverzerrung durch den Wechselstromverstärker berücksichtigen. Wir haben dies in Abb. 4 grob schematisch getan. Links ist der Potentialverlauf bei Dipolrotation im Uhrzeigersinn aufgezeichnet, rechts bei einer Rotation gegen den Uhrzeigersinn bei gleicher Elektrodenpolung, außerdem die AC-Verzerrungen eines Dreieckssignals und die der beiden Kennlinien. Die Krümmungen sind im Vergleich zur Wirklichkeit stark übertrieben. Man erkennt, daß die gerätebedingte Signalveränderung bei Rotation in einer Richtung im Sinne einer Linearisierung des Signals wirkt, in der anderen Richtung aber in dem einer Verkrümmung des Signals.

Bei unseren optokinetischen Eichnystagmen müßten sich also die Aufzeichnungen der Bewegung von unten nach oben von denen der Bewegung von oben nach unten durch verschieden starke Krümmungen der Dreieckshypothenusen unterscheiden. Die Elektroden liegen aber am Patienten relativ weiter auseinander, so daß sich die Krümmung nicht allzu stark

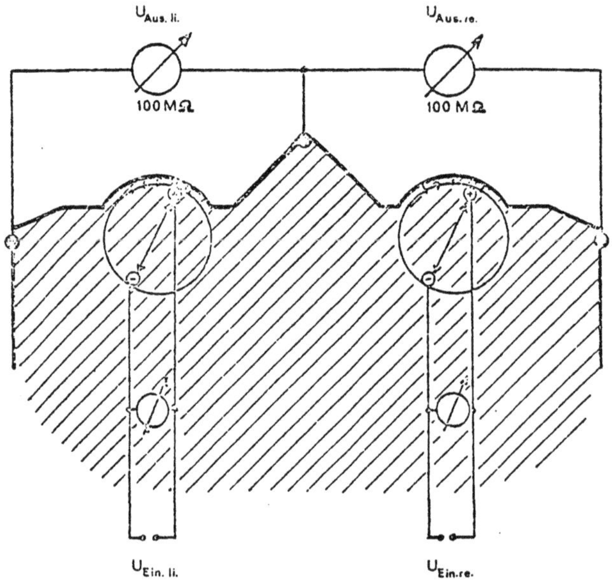

Abb. 6

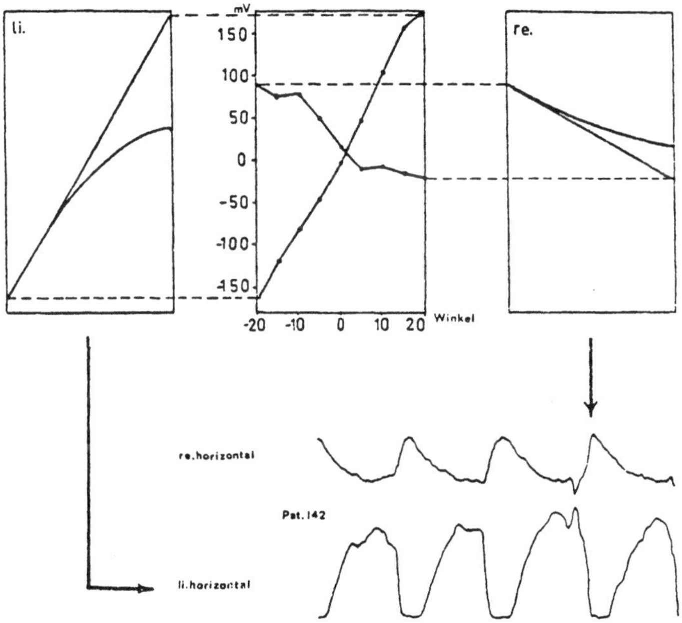
li.
mV
150
100
50
0
-50
-100
-150
-20 -10 0 10 20 Winkel
re.
re.horizontal
Pat.142
li.horizontal

Abb.7

bemerkbar macht. Abb. 5 zeigt als Beispiel die Aufzeichnungen des linken Auges der ersten 5 Probanden bei vertikalem Stimulusverlauf. Die Bewegungen von unten nach oben sind in durchzogenen Linien aufgezeichnet. Zum Vergleich haben wir die Aufzeichnungen der langsamen Phase der Bewegung von oben nach unten mit unterbrochenen Linien eingetragen. Ihr Verlauf ist hier so, als wäre das Papier bei ihrer Registrierung in entgegengesetzter Richtung gelaufen. Wir führen diesen sehr diskreten Befund nicht an, weil er etwa in der Elektro-Okulographie besonders berücksichtigt werden müßte, sondern als Beispiel für gute Übereinstimmung der Modelleigenschaften mit den wirklichen Ableitbedingungen.

b) Binokuläres Modell mit 3 Elektroden
und 2 Dipolen:

Die Überlagerungen der elektrischen Felder und die in den Elektroden abgreifbare Spannung in Abhängigkeit von der Winkelstellung der Dipole ist theoretisch so gut wie nicht abschätzbar, insbesondere wenn die Dipole nicht gleichmäßig stark sind oder nicht parallel liegen. Wir haben deshalb ein Modell mit 2 Dipolen untersucht, bei dem wir mit dem Papier einen Horizontalschnitt durch den Kopf in Höhe der Augen nachgebildet haben. Die 3 Elektroden der Horizontalableitungen wurden in den entsprechenden Positionen am Rand plaziert und mit den Meßgeräten verbunden (Abb. 6). Die Augenbulbi wurden maßstabgerecht als Kreise mit Gradeinteilungen gezeichnet, auf die die beiden Elektrodenpaare aufgesetzt wurden. Zunächst haben wir untersucht, wie stark das Feld eines Auges in die gegenüberliegende Seite ausstrahlt und wie es dort registriert wird. Deshalb haben wir den linken Dipol, auf dem eine Gleichspannung von 30 V lag, auf dem Kreis in verschiedener Winkelstellung aufgesetzt und den rechten weggelassen. Abb. 7 zeigt die abgegriffenen Spannungen in Abhängigkeit vom Dipolwinkel.

Gleichzeitig sind die Signale eingezeichnet wie sie vom AC-Verstärker wiedergegeben worden wären. Die Aufzeichnungen auf der Seite ohne Dipol sind erstaunlich hoch und zeigen einen umgekehrten Verlauf. Hier wird also ein Dipol vorgetäuscht, der eine umgekehrte Rotation ausführt wie der tatsächlich vorhandene. Der Grund liegt in der Polung der beiden Meßgeräte, bei denen die mittlere Elektrode ebenso wie bei der Aufzeichnung am Patienten einmal am positiven, auf der anderen Seite aber am negativen Eingang liegt. Höhere Positivität in der Mittelelektrode wird nämlich bei 2 vorhandenen Dipolen durch Rotation des einen nach links und des anderen nach rechts verursacht. Die Polung wurde so gewählt, um bei binokulärer Parallelbewegung in gleicher Richtung auch 2 gleichgerichtete Ausschläge zu erhalten.

Unter unseren Probanden befand sich ein Patient, dem das rechte Auge mitsamt den Muskeln entfernt worden war. Das zweite Auge war normalsichtig und zeigte normale Motilität. Im unteren Teil der Abb. 7 sind die beiden Original-Elektrookulogramme zwischen den 3 Horizontalelektroden bei horizontaler Blickfolgebewegung abgebildet. Die Aufzeichnungen von der Umgebung der leeren rechten Orbita zeigen im Vergleich zu denen der anderen Seite in guter Übereinstimmung mit den Modellergebnissen geringere Amplituden und entgegengesetzte Schlagrichtung. Wir stellen also fest, daß das Feld einer Seite die Ableitungen von der gegenüberliegenden Seite stark beeinflußt, indem dort gegenschlägige Dipolrotationen vorgetäuscht werden. Wenn auf beiden Seiten Dipole gleicher Stärke parallel rotieren, müssen sich also in diesem Ableitungssystem beide Felder im Sinne einer gegenseitigen Schwächung überlagern. Die beiden Potentialdifferenzen pro Winkelgrad Rotation zwischen den 3 Horizontalelektroden sind dann geringer als bei der Ableitung von einem Auge bei fehlendem gegenüberliegenden Bulbus. Dies mag eine Ursache dafür sein, daß in den Horizontalableitungen grundsätzlich niedrigere Potentialdifferenzen ableitbar sind als zwischen den Vertikalelektroden.

Besonders interessant ist das Ausmaß der gegenseitigen Beeinflussung, wenn beide Dipole, wie es in der Praxis häufig der Fall ist, nicht gleich stark sind oder nicht immer parallel zueinander stehen. Es ist sehr schwierig, dies am Patienten zu ermitteln. Wir haben in unserem binokularen Horizontalmodell die Stärke des einen Dipols variiert. Beide Dipole standen immer parallel. Diese Versuche haben, wie aus den oben beschriebenen Vergleichen der Modellergebnisse mit den EOG-Aufzeichnungen hervorgeht, eine hohe Aussagekraft über die tatsächlichen Verhältnisse am Menschen. In Abb. 8 sind die Spannungsänderungen an den Elektroden bei paralleler Rotation zweier Dipole aufgezeichnet. Dabei wurde von oben nach unten die Spannung des einen Dipols immer weiter verringert, während die des anderen konstant auf 30 V blieb. Es wird deutlich, daß auf einer Seite die Potentialdifferenzen pro Winkelgrad (= Steigung der Graphen) nicht nur von der absoluten Stärke des entsprechenden Dipols abhängt, sondern auch vom Verhältnis der beiden Dipole zueinander. Wie erwartet, nimmt die Steigung der Kennlinie des linken Dipols zu, je schwächer der rechte Dipol wird. Umgekehrt nimmt diese Steigung für die rechte Seite ab, je größer der Spannungsunterschied der Dipole untereinander wird und wird schließlich sogar negativ. Die Steigung nimmt stärker ab als die absolute Stärke des Dipols. In der Elektro-Okulographie kommt es wegen der genannten Polung nur in den Horizontalableitungen zu dieser gegenseitigen Schwächung, während die Ausstrahlung eines Feldes in die gegenüberliegenden Vertikalableitungen dort nur sehr geringe gleichgerichtete Elektrodenspannungen verursachen. Dies wird am Beispiel des einäugigen Patienten bei der vertikalen Blickfolgebewegung deutlich (Abb. 9).

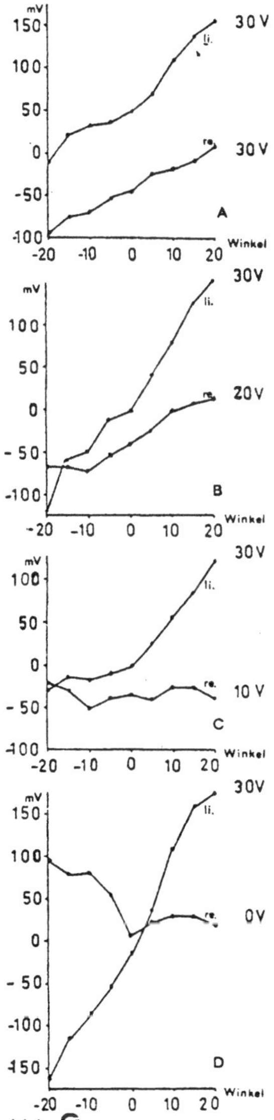
mV
30 V
li.
re.
30 V
A
Winkel
30V
li.
re.
20V
B
Winkel
30V
li.
re.
10 V
C
Winkel
30V
li.
re.
0V
D
Winkel

Abb.8

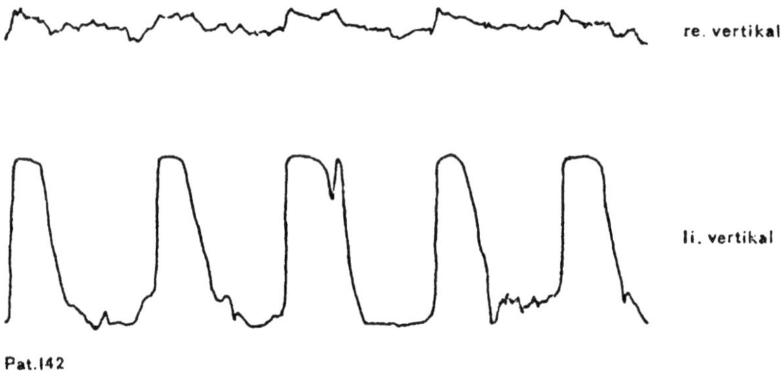

Abb.9

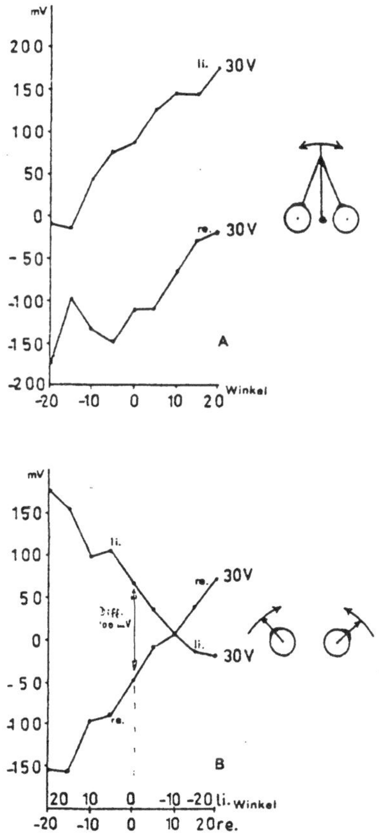
mV
200
150
100
50
0
- 50
-100
-150
-200
-20 -10 0 10 20
Winkel
li.
30V
re.
30V
A
mV
150
100
50
0
- 50
-100
-150
li.
re.
30V
li.
30V
re.
B
20 10 0 -10 -20 li.
Winkel
-20 -10 0 10 20re.

Abb.10

Wir haben im Modell noch den Fall nachgeahmt, daß beide Dipole nicht immer parallel stehen. Abb. 10 A zeigt den Spannungsverlauf, der sich bei 2 Dipolen ergibt, die ständig in 10 Grad Konvergenzstellung zueinander stehen. In der Abszisse ist der Winkel des "Zyklopenauges" angegeben, die Werte für den linken Dipol liegen jeweils um 5 Grad darüber, die für den rechten um 5 Grad darunter. Neben den höheren Spannungsanstiegen pro Winkelgrad gegenüber denen bei Parallelbewegung (Abb. 8 A) fallen die Niveauunterschiede beider Kurven auf.

In Abb. 10 B ist eine gegenschlägige Dipolrotation aufgezeichnet. Die Amplituden beider Kurven sind ebenfalls höher als bei binokulärer Parallelrotation. Beide Horizontalableitungen ergeben gleichzeitig Null Volt bei beidseitiger Außenrotation von etwa 10 Grad (= + 10 Grad für re. Auge und - 10 Grad für li. Auge), d. h. also bei 20 Grad Divergenzstellung. Dagegen ergeben sich im Modell zwischen rechtem und linkem Elektrodenpaar um ca. 100 mV unterschiedliche Potentialdifferenzen wenn beide Dipole parallel in 0°-Stellung liegen. Dies ist auch in Abb. 8 A zu erkennen.

Beurteilung der gewonnenen CVGs von Objektbetrachtungen:

Die Blickbewegungen des jeweiligen Betrachters wurden elektronystagmographisch registriert. (Wie oben beschrieben) Aufzeichnungen von einfachen Vertikalbewegungen, wie sie beim Eichen mit dem Digital Eye-Track gewonnen worden waren, zeigen bei allen Probanden ebenso wie die Aufzeichnungen beim freien Betrachten einer Plastik (z. B. Abb. 11) scheinbar gekreuzte Bewegungen beider Augen. In Modellversuchen, durch Filmaufnahmen mit anschließender Einzelbildauswertung sowie durch Verändern der Elektrodenpositionen konnten wir die Horizontaldissoziationen eindeutig als

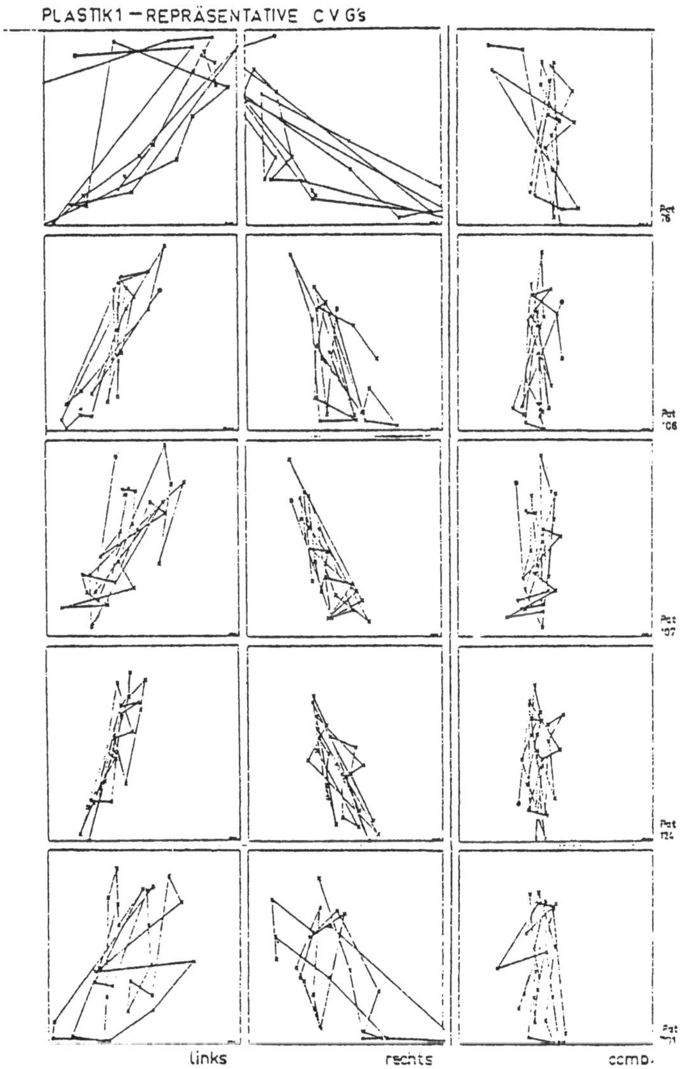

Abb.11

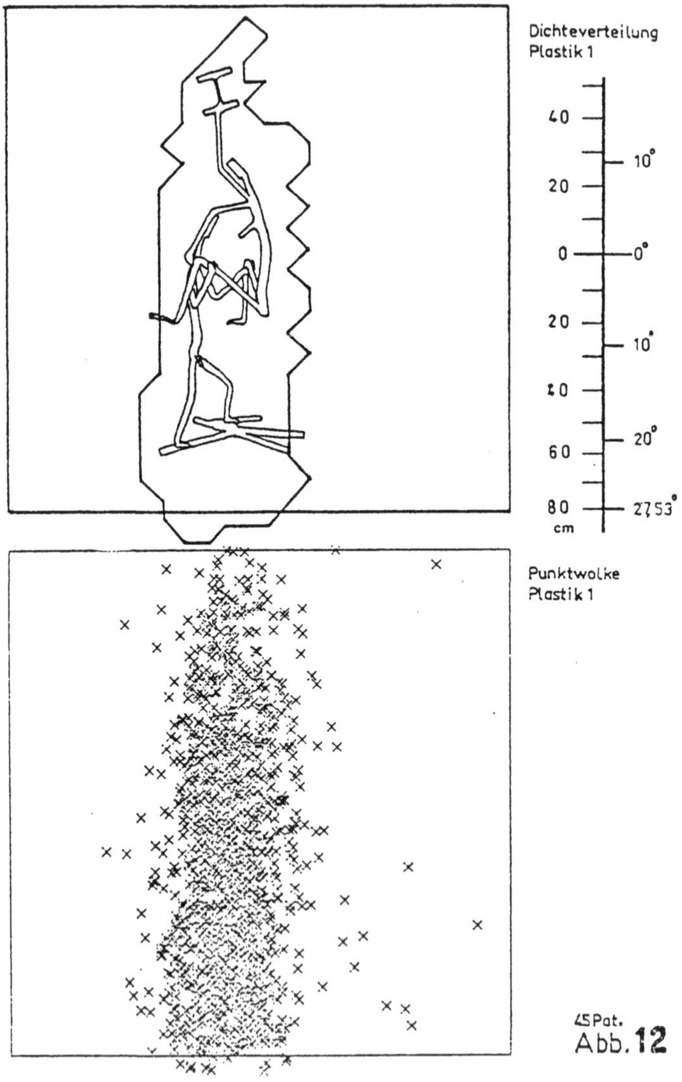
Dichteverteilung
Plastik 1
40
20
0
20
40
60
80
cm
10°
0°
10°
20°
27,53°
Punktwolke
Plastik 1

45 Pat.
Abb. 12

artefiziell nachweisen. Da sie stets symmetrisch-gegensinnig auftreten, lassen sie sich jedoch in den Summenbildern eliminieren (Abb. 11, rechts). Eine andere Möglichkeit dazu besteht in einer Veränderung der Positionen der Nasal- und der beiden Temporalelektroden. Wie aber der Modellversuch in Übereinstimmung mit dem Ergebnis an dem einäugigen Patienten zeigt, ist die Ausstrahlung des E-Feldes in die andere Gesichtshälfte so stark, daß jedes amplitudenbezogene okulographische Verfahren zur getrennten Aufzeichnung der einzelnen Augen mit Vorsicht zu behandeln ist. Hier tun sich deutlich die Grenzen der elektro-okulographischen Methode auf.

Nach Berechnung der Mittelwerte konnten alle Fixationspunkte ganzer Probandengruppen in ein Bild eingezeichnet werden (Abb. 12, 13). Die Verbindungslinien der Fixationspunkte wurden dabei ausgelassen. Nach einem Flächenraster konnte, wie oben im Bild, das Konzentrationsgefälle im Vergleich zum Beobachtungsobjekt eingezeichnet werden. Die gut auf die Objekte zentrierten Punktwolken weisen auf die Zuverlässigkeit des Verfahrens hin. Während das einfache Kombinations-CVG die Augenbewegungen eines einzelnen Probanden zeigt, verschafft die Punktwolke den Überblick über die Aufenthaltswahrscheinlichkeit der Fixationspunkte ganzer Kollektive.

Diskussion:

Wie eben besprochen, ist es ein besonderer Vorteil des elektro-okulographischen Verfahrens, daß die Augenbewegungen schließlich in Punktwolken der Mittelwerte der Fixationspunkte der Augen überführt werden. Damit ist die Betrachtung der Augenbewegungsverläufe bei Objektbetrachtung durch eine EDV-Anlage erleichtert. Die orthogonale Elektrodenanlage zerlegt ja von vornherein das Augenbewegungsspiel vektoriell in 2 Ebenen. Der praktische Vorteil dieser

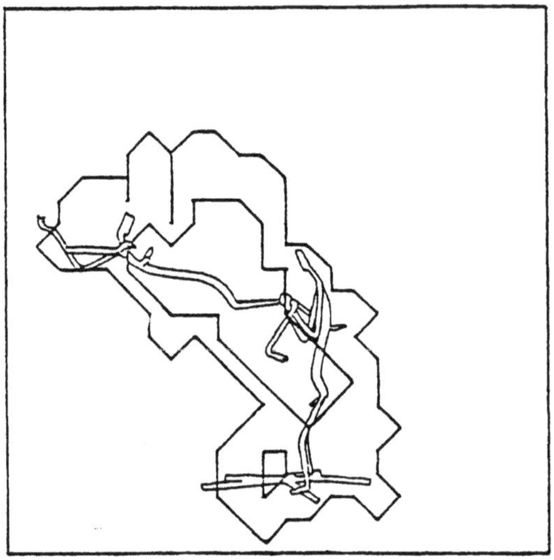

Dichteverteilung
Plastik 3

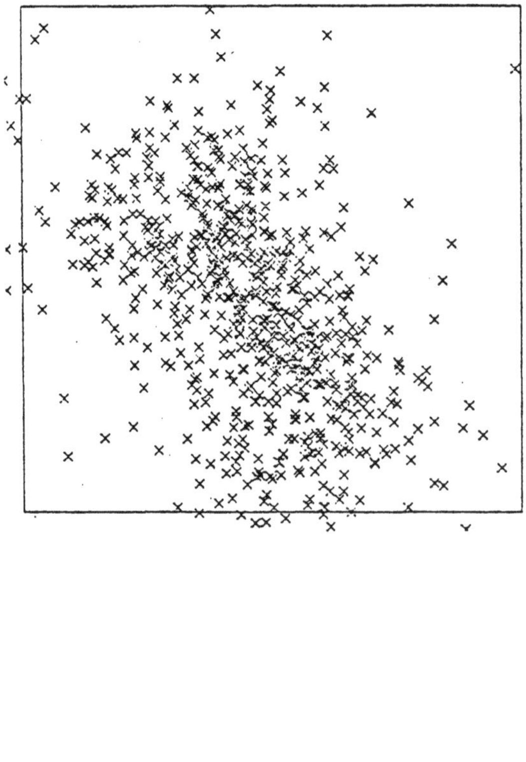

Punktwolke
Plastik 3

26 Pat.
Abb. 13

Methode liegt außerdem in der Robustheit der Elektro-Nystagmographie an sich und der unproblematischen Belastung durch die ENG-Elektroden am Kopf und um die Augen herum.

Alternativ zu dem angewandten Verfahren wurde in der Literatur von RADKE eine optische Blickbewegungsmessung mit teilautomatisierter Auswertung beschrieben. Verwendet wurde dabei ein NAC-Eye-Mark Recorder, ein 400 g schweres, am Kopf zu befestigendes Gerät, bei dem über einen semipermeablen Spiegel und eine Optik ein von der Hornhaut je nach Bulbusstellung unter verschiedenem Winkel reflektierter Lichtstrahl aufgefangen und als Lichtmarke einem Umweltbild überlagert wird. Da das Umweltbild durch eine ebenfalls am Kopf befestigte Optik aufgenommen wird, stören Kopfbewegungen das Verfahren nicht. Das Bild mit der Lichtmarke wird über ein Lichtleitkabel einem Videogerät zugeführt und kann später über Monitore abgespielt ausgewertet werden, indem per Strichliste oder per Knopfdruck und Digitalrechner ermittelt wird, wie oft der Fixationspunkt bestimmte Areale des Blickfeldes anläuft.

Bei diesem NAC-Eye-Mark Recording Verfahren ist jedoch die Konstanthaltung der optischen Markierung an identischen Bulbus-Reflexzonen mit Schwächen behaftet. Dazu gehört insbesondere die Unrundheit des Augenbulbus und die aufgesetzte schwere Apparatur auf dem Kopf. Der Vorteil der Elektro-Okulographie beruht in der Augeneigenmarkierung und in der geringen Belastung durch die an festen Hautorten angeklebten Elektroden. Darüber hinaus funktioniert die Elektro-Okulographie bei geschlossenen und geöffneten Augen.

Das Auflösungsvermögen beider Methoden ist begrenzt. Mit dem elektrischen Verfahren ist es aber möglich, in einem bestimmten Bereich das Summenbild der beobachtenden Augenbewegungen mit dem beobachteten Objekt von Fall zu Fall zur

Deckung zu bringen. Die Feinbewegungen der einzelnen isoliert analysierten Augen weisen technische Verzerrungen auf, die durch Apparateeigenschaften, wie z. B. Zeitkonstanten bedingt sind. Dies spielt auch bei den Kombinationsbildern eine Rolle. Darüber hinaus sind systemeigene Schwächen zu berücksichtigen. Diese bestehen einmal darin, daß nicht ein Zyklopenauge mit seinem elektrischen Feld beobachtet wird, sondern daß zwei dicht beieinander liegende E-Felder für die Aufzeichnung herangezogen werden, die sich gegenseitig interferierend beeinflussen. Da wir bei konstanten Helligkeitsbedingungen gearbeitet haben, sind wir noch nicht einmal davon ausgegangen, daß die bio-elektrischen Dipole durch Beleuchtungsveränderungen auch in ihrer Stärke Schwankungen unterworfen sind.

Als Schlußfolgerung läßt sich nur feststellen, daß mit der elektro-okulographischen Methode ungefähr die okuläre Beobachtung eines räumlichen Objektes informatisch abbildbar ist, eine streng lineare Abbildungsübertragung können wir derzeit nicht bestätigen. Es handelt sich bei dem retino-okulären Beobachtungssystem um ein kompliziertes biologisches Feedback-System mit mehreren Kontrollschleifen. Es agiert mit Sakkaden, glatten Folgen und Nystagmen. Das Interferenzbild dieser verschiedenen Bewegungskomponenten ist über ein bioelektrisches Eigenmarkierungssystem beider Augenbulbi wie oben beschrieben nur in Grenzen abbildbar.

Literaturverzeichnis

AANTAA, E.:
On the stability of the corneo-retinal potential during ENG recording.
Ges. für Neurootologie und Aequ., Bd. I, 110 - 119 (1975)

CLAUSSEN, C. F., LÜHMANN, M. V.:
Das Elektronystagmogramm und die neurootologische Kennliniendiagnostik.
Edition Medizin und Pharmazie, Hamburg 1976

CLAUSSEN, C. F., AUST, G., HORTMANN, G., MÜLLER-KORTKAMP,M.:
Praktikum der Elektronystagmographie.
Edition Medizin und Pharmazie, Hamburg 1975

CLAUSSEN, C. F., TATO, J.:
Equilibriometria practica.
Hasenclever et Cia, Buenos Aires 1973

CLAUSSEN, C. F., DESA, J.:
Clinical study of the human equilibrium by elektronystagmographie and allied tests.
Popular Prakashan, Bombay 1978

GABERSEK, V.:
Evolution des responses elektronystagmographiques après arteriographie.
Ges. für Neurootologie und Aequ., Bd. IV, 147 - 170 (1975)

HENNING, H.:
Über die Auswahl und die Anlage von Elektronystagmographieelektroden.
Ges. für Neurootologie und Aequ., Bd. I, 135 - 148 (1975)

HENRIKSSON, N. G., PAHLM, O.:
On the formation of the nystagmus signal by the influence of elektrical time constants.
Ges. für Neurootologie und Aequ., Bd. I, 149 - 159 (1975)

RADKE, H.:
Ein Verfahren zur teilautomatisierten Auswertung von Blickbewegungsmessungen.
DFVLR - Mitt. 79-02

TONDROW, M. M.:
Okuläre Bewegungsmuster beim Betrachten räumlicher Strukturen.

Inaugural Dissertation in Vorbereitung, Universität Würzburg

WODATSCHEK, R.:
Über ein elektro-nystagmographisches Verfahren mit Hilfe eines AC-Verstärkers.
Inaugural Dissertation in Vorbereitung, Universität Würzburg

Bezeichnungen:

CVG	Computer-Videogramm; vom Rechner aus Digitalwerten remontiertes Bild der Augenfolgebewegung
Eichen	Ermitteln von elektrischen Amplituden und Zentrieren des Koordinatensystems, d. h. Feststellung der O-Position auf dem Registrierpapier
Spezifische Potentialdifferenz	Höhe der abzuleitenden Spannung pro Winkelgrad Bulbusrotation in uV/Grad
Kombinations-CVG	CVG, remontiert aus den Mittelwerten der Bewegungen von rechtem und linkem Auge. (Bewegung des"Mittelauges")
EOG	Elektro-Okulogramm; 4spuriger Stromkurvenverlauf, abgegriffen an 7 Elektroden

DIE ERHALTUNG EINES GLEICHMÄSSIGEN VIGILANZ-NIVEAUS BEI DER ELEKTRONYSTAGMOGRAPHIE - EIN METHODISCHER BEITRAG.

B. HOFFERBERTH,
HERFORD/BRD

I. Einleitung

Bekannterweise schwanken die Parameter (Frequenz, Amplitude und Winkelgeschwindigkeit der langsamen Phase) des Elektronystagmogramms nicht nur interindividuell bei gesunden Versuchspersonen, sondern auch intraindividuell in Abhängigkeit vom Wachheitsgrad der Versuchspersonen beträchtlich. Daß die vestibuläre Antwort von der Aufmerksamkeit und der psychischen Verfassung der Versuchsperson abhängt, beschrieb erstmals 1895 Bach. Er beobachtete, daß ein relativ schwacher Nystagmus bei "stupiden, indifferenten oder phlegmatischen Persönlichkeiten" gefunden wurde, während ängstliche oder leicht erregbare Persönlichkeiten eine starke Nystagmus-Antwort boten. Vermutlich war Mowrer (1934) der erste Forscher, der systematische Untersuchungen über den Einfluß der Vigilanz auf die vestibuläre Antwort durchführte. Er untersuchte die Dauer des rotatorischen Nystagmus bei "erregten" und "nicht erregten" Tauben und berichtete über eine verlängerte Nystagmusdauer bei den erregten Tieren.

Soyka (1970) konnte nachweisen, daß ein anhaltender Schlafentzug zur Reduktion der Parameter des ENG's führt. Nach 72 stündigem Schlafentzug bei vier gesunden jugendlichen Versuchspersonen zeigte sich sehr eindrucksvoll, daß der postrotatorische Nystagmus mit zunehmender Müdigkeit immer

Differential Diagnosis of Vertigo

schwächer wurde und schließlich kaum noch auslösbar war. Dementsprechend näherten sich die für die Schlagzahl, Nystagmusdauer und Gesamtamplitude errechneten Mittelwerte weitgehend dem Nullpunkt.

Die Arbeitsgruppe um Collins (Guedry, Collins und Sheffey 1961, Guedry und Lauver 1961, Collins und Guedry 1962, Collins 1962) untersuchte die Abhängigkeit der vestibulären Reaktionen von der Vigilanz unter verschiedenen Bedingungen. Insbesondere prüften sie während der Rotation einerseits das fortlaufende Kopfrechnen, den Einfluß von wechselnden akustischen Signalen und das Abschätzen der Dauer der akustischen Signale durch die Probanden und andererseits einen Zustand von "Träumerei", also die weitmöglichste Entspannung der Versuchsperson. Dabei wurde herausgefunden und auch statistisch erhärtet, daß das Rechnen die beste Nystagmusantwort ergab, während einfaches Zählen zum Beispiel kaum einen Einfluß auf die Erhöhung der Parameter des ENG hat.

Der Vollständigkeit halber seien noch andere Methoden zur Erhöhung des Vigilanz-Niveaus genannt. Jongkees (1949) entdeckte, daß man die Aufmerksamkeit der Versuchsperson und damit die Nystagmusfrequenz erhöhen kann, wenn man deren Gesicht mit einem in Alkohol getränkten Tampon einreibt. Ormerod (1964) fand, daß schon ein einfaches Gespräch als Weckreaktion dienen kann. Clement und Oosterveld (1970) beschreiben eine Anordnung, bei der hintereinander zwei Töne mit einem Lautheitsunterschied von 10 dB erzeugt werden. Je nachdem, ob zuerst der lautere oder zuerst der leisere Ton gegeben wird, was in zufällig wechselnder Abfolge durchgeführt wird, muß der Proband auf einen von zwei zur Verfügung stehenden Knöpfen drücken. Die häufigste und von den meisten Autoren angewandte Methode ist das Kopfrechnen bzw. das Stellen von mehr oder weniger schwierigen Rechenaufgaben.

Es galt, eine Methode zu entwickeln, die durch fortlaufendes Stellen von Rechenaufgaben zur Erhaltung eines gleichmäßigen Niveaus der Vigilanz beiträgt. Darüber hinaus sollte durch die von den Versuchspersonen auf dem ENG durchgeführte Markierungen eine Kontrolle über deren Aufmerksamkeit und Kooperation gegeben sein. Die hier beschriebene Versuchsanordnung wurde erstmals von Moser (1976) angewandt. Zweck der vorliegenden Arbeit ist eine statistische Überprüfung der Brauchbarkeit der Methode.

II. Material und Methode

Es wurde eine Versuchsanordnung benutzt, bei der über einen Casettenrecorder einfache Rechenaufgaben im Abstand von 15 Sek. eingespielt werden und dabei in zufälliger Reihenfolge richtige und falsche Ergebnisse bei jeder einzelnen Aufgabe angeboten werden. Der Lautsprecher ist dabei direkt über dem Kopf der Versuchsperson angebracht, um eine zusätzliche räumliche Orientierung zu vermeiden. Der Proband hält eine einfache Klingel in der Hand und drückt bei richtigen Ergebnissen einmal und bei falschen Ergebnissen zweimal den Klingelknopf. Damit ein Impuls abgegeben werden kann, ist in der Klingel eine kleine Batterie eingebaut. Die vom Patienten durch Drücken des Klingelknopfs erzeugten Markierungen werden auf einer gesonderten Spur bei der Aufzeichnung des ENG's mitregistriert, so daß dem auswertenden Arzt eine Kontrollmöglichkeit über die Mitarbeit des Patienten gegeben ist (vgl. Abb. 1). Die Rechenaufgaben werden laufend während den gesamten vestibulo-okulären Prüfungen (thermische Prüfungen, Rotationsprüfungen) gegeben.

Wie aus der Abb. 2 hervorgeht, fallen bei der Registrierung des ENG's acht Kanäle an. Davon sind fünf Kanäle eigentliche Augenbewegungen, im sechsten Kanal wird ein von beiden

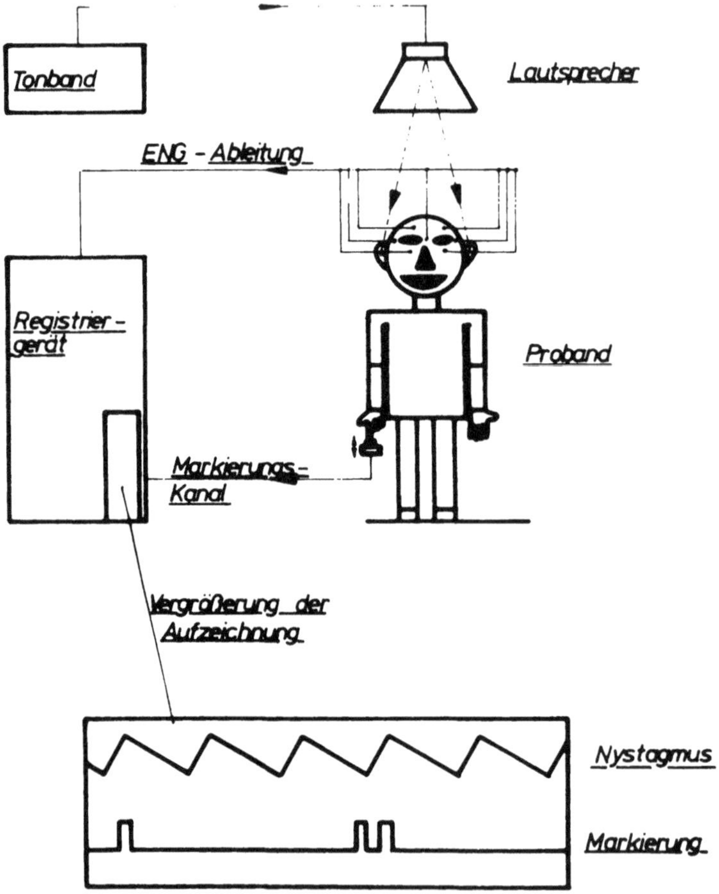

Abb. 1. Schema der Versuchsanordnung. Über Tonbandgerät und Lautsprecher werden die Rechenaufgaben eingespielt. Der Proband markiert durch Drücken eines Klingelknopfs auf einem gesonderten Kanal des Elektronystagmogramms die Ergebnisse.

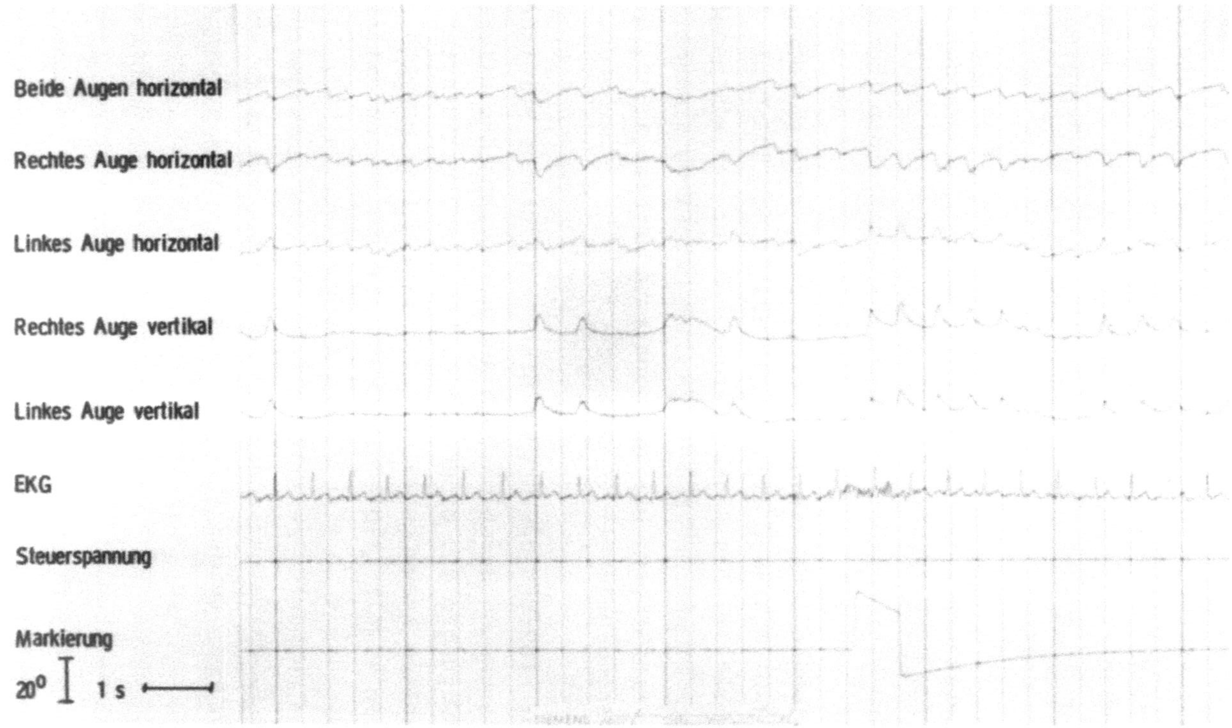

Abb. 2. Kurvenausschnitt aus einem normalen Elektronystagmogramm.
Vgl. Text.

Unterarmen abgeleitetes EKG-Signal mitgeschrieben, da die Veränderung der Herzfrequenz bei den thermischen Prüfungen in die Analyse eingeht. Im siebenten Kanal wird bei Drehung des Motordrehstuhls die Steuerspannung und damit die Drehrichtung registriert. Im achten Kanal werden die vom Probanden gesetzten Markierungen mitgeschrieben, mit denen dieser auf die über das Tonband eingespielten Rechenaufgaben reagiert.

Die Apparatur zur Nystagmographie besteht aus dem Steuergerät, dem Motordrehstuhl (Tönnies-Drehstuhlanlage TF), einem Projektionsschirm und einer sich drehenden Trommel zur Erzeugung eines schwarz-weißen Streifenmusters auf dem Projektionsschirm. Mit Hilfe eines Heizgeräts (Firma Atomika) wird Wasser mit der Temperatur von 30° C und 44° C bereitgestellt. Als Registriergerät dient der achtkanälige Schreiber Mingograph-EEG 8 Standard der Firma Siemens Elema mit AC-Verstärkern. Die Zeitkonstante beträgt 1,2 s, die Papiergeschwindigkeit 15 mm/s.

Nach Durchführung der Grundprüfungen (einfache Ableitung bei offenen und geschlossenen Augen, Prüfung der Blickfolgebewegungen mit einer eigens hierfür konstruierten elektronisch steuerbaren Lauflichtleiste (Hofferberth, Bogunovic 1979)) folgte die Registrierung des optokinetischen Nystagmus in vier Drehrichtungen nach rechts, links, oben und unten für jeweils 30 s, wobei die Winkelgeschwindigkeit $60^{\circ}/s$ betrug. Anschließend wurden die Warm- und Kaltspülungen beider Ohren durchgeführt. Dabei wurden immer 20 ml Wasser über 30 s in den äußeren Gehörgang gespült und dann wurde für 3 Min. registriert. Bei den Drehprüfungen in beide Richtungen wurde per- und postrotatorisch jeweils für 3 Min. registriert. Der Stuhl wurde mit $3^{\circ}/s^2$ beschleunigt und erreichte nach 30 s die Endgeschwindigkeit von $90^{\circ}/s$. Dann erfolgte für zweieinhalb Minuten eine gleichmäßige Drehung bis der Stuhl plätzlich abgestoppt wurde, wobei eine Winkelbeschleunigung von $270^{o}/s^{2}$ in die Gegenrichtung auftrat; nach dem plötzlichen Stopp wurde noch für weitere 3 Min. abgeleitet.

Bei der Auswertung der Kurven wurden die Parameter Frequenz, Winkelgeschwindigkeit der langsamen Phase und Gesamtamplitude berücksichtigt. Bei der Optokinetik wurde jeweils das artefaktfreieste 5-Sekunden-Intervall ausgewertet. Während den thermischen und perrotatorischen Prüfungen wurden jeweils drei 10-Sekunden-Intervalle zum Zeitpunkt des Reaktionsmaximums ausgewertet und gemittelt. Postrotatorisch wurden mit Beginn des Stopps sechs 5-Sekunden-Intervalle berücksichtigt. Ein eventuell auftretender per- oder postrotatorischer Nachnystagmus ging lediglich mit seiner Dauer und seiner Gesamtamplitude in die Analyse ein. Über die Analyse der Elektronystagmogramme mit Hilfe der Anwendung einer elektronischen Datenverarbeitungsanlage und den hierfür erstellten Programmen haben wir an anderer Stelle berichtet (Hofferberth 1979, Hofferberth, Schröder 1979).

Es wurden zwei Kollektive von jeweils zehn Probanden gebildet (Gruppe A: 10 Personen unter 50 Jahre alt, Gruppe B: 10 Personen über 50 Jahre alt). Der Anteil von Frauen und Männern war ausgewogen. Pro Versuchsperson wurde eine Ableitung mit dauerndem Rechnen und eine Ableitung ohne Rechnen durchgeführt. Um einen Gewöhnungseffekt auszuschließen, wurde die Reihenfolge der beiden Ableitungen immer gewechselt. Das Vigilanzniveau zum Zeitpunkt der Untersuchung wurde künstlich durch Schlafentzug von einer Nacht vor der Ableitung gesenkt.

Die Berechnung der Signifikanzschwellen wurde mit Hilfe des t-Test für den Vergleich zweier Mittelwerte bei gepaarten Beobachtungen (Cavalli-Sforza 1972) durchgeführt. Bei einer Signifikanzschwelle von 0,05 beträgt die Irrtumswahrscheinlichkeit 5 % und bei einer Signifikanzschwelle von 0,o1 1 %. Es wurden die vom Stichprobenumfang abhängigen auf der Student-Verteilung beruhenden t-Werte verwendet.

III. Ergebnisse

Die Mittelwerte der Parameter Frequenz, Winkelgeschwindigkeit und Gesamtamplitude sind in Tab. 1, Tab. 2 und Tab. 3 aufgelistet. Die Frequenz ist in Nystagmusschlägen/10 s dargestellt, die Winkelgeschwindigkeit als mittlere Winkelgeschwindigkeit eines Nystagmusschlags in $^{o}/s$. Wegen der starken Schwankungen wurden postrotatorisch keine mittleren Winkelgeschwindigkeit bestimmt. Die Gesamtamplitude der Nystagmusschläge wurde jeweils für 30 s zum Zeitpunkt des Reaktionsmaximums ermittelt. Die Einheit ist $^{o}/30$ s.

Vergleicht man die Ergebnisse der Untersuchungen, die mit dem Rechnen durchgeführt wurden, mit denen ohne das Rechnen, so ergeben sich in fast allen Fällen hochsignifikante Unterschiede. Bei dem Parameter Frequenz überwiegen mit Ausnahme der Prüfung links postrotatorisch die Werte von t bei der Gruppe A (unter 50 Jahre) über die der Gruppe B (über 50 Jahre). Bei dem Parameter Winkelgeschwindigkeit zeigt sich keine deutliche Altersabhängigkeit für die Werte von t. Am meisten streuen die Werte des Parameters Gesamtamplitude. Bei den Prüfungen rechts warm und bei den postrotatorischen Prüfungen ergibt sich zweimal eine Signifikanzschwelle von nur 5 % und einmal nimmt die Irrtumswahrscheinlichkeit keinen signifikanten Wert ein.

FREQUENZ

Prüfung		ohne Rechnen	mit Rechnen	t	p <
rechts	A:	13,5	20,0	7,074	0,01
warm	B:	18,0	23,2	5,536	0,01
links	A:	13,9	20,0	6,003	0,01
warm	B:	19,8	24,8	5,148	0,01
links	A:	15,1	20,0	7,656	0,01
kalt	B:	18,6	24,7	7,067	0,01
rechts	A:	16,2	21,9	7,803	0,01
kalt	B:	19,0	24,4	6,593	0,01
rechts	A:	18,3	22,4	6,788	0,01
perrotatorisch	B:	18,5	22,5	6,520	0,01
links	A:	16,0	20,5	9,951	0,01
perrotatorisch	B:	19,0	23,9	7,011	0,01
rechts	A:	58,5	66,0	7,577	0,01
postrotatorisch	B:	65,3	64,3	4,667	0,01
links	A:	55,0	61,8	9,774	0,01
postrotatorisch	B:	62,1	69,5	10,086	0,01

Tab. 1. Mittelwerte des Parameters Frequenz (Nystagmusschläge/1o s).
A= Probanden unter 5o Jahre, B= Probanden über 5o Jahre.

WINKELGESCHWINDIGKEIT

Prüfung		ohne Rechnen	mit Rechnen	t	p<
rechts	A:	28,2	34,8	6,513	0,01
warm	B:	26,1	32,2	6,297	0,01
links	A:	26,1	33,1	9,328	0,01
warm	B:	23,4	28,6	6,866	0,01
links	A:	30,3	35,3	5,114	0,01
kalt	B:	21,3	26,7	6,383	0,01
rechts	A:	32,4	38,5	4,452	0,01
kalt	B:	21,3	27,1	6,017	0,01
rechts	A:	32,0	38,9	9,174	0,01
perrotatorisch	B:	22,4	30,0	6,740	0,01
links	A:	33,0	40,2	7,560	0,01
perrotatorisch	B:	22,2	29,6	6,680	0,01

Tab. 2. Mittelwerte des Parameters Winkelgeschwindigkeit (mittlere Winkelgeschwindigkeit eines Nystagmusschlags in °/s). A= Probanden unter 5o Jahre, B= Probanden über 5o Jahre.

GESAMTAMPLITUDE

Prüfung		ohne Rechnen	mit Rechnen	t	p <
rechts	A:	183,8	278,8	2,458	0,05
warm	B:	240,4	373,8	5,207	0,01
links	A:	209,1	316,1	5,208	0,01
warm	B:	296,2	380,9	3,782	0,01
links	A:	233,6	307,0	3,888	0,01
kalt	B:	271,3	354,2	6,658	0,01
rechts	A:	249,7	309,2	4,512	0,01
kalt	B:	244,0	309,5	6,321	0,01
rechts	A:	305,1	364,1	6,324	0,01
perrotatorisch	B:	227,8	264,9	6,789	0,01
links	A:	261,1	339,2	11,074	0,01
perrotatorisch	B:	238,4	284,6	9,573	0,01
rechts	A:	897,7	991,8	0,653	----
postrotatorisch	B:	706,1	771,1	3,543	0,01
links	A:	910,2	997,6	3,217	0,05
postrotatorisch	B:	770,9	851,3	5,379	0,01

Tab. 3. Mittelwerte des Parameters Gesamtamplitude (°/3o s).
A= Probanden unter 5o Jahre, B= Probanden über 5o Jahre.

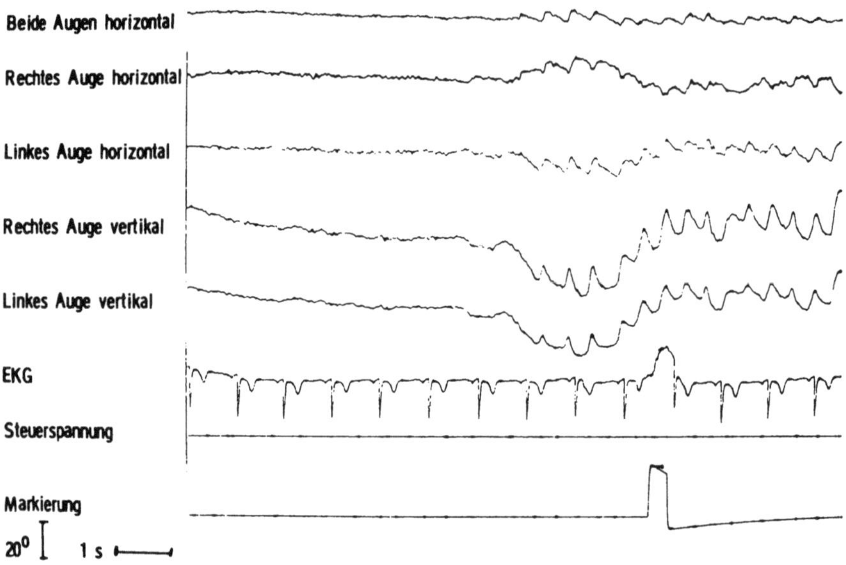

Abb. 3. Ausschnitt aus einem Elektronystagmogramm einer vigilanzgeminderten Person. Lediglich während des Rechnens werden rechtsgerichtete Nystagmen registriert.

IV. Diskussion

Vielleicht noch besser als die Berechnungen der Signifikanzen zeigt die Abb. 3 den Wert der untersuchten Methode.

Während sich ohne das Rechnen bei den vestibulo-okulären Prüfungen keinerlei Nystagmus zeigte, bot der Proband jeweils zum Zeitpunkt des Rechnens eine Nystagmusreaktion für einige Sekunden. In den Intervallen zwischen den Rechenaufgaben wurden jeweils Strecken ohne jede Augenbewegung registriert. Ohne das Stellen von Rechenaufgaben hätte man in diesem Fall die Fehldiagnose einer vestibulären Untererregbarkeit stellen können.

Das Anbieten von Kopfrechenaufgaben zur Erhöhung der Vigilanz von untersuchten Personen ist ja eine bekannte und in vielen otoneurologischen Laboratorien angewandte Methode. Jedoch sollten die Rechenaufgaben nicht nur im Falle einer fehlenden oder sehr geringen Nystagmusantwort gegeben werden (Strauss, Meyer zum Gottesberg 1978), da auf diese Weise die Versuchsbedingungen während der Ableitung nicht standardisiert sind, sondern von Fall zu Fall variieren. Von vielen Untersuchern wird als Methode des dauernden Rechnens das fortlaufende Subtrahieren einer Zahl von einem Ausgangswert angewandt. Die Verwendung der Klingel und damit die Möglichkeit des Setzens von Markierungen auf einer gesonderten Spur des Elektronystagmogramms ist aber die Voraussetzung für die Kontrolle der Mitarbeit des Patienten. Die Aufmerksamkeit und die Mitarbeit des Patienten wird so dokumentiert und kann durch den auswertenden Arzt zeitlich und örtlich unabhängig von der Untersuchung beurteilt werden.

Im Gegensatz zu Clement und Oosterveld (1970) sind wir nicht der Meinung, daß die Verwendung von Rechenaufgaben an die intellektuellen Fähigkeiten der Probanden zu hohe Anforderungen stellt. Wir verwenden allerdings auch nur sehr einfache Aufgaben der Grundrechnungsarten, bei denen das Ergebnis niemals die Zahl 20 übersteigt (z. B. "5 + 7 = 12", "3 x 5 = 15" etc.). Die beschriebene Methode wurde inzwischen bei über 600 elektronystagmographischen Untersuchungen routinemäßig angewandt, wobei in nur zwei Fällen die intellektuelle Folgefähigkeit der Patienten nicht gegeben war.

Wie wir zeigen konnten, erhöhen sich die gemittelten Parameter des Elektronystagmogramms unter Anwendung des dauernden Rechnens beträchtlich, im statistischen Sinne sogar in den meisten Fällen hochsignifikant. Unter den angewandten Bedingungen wird die Ausgangslage der vestibulären Reaktion deutlich angehoben. Darüber hinaus hat sich gezeigt, daß die Variationsbreiten und die Standardabweichungen der Parameter der einzelnen Nystagmogramme der verschiedenen Patienten innerhalb der Kollektive von jeweils zehn Probanden unter Anwendung des dauernden Rechnens deutlich weniger streuen als ohne diese Anwendung. Das würde bedeuten, daß die genannte Methode nicht nur zur Erhöhung der Vigilanz dient, sondern auch zur Aufrechterhaltung eines gleichmäßigen Vigilanzniveaus während der elektronystagmographischen Untersuchung. Die entsprechenden Berechnungen wurden aber hier im einzelnen noch nicht dargelegt, da sie noch an einem größeren Kollektiv von Probanden überprüft werden sollen.

Die dargestellte Methode ist denkbar einfach. Die Kosten für die Einrichtung sind gering. Die Anwendung hat sich bewährt, die Einführung des dauernden Rechnens einschließlich der beschriebenen Kontrollmöglichkeit der Mitarbeit des Probanden während den vestibulo-okulären Prüfungen kann empfohlen werden.

Zusammenfassung

Es wird über eine Versuchsanordnung berichtet, die zur Erhöhung und Aufrechterhaltung des Niveaus der Vigilanz bei der Elektronystagmographie dient. Während den vestibulo-okulären Prüfungen werden dauernd über ein Tonbandgerät einfache Rechenaufgaben mit zufällig wechselnden richtigen und falschen Ergebnissen angeboten. Die Versuchsperson markiert die Ergebnisse auf einer gesonderten Spur des Elektronystagmogramms (ENG), so daß für den Auswerter eine Kontrollmöglichkeit über die Aufmerksamkeit und Mitarbeit gegeben ist.

Es wurden zwei altersmäßig unterschiedliche Kollektive von Patienten gebildet und jeweils mit und ohne Anwendung des dauernden Rechnens zweimal elektronystagmographisch untersucht. Dabei ergaben sich bei Anwendung des dauernden Rechnens für die Parameter Frequenz, Winkelgeschwindigkeit der langsamen Phase und Gesamtamplitude deutlich höhere und innerhalb der Kollektive weniger streuende Werte als ohne das dauernde Rechnen. Die Anwendung der Methode bei den vestibulo-okulären Prüfungen wird empfohlen.

Summary

During electronystagmography (ENG) a magnetic tape is used and with it simple arithmetical problems including the solutions are presented in time intervals of 15 seconds, the solutions being correct or incorrect in a random succession. The test person holds a simple electric bell in his hand having been instructed to press the bell-buttom once or twice, depending wether the announced solution is correct or not. During the recording of the ENG these signals are made visible as rectangular impulses on a separate trace, thus allowing control over the degree of cooperation of the test person. To prove the value of the described procedure 20 normal persons were investigated after sleep deprivation of one night with and without presentation of arithmetical problems, both investigations changing alternately. The evaluation of the parameters of ENG clearly demonstrates a significant difference in both experimental procedures, particulary in respect of frequency and angular velocity of the slow nystagmus phase. The described method has not only proved valuable for increasing vigilance but also for maintaining a steady level of vigilance during the electronystagmographic investigation.

Literaturverzeichnis

1. BACH, L.:
   Über künstlich erzeugten Nystagmus bei normalen Individuen und bei Taubstummen.
   Arch. Augenheilk. 30: 10 - 14 (1895)
2. CAVALLI-SFORZA, L.:
   Biometrie - Grundzüge biologisch-medizinischer Statistik.
   Gustav Fischer Verlag, Stuttgart 1972
3. CLEMENT, P. A. R., V. J. OOSTERVELD:
   L'influence qualitative et quantitative de l'activité mentale sur le nystagmus calorique.
   Acta Oto-Rhino-Laryngologica Belgica 24: 409 - 417 (1970)
4. COLLINS, W. E.:
   Effects of mental set upon vestibular nystagmus.
   J. exp. Psychol. 63: 191 - 197 (1962)

5. COLLINS, W. E., F. E. GUEDRY:
Arousal effects and nystagmus during prolonged constant angular acceleration.
Acta oto-laryng. (Stockh.) 54: 349 - 362 (1962)

6. GUEDRY, F. E., W. E. COLLINS, P. L. SHEFFEY:
Perceptual and oculomotor reactions to interacting visual and vestibular stimulation.
Percept. Mot. Skills 12: 307 - 324 (1961)

7. GUEDRY, F. E., L. S. LAUVER:
Vestibular reactions during prolonged constant angular acceleration.
J. appl. Physiol. 16: 215 - 220 (1961)

8. HOFFERBERTH, B.:
Dokumentation und (halb-) automatische Befundung im Gleichgewichtslabor.
In: C.-T. EHLERS (Hrsg.), Informationsverarbeitung in der Medizin, Springer-Verlag, Berlin-Heidelberg-New York, 1979, im Druck

9. HOFFERBERTH, B., N. BOGUNOVIC:
Entwicklung und Erprobung einer elektronisch gesteuerten Lauflichtleiste zur Elektrookulographie der Augenfolgebewegungen beim Menschen.
Biomed. Techn., 1979, im Druck

10. HOFFERBERTH, B., W. SCHRÖDER:
Ein Programmsystem zur automatischen Auswertung und Befundung von Elektronystagmogrammen.
In: Medinfo 79, Springer-Verlag, Berlin-Heidelberg-New York, 1979, im Druck

11. JONGKEES, L. B. W.:
Which is the preferable method of performing the caloric test?
Arch. Otolaryng. 49: 594 - 608 (1949)

12. MOSER, M.:
Persönliche Mitteilung, 1976

13. MOWRER, O. H.:
Influence of "excitement" on the duration of post rotational nystagmus.
Arch. Otolaryng. 19: 46 - 54 (1934)

14. ORMEROD, F. C.:
The variations in nystagmoid response to stimulation caused by a number of physical, mental and chemical factors.
Acta Oto-Laryng. 57: 401 - 404 (1964)

15. SOYKA, D.:
Zur Variabilität des experimentellen Nystagmus bei Verlaufsuntersuchungen gesunder Probanden und dem Einfluß von Schlafentzug.
Z. EEG-EMG 1: 158 - 163 (1970)

16. STRAUSS, P., A. MEYER ZUM GOTTESBERG:
The effect of mental activity on thermally induced nystagmus under changed test conditions.
In: J. D. HOOD (ed.), Vestibular mechanisms in health and disease, VI Extraordinary meeting of the Barany Society, Academic Press, London-New York- San Francisco, 1978

AEQUILIBRIOMETRISCHE BEFUNDE BEI DER AUSWAHL DER EUROPÄISCHEN ASTRONAUTEN.

G. AUST,
BONN/BRD

Die bemannte Raumfahrt stellt für die Technik eine große Herausforderung dar, da besonders extreme Umweltbedingungen überwunden werden müssen. Doch auch mit der Beherrschung der für einen Weltraumflug notwendigen Techniken bleiben Probleme offen, die sich aus der Teilnahme des Menschen ergeben. Der Mensch ist an unsere "normale" 1-g-Umwelt und die bekannte Sauerstoff-Stickstoff-Atmosphäre angepaßt. Abweichungen von dieser Umwelt wie Änderungen des Umgebungsdruckes, der Atemgaszusammensetzung, der Temperatur, extreme Beschleunigungen u. a. werden ohne Schutzmaßnahmen nur bis zu einem bestimmten Limit schadlos toleriert.

Ein besonderes Problem für die Astronauten sind z. Z. immer noch die mit Start und Landung eines Raumflugkörpers einhergehenden Beschleunigungen, die Anpassung an den schwerelosen Zustand und nach der Rückkehr zur Erde die Adaptation an die Erdschwere. Zur Überwindung dieser Probleme wird einerseits die Technik herangezogen (Reduzierung der Beschleunigung, Anti-g-Anzüge u. a.), andererseits werden durch Auswahlverfahren Menschen selektiert, die den genannten Belastungen gegenüber besonders tolerant sind. Spezifische Trainingsverfahren erhöhen diese Toleranz.

Mit dem Einsatz des Spacelab Shuttle-Systems wird es möglich sein, die bisher extremen Belastungen bei der bemannten Raumfahrt zu vermindern. Damit können auch Wissenschaftler direkt an Weltraummissionen teilnehmen. Für diesen Personenkreis, der keine direkten Steuerfunktionen im Shuttle hat, können weniger strikte Auswahlkriterien angewendet werden.

Europa wird in den achtziger Jahren erstmals die Möglichkeit haben, am amerikanischen Raumfahrtprogramm aktiv mitzuarbeiten. An der ersten Mission des Weltraumlabors Spacelab Mitte 1981 wird ein europäischer Wissenschaftler teilnehmen.

Im Rahmen der nationalen und europäischen Auswahl von Wissenschaftsexperten, den sogenannten Nutzlastexperten für das NASA/ESA Spacelabprogramm wurden Bewerber im Institut für Flugmedizin in Bonn-Bad Godesberg verschiedenen Untersuchungen unterzogen. Diese sog. "Special Tests" bestanden in der Überprüfung der Herz-Kreislauffunktion, der Orthostasetoleranz, der Beschleunigungstoleranz und in einer ausgedehnten Testbatterie zur Überprüfung der Gleichgewichtsfunktion. Die Tests, die von der ESA in Zusammenarbeit mit internationalen Wissenschaftlern zusammengestellt und im ANNEX II publiziert (10) worden waren, bestanden in:

1. der Erhebung der Vorgeschichte, besonders im Hinblick auf die Neigung zur Kinetose und Krankheiten im Bereich des Gehörs und Gleichgewichts,
2. der Prüfung auf Spontan-, Lage- und Lagerungsnystagmus,
3. der kalorischen Prüfung,
4. dem rotatorischen Intensitätsdämpfungstest (RIDT),
5. der Cupulometrie,
6. dem optokinetischen Test,

7. dem Müller-Aubert-Phänomen und
8. dem Roller Coaster Flug.

Zu 1: Zur Festlegung der Kinetoseanfälligkeit wurde ein spezieller, von Graybiel et al. (4, 11, 15, 16) entwickelter Fragebogen verwendet. Die neurootologische Anamnese wurde nach dem standardisierten Anamnesebogen von Claussen (7) erhoben.

Zu 2: Die Untersuchung auf Spontan-, Lagerungs- und Lagenystagmus erfolgte sowohl unter Verwendung der Bartels/Frenzel-Brille als auch der Elektronystagmographie (17).

Zu 3: Der kalorische Reiz bestand in 20 ml 30° und 44° C warmem Wasser, das während 30 s durch Plastikkatheter in beide Gehörgänge gespült wurde (5, 7, 12). Die im ENG registrierten kalorischen Reaktionen wurden nach Frequenz, maximaler Geschwindigkeit der langsamen Phase und der mittleren Amplitude im Kulminationsbereich ausgewertet. Die Ergebnisse wurden in einem modifizierten Schmetterlingsschema der Serie NODEC III eingetragen. Neben der graphischen Darstellung der Nystagmusfrequenz berechneten wir nach der Jongkees-Formel (13) Seitendifferenzen und Richtungsüberwiegen für die Frequenz und die Geschwindigkeit der langsamen Phase.

Zu 4: Die im ENG aufgezeichneten per- und postrotatorischen Nystagmusreaktionen wurden im L-Schema graphisch dargestellt (1, 6). Für den Perrotatorius wurden zusätzlich die maximale Geschwindigkeit der langsamen Phase und die mittlere Nystagmusamplitude im Kulminationsmaximum ausgewertet. Auch hier wurden die Seitendifferenzen berechnet.

Zu 5: Die Cupulometrie und ihre Auswertung wurde nach v. Egmond, Groen und Jongkees (9) durchgeführt und um die von der ESA vorgeschriebenen Geschwindigkeiten 120°/s (20 rpm) und 150°/s (30 rpm) erweitert (10).

Zu 6: Die optokinetische Stimulierung erfolgte mit dem Streifenprojektor bei Geschwindigkeiten von 20°, 40°, 60° und 80°/s. Aus dem ENG wurden die mittlere Frequenz, Geschwindigkeit der langsamen Phase und Amplitude bestimmt.

Zu 7: Die Bestimmung der subjektiven Vertikalen bei seitlicher Kippung des Körpers nahmen wir nur bei den 6 europäischen Kandidaten vor. Hierzu wurde der Proband in eine seitliche kippbare Vorrichtung gestellt. Ein Leuchtpfeil mußte bei völliger Dunkelheit vom seitlich gekippten Probanden in die vermeintliche Vertikale gebracht werden. Die Abweichung zwischen Körper- und Pfeilposition bei Kippschritten von je 10° wurden bis zu 90° nach rechts und links ausgemessen und graphisch dargestellt.

Zu 8: Zur Prüfung des Verhaltens von Kreislauf, Gleichgewichtssystem und subjektiver Empfindung bei wechselnder G-Belastung führten wir den Parabelflug mit einer einmotorigen Propellermaschine vom Typ PIAGGIO P 149 D durch. Die parabelförmige Flugfigur führte zu einem Wechsel von 0 g und 3 - 4 g. Die 0-g-Phasen hielten durchschnittlich 12 s an. Neben dem EKG und der Beschleunigung in der Z-Achse zeichneten wir das vertikale ENG vom linken Auge auf. Von 5 Serien mit je 5 0-g-Phasen wurden 2 zur Aufzeichnung eines störungsfreien ENG's mit geschlossenen Augen ausgeführt (14). Seine subjektiven Empfindungen sprach der Proband kontinuierlich über ein Mikrophon auf Band (14).

Ergebnisse

14 deutsche und 6 europäische (England, Irland, Dänemark, Niederlande, Schweiz) medizinisch und psychologisch vorselektierte Bewerber für Spacelab wurden der vestibulären Testbatterie unterzogen. Das Altersmittel der Kandidaten lag bei 35,1 ± 4,8 Jahren (Abb. 1).

Vorgeschichte

Die Neigung zur Bewegungskrankheit wurde von keinem Bewerber angegeben. Aus dem speziellen Kinetosefragebogen war ersichtlich, daß 4 Kandidaten beim Segelflug, Kunstflug oder bei schwerem Seegang leichte vegetative Beschwerden hatten. Die neurootologische Anamnese war bis auf eine vor Jahren abgelaufene Commotio cerebri bei 2 Kandidaten unauffällig.

Spontannystagmus

Unter Verwendung der Elektronystagmographie wurde bei 6 Bewerbern ein Spontannystagmus von niedriger Intensität registriert. Eine pathologische Bedeutung kommt diesem Befund nicht zu (2, 8, 10).

Kalorische Prüfung

Der größte Teil der Probanden zeigte normale kalorische Reaktionen. Bei 2 Personen bestanden Seitendifferenzen über dem von der ESA vorgeschriebenen Grenzwert von 15 %. Richtungsüberwiegen von mehr als 30 %, dem von der ESA angegebenen Limit, wurde nicht beobachtet. 4 Bewerber zeigten die Enthemmung einer oder mehrerer kalorischer Reaktionen. Nystagmische Hemmungszustände konnten nicht nachgewiesen werden. In 2 Fällen entwickelte sich unter dem kalorischen Reiz eine erhebliche Tachycardie, die auf eine Dysfunktion der vegetativen Regulationsmechanismen

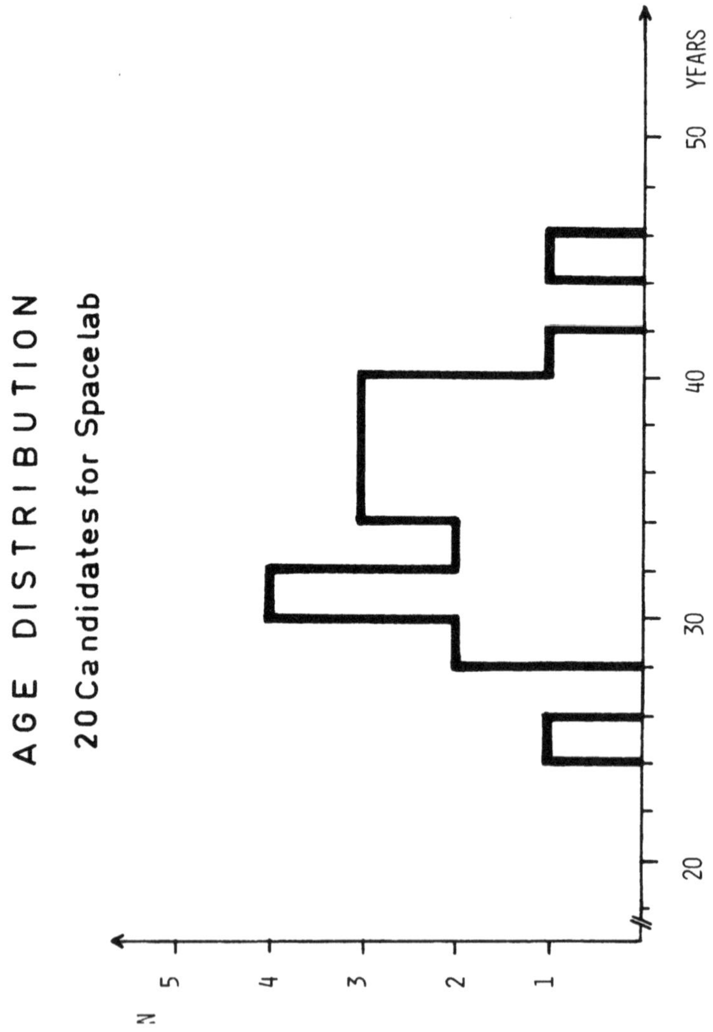
AGE DISTRIBUTION
20 Candidates for Spacelab
N
5
4
3
2
1
20
30
40
50
YEARS

Abb. 1.

hindeutet. Diese 2 Personen zeigten ebenfalls auffällige Ergebnisse bei der Orthostasebelastung, der Laufbanduntersuchung und dem Zentrifugentest. Die statistischen Ergebnisse (s. Tab. 1) der Nystagmusfrequenz sind in Abb. 2 graphisch dargestellt. Die monoculäre Registrierung der horizontalen und vertikalen Augenbewegungen im Polygraphen deckte bei einigen Kandidaten eine partielle Störung der Augenkoordination auf (Abb. 3).

RIDT

Auf den binaural angreifenden rotatorischen Stimulus mit einem trapezoidalen Be- und Entschleunigungsmuster zeigte der größte Teil der Bewerber unauffällige Befunde. 3 Kandidaten ließen perrotatorische Seitendifferenzen von über 15 %, dem ESA-Limit, erkennen. 3 weitere Bewerber wiesen per- und/oder postrotatorische Enthemmungsmuster auf. Partielle Augenkoordinationsstörungen sahen wir ebenfalls bei einigen Probanden (Abb. 4). Die Ergebnisse der per- und postrotatorischen Nystagmusfrequenzen sind in Abb. 5 dargestellt (s. Tabellen 2 und 3).

Cupulometrie

Die größten interindividuellen Differenzen zeigten sich bei den Ergebnissen der mit abgestuften Stopreizen arbeitenden Cupulometrie. Als Parameter wurden die postrotatorische subjektive Drehempfindung, die Nystagmusdauer, maximale Geschwindigkeit der langsamen Phase, maximale Frequenz und Nystagmusamplitude in den ersten 5 Sekunden nach dem Stop ausgewertet. Die höchsten Differenzen bestanden bei der subjektiven Drehempfindung, wobei keine Korrelation zu den Angaben in der Motion Sickness-Anamnese festgestellt werden konnte. Doch auch Nystagmusdauer, Geschwindigkeit der langsamen Phase und Amplitude wiesen hohe interindividuelle

BUTTERFLY-CHART
Caloric Nystagmus
20 Candidates for Spacelab

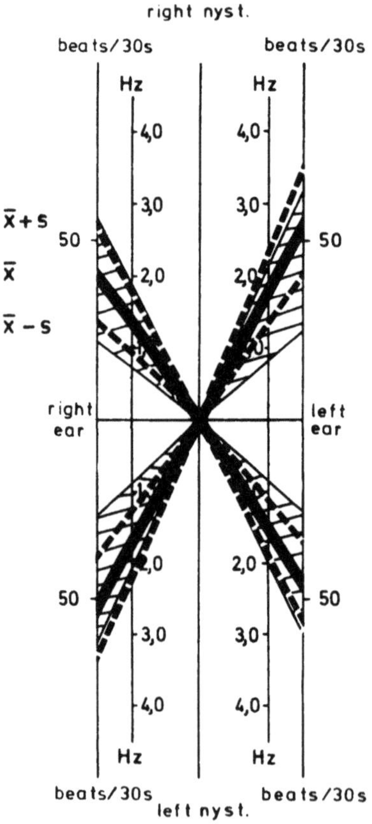

Abb. 2.

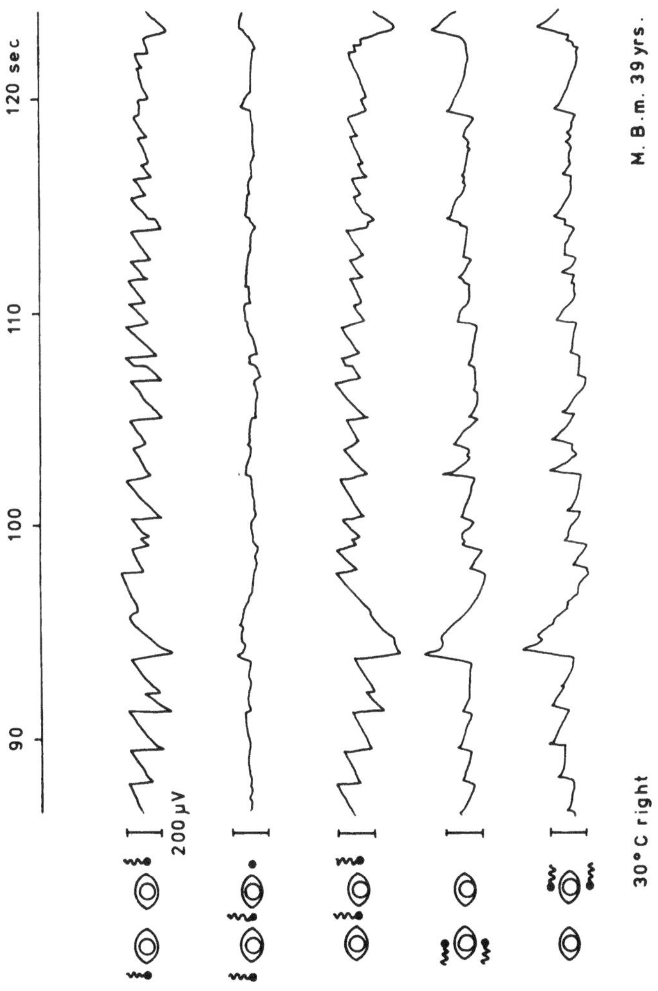

Abb. 3.

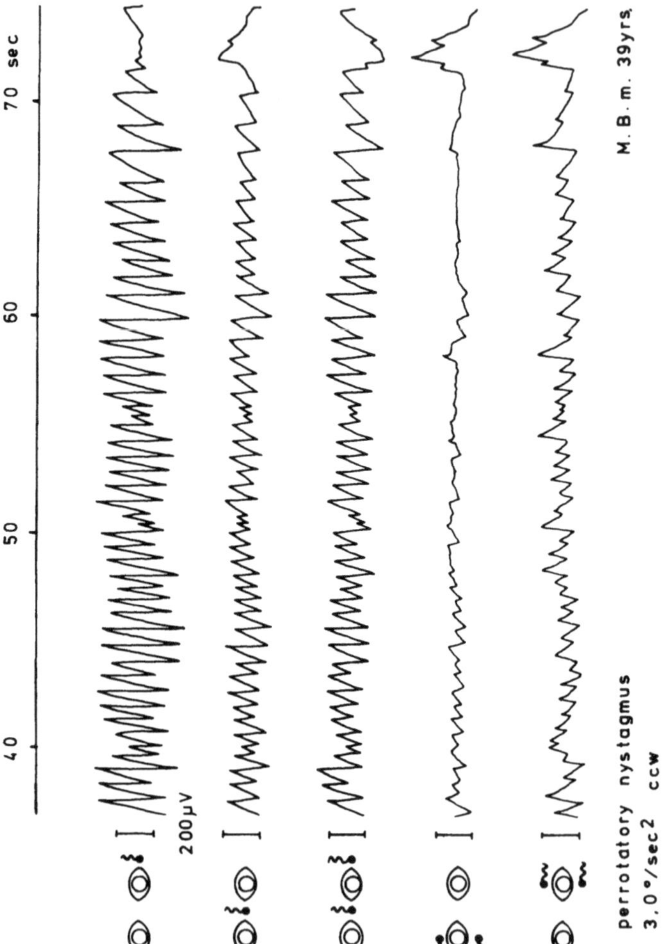

40
50
60
70 sec
200µV
perrotatory nystagmus
3,0°/sec² ccw
M. B. m. 39yrs.

Abb. 4.

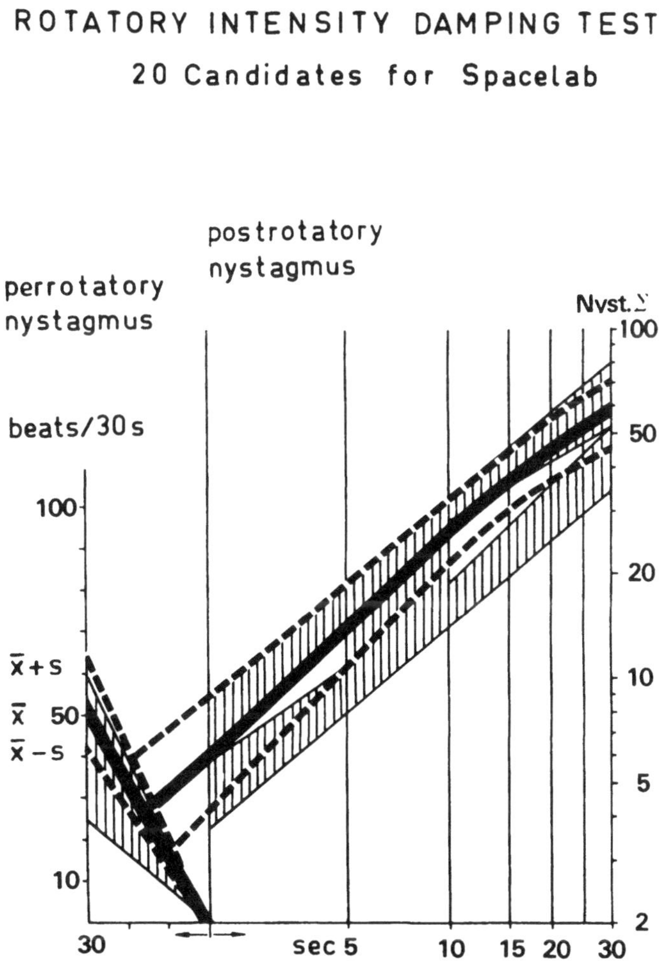
ROTATORY INTENSITY DAMPING TEST
20 Candidates for Spacelab
postrotatory nystagmus
perrotatory nystagmus
Nyst.Σ
beats/30s
100
x̄+s
x̄ 50
x̄−s
10
30
sec 5
10
15
20
30
100
50
20
10
5
2

Abb. 5.

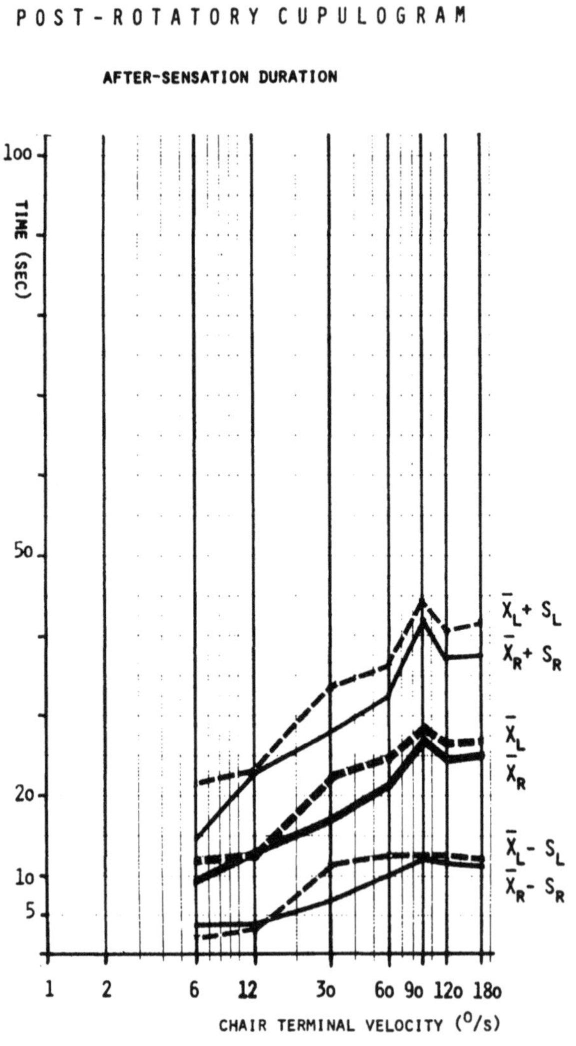
POST-ROTATORY CUPULOGRAM
AFTER-SENSATION DURATION
TIME (SEC)
loo
5o
2o
lo
5
1
2
6
12
3o
6o
9o
12o
18o
CHAIR TERMINAL VELOCITY (°/s)
$\bar{X}_L + S_L$
$\bar{X}_R + S_R$
$\bar{X}_L$
$\bar{X}_R$
$\bar{X}_L - S_L$
$\bar{X}_R - S_R$

Abb. 6.

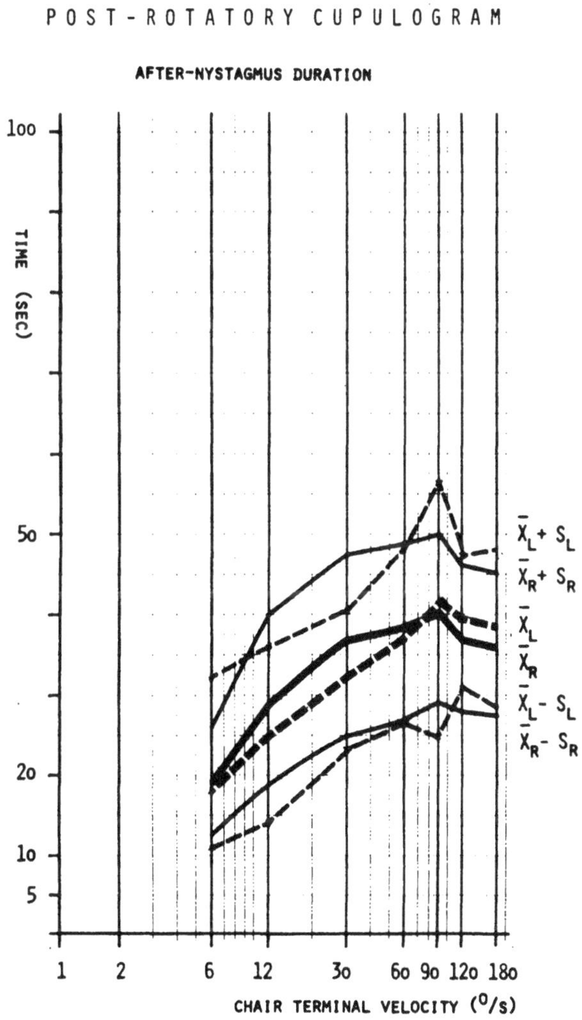
POST-ROTATORY CUPULOGRAM
AFTER-NYSTAGMUS DURATION
TIME (SEC)
100
50
20
10
5
1
2
6
12
30
60
90
120
180
CHAIR TERMINAL VELOCITY (°/s)
$\bar{X}_L + S_L$
$\bar{X}_R + S_R$
$\bar{X}_L$
$\bar{X}_R$
$\bar{X}_L - S_L$
$\bar{X}_R - S_R$

Abb. 7.

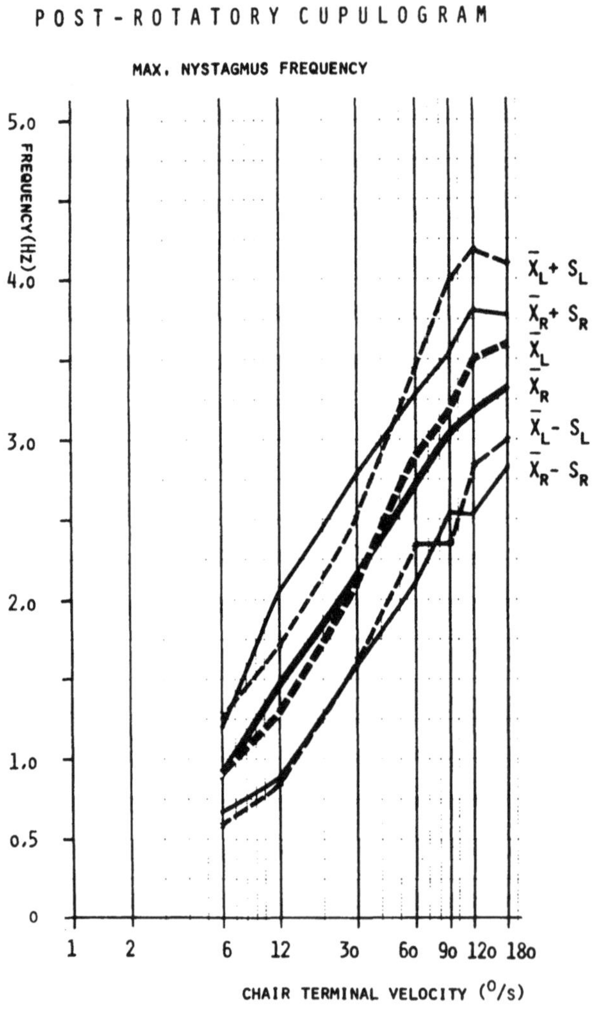
POST-ROTATORY CUPULOGRAM
MAX. NYSTAGMUS FREQUENCY
FREQUENCY (Hz)
5,0
4,0
3,0
2,0
1,0
0,5
0
1
2
6
12
3o
6o
9o
12o
18o
CHAIR TERMINAL VELOCITY (°/s)
$\bar{X}_L + S_L$
$\bar{X}_R + S_R$
$\bar{X}_L$
$\bar{X}_R$
$\bar{X}_L - S_L$
$\bar{X}_R - S_R$

Abb. 8.

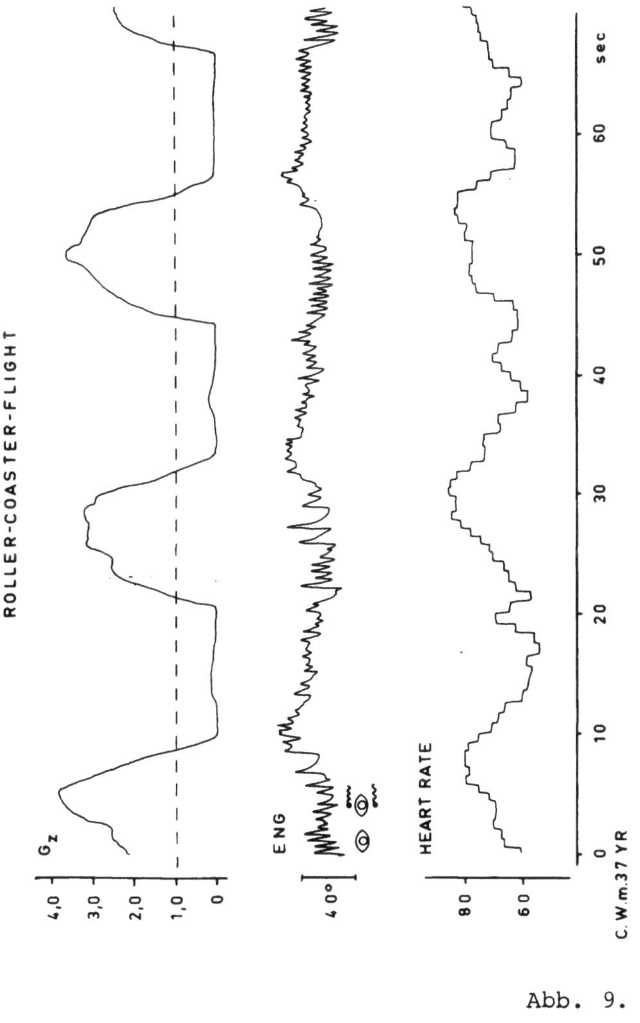
ROLLER-COASTER-FLIGHT
G_z
4,0
3,0
2,0
1,0
0
ENG
40°
HEART RATE
80
60
0
10
20
30
40
50
60
sec
C.W.m.37 YR

Abb. 9.

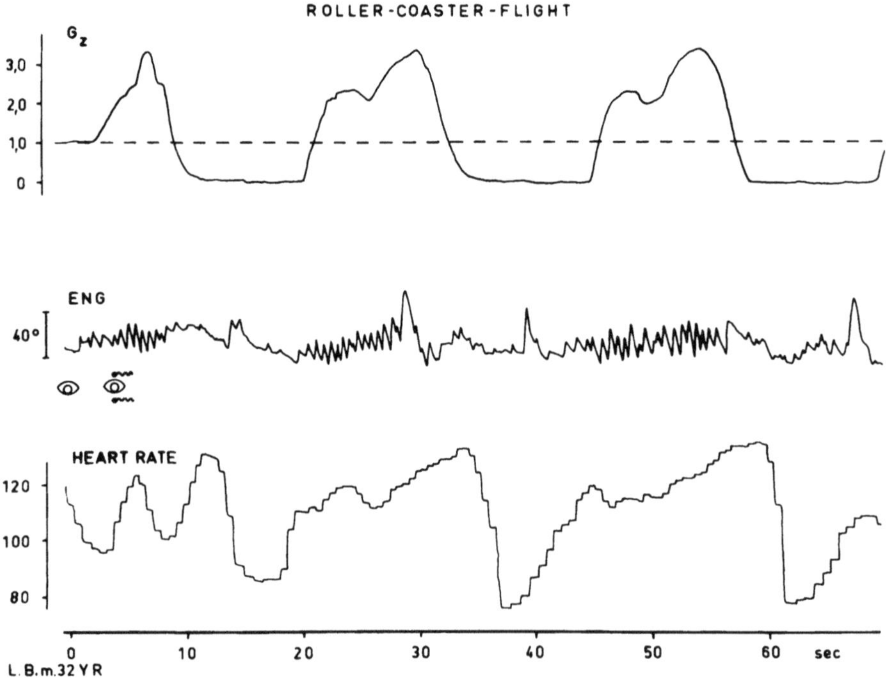
ROLLER-COASTER-FLIGHT
Gz
3,0
2,0
1,0
0
ENG
40°
HEART RATE
120
100
80
0
10
20
30
40
50
60
sec
L.B.m.32 YR

Abb. 10.

Differenzen auf. Besonders deutlich ist in den Abbildungen 6 bis 8 der Steigungsabfall der Kurven bei den Geschwindigkeiten über $60^{o}/s$, die in der klassischen Cupulometrie nicht verwendet werden, zu sehen. Die Bestimmung der Steigungs- wie auch der Schwellenwerte aus den Graphiken bereitete oft Schwierigkeiten (3).

Optokinetische Prüfung

Die Ergebnisse des optokinetischen Tests mit den Geschwindigkeiten von 20, 40 und $60^{o}/s$ lagen im Bereich der von der ESA vorgegebenen Grenzen. Schwierigkeiten bei der Stimulusverfolgung traten erwartungsgemäß bei den hohen Geschwindigkeiten von $80^{o}/s$ auf. Zusätzlich prüften wir bei allen Kandidaten die langsame Blickfolgeleistung auf ein horizontal und vertikal schwingendes Pendel. Bei 2 Kandidaten sahen wir leichte Unregelmäßigkeiten in der vertikalen Blickpendelfolge. Dieser Befund konnte im optokinetischen Test nicht bestätigt werden.

Müller-Aubert-Phänomen

Alle 6 europäischen Kandidaten, bei denen dieser Test durchgeführt wurde, zeigten keine gröberen Abweichungen. Da seitens der ESA keine Limits angegeben worden waren, wären nur Bewerber mit extremen Abweichungen zwischen Kippwinkel und der subjektiven Vertikalen disqualifiziert worden.

Roller Coaster Flug

Alle Kandidaten zeigten einen typischen, vertikal aufwärtsschlagenden Nystagmus in den Anfangsphasen, bei denen die Beschleunigung bis zu 4 G_z betrug. Eine eindeutige Umkehr in abwärtsschlägigen Nystagmus während 0 G_z wurde nicht gesehen. Da die Zeitkonstante des Rekorders mit 1,0 s relativ niedrig lag, konnten wir keine langsamen, phasenabhängigen Augendeviationen im ENG erkennen. Der Wechsel zwischen 0 g und 3 - 4 g drückte sich auch in den Änderungen der Herzfrequenz aus, wie die Abbildungen 9 und 10 zeigen. Während 0 g fällt die Frequenz, unterbrochen von einer kurzen Nachregelung, ab. Beim Abfangen des Flugzeuges kommt es durch die hohe Beschleunigung in der Z-Achse zu einem deutlichen Anstieg der Herzfrequenz. Diese Regelung variierte von Kandidat zu Kandidat besonders stark. Das subjektive Empfinden der Probanden wurde aus den Aufzeichnungen des besprochenen Bandes analysiert. Die Mehrzahl der Kandidaten fühlte sich wohl oder war leicht erregt. Leichte Übelkeit trat nur bei einem Probanden auf, während ein weiterer Prüfling mit Erbrechen auf den Parabelflug reagierte. Als besonders unangenehm wurden die Phasen empfunden, in denen die Augen geschlossen waren. Bei geöffneten Augen wurde kein größerer Dyskomfort angegeben.

Diskussion

Bei dem beschriebenen Auswahlverfahren wurde eine Batterie vestibulo-oculärer, retino-oculärer und vestibulo-vegetativer Tests angewendet. Bei strikter Einhaltung der ESA-Richtlinien mußten wegen ihrer Abweichungen 4 der 20 vorselektierten Bewerber als untauglich für einen Weltraumflug eingestuft werden. Unter Zusammenschluß aller Tests, einschließlich der Anamnese, konnten jedoch bei mehr als 2/3 der Bewerber zumindest leichte Abweichungen von den in der klinischen Routine geltenden Grenzen aufgedeckt werden. Bei weiteren 4 Kandidaten wurde eine auffällige Häufung solcher "Grenzbefunde" beobachtet, die die Teilnahme an einem Weltraumflug aus unserer Sicht fragwürdig erscheinen lassen. Denn wenn ein Gleichgewichtssystem unter normalen Ruhe- und 1-g-Bedingungen bereits mit einem Grenzbefund reagiert hatte, wie steht es dann mit seiner Funktion unter weitaus größeren Belastungen im schwerelosen Raum?

Wie aus den Ergebnissen hervorgeht, war die diagnostische Aussagekraft der einzelnen Tests recht unterschiedlich. So war es z. B. vorauszusehen, daß bei einem Auswahlverfahren, bei dem das Bestehen einer Kinetose Ausschlußkriterium ist, die Anamnese von einem großen Unsicherheitsfaktor begleitet ist. Einschränkungen müssen auch bei der Beurteilung der Cupulometrie gemacht werden, da sie einerseits auf subjektiven Empfindungen basiert und andererseits eine große interindividuelle Schwankungsbreite in sich birgt. So erhielten wir von einigen Kandidaten auch nach genauester Instruktion kaum verwertbare Angaben. Hier muß auch betont werden, daß das Versuchsprotokoll unphysiologisch hohe Reizintensitäten vorschrieb. Wertvolle Aussagen über den Zustand des Gleichgewichtssystems erhielten wir durch die monaurale kalorische Prüfung und den binauralen rotatorischen Intensitätsdämpfungstest unter Verwendung der Mehrkanal-Elektronystagmographie. Ein ebenfalls aufschlußreicher, wenn auch etwas kostenintensiver Test ist der Roller Coaster Flug, der einen raumfahrtbezogenen Reiz für den Kreislauf und das Gleichgewichtssystem darstellt. Er eignet sich besonders zur Aufdeckung einer evtl. vorliegenden Bewegungskrankheit.

Die Vorhersage einer bestehenden Neigung gegenüber der Raumkrankheit ist bis heute unter Erdbedingungen allerdings noch problematisch, da Schwerelosigkeit über einen längeren Zeitraum z. Z. nur im Weltraum erzeugt werden kann. Hierzu müßten weitere, speziell das Otolithensystem überprüfende Testverfahren entwickelt werden. Erst mit Kenntnis dieser spezifischen Untersuchungsverfahren könnten gezielte Selektionen durchgeführt und geeignete Trainingsprogramme entwickelt werden, mit deren Hilfe es gelingt, den subjektiven Dyskomfort durch die Raumkrankheit während der ersten Tage im Weltraum zu überwinden.

Zusammenfassung

Anläßlich der Auswahl von europäischen Wissenschaftsexperten, den sogenannten Nutzlastexperten, für das NASA/ESA Spacelab-Programm wurden insgesamt 20 Bewerber den "Special Tests" unterzogen, zu denen eine umfassende vestibuläre Testbatterie zählte. Die Tests bestanden neben der Anamnese in der Prüfung auf Spontanzeichen, der kalorischen Prüfung, der Cupulometrie, der optokinetischen Prüfung, dem Müller-Aubert-Phänomen und dem Parabelflug. Aus dem Kollektiv medizinisch voruntersuchter Bewerber mußten 4 wegen Abweichungen von der ESA-Norm als nicht verwendungsfähig für den Weltraum eingestuft werden. Bei weiteren 4 Kandidaten wurde eine Häufung von Grenzbefunden beobachtet, die einen Einsatz im Weltraum in Frage stellen. Als besonders aussagefähig in der Aufdeckung von Störungen im vestibulo-oculären, retino-oculären und vestibulo-vegetativen System haben sich der kalorische, rotatorische und optokinetische Test sowie der Parabelflug mit dem Wechsel zwischen 0 g und 3 - 4 g herausgestellt. Der mit der Schwerelosigkeit einhergehende Dyskomfort durch die Weltraumkrankheit kann derzeit nur während einer Weltraummission analysiert werden. Da uns spezifische Tests zur Überprüfung der Neigung zur Weltraumkrankheit fehlen, ist eine Vorhersage der Weltraumkrankheit noch nicht möglich.

Summary

Twenty scientist candidates were given "special physiological tests" as part of the selection program for ESA Spacelab Payload Specialists. The vestibular tests included

1. detailed historical review especially of motion sickness tendency and hearing and vestibular disorders,
2. testing of spontaneous, positioning and positional nystagmus,
3. caloric testing,
4. the Rotatory Intensity Damping Test,
5. Cupulometry,
6. optokinetic testing,
7. the Müller-Aubert phenomenon and
8. roller coaster flights.

Of the 20, four exceded ESA vestibular standards for Spacelab I participation, and four others had a mix of borderline responses that placed their recommendation in question.

The caloric, rotatory (RIDT), and optokinetic tests, as well as the 0-g-flights (which alternated between 0 g and 3 - 4 g) were most useful in uncovering vestibular disturbances.

The tendency to "Space Motion Sickness" remains to be studied in actual space flight, as at present specific tests to determine this are not available to us.

CALORIC TEST RESULTS

20 PS CANDIDATES FOR SPACELAB

	Nystagmus Response					
	Frequency (Beats/30s)			Slow Phase Velocity (^{0}/s)		
Stimulus	$\bar{x}$	s	Range	$\bar{x}$	s	Range
44°C Right	40,1	13,4	22 - 76	12,9	7,4	6,0 - 32,3
30°C Right	51,6	13,8	37 - 85	16,8	7,2	7,1 - 38,4
44°C Left	45,4	11,1	32 - 77	12,4	6,6	5,0 - 28,8
30°C Left	56,0	14,9	38 - 83	19,1	10,1	5,8 - 40,6
Side-Difference	6,4%	3,7%	0,3-14,4%	9,6%	5,4%	1,1-20,0%
Directional Preponderance	6,0%	3,2%	0,6-11,0%	9,5%	8,0%	0,2-25,0%

Tab. 1.

ROTATORY INTENSITY DAMPING TEST

20 PS CANDIDATES FOR SPACELAB

PERROTATORY TEST

	Nystagmus Response					
	Frequency (Beats/30s)			Slow Phase Velocity (^{o}/s)		
Stimulus	$\bar{x}$	s	Range	$\bar{x}$	s	Range
$3,0^o/s^2$ 30s C W	51,2	11,1	28 - 79	17,8	5,4	11,0 - 27,2
$3,0^o/s^2$ 30s C C W	53,6	10,7	28 - 72	16,0	5,5	10,5 - 28,8
Side-Difference	4,7%	4,6%	0,0-17,7%	10,3%	7,7%	1,8-29,1%

Tab. 2.

Literaturverzeichnis

1. AUST, G.:
Ein klinischer Vergleich der perrotatorischen mit den postrotatorischen Reaktionskennlinien beim Drehtest.
Laryng. Rhino. Otol. 56, 1046 - 1053 (1977)

2. AUST, G.:
Die Bedeutung von vestibulären Grenzbefunden bei Flugzeugführern und Raumfahrern.
Vortrag gehalten auf der 16. Jahrestagung der DGLRM vom 16. - 18.11.77 in Fürstenfeldbruck, im Druck

3. AUST, G.:
The sensitivity of vestibular screening tests in the selection of payload specialists.
Preprints of 1978 Annual Scientific Meeting of the Aerospace Medical Association in New Orleans, 8 - 12 May 78

4. BENSON, A. J.:
Possible Mechanism of Motion and Space Sickness.
ESA SP-130, 101 - 108 (1977)

5. CLAUSSEN, C. F.:
Das Frequenzmaximum des kalorisch ausgelösten Nystagmus I als Kennlinienfunktion des geprüften Vestibularorganes.
Acta oto-laryng. (Stockh.) 67, 639 - 645 (1969)

6. CLAUSSEN, C. F.:
Der rotatorische Intensitätsdämpfungstest und seine Auswertung mit Hilfe des L-Schemas.
Arch. klin. exp. Ohr.-Nas.-Kehlk. Heilk. 197, 351 - 360 (1971)

7. CLAUSSEN, C. F., M. v. LÜHMANN:
Das Elektronystagmogramm und die neurootologische Kennliniendiagnostik.
edition m & p dr. w. rudat, Hamburg-Neu-Isenburg (1976)

8. DOWNIE, B. B., F. B. SIMMONS:
Spontaneous nystagmus direction does not indicate laterality.
Arch. Otolaryng. (Chicago) 101, 358 (1975)

9. EGMOND, A. A. J. van, J. J. GROEN, L. B. W. JONGKEES:
The Turning Test with Small Regulable Stimuli.
I. Method of Examination: Cupulometria.
J. Laryng. (Lond.) 62, 63 - 69 (1948)

10. ESA: Medical Evaluation and Standards for Payload Specialist Selection, Special Tests.
ANNEX II, ESA/SPICE/OPS (77) 729

11. GRAYBIEL, A.:
Structural elements in the concept of motion sickness.
Aerospace Med. 40, 351 - 367 (1969)

12. HALLPIKE, C. S.:
The caloric tests.
J. Laryng. (Lond.) 70, 15 - 28 (1956)

13. JONGKEES, L. B. W., J. P. M. MAAS, A. J. PHILIPSZOON:
Clinical nystagmography. A detailed study of electronystagmography in 341 patients with vertigo.
Pract. oto-rhino-laryng. 24, 65 (1973)

14. MERTENS, H., G. AUST:
DFVLR IB 355-77-05, im Druck

15. MONEY, K. E.:
Motion Sickness.
Physiol. Review 50, 1 - 28 (1970)

16. REASON, J. T., J. J. BRAND:
Motion Sickness.
London, Academic Press (1975)

17. STROUD, M.:
Spontaneous, Positioning and Positional Nystagmus.
Ann. Otol. (St. Louis) 82, 844 (1973)

Computeranwendung im Gleichgewichtslabor,

B.Hofferberth,
Herford/BRD

Summary

A Program for Automatic Analysis and Interpretation of Electronystagmograms

The eye movements are recorded with an eight channel Siemens-Mingograph. The corresponding analog data are sampled, a-d-converted and continuous written on a magnetic tape by means of a PDP 8 computer. Digital data analysis is done on a PDP 10 computer which holds the programs for analysis and interpretation after reading the tape. The average time for an electronystagmographical examination is 35 minutes. The sample rate is 100 per second resulting in 1.680.000 digital data for one examination which are processed by the programs.

The program tries an automatic analysis with output on the line printer in the classical form of neurophysiological reports: description, conclusion and interpretation. If the attempt fails the system prints a message on the console writer. The user has now the possibility to type in his own interpretation of the electronystagmogram. In this case the output of the program ist: description, conclusion and user's own interpretations.

400 electronystagmograms were analysed both in conventional and in automatic mode. 87 % (348) of all examinations could be interpreted automatically. In 13 % (52) the program asked for typing the interpretation by the user. 302 of the 348 automatically found results accorded with the results found in the conventional manner. The steps of the program, the subroutines and the reasons for the difference between the results obtained automatically or conventionally are discussed in the paper.

In conclusion the described program system is not an "absolute reliable diagnostician" but in most cases it is a good aid in the daily clinical work.

1. Einleitung

Die Elektronystagmographie dient als objektiv registrierende Methode zur Diagnostik von Erkrankungen des Gleichgewichtsorgans, des Hirnstamms und des Kleinhirns. Sie hat als eine der neurophysiologischen Methoden in den letzten zwei Jahrzehnten in neurologischen und Hals-Nasen-Ohrenärztlichen Kliniken weite Verbreitung gefunden.

Ein typisches Elektronystagmogramm (ENG), wie es durch Pendeldrehstuhlprüfung gewonnen wurde, zeigt die Abb. 1.

Abb. 1 Kurvenausschnitt aus einem Elektronystagmogramm.

Bei der Auswertung des ENG's interessieren neben der Frequenz der Nystagmusschläge auch die Parameter des einzelnen Nystagmus: Geschwindigkeit der schnellen und der langsamen Phase und die Nystagmusamplitude (Abb. 2).

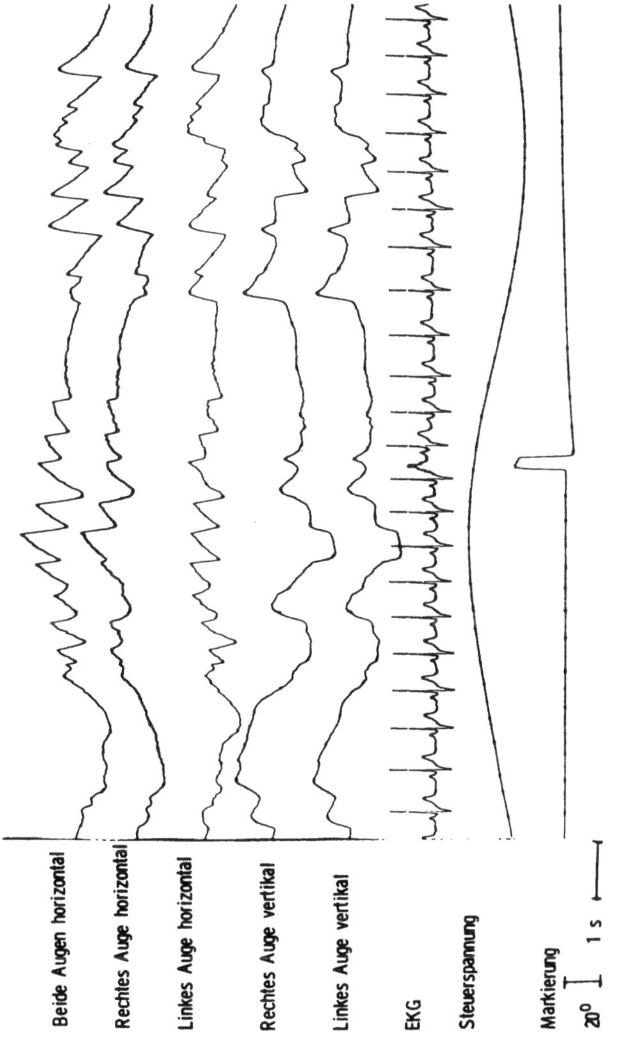

Abb. 1. Kurvenausschnitt aus einem Elektronystagmogramm.

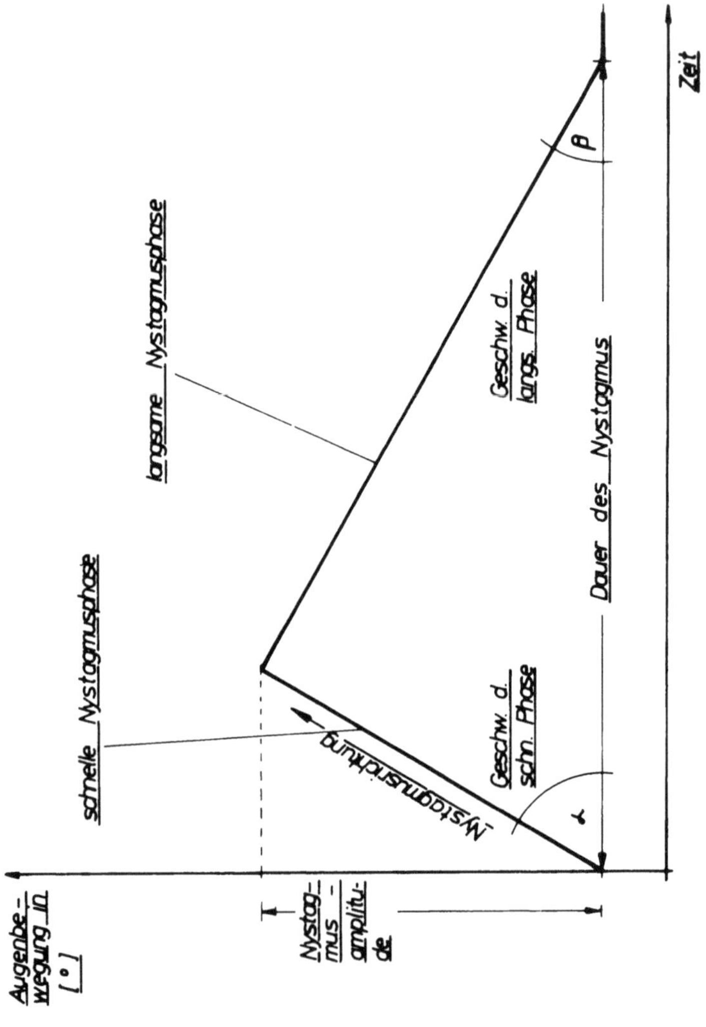

Abb. 2. Die Parameter des einzelnen Nystagmusschlags. Die Nystagmusrichtung wird nach der Richtung der schnellen Nystagmusphase bezeichnet. Beim rechtsgerichteten Nystagmus wird die schnelle Nystagmusphase nach oben, beim linksgerichteten Nystagmus nach unten geschrieben.

Abb. 2 Die Parameter des einzelnen Nystagmusschlags.

Die quantitative Vermessung und Auswertung des ENG hat in den letzten Jahren zunehmend an Bedeutung gewonnen. Dabei werden intraindividuell die Parameter im Seitenvergleich nach kalorischer Einzelreizung des rechten und des linken Gleichgewichtsorgans bzw. bei rotatorischer Reizung während und nach der Links- und Rechtsdrehung geprüft. Interindividuell werden die gewonnenen Parameter mit für definierte Stimuli festgesetzten Normbereichen verglichen, um Übereinstimmung oder Abweichung der Nystagmusreaktion gegenüber denen eines gesunden Kontrollkollektivs festzustellen.

Während in den meisten otoneurologischen Laboratorien noch manuell ausgewertet und dokumentiert wird, ist eine umfassende quantitative Analyse des ENG ohne die Anwendung der elektronischen Datenverarbeitung schon aus Zeitgründen nicht denkbar.

2. Hardware zur Erfassung der Daten

Wie aus Abbildung 1 hervorgeht, fallen bei der Registrierung des ENG acht Kanäle an. Davon sind fünf Kanäle eigentliche Augenbewegungen, im sechsten Kanal wird ein von beiden Unterarmen abgeleitetes EKG-Signal mitgeschrieben, da die Veränderung der Herzfrequenz bei den kalorischen Prüfungen in die Analyse eingeht. Im siebenten Kanal wird bei Drehung des Motordrehstuhls die Steuerspannung und damit die Drehrichtung registriert. Im achten Kanal werden die vom Probanden gesetzten Markierungen registriert, wobei dieser auf über ein Tonband eingespielte Rechenaufgaben mit richtigen und falschen Ergebnissen reagiert. Diese Anordnung dient zur Erhaltung eines gleichmäßigen Vigilanzniveaus während der Untersuchung. Die Apparatur zur Nystagmographie besteht aus dem Steuergerät (Tönnies Drehstuhlanlage TF), dem Motordrehstuhl, einem Projektionsschirm und einer sich drehenden Trommel zur Erzeugung eines schwarz-weißen Streifenmusters auf dem Projektionsschirm. Mit Hilfe eines Heizgerätes (Firma Atomika) wird Wasser mit der Temperatur von 30° Cel. und 44° Cel. bereitgestellt.

Nach Durchführung der Grundprüfungen (einfache Ableitung bei offenen und geschlossenen Augen, Blickfolgebewegungen) folgt die Registrierung des optokinetischen Nystagmus in vier Drehrichtungen nach rechts, links, oben und unten für jeweils 30 Sekunden. Anschließend werden die Warm- und Kaltspülungen beider Ohren durchgeführt. Dabei werden immer 2o ml Wasser über 30 Sekunden in den äußeren Gehörgang gespült und anschließend für drei Minuten registriert. Bei den Drehprüfungen in beide Richtungen kann man jeweils eine per- und eine postrotatorische Phase unterscheiden, wobei in jeder Phase für drei Minuten registriert wird. Der Stuhl wird mit $3^{o}/sec^{2}$ beschleunigt und erreicht nach 30 Sekunden die Endgeschwindigkeit von $90^{o}/sec$. Dann erfolgt für zweieinhalb Minuten eine gleichmäßige Drehung und dann wird der Stuhl plötzlich abgestoppt, wobei eine Winkelbeschleunigung von $270^{o}/sec^{2}$ in die Gegenrichtung auftritt; nach dem plötzlichen Stopp wird noch für weitere drei Minuten abgeleitet.

Als Registriergerät dient ein achtkanäliger Schreiber (Mingograph-EEG 8 Standard, Siemens Elema). Nach Vorverstärkung in den Bereich von $\pm$ 1 V wird das Signal auf einen A/D-Wandler gegeben, der ein Auflösungsvermögen von 10 bit hat. Gesteuert von einer PDP 8/I werden die Daten nach der Konvertierung gepuffert und dann blockweise auf ein Magnetband geschrieben. Die Kennung des jeweiligen Untersuchungsabschnitts wird zu Beginn an der Konsole eingegeben. Durch Betätigung eines Switchs wird das Ende des Untersuchungsabschnitts markiert. Das beschriebene Band wird dann auf einer PDP-10-Anlage, auf der die Auswertungsprogramme gefahren werden, eingelesen und weiter verarbeitet.

Bei einer routinemäßigen elektronystagmographischen Untersuchung beträgt die Registrierzeit ca. 35 Minuten. Die Abtastrate beträgt im allgemeinen in allen acht Kanälen 100/sec. Es ergeben sich also 1.680.000 digitale Werte bei einer Untersuchung.

3. Software zur Erfassung der Daten

Beim Einlesen des Magnetbandes an der PDP-10 werden im ersten Schritt die einzelnen Untersuchungsabschnitte aufgetrennt und für jeden Untersuchungsabschnitt Dateien erstellt, die auf der Platte abgelegt werden. Wurde eine vollständige Untersuchung durchgeführt, dann entstehen dabei 20 einzelne Dateien (vgl. Tab. 1).

Tab. 1: Liste der einzelnen Dateien.

Zu Beginn jeder Untersuchung wird eine Blickwinkeleichung durchgeführt, in dem der Proband vom Blick geradeaus jeweils 20° nach rechts und links und oben und unten schaut. Die registrierten Blicksprünge werden vom Programm aufgesucht und gemittelt und stehen somit als horizontaler und vertikaler Eichfaktor zur Vermessung der Nystagmen zur Verfügung.

Während bei der Prüfung auf Spontannystagmus einfach bei geschlossenen Augen für 30 Sekunden registriert wird, muß beim Provokationsnystagmus zur Erhöhung der Vigilanz eine Rechenaufgabe im Kopf gelöst werden. Bei der Prüfung auf einen Blickrichtungsnystagmus muß für 30 Sekunden mit offenen Augen auf ein Lämpchen geschaut werden. In diesen drei Abschnitten prüft das Programm, ob pathologischerweise ein Nystagmus auftritt. Wenn dies der Fall ist, wird die Richtung des Nystagmus und die Frequenz der Schläge vermerkt.

Mit Hilfe einer elektronischen Lichtleiste wird ein sinusförmig schwingender Lichtpunkt als Reiz erzeugt, dem der Proband mit den Augen folgen soll. Die Gleichmäßigkeit der Augenfolgebewegungen und die Koordination beider Augen wird vom Programm bestimmt, indem es aufgrund der Zahl und der Größe der Blicksprünge pro Schwingung zwischen glatter, ruckartiger und sakkardierter Blickfolge unterscheidet (Hofferberth, Bogunovic 1979).

Bei den optokinetischen Prüfungen wird das 5-Sekunden-Intervall mit der maximalen Frequenz von Nystagmusschlägen bestimmt. In diesem Segment wird die Frequenz, die mittlere Winkelgeschwindigkeit der langsamen Phase und die Gesamtamplitude der Nystagmen berechnet. Außerdem wird durch Vergleich der Einzelableitungen beider Augen noch festgestellt, ob Koordinationsstörungen der Augenbewegungen bestehen oder nicht.

Bei den vier Spülungen werden jeweils drei 10-Sekunden-Intervalle mit der höchsten Frequenz von Nystagmusschlägen herausgesucht. In diesen Intervallen werden wiederum neben der Frequenz die Winkelgeschwindigkeit der langsamen Phase und die Gesamtamplitude sowie eventuell bestehende Koordinationsstörungen bestimmt.

Während der beiden Drehungen werden auch jeweils drei 10-Sekunden-Intervalle bestimmt, wobei das Kriterium wiederum die maximale Frequenz der Nystagmen ist. Beim jeweiligen Abstoppen werden vom Zeitpunkt des Haltens an jeweils sechs 5-Sekunden-Intervalle verrechnet, wobei wieder die Werte für die Frequenz, die mittlere Winkelgeschwindigkeit der langsamen Phase und Gesamtamplitude für das Befundungsprogramm zur Verfügung gestellt werden.

Die Elimination von Artefakten, die Erkennung von Nystagmen und deren Vermessung geschieht mit einigen immer wieder benutzten Unterprogrammen. Das Unterprogramm ENY dient zur Erkennung von Nystagmusschlägen in einem beliebigen Kurvenstück zwischen t_1 und t_2. Dabei wird zuerst nach der schnellen Komponente eines Nystagmus gesucht und der Anfangs- und Endpunkt der schnellen Komponente bestimmt. Dann wird der Endpunkt der folgenden langsamen Komponente bestimmt. Die drei einen Nystagmusschlag charakterisierenden Punkte werden in einer neuen Datei zusammen mit dem Indikator für die Richtung des Nystagmusschlags abgespeichert.

Bei Bestimmung der Nystagmen in horizontaler Richtung wird in den beiden vertikalen Spuren das Unterprogramm BLINK eingesetzt. Es dient zur Erkennung von Lidschlägen (Blinks), die als hohe gleichschenklige Dreiecke in den vertikalen Spuren auftreten und sich als Artefakte auch in den horizontalen Spuren abzeichnen. Beginn und Ende der Blinks werden vermerkt und die Nystagmusbestimmung wird in den horizontalen Spuren in diesen Intervallen unterbrochen.

Das Unterprogramm KOSTOE vergleicht die Nystagmusrichtung der Spur 2 und 3 bei horizontalen Augenbewegungen. Dabei können vier verschiedene Typen der Koordination der Augenbewegungen auftreten: Die koordinierten Augenbewegungen, der konvergent dissoziierte Nystagmus, der divergent dissoziierte Nystagmus und die monokuläre Nystagmusparese.

Das Unterprogramm FNEU dient zur Bestimmung eines Segments festlegbarer Länge mit der maximalen Nystagmusfrequenz in einem vorgegebenen Kurvenstück. Bei den einzelnen Untersuchungsabschnitten werden mit Hilfe dieses Unterprogramms die Segmente mit der maximalen Nystagmusfrequenz herausgesucht, die dann weiter analysiert werden.

Das Unterprogramm AUSWE vermißt die Nystagmen, deren drei charakteristische Punkte mit Hilfe von ENY bestimmt wurden. Während die Frequenz in einem gegebenen Segment schon von ENY geliefert wird, werden jetzt noch die Winkelgeschwindigkeit der langsamen Phase jedes Nystagmusschlags bestimmt und über das Segment gemittelt. Außerdem wird die Gesamtamplitude der in dem Segment vorhandenen Nystagmen berechnet. Diese drei in jedem Segment bestimmten Werte werden abgespeichert und stehen so dem Befundungsprogramm zur Verfügung.

4. Software zur Befundung

Das Befundungsprogramm greift auf die im Erfassungs- und Auswertungsteil ermittelten Daten zurück. Dies sind neben der laufenden Nummer, dem Datum, dem Namen, dem Geschlecht, der Diagnose und der Anforderungsstelle 123 Daten, die sich aus Schalterwerten und numerischen Werten der Parameter der einzelnen Untersuchungsabschnitte zusammensetzen. Für jede vollständige Untersuchung wird ein mehrseitiger Ausdruck auf dem Schnelldrucker ausgegeben. Dieser Ausdruck ist in die klassischen Teile eines neurophysiologischen Befunds aufgeteilt: Beschreibung, Zusammenfassung und Beurteilung.

In der Beschreibung werden die numerischen Werte der Frequenz, der Winkelgeschwindigkeit, der langsamen Phasen und der Gesamtamplituden tabellarisch geordnet für die einzelnen Abschnitte der Untersuchung (Optokinetik, Kalorik und Drehprüfungen) ausgedruckt.

Bei der Auswertung von Elektronystagmogrammen wird einmal auf die Frequenzen der Nystagmen in den einzelnen Untersuchungsabschnitten geachtet und diese werden mit bekannten Normalwerten verglichen, zum anderen werden die einzelnen Parameter im Links-Rechts-Seitenvergleich betrachtet und eine Differenz von mehr als 20 % gilt als signifikant. Als Beispiel seien die perrotatorischen Winkelgeschwindigkeiten, also die gemittelten Winkelgeschwindigkeiten während der Rechtsdrehung und der Linksdrehung genannt. Hier kommt dann folgende Formel zur Anwendung:

Indikator = (((IWRPE - IWLPE) x 100) / (IWRPE + IWLPE))
IWRPE = Winkelgeschwindigkeit während der Rechtsdrehung,
IWLPE = Winkelgeschwindigkeit während der Linksdrehung.

Das Programm bildet sich für die einzelnen Abschnitte der Untersuchung die Indikatoren. Insgesamt werden 34 Indikatoren bei einer vollständigen Untersuchung berechnet.

Im zweiten Teil des Befundausdrucks werden zum Zweck der Überprüfung der Beurteilung diese Indikatoren mit ausgedruckt. Sie werden gleichzeitig benutzt, um einen verbalen Text als Zusammenfassung auszugeben. Dabei existieren 138 verschiedene Textbausteine, die je nach den Werten des Indikators angesprungen und in den verschiedenen Kombinationen ausgedruckt werden. Jede Zusammenfassung ist aufgegliedert in Textabschnitte für Spontannystagmus, Blickrichtungsnystagmus, Blickfolge, Optokinetik, Kalorik und Drehprüfungen.

Für den dritten Teil des Ausbruchs, die Beurteilung, gibt es neben dem Normalbefund 15 verschiedene Möglichkeiten der pathologischen Befunde. Diese teilen sich auf in peripher-pathologische Befunde, das heißt Unter- bzw. Unerregbarkeiten von einem oder beiden Vestibularorganen und zentral-pathologische Befunde, das heißt Übererregbarkeit der Vestibularorgane aufgrund des Ausfalls der vom Kleinhirn gesteuerten Hemmung der Reizverarbeitung im Hirnstamm oder ein sogenanntes zentrales Richtungsüberwiegen der Nystagmusschläge, wobei z. B. bei den vestibulären Prüfungen alle rechtsgerichteten Nystagmusschläge deutlich (um mehr als 20 %) die linksgerichteten Nystagmusschläge in Frequenz, Winkelgeschwindigkeit und Gesamtamplitude übertreffen.

Für jede der 16 Befundmöglichkeiten gibt es eine eindeutige Konstellation der Indikatorwerte. Die Befundungsmöglichkeiten werden im Programm nacheinander abgefragt, wobei pro Möglichkeit ca. 15 Indikatoren im Durchschnitt geprüft werden. Ergibt sich eine Übereinstimmung, so überspringt das Programm die noch folgenden Befundmöglichkeiten und druckt die gefundene Beurteilung aus. Ergibt sich mit keiner der 16 Möglichkeiten eine völlige Übereinstimmung, so erscheint auf der Konsole der Text: "Keine automatische Beurteilung möglich! Bitte Beurteilung eingeben!" In diesem Fall muß dann der Untersucher aufgrund seiner Kenntnisse der Originalkurve eine Beurteilung eingeben. Zur Unterstützung besteht noch die Möglichkeit, sich vor der Eingabe zu Vergleichszwecken die Indikatorwerte und die verbale Zusammenfassung andrucken zu lassen.

Der endgültige Bogen der Beurteilung setzt sich zusammen aus dem Kopf mit dem Kliniknamen, der laufenden Nummer, dem Datum der Untersuchung, Name, Vorname und Geburtsdatum des Patienten, der Anforderungsstelle, der Diagnose und der entweder automatisch gewonnenen oder vom Untersucher eingegebenen Beurteilung. Dieser Bogen wird doppelt ausgedruckt, da er einmal zusammen mit den Bogen der Beschreibung und Zusammenfassung archiviert wird und einmal als Befundbogen an die Anforderungsstelle der Untersuchung abgegeben wird.

5. Ergebnisse

Das beschriebene Programm wird seit dem 1.7.1977 routinemäßig in unserem Gleichgewichtslabor angewandt. Ca. 800 Untersuchungen wurden bisher in der beschriebenen Weise ausgewertet und befundet. Bei den ersten 400 Ableitungen wurde neben der automatischen Analyse gleichzeitig die manuelle Bewertung der Kurve im konventionellen Verfahren zu Vergleichszwecken durchgeführt.

87 % (348) der eingegebenen Kurven konnten vom Computer ausgewertet werden. Bei 13 % (52) gab der Rechner die Meldung aus, daß eine automatische Beurteilung nicht möglich sei. In Tabelle 2 sind die vom Programm ausgegebenen Befunde und die von einem Untersucher an den Kurven erhobenen Befunde aufgelistet. In der Tabelle sind neben den Normalbefunden die einseitig peripheren Befunde (= einseitige Unter- oder Unerregbarkeit des Vestibularorgans), die beidseits peripheren Befunde (= beidseitige Unter- oder Unerregbarkeit der Vestibularorgane), die zentrale Enthemmung (= zentral bedingte Übererregbarkeit der Vestibularorgane) und das zentrale Richtungsüberwiegen (= Überwiegen der rechts- oder linksgerichteten Nystagmusschläge in Frequenz, Winkelgeschwindigkeit und Gesamtamplitude aufgrund einer zentral bedingten Tonusdifferenz) aufgeführt.

Tab. 2: Vergleich der Ergebnisse bei der ENG-Auswertung durch das Programm und einen Befunder.

In der Tabelle 3 sind die manuell erstellten Befunde der 52 Kurven aufgelistet, die vom Rechner nicht automatisch befundet werden konnten.

Tab. 3: Manuell erhobene Befunde.

KENNUNG	BEZEICHNUNG	DAUER (sec)
1.0.	Eichung horizontal	30
1.1.	Eichung vertikal	30
1.2.	Spontannystagmus	30
1.3.	Provokationsnystagmus	30
1.4.	Fixationsnystagmus	30
1.5.	Blickrichtungsnystagmus	30
1.6.	Blickfolge	30
2.1.	Optokinetik nach rechts	30
2.2.	Optokinetik nach links	30
2.3.	Optokinetik nach oben	30
2.4.	Optokinetik nach unten	30
3.0.	SPN in Kalorisationsposition	30
3.1.	Spülung rechts warm	180
3.2.	Spülung links warm	180
3.3.	Spülung links kalt	180
3.4.	Spülung rechts kalt	180
4.0.	Eichung horizontal	30
4.1.	Eichung vertikal	30
4.2.	SPN in Rotationsposition	30
4.3.	Rechtsdrehung	180
4.4.	Stop aus der Rechtsdrehung	180
4.5.	Linksdrehung	180
4.6.	Stop aus der Linksdrehung	180

Liste der einzelnen Dateien. Das Programm erkennt den jeweiligen Untersuchungsabschnitt über die an der Konsole eingegebene Kennungs-Ziffern. (SPN=Spontannystagmus).

Tab. 1.

	RECHNER	BEFUNDER
1) normal	221	243
2) einseitig peripher	18	18
3) beidseitig peripher	6	6
4) zentrale Enthemmung	78	58
5) zentrales Richtungsüberwiegen	25	23
	348	348

Vergleich der Ergebnisse bei der ENG-Auswertung durch das Programm und einen Befunder. Vgl. Text.

Tab. 2.

	BEFUNDER
1) normal	37
2) einseitig peripher	13
3) beidseitig peripher	2
4) zentrale Enthemmung	-
5) zentrales Richtungsüberwiegen	-
	52

Aufgliederung der verschiedenen manuell erhobenen Befunde.

Tab. 3.

6. Diskussion

6.1 Diskussion der Ergebnisse

Zur Erkennung eines Nystagmusschlags wird primär die schnelle Komponente, also der steile Kurvenanstieg verwendet. Erst wenn vom Programm ein solcher schneller Anstieg gefunden wurde, setzen weitere Prüfungsmechanismen, wie Folge einer langsamen Komponente, Abstand zum vorangegangenen Nystagmus, Prüfung auf Blinks in der vertikalen Spur etc., ein. Wie bei der Analyse jedes anderen bioelektrischen Signals ist eins der Hauptprobleme bei der automatischen ENG-Analyse die Erkennung von Artefakten, die sich als Schwankungen der Grundlinie und als kleine Blickrucke im ENG ausmachen. Dementsprechend reicht zur Erkennung einer schnellen Komponente nicht allein ein steiler Kurvenanstieg, sondern dieser muß auch genügend hoch sein. Hinzu kommt, daß inter- und intraindividuell diese Nystagmusschläge in ihrer Höhe beträchtlich differieren (ca. 2° bis ca. 30° Blickwinkel). Je geringer die Amplitude der Nystagmen in einem Kurvenstück ausfällt, desto schwieriger ist es für das Programm, zwischen echten Nystagmen und kurzen Blickrucken als Artefakte zu unterscheiden. Diese Tatsache erklärt die gewonnenen Ergebnisse der Vergleichsuntersuchung. Unter den 52 Kurven, die nicht automatisch befundet werden konnten, ist kein zentral-pathologisches Muster und bei den 348 automatisch beurteilten Kurven überwiegen die vom Rechner erhobenen zentral-pathologischen Befunde über die manuell erstellten. Das zentral-pathologische Bild geht neben einer höheren Frequenz in der Regel mit auch in der Amplitude größeren Nystagmen einher.

Das starke Variieren der Nystagmusamplituden führte zum Einbau eines neuen Programmabschnitts. Nach dem kurzen Betrachten der auf dem Papier mitgeschriebenen ENG-Kurve kann sich der Benutzer einen Überblick über die mittlere

Höhe der Nystagmen in dieser speziellen Kurve verschaffen. Zu Beginn der automatischen Analyse kann dann im Dialog die minimale Amplitudenhöhe eingegeben werden, mit der das Programm Nystagmen erkennen soll.

Während bei der manuellen Befundung 243 Normalbefunde erhoben wurden, wurden vom Programm die gleichen Kurven nur in 221 Fällen als normal betrachtet. Auch unter den Kurven, bei denen die automatische Analyse versagte, waren überwiegend Normalbefunde. Diese Diskrepanzen gehen auf ein grundsätzliches Problem der automatischen Befundung neurophysiologischer Meßkurven zurück. Während der ärztliche Befunder aufgrund seiner Erfahrung und oft auch aufgrund seiner Kenntnisse der Vorgeschichte und des Krankheitsbildes ein Ergebnis umfassender interpretiert und eventuell noch als normal bezeichnet, hat ein Programm vorgegebene Algorithmen und feste Grenzen für normale und pathologische Ergebnisse. Auch mit einem sehr großen Programmaufwand werden sich kaum alle, teilweise sehr seltenen Ergebniskonstellationen erfassen lassen, auf die der ärztliche Befunder jedoch in jedem Fall reagieren wird. Aus diesem Grund erscheint es wichtig, daß nur möglichst eindeutige Konstellationen von der Maschine erkannt und beurteilt werden und daß das Programm schon bei der geringsten Widersprüchlichkeit der Teilergebnisse der einzelnen Abschnitte der Untersuchung die Beurteilung an den Arzt abgibt. Selbst wenn die automatische Beurteilung erfolgt ist, was in der größeren Mehrzahl der Fälle glückte, hat der Benutzer, nachdem der Befund auf dem Terminal angedruckt ist, noch die Möglichkeit, einen Zusatz einzugeben, der etwaige Besonderheiten in der speziellen Kurve berücksichtigt. Dieser Zusatz erscheint dann mit auf dem endgültig ausgedruckten Beurteilungsbogen.

Das hier vorgestellte ENG-Auswertungsprogramm übernimmt in seiner jetzigen Form vollständig die zeitraubende Vermessung der Kurven, in 87 % die automatische Beurteilung der Kurven und von 348 automatischen Beurteilungen stimmten 304 mit den manuell erstellten Beurteilungen überein. Der Dialog zwischen dem Programm und dem Arzt setzt zwar dessen physische Anwesenheit am Terminal während der - incl. Einlesen der Daten - ca. zehnminütigen Verarbeitungszeit voraus, gibt aber durch die Möglichkeit der Angabe der minimalen Amplitude und des Hinzufügens von Kommentaren dem Programm nicht den absoluten Charakter einer nicht zu beeinflussenden black box, sondern den durchaus flexiblen Charakter eines wertvollen Hilfsmittels bei der ENG-Analyse.

6.2 Diskussion anderer Ansätze zur automatischen ENG-Analyse

Während sich frühere Versuche der Analyse des ENG's noch analoger Techniken bedienten (Henrickson 1955, Blauert 1972), sind mit der Verbreitung der Digitalrechner mehrere Programme zur automatischen Erkennung von Nystagmusschlägen und zur Verarbeitung von ENG's beschrieben worden.

Eines der ersten Systeme ist das von Herberts et al. (1968). Die Aufzeichnung erfolgte noch analog, an einem Datasaab D 21 wurde dann die Digitalisierung und Verarbeitung durchgeführt. Das Programm berechnete die Frequenz und die Amplitude der Nystagmusschläge, wobei ein bestimmtes Kurvenstück vorgegeben werden mußte. Damals bis heute wurde noch nicht über die klinische Anwendung und Brauchbarkeit des Programms berichtet. Im Prinzip ähnliche Ansätze zur Analyse eines vorgegebenen Kurvenstücks mit Hilfe von kleineren Laborcomputern (PDP 8) lieferten

Schilder et al. (1973) und Ktonas et al. (1975). Dabei kam es den Autoren auf die korrekte Vermessung und Berechnung der einzelnen Nystagmusschläge in einem Abschnitt des einkanäligen ENG's an. Vergleiche zwischen horizontalen und vertikalen Spuren oder zwischen zwei horizontalen Spuren wurden ebenso wenig durchgeführt wie eine automatische Analyse der gesamten klinischen Routineuntersuchung.

Allum et al. (1975) berichten über einen interessanten Ansatz der on-line-Analyse des ENG's. Die 10 msec zwischen jeder Abtastung werden genutzt, um eine schnelle Komponente eines Nystagmusschlags zu erkennen und ggf. Anfangs- und Endpunkt zu berechnen. Zusätzlich werden die Amplituden berechnet und addiert, so daß am Ende einer Analyse direkt die Frequenz und die Gesamtamplitude ausgegeben werden können. Eine weitere Verarbeitung dieser Daten in Richtung einer automatischen klinischen Befundung wurde aber auch von dieser Arbeitsgruppe nicht versucht.

Dem hier vorgestellten System der automatischen ENG-Analyse noch am nächsten kommen die Arbeiten der Grazer Gruppe von Moser, Ranacher et al. (1975). Die Daten werden digital aufgezeichnet und anschließend an einem Univac 494 weiterverarbeitet. Übereinstimmungen ergeben sich bei den Punkten: Berechnung der Maßstabsfaktoren für die Blickwinkeleichung, Verarbeitung mehrerer Kanäle und die Suche nach etwaigen, gleichzeitig mit Nystagmusschlägen auftretenden Lidschlägen in der Vertikalableitung. Da jedoch von der Grazer Arbeitsgruppe der sogenannten Pendeldrehprüfung, also der elektronystagmographischen Ableitung bei hin- und herschwingendem Drehstuhl eine große Bedeutung beigemessen wird, während wir die Langdrehung mit Beschleunigung, Plateau und plötzlichem Stoppen als supramaximalen Reiz des Vestibularorgans bevorzugen, ergeben sich doch im Programmaufbau grundlegende Unterschiede.

Darüber hinaus wurde auch bisher von der Grazer Arbeitsgruppe noch nicht der Versuch unternommen, neben der Vermessung der Nystagmen auch die klinische Beurteilung in automatisierter Form durchzuführen. Dies ist neben dem Versuch, ein möglichst umfassendes Ableitungsprogramm zu ermöglichen, das eigentlich Neue an dem hier vorgestellten Programm. Der hohe Prozentsatz der automatisch gewonnenen Befunde sowie ihre gute Übereinstimmung mit den manuell erhobenen Vergleichsbefunden gibt dem System unter Berücksichtigung der Tatsache, daß eine völlige Nachbildung des menschlichen Befundungsvorgangs wenn überhaupt nur mit unvertretbar hohem Programmaufwand zu erreichen ist, nicht den Charakter eines absolut verläßlichen "automatischen Befunders", sondern eher den eines nützlichen Werkzeugs bei der klinischen Arbeit.

Literaturverzeichnis

1. ALLUM, J., J. R. TOLE, A. D. WEISS
MITNYS-II - A Digital Program for On-Line Analysis of Nystagmus
IEEE Transactions on Biomedical Engineering, 22, (1975) 196 - 202
2. BLAUERT, J.
Das Elektro-Nystagmometer - ein neues Hilfsmittel der quantitativen Vestibulometrie
Z. Laryng. Rhinol., 51 (1972) 110 - 117
3. HENRICKSON, N. G.
An Electrical Method for Registration and Analysis of the Movements of the Eyes in Nystagmus
Acta oto-laryng. (Stockh.), 45 (1955) 25 - 41

4. HERBERTS, G., S. ABRAHAMSSON, S. EINARSSON, H. HOFMANN, P. LINDER
Computer Analysis of Electronystagmographic Data
Acta oto-laryng. (Stockh.), 65 (1968) 200 - 208

5. HOFFERBERTH, B., N. BOGUNOVIC
Entwicklung und Erprobung einer elektronisch gesteuerten Lauflichtleiste zur Elektrookulographie der Augenfolgebewegungen beim Menschen
Biomed. Techn., (1979) im Druck

6. KTONAS, P., B. WEINTRAUB, J. SMITH, F. O. BLACK
Computer Aided Nystagmus Analysis
Comp. Prog. Biomed., 5 (1975) 153 - 157

7. MOSER, M., G. RANACHER, S. SCHUY, R. WAIBEL
Automatische Auswertung von Elektronystagmogrammen
Biomedizinische Technik, 20 (1975) 132 - 139

8. SCHILDER, P., P. OASIK, T. PASIK
On-Line Analysis of Optokinetic Nystagmus by Small General Purpose Digital Computer
Acta Otolaryng., 76 (1973) 443 - 449

MICROCOMPUTER-CONTROLLED VISUAL STIMULATOR.

V. JÄNTTI AND E. AANTAA,
TURKU/FINNLAND

The swinging pendulum, striped drum and incandescent lamps are probably the most popular visual stimuli in otoneurological examination. More advanced systems use film projectors, moving mirrors, television screens controlled by tape recorders or electronic circuits etc. Many laboratories use groups of LEDs (light emitting diodes) or LED rows, controlled by logic circuits or computers.

In our laboratories we designed a tape recorder and logic circuit system to control a couple of LEDs in order to produce saccades for our computerized saccade analysis. This, however, proved to be an unsatisfactory method to produce smooth pursuit movement. We have successfully used a 8 x 8 LED matrix to produce pattern reversal visual evoked potentials (VEPs).

To get a visual stimulator for routine computer analysis system we set to design a new controller. It had to be highly stable. Crystal clock gives accurate, stable timing, and LEDs keep their light intensity for several years or decades. The stimulator had to produce smooth pursuit movement, saccades, optokinetic nystagmus as well as visual evoked potentials. It had to be easy to use, light weight and inexpensive. We decided that the most economical solution was to do it with a microcomputer. The heart of the system is a Motorola M68SAC1 microcomputer, including the 16 bit M6800 microprocessor and 2 Kbytes of Read-only memory. It controls a row of 256 LEDs. Fourteen programs for eye movement stimulation are stored in ROMs. Sine wave and constant angular velocity movement (saw-tooth) are produced at 0.1, 0.3, 0.5, 0.7 and 0.9 Hz. Saccades are produced with different intervals, amplitudes and changing the intensity of the LEDs.

For optokinetic nystagmus, stripes of 8 LEDs accelerate from 0 to 120°/s in two minutes in either direction, left or right. The programs are selected and started from a hand-held control box. Two trigger signals are also provided by the microcomputer, in our present system they are stored on a FM recorder together with the EOG signals for later analysis, as shown in the figure.

We made a little experiment to compare the 0.3 Hz sine wave program with the swinging pendulum of our ENG laboratory. It proved that the LED row provoked more correction saccades, especially in the fastest phase of the sine wave movements. We suggest that this is not due to the fact that the light "moves" in small, discrete steps. Rather, we think that the patients easier get the idea of movement when looking at a swinging pendulum. Everybody has seen a pendulum before, and the idea of movement has been shwon to be an important factor in producing smooth pursuit, in addition to retinal slip. We suggest that this should be taken in account when using any other sine wave stimulus than the swinging pendulum.

In conclusion, we suggest that anyone considering a computerized electronystagmographic system should consider microcomputers in the first hand. This is true as well when the stimulator is concerned as when the analysis system is designed. This is because all useful analysis programs are so simple and staightforward that they can easily be run in microcomputers, even on-line.

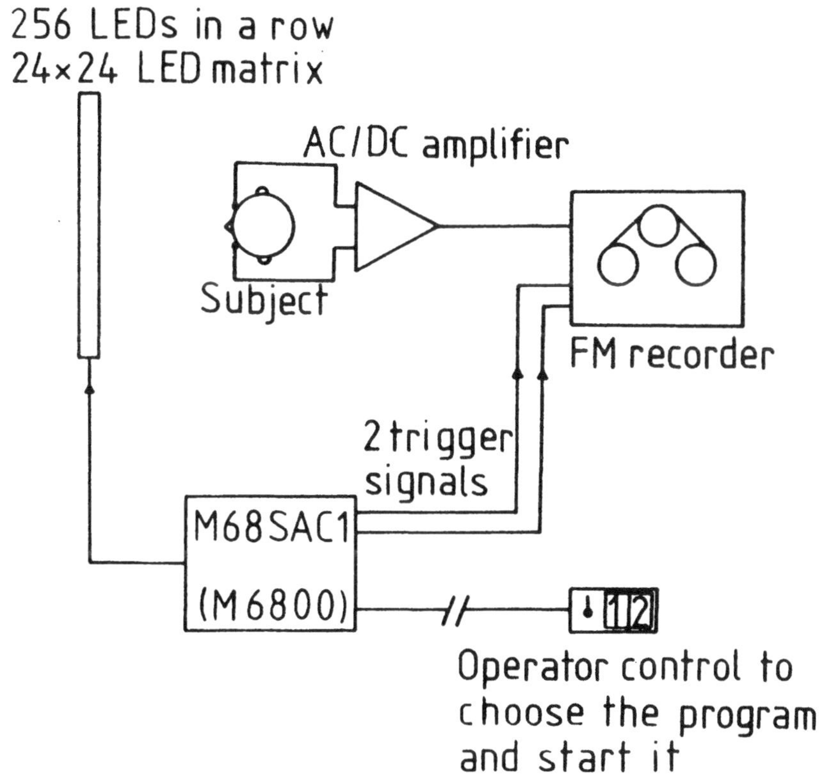

EFFECT OF LIGHT ON OPTOKINETIC NYSTAGMUS.

K. LAITAKARI AND E. AANTAA,
TURKU/FINNLAND

Introduction

Optokinetic nystagmus (OKN) has long been used in differential diagnosis of hemianopsia, oculomotor disorders, disorders of the central nervous system and dysequilibrium. The neural reflex arc comprises the retina, superior colliculus, lateral geniculate body, striate cortex, reticular formation of brain stem and oculomotor nuclei (Mizukoshi et al. 1977). In humans the visual cortex is essentially important for the generation of the OKN.

Many authors have described two general patterns of the OKN. Hood (1967) characterizes the two patterns, one involving peripheral vision and the other foveal vision. He separated them studying patients with central scotomata and in case of normal vision he used a liminally illuminated OK-stimulus. He found that the peripheral type of OKN was more like an involontary reflex resembling vestibular nystagmus. It differed from the foveal type of OKN in having higher maximal slow phase eye velocity, changing direction and beginning with the slow component and having beating field in the direction of the slow phase. Hood concluded then and some years later (Dix & Hood 1971) that the foveal or central OKN is under an inhibitory control of the frontal visual cortex, the peripheral OKN having a more direct neural pathway.

Differential Diagnosis of Vertigo

Honrubia et al. (1968) described also two general patterns of the OKN, one showing a tendence to small amplitude and high frequency and lower maximal slow phase eye velocity and the other low frequency and large amplitude nystagmus with higher maximal eye speed. The first mode of OKN was produced when the test subject passively "stared" at the OK-stimulus and the second when he actively followed ("looked" at) the OK-stripes. Hood & Leech (1974) connect these two kinds of OKN with peripheral and central vision, respectively. Quite recently Miyoshi et al. (1978) reported on complete separation of peripheral and central vision in the OKN. They stated that with foveal stimulation the eyes deviate in the direction of the slow component and the eyes could follow the target up to higher velocities than in the case of peripheral stimulation. In this latter case the eyes deviated always in the direction of the fast component.

So it seems to be a widely accepted fact that the OKN consists of two separable neurophysiological phenomenons, one involving the peripheral retina and the other the fovea or macula. However, the clinical applications of this fact are still totally unestablished.

Method

In our experiment we tried to call for differences of the peripheral and central OKN diminishing brightness of the OK-stimulus to a liminal illumination. The test apparatus consisted of a modified Kodak dia projector which projected the light and black stripes on a white screen in front of the test subject. The visual angle of the stimulus was 45 grades and a new stripe appeared in every 15 grades. The stimulus was accelerated (Mizukoshi et al. 1977 and Sills et al. 1976) by $0.53^{o}/s^{2}$ from 0 to $60^{o}/s$. The maximal slow phase velocity of the OKN was calculated with a calculator (ICS's Nystagmus Velocity Computer Model NCO-100). The test room was darkened carefully. The test subjects wore welder's goggles with the filters lifted up in one occasion - we call it here light-OKN, and filters shut down in the other occasion - dark-OKN. The projected light stripes were also filtered in the projector, resulting a really liminally illuminated stimulus after the eyes were let to adapt to the darkness. The test persons were instructed merely to count the passing stripes and not to actively follow them (Sills et al. 1976 and Tokita et al. 1975). The sequence of the various parts of the testing (right - left, dark - light) were continuously changed to avoid any systematical error caused by habituation or tiring. The classical pendular eye tracking test (PETT) was included, too.

The patient group of this study consisted of 88 ambulatory neurological patients and 15 healthy control persons.

Results

The maximal slow phase velocity (Tables 1 and 2) was significantly greater with the bright stimulus as well in the patient group as in the control series.

Optokinetic side difference (Table 3) was significantly greater in the patient group using the liminal stimulus. The difference in the control group (Table 4) was statistically insignificant.

We divided the patients according to age in groups under and over 50 years but found no significant differences in the maximal eye speed.

Those patients who failed in the PETT (Tables 5 and 6) had also poorer maximal eye velocities in the OKN. This difference was significant with the bright stimuli but only a tendence using the dark ones. The pendular eye tracking seems to be closer related to the light-(central)OKN than to the dark-(peripheral)OKN.

This study showed that dark optokinetic test is harder to perform in terms of maximal eye velocity. We can often get higher eye speeds with a bright and sharp stimulus. However, this does not necessarily mean that the light-OKN alone would be better in clinical use in finding the pathological cases. The fact that the dark stimulus produced greater side differences might imply clinical usefulness.

References

DIX, M. R., HOOD, J. D.:
Further observations upon the neurological mechanism of optokinetic nystagmus.
Acta Otolaryngol (Stockh.) 71, 217 (1971)

HONRUBIA, V., W. L. DOWNEY, D. P. MITCHELL, P. H. WARD:
Experimental studies on optokinetic nystagmus.
II Normal humans.
Acta Otolaryngol (Stockh.) 65, 441 (1968)

HOOD, J. D.:
Observations upon the neurological mechanism of optokinetic nystagmus with special reference to the contribution of peripheral vision.
Acta Otolaryngol (Stockh.) 63, 208 (1967)

HOOD, J. D., J. LEECH:
The significance of peripheral vision in the perception of movement.
Acta Otolaryngol (Stockh.) 77, 72 (1974)

MIYOSHI, T., M. SHIRATO, S. HIWATASHI:
Foveal and peripheral vision in optokinetic nystagmus.
Proc VI extraord meeting Bárány Soc 294 (1978)

MIZUKOSHI, K., P. FABIAN, J. STAHLE:
Optokinetic test comprising both acceleration and constant velocity stimulation (ACV-OKN test).
Acta Otolaryngol 84, 155 (1977)

SILLS, A. W., V. HONRUBIA, H. R. KONRAD, R. W. BALOH:
A rapid optokinetic nystagmus test: comparison with standard testing.
Trans Am Ophth Otol 82, ORL-223 (1976)

TOKITA, T., T. SUZUKI, T. HIBI, T. TOMITA:
A quantitative test of optokinetic nystagmus and its data processing by computer.
Acta Otolaryngol (Stockh.) Suppl. 330, 159 (1975)

Table 1

OKN - MAXIMAL SLOW PHASE VELOCITY - PATIENTS

	N	MEAN °/s	SD °/s	MIN °/s	MAX °/s
DARK	174	18.0	6.7	4.4	38.0
LIGHT	176	22.9	6.3	9.4	34.6

$p < 0.001$ (Student's t-test for dependent means)

Table 2

OKN - MAXIMAL SLOW PHASE VELOCITY - CONTROLS

	N	MEAN °/s	SD °/s	MIN °/s	MAX °/s
DARK	30	21.9	6.7	8.9	33.0
LIGHT	30	24.4	7.3	10.2	35.2

$p < 0.01$ (Student's t-test for dependent means)

Table 3

OPTOKINETIC DIRECTIONAL PREPONDERANCE

$\left|\frac{R - L}{R + L}\right| \cdot 100$ - PATIENTS

	N	MEAN %	SD %
DARK	87	13.5	10.4
LIGHT	88	9.8	7.7

$p < 0.01$ (Student's t-test)

Table 4

OPTOKINETIC DIRECTIONAL PREPONDERANCE

$$\left|\frac{R - L}{R + L}\right| \cdot 100$$ - CONTROLS

	N	MEAN %	SD %
DARK	15	11.2	7.3
LIGHT	15	9.5	5.6

The difference not significant

Table 5

PENDULAR EYE TRACKING TEST AND

MAX SLOW PHASE VELOCITY IN LIGHT OKN

PETT	N	MEAN °/s	SD °/s
NORMAL	118	23.9	5.7
DEFICIOUS	60	21.5	6.4

$p < 0.02$ (Student's t-test)

Table 6

PENDULAR EYE TRACKING TEST AND

MAX SLOW PHASE VELOCITY IN DARK OKN

PETT	N	MEAN °/s	SD °/s
NORMAL	120	18.4	6.3
DEFICIOUS	58	16.6	7.8

$p < 0.1$ (Student's t-test)

CLINICAL FORMS OF TOBACCO INTOXICATION WITH VERTIGO.

J. BARTUAL PASTOR,
CADIZ/SPAIN

Introduction

Neveling and Kruse (1961) described that a spontaneous vertical nystagmus appears after to inhale nicotine.

Tibbling and Henriksson (1968) studied the effect of the nicotine upon the induced perrotatory nystagmus meeting an increase of the frequency and a decrease of the amplitude by the change of the activity to the encephalic areas trusted to elaborate the fast component.

Posteriorly they demonstrate that the nicotine makes a direct effect over the Central Nervous System. This effect appears in the vestibular nystagmus in the optokinetic nystagmus and optokinetic afternystagmus.

Our question is this: These effects are observed in the practic clinic daily? Exists a vertiginous syndrome that obeys at a chronic intoxication of the C. N. S. in habitual smokers? What are its clinical forms?

Clinical observations

In our casuistic we have studied 12 patients who assist to the Hospital because of Vertigo and in there the therapy demonstrated the toxic etiology of nicotine in them. So, the disappearence of Vertigo and the rest of the clinical subjective and objective manifestations, in this cure, was possible only after radical suppression of tobacco.

In all of them, the daily number of cigarrettes was between 30 and 80, this is, between one and a half and four packets daily.

These 12 patients present three different clinical forms:

1. Typical Menière's disease in two cases,
2. Diffuse acute intoxication of the C. N. S. in one case,
3. Chronic cerebral ischemia in nine cases.

The unilateral total labyrinthine syndrome or unilateral Menière's disease form

Clinical History in both cases of unilateral Menière's disease since years (6 - 7).
Different medical treatments
Attacks of Vertigo every time more frequently and intense
Actual daily paroxisms

Subjectively: rotatory Vertigo - unilateral intense tinnitus and deafness with hyperacussis and Lermoyez sign.
Nausea, vomitus, diaphoresis, dysequilibrium in the attacks.
Hypotension

Objectively: E. N. T. normal exploration
Neurological normal examination
Internal medical examination: in one case light essential arterial hypertension (16/9) in the second case (17/11)

Ophthalmological examination: in the second case was observed an arteriosclerotic hypertensive retinopathy with concordant retino-numeral Index

Hypoexcitability caloric and rotatoric of the diseased ear and petite ecriture

Diagnostic: unilateral Menière's disease. (Figures 1, 2, 3)

Therapy: suppression of Alcohol and Tobacco.
Habitual diet
Nicergoline,Cinnaricine, diurectics, vasodilatators, antihypertensive drugs

Evolution: Patients make it, but they dont stop to smoke.
Revision in a month with a similar state.
Patients accept the test not to smoke during 15 days and they dont make any treatment. They came back with subjective cure but with the same deafness.
In one case the patient smoked again same months later and the Vertigo appears and disappears after a new tobacco suppression.

The diffuse acute intoxication of the C. N. S.-form

Patient female 37 years old.

Antecedents: Cinetosis more evident since a year, so she is seasick in the car
Smoker to 20 - 40 cigarrettes daily

Clinical exploration: at 18th October 1978 she tells that since a week she became seasick as she was to the ships. Unstability and balancing. An hour before she has Nausea and Vomiting, rotatory Vertigo in the frontal plane. This stage persists during one day, but she doesn't stop

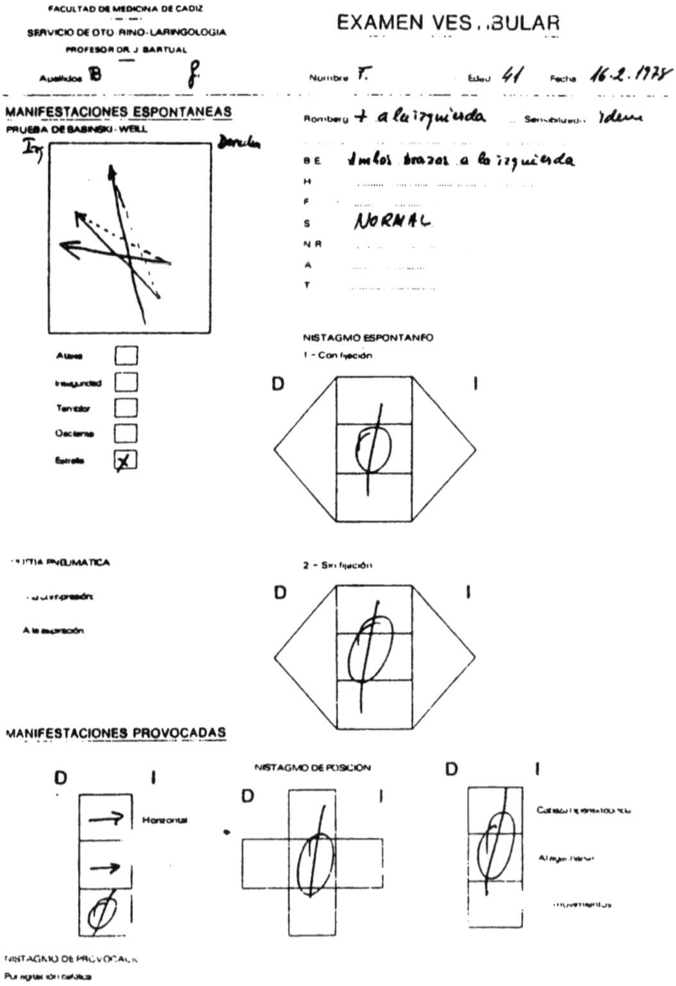
FACULTAD DE MEDICINA DE CADIZ
SERVICIO DE OTO-RINO-LARINGOLOGIA
PROFESOR DR. J. BARTUAL
EXAMEN VES..BULAR
Apellidos B f.
Nombre T.
Edad 41
Fecha 16.2.1978
MANIFESTACIONES ESPONTANEAS
PRUEBA DE BABINSKI-WEILL
Izq
Derecha
Romberg + a la izquierda
Sensibilizado Idem
B E Ambos brazos a la izquierda
H
F
S NORMAL
N R
A
T
Ataxia
Inseguridad
Temblor
Oscilante
Estrella
NISTAGMO ESPONTANEO
1 - Con fijación
D
I
2 - Sin fijación
D
I
A la aspiración
MANIFESTACIONES PROVOCADAS
D
I
Horizontal
NISTAGMO DE POSICION
D
I
D
I
NISTAGMO DE PROVOCACION
Por irrigación calórica

Abb. 1.

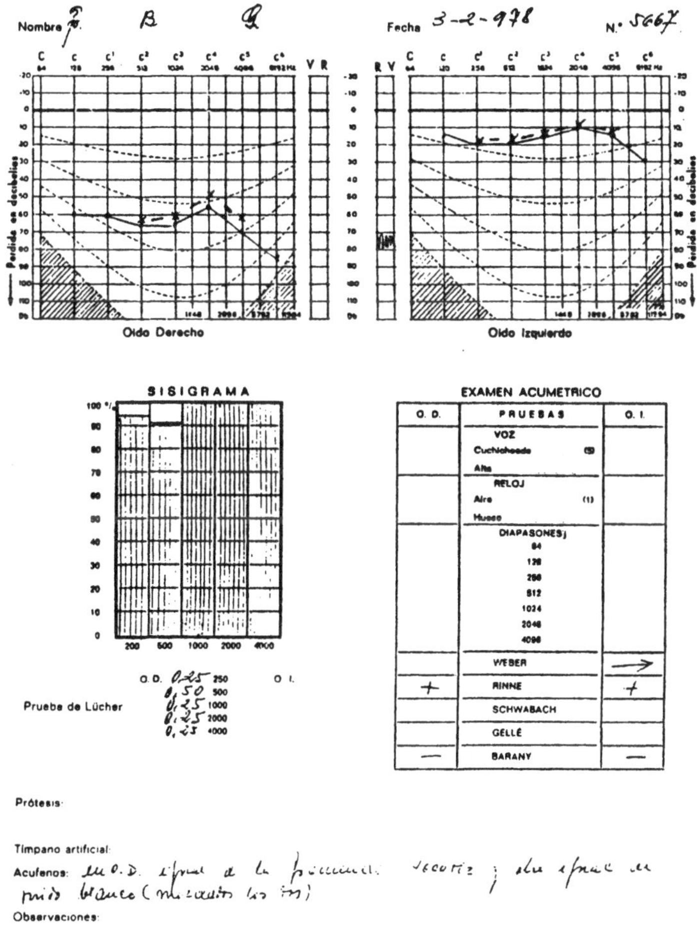

Nombre
Fecha 3-2-978
N.° 5667
Oido Derecho
Oido Izquierdo
Perdida en decibelios
SISIGRAMA
EXAMEN ACUMETRICO
O. D.
PRUEBAS
O. I.
VOZ
Cuchicheada
Alta
RELOJ
Aire
Hueso
DIAPASONES
WEBER
RINNE
SCHWABACH
GELLÉ
BARANY
Prueba de Lücher
O. D.
O. I.
Prótesis:
Tímpano artificial:
Acufenos:
Observaciones:

Abb. 2.

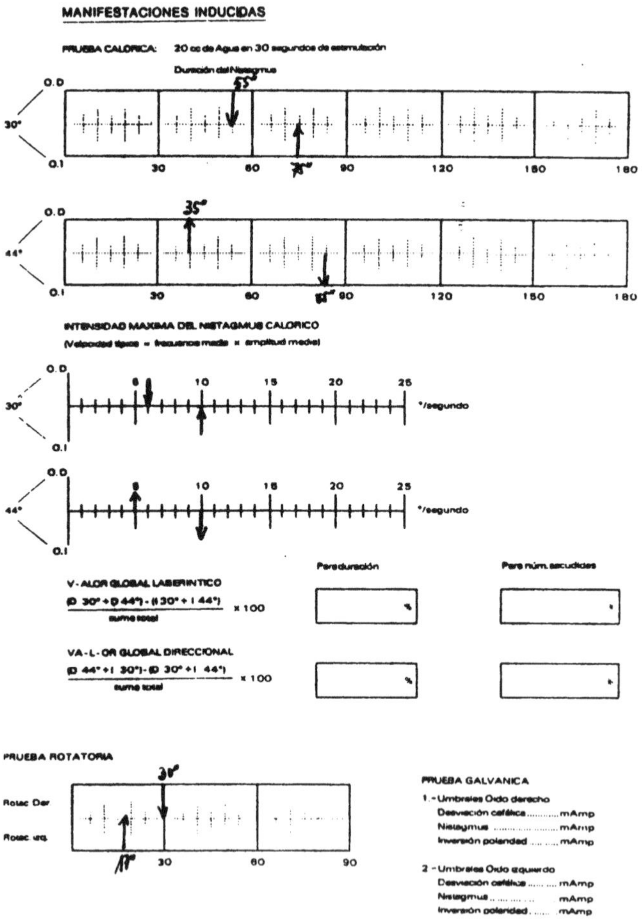
MANIFESTACIONES INDUCIDAS
PRUEBA CALORICA
Duración del Nistagmus
55°
75°
35°
INTENSIDAD MAXIMA DEL NISTAGMUS CALORICO
°/segundo
Para duración
Para núm. sacudidas
V-ALOR GLOBAL LABERINTICO
VA-L-OR GLOBAL DIRECCIONAL
PRUEBA ROTATORIA
30°
17°
PRUEBA GALVANICA
1.- Umbrales Oído derecho
2.- Umbrales Oído izquierdo

Abb. 3.

to smoke. It does not exist deafness and tinnitus. She was treated primary by a Doctor with vasodilatory drugs, antihistamines and antinausea and vomiting drugs, sedatives and tranquillizers. She doesn't improve.

By the first examination we found the following!

- Normal clinical E. N. T. examination.
- Normal cranial nervs.
- Normal audiological examination.
- E. E. G. with a general bioelectrical cerebral activity deficit.
- By the vestibular examination we found intense manifestations of spontaneous disequilibrium, total inhibition of the induced responses without variation of the spontaneous nystagmus (Figs. 4, 5, 6). Spontaneous central multiple nystagmus and positional nystagmus (Figs. 7, 8)

Diagnosis: Acute and diffuse intoxication of the central nervous system, probably by tobacco.

Treatment: suppression of tobacco, derivates of the vinca minor and Cinnaricine.

Evolution: favorable in two months.
She began to smoke another time the 14th November 1978 and she had a dry tongue, meteorism, a decreased memory, vertigo and unstability.
She stops to smoke spontaneously and in a week she is recuperated.
The 24 January 1979 she has a normal Electronystagmogram and Electroencephalogram.

Chronic cerebral ischemia-form

Antecedents: habitual drinker and smoker more than 30 - 40 cigarrettes daily

Clinical history: since 7 months and two years they have

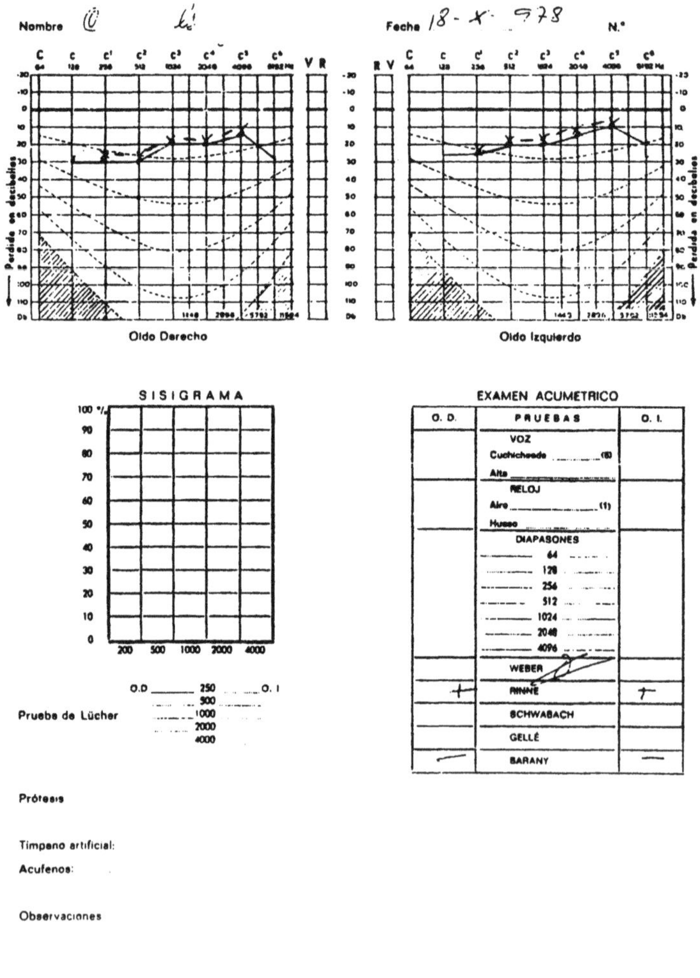
Nombre
Fecha 18-X-978
N.°
V R
R V
Perdida en decibelios
Oido Derecho
Oido Izquierdo
SISIGRAMA
EXAMEN ACUMETRICO
O. D.
PRUEBAS
O. I.
VOZ
Cuchicheada
Alta
RELOJ
Aire
Hueso
DIAPASONES
WEBER
RINNE
SCHWABACH
GELLÉ
BARANY
Prueba de Lücher
Prótesis
Tímpano artificial:
Acufenos:
Observaciones

Abb. 4.

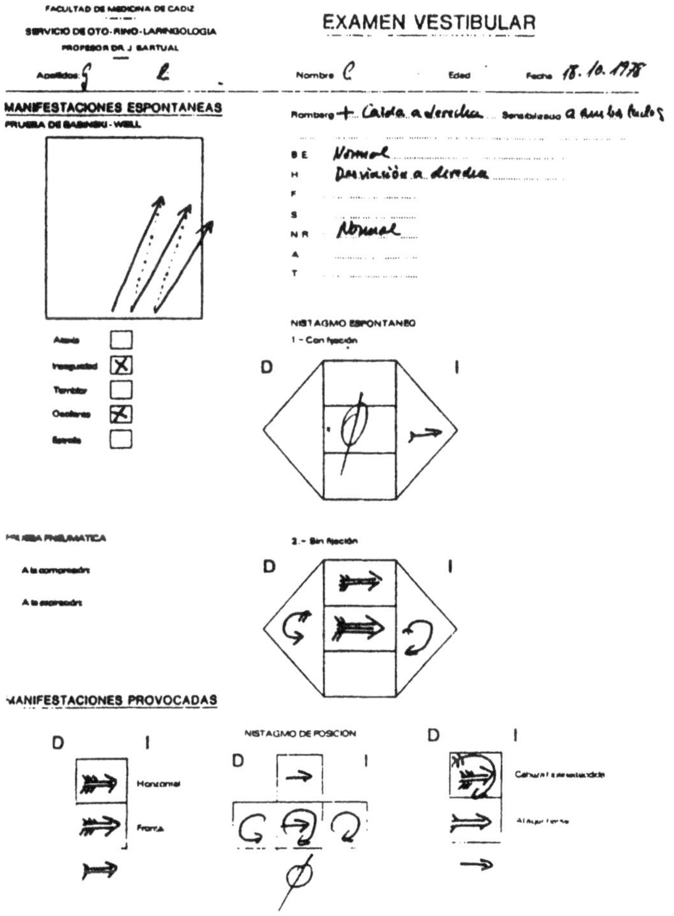
FACULTAD DE MEDICINA DE CADIZ
SERVICIO DE OTO-RINO-LARINGOLOGIA
EXAMEN VESTIBULAR
Apellidos
Nombre
Edad
Fecha 18.10.1978
MANIFESTACIONES ESPONTANEAS
Romberg + Caida a derecha
Normal
Desviación a derecha
Normal
NISTAGMO ESPONTANEO
1 - Con fijación
D
I
2.- Sin fijación
MANIFESTACIONES PROVOCADAS
NISTAGMO DE POSICION
Horizontal
Frontal

Abb. 5.

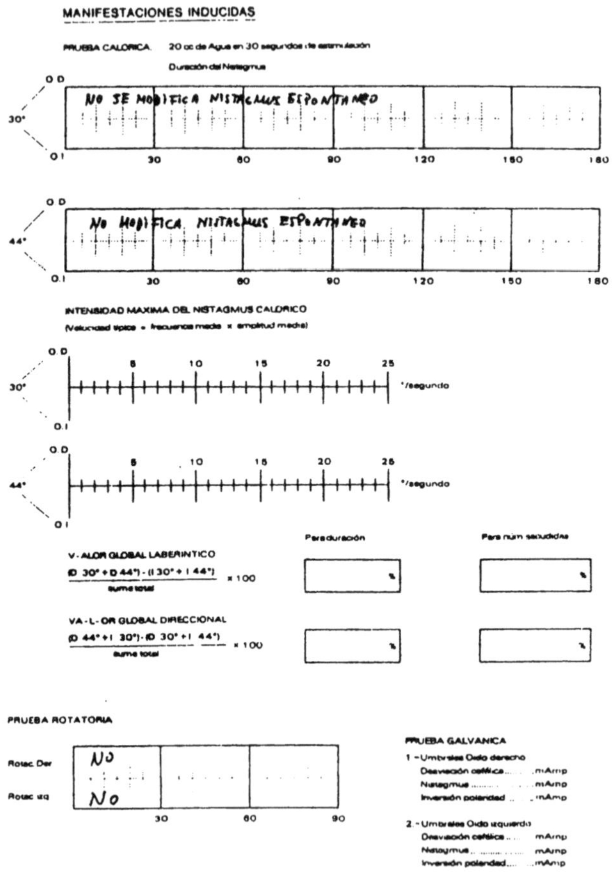
MANIFESTACIONES INDUCIDAS
PRUEBA CALORICA. 20 cc de Agua en 30 segundos de estimulación
Duración del Nistagmus
O D
30°
O I
30 60 90 120 150 180
O D
44°
O I
30 60 90 120 150 180
INTENSIDAD MAXIMA DEL NISTAGMUS CALORICO
(Velocidad típica = frecuencia media × amplitud media)
O D
30°
O I
5 10 15 20 25 °/segundo
O D
44°
O I
5 10 15 20 25 °/segundo
Por duración
Por núm. sacudidas
VALOR GLOBAL LABERINTICO
(D 30° + D 44°) - (I 30° + I 44°)
suma total
× 100
%
VALOR GLOBAL DIRECCIONAL
(D 44° + I 30°) - (D 30° + I 44°)
suma total
× 100
%
PRUEBA ROTATORIA
Rotac. Der.
Rotac. Izq.
30 60 90
PRUEBA GALVANICA
1.- Umbrales Oido derecho
Desviación cefálica ...... mAmp
Nistagmus ...... mAmp
Inversión polaridad ...... mAmp
2.- Umbrales Oido izquierdo
Desviación cefálica ...... mAmp
Nistagmus ...... mAmp
Inversión polaridad ...... mAmp

Abb. 6.

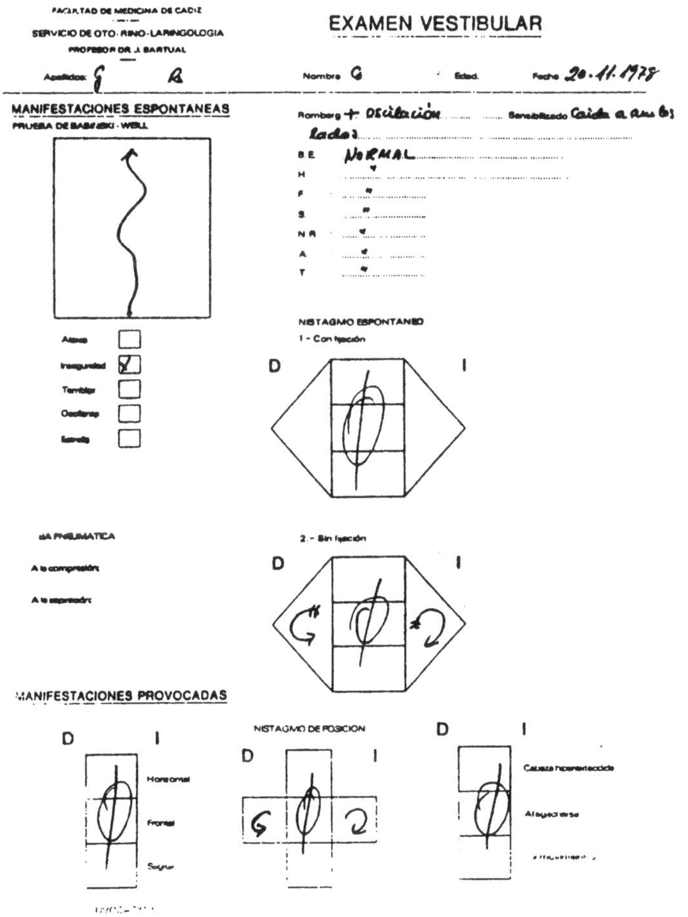
FACULTAD DE MEDICINA DE CADIZ
SERVICIO DE OTO-RINO-LARINGOLOGIA
PROFESOR DR. J. BARTUAL

EXAMEN VESTIBULAR

Apellidos: G R Nombre G Edad. Fecha 20.11.1978

MANIFESTACIONES ESPONTANEAS

PRUEBA DE BABINSKI - WEIL

Romberg + Oscilación Sensibilizado Caída a ambos lados

B.E. NORMAL

H

F

S.

N R

A

T

Ataxia

Inseguridad

Temblor

Oscilante

Estrella

NISTAGMO ESPONTANEO

1 - Con fijación

D I

2. - Sin fijación

D I

MANIFESTACIONES PROVOCADAS

NISTAGMO DE POSICION

D I

Horizontal

Frontal

D I

Cabeza hiperextendida

Abb. 7.

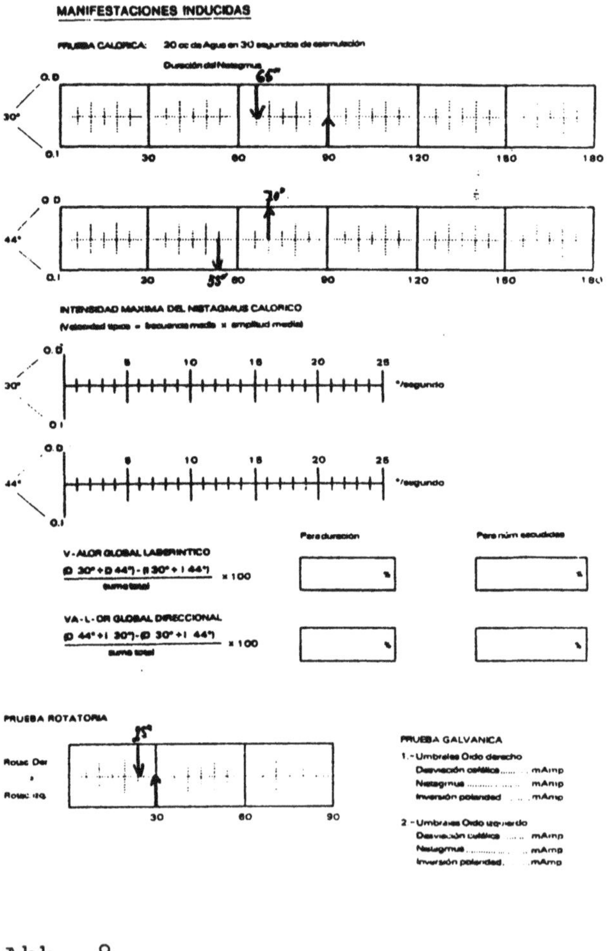
MANIFESTACIONES INDUCIDAS
Duración del Nistagmus
65"
70"
55"
30°
44°
0.D
0.I
30
60
90
120
150
180
INTENSIDAD MAXIMA DEL NISTAGMUS CALORICO
5
10
15
20
25
°/segundo
Para duración
Para núm sacudidas
x 100
%
VA-L-OR GLOBAL DIRECCIONAL
PRUEBA ROTATORIA
55"
PRUEBA GALVANICA
1.- Umbrales Oido derecho
Desviación cefálica
Nistagmus
Inversión polaridad
mAmp
2.- Umbrales Oido izquierdo

Abb. 8.

the following symptoms:

- Instability and laterotorsion at the beginning of the march
- Diffuse headache
- Bilateral fluctuating deafness and variable tinnitus that renders more difficult a comprehensible speach
- Permanent nausea
- Lack of memory and incapacity of concentrating

Clinical examination:

Normal E. N. T. examination
No specific audiological findings
Oscillations in Romberg test
Regular directional spontaneous nystagmus
Normal optokinetic nystagmus with decreased amplitude
Normal caloric and rotatory responses from both labyrinths, but with a dissociation between amplitude and frequency.
We have seen an increased frequency and a decreased amplitude

Therapy: Suppression of tobacco,Cinnaricine and derivates of the vinca minor.
The evolution was satisfactory in all the cases.

Discussion

Tibbling and Henriksson studied the amplitude and the frequency of the nystagmus beats, the velocity of the slow and fast components, as well as the deviation of the eyes and compared the state before and after smoking.

It was observed the increase in frequency and the decrease in amplitude immediately after smoking. The speed of the slow component and the deviation of the eyes in the direction of the fast component were not affected, while the speed of the fast component showed a marked decrease. Tibbling suggests that the nicotine exerts a direct effect upon the Central nervous system because it afflicts selectively the centrally induced fast phase without affecting the slow one. The mechanisms of this process are probably multiple:

- Variations in the blood supply to certain brain areas which, as a consequence, will influence the nystagmus
- A direct toxic effect of the nicotine on the nervous cells or the central synapses
- The concentration of carboxy-hemoglobin in the blood after smoking tends to decrease the oxygen supply to the brain tissue.

These experimental observations and their pathogenic mechanisms have really their expression in the daily clinic. As we have seen, the cases of Menière's disease by chronic tobacco intoxication with simultaneous vascular alterations argues in favour of an important variation in the blood supply to the inner ear, specially to the stria vascularis with secondary tensional changes of the endolymph. So, we can explain the disappearence of Vertigo after tobacco suppression in the two observed cases, but the persistence of deafness.

The case with a diffuse acute intoxication of the central nervous system is due, may be, to a toxic effect of the nicotine on the cerebral tissue and therefore vertigo occurs joint with a total inhibition of the vestibular induced responses and a general deficit of the bio-electrical brain activity.

The other 9 cases with a history and a clinical picture of chronic cerebral ischemia show probably a combination of the three mentioned mechanisms as cause.

Resùmen

Se estudian 12 casos de intoxicaciòn crònica por tabaco. Todos ellos presentan como sîntoma cardinal comùn vèrtigo. Clînicamente se manifiesta esta intoxicaciòn de forma diversa: en 2 casos como Sîndrome de Mèniére unilateral; en 1 caso como intoxicaciòn aguda y difusa del S. N. C. y en 9 casos como una isquemia cerebral crònica. En todos los casos cesò la sintomatologîa por la supresiòn del tabaco, pero no por la terapèutica farmacològica. Se discuten los mecanismos patogenicos de cada caso.

Zusammenfassung

Es wurden 12 Fälle einer chronischen Tabakintoxikation studiert. Alle Patienten gaben als wichtiges Hauptsymptom Schwindel an. Die klinischen Erscheinungsformen dieser Intoxikation waren verschieden: In 2 Fällen trat ein typischer Menière Schwindel einseitig auf; 1 Fall zeigte sich als akute diffuse Intoxikation des Z. N. S. und 9 Fälle erschienen als eine chronische vaskuläre Hirninsuffizienz. In allen Fällen wurde die Heilung erst nach Aufhören des Rauchens erreicht, nicht aber durch die medikamentöse Therapie. Die verschiedenen Pathogenesen aller Fälle wurden diskutiert.

Summary

We have studied 12 cases of chronic tobacco intoxication. In all these cases the vertigo was the cardinal common symptom. Three clinical forms were observed: 2 cases with a typical unilateral Menière's disease; 1 case of acute diffuse intoxication of the C. N. S. and 9 cases of a chronic cerebral ischemia. In all the cases was obtained cure after total suppression of tobacco, but not by the medical therapy. The different pathogenetic mechanisms are discussed.

Bibliography

KORNHUBER, H.:
Physiologie und Klinik des zentralvestibulären Systems.
In Hb. H.N.O. Berendes/Link/Zöllner. G. Thieme Stuttgart, Bd. III/3, pp. 2150 - 2351 (1966)

NEVELING, R., K. E. KRUSE:
Über Nikotinnystagmus.
Arch. Ohr.Nas.Kehlk.Heilk. 177: 427 - 430 (1961)

TIBBLING, L., N. G. HENRIKSSON:
Effect of cigarrette smoking on the vestibular nystagmus pattern.
Acta Oto-laryngol. (Stockh.) 65: 518 - 526 (1968)

TIBBLING, L.:
The influence of tobacco smoking, nicotine, CO and CO_2 on vestibular nystagmus.
Acta Oto-laryngol. (Stockh.) 68: 118 - 126 (1969)

TIBBLING, L.:
Observations on central mechanisms common to vestibular and optokinetic nystagmus.
Acta Oto-laryngol. (Stockh.) 69: 434 - 442 (1970)

TIBBLING, L.:
The slow and fast phase of induced nystagmus.
Studentliteratur. Lund 1970

Las Sacadas de Busqueda.

J. Garcia Diaz y J. M. Barrios Montes,
Cuenca/Espana

Dentro del nuevo enfoque sobre la utilidad de la Electronistagmografía en el estudio, no solo del aparato vestibular, sino en un terreno mucho más amplio que podríamos denominar "estudio de la representación gráfica de los fenómenos bioeléctricos, producidos por los movimientos oculares" o más abreviadamente "Electro-oculografía", nomenclatura aceptada por la mayoría de los autores, en este trabajo nos vamos a concentrar en uno de los movimientos oculares, el llamado "movimiento sacádico", "movimiento de refijación" o "sistema motor rápido".

Los movimientos oculares tan complejos en apariencia, los podemos simplificar en cinco sistemas: 1) Sacádico, 2) de seguimiento lento, 3) vergente, 4) de reflejos no ópticos, 5) de mantenimiento de la posición ocular.

El Sistema Sacádico es el encargado de realizar todos los movimientos oculares rápidos. Estos movimientos van encaminados a producir la fijación sobre la fóvea de los objetos, es decir, el centrado del ojo al cambiar de un objeto a otro. Cuando un objeto que entra en nuestro campo visual periférico, despierta el interes del sujeto, se produce un movimiento rápido para centrar sobre el la fóvea.

Differential Diagnosis of Vertigo

El mismo mecanismo actúa cuando inconcientemente dirigimos los ojos a nuestro interlocutor, pasamos de una palabra a otra en la lectura o volvemos la mirada ante un ruido inesperado.

Podemos pués definir las "Sacadas" como movimientos oculares rápidos para producir la fijación sobre la fóvea de un nuevo objeto de interés.

Las características de estos movimientos son:

1º. - Alta velocidad, puede llegar a ser de hasta 700º/sg. claro está que la velocidad está en función del espacio a recorrer, dato a tener en cuenta a la hora de la exploración.

2º. - Latencia muy larga, es decir, desde la aparición del estímulo hasta el inicio del movimiento, se calcula según estudios de laboratorio, entre 150 y 200 msgs. (Gay Neuman, Mertz)

3º. - No se trata de un sistema de dato único, como se creía anteriormente, pués puede ser variado por el sistema visual que es capaz de cancelar una respuesta sacádica en base a una nueva información ofrecida durante el período de latencia.

4º. - Una vez iniciado el movimiento sacádico es muy difícil detenerlo y conseguir que no se lleve a término su ejecución.

5º. - Durante las sacadas, el patron E. M. G. se caracteriza por un impulso mantenido, consistente en una salva de activación del agonista y una inhibición recíproca del antagonista.

6º. - Está moderado en su precisión por el vermis cerebeloso.

7º. - Es un movimiento muy preciso y está controlado en su conjunto por varios servomecanismos corticales y cerebelosos.

Ha sido muy frecuente identificar los movimientos sacádicos con movimientos oculares voluntarios, pero esto no es del todo cierto, pués si bien, la mayoría de los movimientos voluntarios se realizan mediante el sistema sacádico, hay movimientos como el de seguimiento lente y el vergente que también pueden ser voluntarios y que sin embargo no se realizan por este sistema. Ademas hay movimientos que no son voluntarios, como la fase rápida del N. O. C. pasivo y la del nistagmo vestibular que sí pertenecen al sistema sacádico y en ellos no interviene en absoluto la voluntad (Mertz).

Como hemos dicho en la definición, la finalidad de estos movimientos es fijar el objeto sobre la fóvea. De aquí la importancia de la integridad de la misma para la existencia de sacadas normales y la explicación de que en recién nacidos no se presenten sacadas de refijación hasta varias semanas después del nacimiento, aunque si presenten movimientos oculares rápidos en la fase correspondiente del nistagmo vestibular y en el N. O. C. pasivo.

Es importante considerar con relación a las sacadas su dependencia de los estados de conciencia, es decir, para que se den sacadas normales es necesario que el individuo esté conciente, en estado de alerta, que el sistema reticular activador no esté deprimido por el sueño o por fármacos.

Durante el sueño hay etapas en las que sí se producen movimientos oculares rápidos, son las etapas de sueño superficial y generalmente asociados con fenómenos oníricos.

Antes de pasar a la exploración de la sacada, vamos a hacer un recuerdo somero de los centros y vías, así como la correlación con otros sistemas sobre los cuales se basa anatómicamente el sistema sacádico.

Las áreas corticales (Gay Newman) que intervienen en el sistema de movimientos oculares rápidos, estan situadas en los lóbulos frontales de forma difusa. Para los movimientos horizontales, la zona cortical implicada se halla situada en el lóbulo frontal contralateral aunque se ha comprobado que la estimulación eléctrica de uno de los lóbulos frontales puede dar movimientos ipsilaterales, aunque esto no es habitual. Los movimientos verticales dependen de la estimulación simultánea de los dos lóbulos frontales y se localiza en las mismas áreas que al ser estimuladas individualmente producen movimientos horizontales.

No está aún perfectamente claro, por que mecanismo se inicia el movimiento ocular rápido, pués si bien, la estimulación eléctrica de los lóbulos frontales, solo produce sacadas ya horizontales ya verticales, según sea uno o los dos lóbulos los estimulados y nunca movimientos de deriva o vergentes; los estudios realizados en monos con electrodos corticales implantados, se han recogido durante las sacadas, una descarga superior a la recogida previa al movimiento. Esto ha hacho pensar a autores como Bizzi que el impulso no proviene de las neuronas del lóbulo frontal, sino que éste actua sólamente como elemento facilitador de un impulso que probablemente se origina en el tronco cerebral. De todas formas, lo que generalmente se admite es que la representación cortical del movimiento rápido se halla de una manera un tanto difusa en los lóbulos frontales,esa vía descendente pasa a través del brazo-anterior de la cápsula interna descendiendo las fibras que llevan los impulsos para la mirada horizontal hasta la formación reticular mesencefálica, decusándose hacia el lado contralateral a nivel de los núcleos oculomotores; mientras que las fibras que - transmiten los impulsos para la realización de los movimientos - verticales se detienen en la región pretectal. Es decir, la vía de los movimientos horizontales es una vía cruzeda, produciéndo - se ésta entre los núcleos del 3º y 4º paras craneales y termina en la formación reticular pontina paramediana. Sobre esta zona se cree que inciden las aferencias cerebelosas por la vía cerebelo - mesencefálica.

Estas son, pués, las estructuras que podemos estudiar a través de las sacadas de búsqueda y cualquier proceso que las afecte, nos producirá alteraciones en las mismas.

En las sacadas de búsquedas en el plano horizontal, por tratarse de una vía cruzada, podemos distinguir dos tipos de alteraciones, las lesiones predecusación y las postdecusación. Las primeras - producirán alteraciones y raramente desaparición de la sacada o de la fase rápida del N. O. C. y/o del Nistagmus Vestibular hacia el lado contralateral, mientras que en las alteraciones en las - lesiones postdecusación, serán ipsilaterales. Si la lesión afecta bilateralmente a la vía frontomesencefálica, la falta de movimientos rápidos, horizontales, será bilateral e incluso pedrán estar abolidos o alterados los movimientos verticales si esta lesión - es anterior a la salida de las fibras que van a la zona pretectal.

La alteración de los movimientos verticales, es muy raro que se produzca cuando la lesión es a nivel cortical, pues como hemos dicho la zona es muy amplia y para estos movimientos, de representación bilateral. Otro tipo de alteraciones que puede detectar la exploración de las sacadas de búsqueda, es la afectación de cerebelo o de vía mesencefálica, que se manifestarán como en el resto del organismo por una dismetría, ya en forma hipométrica y que sin duda puede ser detectada antes que en los miembros. Nosotros realizamos la exploración de los movimientos rápidos, por medio de tres pruebas: el N. O C.; la Estimulación Laberíntica Pendular y las Sacadas de Búsqueda.

La técnica del estudio de las sacadas las realizamos prácticamente en todos los pacientes en los que por la historia clínica pensamos pueda haber alguna alteración neurológica. Se trata de una prueba sencilla de realizar y nada incómoda para el paciente. Colocados los electrodos cutáneos como hemos venido haciendo - clásicamenta para la E. N. G. situamos al paciente frente a la - Cruz de Maddox y le instruímos para que siga el desplazamiento de la luz para mayor precisición posible, tanto en sentido horizontal como en el vertical. Realizamos el trazado mediante un amplificador de A. C., pués, aunque somos plenamente concientes de que el ideal es un amplificador de D. C. (del que por el momento no disponemos). Para subsanar este problema aplicamos una - constante de tiampo elevada (6") y una velocidad de arrastre del papel de 15 mm por seg. La distancia interfocal que utilizamos en la actualidad es de 20º entre los dos puntos, si bien - tenemos en montaje un nuevo sistema para poder realizar con 20º; 30º y 40º respectivamente.

Conclusion

Por el momento en nuestra experiencia, las Sacadas de Búsquedas, han sido especialmente útiles en los enfermos cerebelosos, aunque esperamos que al aumentar la misma, pueda darnos datos suficientes para determinar lesiones en el resto de los niveles de las vía fronto-mesencefálicas.

Summary

This is a work about "The Saccades", in which we studied it's characteristics, ways, nervous centers, and exploration methods, as it is used in the O. R. L. Service at the "Virgen de la luz" Sanitar y Resedence.

Resume

Les auteurs font un étude sur Saccades en faisant une revision des charactères des mouvements oculaires vites, lents et des centres nerveuses et les metodes d'exploration comme on les utilise dans le service O. R. L. de la Residence Sanitaire "Virgen de la Luz".

Bibliografia

BENITEZ, J.:
Eye-tracting and optokinetic. Test.
Laringoscope 834 - 848 (1970)

BOGARZ, J., C. MENDILAMARSU:
Electro-oculographic study on saccadic pursuit eye movements in patients with brain lesions.
Electro. encephalography and Clin. Neurology 42: 23 - 30 (1977)

GAY A. NEWMAN:
Trastornos óculomotores.
Ediciones Toray 1976

METZ, H., D. O'MEARA:
Ocular Saccades in lateral Rectus Palsy.
Ach. Ophtalmology 1971, Feb. 453 - 460

SCOTT, B. A., METZ, H.:
Ocular Saccades in myasthenia gravis.
Arch. Ophtalmology 1971 Sep. 9 - 11

Raum, Zeit, Bewegung – Vestibular-, Seh- und Gehör-Wahrnehmungen.

A.N. Kehaiov,
Sofia/Bulgarien

Die gegenwärtige wissenschaftliche Revolution hat ihre Hauptforderungen an die Zukunft bestimmt. Gleichzeitig damit wird der Mensch, der Schöpfer mächtiger Erzeugungsmittel, selbst zum Objekt des von ihm Geschaffenen. Seine differenziertesten Organe und Systeme, sein ganzer Organismus werden beeinflußt.

Zur Zeit und besonders in der Zukunft wird dies für die normale Raum-, Zeit- und Bewegungs-Wahrnehmung ein wichtiges Problem. Objekt besonderer Aufmerksamkeit werden die Funktionen einer Reihe von Organen und Systemen, aber besonders auf drei davon wird sich das Gedankenpotential einer großen Anzahl von Wissenschaftlern konzentrieren – auf die Vestibular-, die Seh- und die Gehöranalysatoren, da ihre gemeinsame Aufgabe, den Raum, die Zeit und die Bewegung zu perzipieren, ihre Funktionen eng verflochten hat. Die komplizierte Verbindung des Vestibularanalysators sowohl mit den Seh- und Gehöranalysator-Funktionen als auch mit den Funktionen der anderen Sinnesorgane, mit dem komplizierten stato-kinetischen Mechanismus und mit der vegetativen und psychischen Tätigkeit des Menschen, zeigt die besondere Stellung dieses Sinnesorganes und seine Rolle für die schnelle, neue Anpassung des Organismus, wenn er in einen trägheitslosen Zustand übergegangen ist. Die

Differential Diagnosis of Vertigo

Qualitäts- und Quantitätsbesonderheit der aus der individuellen Charakteristik der Sinne (und besonders der Sinnesorgane) ausgehenden Information bestimmt die tatkräftigen Äußerungen des den physikomechanischen und anderen Einwirkungen (Beschleunigungen, Geschwindigkeiten, Vibrationen, optokinetische Einwirkungen u. a.) ausgesetzten Individuums.

Die vorliegende Arbeit ist eine Zusammenfassung der nicht veröffentlichten Monographie unter dem Titel "Raum, Zeit, Bewegung. Vestibular-, Seh- und Gehörwahrnehmungen". Unser Ziel war, einige Wechselwirkungen und Wechselbeziehungen zwischen den Vestibular-, Seh- und Gehöranalysatoren, und besonders die Vestibulareinwirkung auf die Seh- und Gehörsysteme bei der Formierung der Raum- und Zeit-Wahrnehmungen, wenn der Vestibularanalysator in trägheitslosem Zustand ist, zu klären.

Bei dem Aufbau der vorliegenden Arbeit haben wir eine bestimmte Folgerichtigkeit in Betracht gezogen: dem Leser einige gegenwärtige Konzeptionen für Raum, Zeit und Bewegung zu geben; an die anatomisch-physiologische Struktur der drei höchsten Sinnesorgane (Vestibular-, Seh- und Gehöranalysatoren), die für die vollkommenste Wahrnehmung der objektiven Realität verantwortlich sind, zu erinnern, den Leser mit einigen gegenwärtigen Konzeptionen bezüglich der Analysatoren-Wechselwirkung bekannt zu machen und unsere Untersuchungsmethoden zu verdeutlichen; die Besprechung der erhaltenen Ergebnisse und die daraus entstandenen Standpunkte anzugeben. In den folgenden Abschnitten versuchen wir, den Funktionscharakter eines Teils unserer Untersuchungen mit den Problemen von Katastrophen, Havarien und Vorkommnissen in der gegenwärtigen Produktion und besonders im Verkehr zu verbinden. Bei der Betrachtung dieses Abschnittes vollziehen wir eine leichte Abweichung von der Grundrichtung der Arbeit, indem wir versuchen, auch manche anderen psychophysiologischen Erscheinungen (gestörte Aufmerksamkeit, irreale Raum- und Zeitbewertung u. a.), vestibulär-vegetative Störungen, Abweichungen in der Wechselbeziehung zwischen Traum und Vestibularfunktion zu erklären. Der letzte Abschnitt stellt unseren Versuch vor, die Wahrnehmung für falsche Information der Farbobjekte, die nach Provokation des Vestibular-Analysators eintritt, zu beeinflussen.

Der Raum ist nach Galilei und Newton euklider unendlicher Raum, gleichartig (seine Eigenschaften verändern sich nicht vom Punkt zu Punkt) isotopisch (gleich in allen Richtungen), teilweise gefüllt, teilweise leer, Raum der Leere, wo sich die Materie befindet. Das erste Newtonsche Gesetz lautet, daß "in Abwesenheit einer Kraft, der Körper der sich in Leere bewegt, wo es kein Zentrum oder bestimmte Richtung gibt, sich mit konstanter Geschwindigkeit in gerade Linie verschiebt". Die wichtigste Eigenschaft unseres Raumes ist seine Dreidimension. In bezug darauf, in was für einem Trägheitssystem sich unser Planet dreht, kann man sagen, daß es mit einigen "unbeweglichen" Sternen aufgebaut werden kann. Vom Gesichtspunkt der Mechanik sind alle Trägheitssysteme gleichberechtigt und es gibt keines, das mit seiner Trägheit hervorragt. Das bedeutet, daß in der Mechanik die Geschwindigkeit und die Bewegung relative Begriffe sind. Falls ein nach seinen Eigenschaften sich unterscheidendes System existierte, wäre es vernünftig, die Bewegung dieses Systems als "echte Bewegung" zu bezeichnen. Aber gemäß dem Prinzip der Relativität existiert ein solches System vom Gesichtspunkt der Mechanik nicht. Die Physik erschöpft sich nicht nur mit der Mechanik, wo das Relativitätsprinzip treu der Mechanik ist, es gibt auch andere Erscheinungen, z. B. die elektromagnetischen. Einstein hat vermutet, jetzt wird schon angenommen, daß dieses Prinzip ein allgemeines Naturgesetz ist.

Newton hat seine "absolute Zeit" eingeführt - etwas Unveränderliches, Unbegreifliches, existierend außerhalb von allem und unabhängig von allem. Vor Einstein dachten alle Physiker, daß sie eine ausgezeichnete Vorstellung für den Begriff "Zeit" haben. Noch Einstein ist der Begriff "Zeit" gar nicht "von oben" gegeben und hängt davon ab, wie konkret die Welt organisiert ist. Der Begriff "Zeit" kann ganz verschieden sein. Die Vorstellung, daß die Zeitspanne zwischen zwei Ereignissen verschieden für verschiedene Beobachter ist, ist äußerst ungewöhnlich für die "gesunde Vernunft". Als erstes Ereignis nehmen wir die Lichtimpulsausstrahlung von sich bewegender Quelle. Der Impuls richtet sich nach dem Spiegel, der sich voran, in die Richtung der Bewegung, von der Lichtquelle entfernt, befindet und reflektiert. Als zweites Ereignis bestimmen wir das Fallen des reflektierten Lichtimpulses in den Empfänger (der sich neben der Lichtquelle befindet). Vom Gesichtspunkt des Beobachters, der sich in Ruhe in bezug auf das Gerät befindet; wird die sogenannte Zeit (d. h. Zeitspanne zwischen zwei Ereignissen) bestimmt, indem die vom Impuls zurückgelegte Entfernung durch die Lichtgeschwindigkeit dividiert wird. Stellen wir uns jetzt vor, daß diese Lichtquelle sich gleichmäßig mit Geschwindigkeit V in Richtung senkrecht der Linie, die die Quelle und den Spiegel verbindet, bewegt, und jetzt soll die Zeitspanne zwischen den beiden Ereignissen - die Strahlung des Lichtimpulses und seine Rückkehr - (aber vom Gesichtspunkt des "unbeweglichen" Beobachters, der das sich an ihm vorbeibewegende Gerät beobachtet) bestimmt werden. Dieser Beobachter wird merken, daß in der Zeit, in der sich der Lichtimpuls in die Richtung des Spiegels bewegt hat, sich der Spiegel vorwärts verschoben hat, und zwar genau so weit, wie sich die Lichtquelle mit dem Lichtempfänger vorwärts verschoben hat. Das bedeutet, daß der Lichtimpuls sich in einer Diagonallinie bewegt. Es wird ersichtlich, daß vom Gesichtspunkt des unbeweglichen Beobachters die Zeitspanne zwischen beiden Ereignissen - die Impulsausstrahlung und seine Aufnahme - sich verlängert, da die vom Signal zurückgelegte größer geworden ist und die Geschwindigkeit, als Licht-Geschwindigkeit erscheinend, hängt nicht von der Bewegung des Beobachters ab. Wieviel sich die Zeitspanne verlängern wird, kann man mit der Hilfe von Berechnungen erfahren. Als Resultat wird festgestellt, daß die Zeitspanne zwischen zwei Ereignissen vom Gesichtspunkt des unbeweglichen Beobachters gleich der Formel

$$T = \frac{2\,l}{c} \cdot \frac{1}{\sqrt{1-v^2/c^2}}$$

ist, oder

die Zeitspanne vom Gesichtspunkt des unbewegten Beobachters = der Zeitspanne vom Gesichtspunkt des Beobachters, der sich gleichzeitig mit dem Gerät bewegt $\cdot \frac{1}{\sqrt{1-v^2/c^2}}$

Auf diese Weise werden sich, vom Gesichtspunkt des unbeweglichen Beobachters, alle Uhren im sich bewegenden System (begründet auf dem Prinzip der Ausstrahlung und Aufnahme der Lichtimpulse) langsamer bewegen, weil die Periode ihrer Schwankungen länger wird.

Eine der Annehmlichkeiten der neuen Vorstellungen, mit denen die Verspätung der Zeit anerkannt wird, besteht darin, daß die Zeitspanne zwischen zwei Ereignissen sich auf dieselbe Weise verändert. Wir haben die Auswahl anzunehmen, daß entweder die Zeit gleich im unbeweglichen und beweglichen System-Sendungssystem ist und alles im sich bewegenden System langsamer geschieht, oder, daß im sich bewegenden System nur die vorläufige Zeitspanne verändert wird.

Die Frage über den Lichtträger im Raum wird immer noch diskutiert. Maxwell, Januschi und andere sind der Meinung, daß der Lichtträger und der aller anderen elektromagnetischen Wellen der Äther ist, obgleich diese Bezeichnung aus Prinzip nicht richtig ist. Das wird um so mehr von den Resultaten moderner Physik unterstützt, nämlich, daß der sogenannte leere Raum gewisse marterielle Eigenschaften besitzt und immerhin nicht leer ist. Die populären Ausführungen der Konzeptionen von Januschi machen verhältnismäßig viele Erscheinungen verständlich. Es erwies sich, daß die elementaren Teilchen auch welligen Charakter haben und wahrscheinlich nicht andere als spezifische Äther-Schwingungen. Auf diese Weise kann man nach der Meinung von Januschi annehmen, daß die Bewegung des einzelnen Teilchen eine bestimmte Art Äther-Welle ist. Die elektromagnetischen Erscheinungen ihrerseits sind eine andere Art Äther-Welle. Gemäß dieser Konzeption ist der Äther Träger gleichzeitig materieller und elektromagnetischer Wellen. Als Unterstützung seiner Auffassung sieht Januschi manche Äußerungen von Einstein. Nach Januschi befindet sich der Äther nicht in absoluter Ruhe, er bewegt sich auf seine eigene Weise, und das Licht bewegt sich mit Geschwindigkeit in Beziehung zu ihm. Im Fall, daß die voneinander entfernten Teile des Äthers zueinander strömen, muß sich die Lichtgeschwindigkeit zum Strömungs-Zustand des entsprechenden Ortes des Äthers beziehen.

Die Länge (die Strecke) wird präzis mittels der von Maikelsen vorgeschlagenen interferometrischen Methode gemessen. Diese Methode beruht auf der Beobachtung der

Unterschiede in der Laufzeit der Lichtstrahlen, die die Arme des Maikelsenschen Interferometers belaufen. Die heute anerkannte Einheit für Länge wird durch die Welleneinheit einer spektralen Linie der Kadmiumlampe definiert, indem 1 m = 1553164,1 λ Cd (wo λ die Wellenlänge der zu diesem Zweck ausgewählten roten Kadmiumlinie bezeichnet).

Der holländische Physiker Lorenz und der Irländer Fitzgerald gaben unabhängig voneinander, aber fast gleichzeitig, eine Erläuterung des Versuches von Maikelsen. Ihre übereinstimmenden Erläuterungen beruhen auf der folgenden Vermutung: wenn ein im Äther unbeweglicher Stab mit Länge l oder ein anderer fester Körper sich bezüglich des Äthers mit Geschwindigkeit V in Bewegung bringen, verkürzt sich der Körper in die Richtung der Beschleunigung, und zwar so, daß die Länge des sich bewegenden Stabes

$$l' = l\sqrt{1 - v^2/c^2} \qquad \text{wird.}$$

Falls sich zum Beispiel ein fester Körper gegenüber dem Äther mit Geschwindigkeit V bewegt, erfährt er als Ergebnis dieser Bewegung eine Kontraktion in die Richtung der Geschwindigkeit und verkürzt sich um den Faktor $\sqrt{1-V^2/C^2}$. Als ob der Körper, der sich mit Geschwindigkeit V durch den Äther bewegt, einem Ätherwind-Druck, der ihn in einer seiner Geschwindigkeit entsprechenden Proportion zusammendrückt, ausgesetzt würde.

Mittels der Prinzipien von Lorenz und entsprechender Transformationen kann dies erklärt werden. Nehmen wir als Beispiel den beschleunigten Stab. Wie jeder Stab besteht er aus Atomen. Diese Atome stellen mittels der zwischen ihnen wirkenden Kräfte konstante Gleichgewichtszustände ein, als Ergebnis davon hat der Stab eine bestimmte Länge. Wenn wir den Stab immer mehr und mehr beschleunigen, so daß er sich endlich mit Geschwindigkeit V in die Richtung seiner Länge bewegt, stören wir die zwischen den Atomen wirkenden Kräfte, da sie jetzt nicht unbewegliche, sondern sich mit Geschwindigkeit V bewegende Atome zusammenhalten müssen. Gemäß dem Prinzip von Lorenz entsteht im Zustand der Bewegung zwischen den Atomen eine neue Gleichgewichtskonfiguration, und weil die sich mit Geschwindigkeit V bewegenden Atome etwas näher zueinanderkommen, wird als Ergebnis davon die Stablänge

$$l' = l \sqrt{1 - v^2/c^2}$$

Zwischen beiden relativistischen Effekten - Lorenz-Verkürzung und Uhren-Verspätung - besteht eine grundlegende Verbindung. Dies wird dadurch ersichtlich, daß die Größe beider Effekte sich mit dem Multiplikator $\sqrt{1-V^2/C^2}$ charakterisiert. Es bedeutet, daß gleichzeitig mit der Zeit-Verspätung auch die Uhr sich deformieren wird (falls ihre Geschwindigkeit gegenüber dem Äther größer wird).

Nach Einstein und gemäß dem Prinzip von Lorenz besteht zwischen der Masse und der Energie eine enge Verbindung. Jeder Menge Energie entspricht eine bestimmte Menge Masse und jede Menge Masse ist einer völlig bestimmten Menge Energie äquivalent. Aus diesem Grund kommt man zu der Schlußfolgerung, daß die Strahlung eine Masse besitzt (das beweist man auf verschiedene Weise).

Es ist bekannt, daß das gleichartige Gravitations-Feld der konstanten Beschleunigung äquivalent ist. Zum Unterschied von der Newton-Theorie ist die Krümmung der Bahnkurve eines im Anziehungsfeld sich bewegenden Körpers das Ergebnis besonderer Raumeigenschaften. Da alle Körper einschließlich auch der Lichtstrahlen, sich in einer gekrümmten Bahnkurve (in Abwesenheit von Kräften) bewegen, kann man annehmen, daß der Raum selbst gekrümmt ist. Vor uns steht das Dilemma:

entweder anzunehmen, daß der Raum in der Nähe von den Körpern euklid ist und keine Körper sich in geraden Linien bewegen, oder eine Krümmung dem Raum zuzuschreiben. Einstein hat das letzte angenommen. Auf analoge Weise hält Einstein auch die Zeit für "gekrümmt", genauer für nicht euklid. Lajosch Janusch kritisiert den Begriff "Raum- und Zeit-Krümmung" und nimmt an, daß der Raum weder gekrümmt noch gerade ist, daß diese Begriffe nur als materielle Objekte verwendet werden können. Er ist der Meinung, daß in der Nähe einer Masse, die Gravitationseinwirkung im Äther ausübt, als Folge Spannungen auftreten. Infolgedessen zieht sich der Äther als elastischer Körper um die Gravitationsquelle in der Einwirkungsrichtung zusammen. Das Licht verbreitet sich im deformierten und auf diese Weise ausgedehnten Äther wie in einem gespannten, nicht homogenen, durchsichtigen Körper.

Die Vermutung, daß, wenn ein Strahl durch das Gravitationsfeld hindurchgeht, sich kein Trajektorium krümmt, ist schon von den Astronomen bewiesen. Ein anderer Beweis für die Richtigkeit der Relativitätstheorie ist die "rote" Verschiebung infolge der Gravitation. Falls der Lichtstrahl das Gravitationsfeld durchläuft oder in das Feld eintritt, verändert sich seine Frequenz und geht zum Bereich des roten Spektrums über.

Gegenwärtig ist es auch für einen hochgelehrten Physiker schwer, die zahlreichen Wissenschaftsfakten im Gebiet der Physik zu erfassen. Das Menschengehirn mit seiner höheren Tätigkeit spiegelt aber exakt die sich kompliziert verändernde physikalische Wirklichkeit wider und ist bestrebt, den Organismus adäquat und rechtzeitig der sich ständig verändernden Umgebung anzupassen. Es ist nicht zufällig, daß die Hochsinnesorgane (Gehör-, Vestibular- und Seh-Analysatoren),die verantwortlich für die Raum-, Zeit- und Bewegungsperzeption sind, ihre höchste Entwicklung beim Menschen erreicht haben.

Im Abschnitt über die Anatomie und Physiologie der Vestibular-, Seh- und Gehör-Analysatoren werden die peripheren und kortikalen Teile dieser Analysatoren eingehend betrachtet. Die Absicht dieses Abschnittes ist, die gegenwärtigen Kenntnisse hinsichtlich des Naturmechanismus für die Wiederspiegelung der objektiven Raum-, Zeit- und Bewegungsrealität vorzustellen. Die mit der Wechselwirkung zwischen den einzelnen Analysatoren verbundenen Fragen, sind in den folgenden Abschnitten betrachtet.

Unsere Untersuchungsmethoden für die Raum- und Zeitwahrnehmung, wenn der Organismus im trägheitslosen Zustand ist, stammen von unseren Beobachtungen über Kranke mit Vestibularstörungen (wenn die Kranken wesentlichen überschwelligen Einwirkungen physikalischer Reize unterzogen sind). So z. B. kam einmal zu uns eine kranke Patientin, die in einer Druckerei mit einer Rotationsmaschine, an welcher Plakate gedruckt wurden, arbeitete. Dieselbe bekommt Schwindelanfälle nur, wenn an der Maschine Plakate in roter oder gelber Farbe gedreht wurden. Eine andere unserer Patientinnen, die in einem geräuschvollen Hüttenwerk arbeitet, teilte uns mit, daß während des Schwindelanfalls Veränderungen in ihrer Zeit-Wahrnehmung eintreten, indem die Zeit sich verspätet hat. "Ich verliere das Bewußtsein nicht, aber ich existiere nicht in der Zeit - sie wird für mich unendlich lang."

Es handelt sich um einige Methoden mit welchen wir die Einwirkung des erregten Vestibularanalysators auf die Sehfunktion untersuchen. Sie begründen sich darauf, daß die Provokation des Vestibularanalysators eine Deformation der Wahrnehmung von Farbobjekten in veränderter Stärke und scheinbarer Bewegung derselben verursacht. Das Grundgerät besteht aus den folgenden Teilen: a) Tafel mit drei senkrechten Reihen von Kreis-Farbobjekten (mit Durchmesser 1 cm), von oben nach unten nach dem Lichtspektrum (rote, gelbe, grüne, blaue, violette Farben) angeordnet. Die Lichtintensität kann man regulieren; b) Elektronen-Stimulator, Impulse für aufeinanderfolgendes Aufleuchten und Erlöschen von 17 Lampen im waagerechten Paneel angeordnet. Das letzte erlaubt die Geschwindigkeit der falschen Bewegung in beiden Richtungen, gesondert für jede Farbe, zu untersuchen. Die um jeden graduierten Kreis gelegten Zeiger erlauben die Deformations-Länge, die Richtung u. a. auszurechnen. Einige Diagramme werden aufgestellt.

Die Methodik für die Untersuchung der Einwirkung des erregten Vestibularsystems auf das Gehörsystem bei der Formierung der Zeitwahrnehmung, der Schallintensität und seiner Raumlokalisation wird durch eine Apparatur, die die Messung der Schalldauer, der Wiederholungszeiträume derselben, der Intensität und der Raumlokalisation erlaubt, realisiert.

Mit diesen Methoden für die Untersuchung der Vestibulareinwirkung sind 849 Personen, davon mit der Hauptmethode 719 Personen (619 Kranke und 100 Gesunde) untersucht worden. Mit den Methoden für die Untersuchung der Vestibulareinwirkung auf die Gehörfunktion sind 230 Personen davon 200 Kranke und 30 Gesunde (Kontrollgruppe) untersucht. Wir haben die serumbiochemischen Angaben von 529 Kranken mit Vestibularstörungen, deren Untersuchung vor diesem Studium durchgeführt wurde, ausgenutzt. Außerdem wurden die serumbiochemischen Daten bei 56 Kranken, die Abweichungen in der Raum- und Zeitperzeption nach Vestibularprovokation hatten, untersucht. Vorgestellt sind die Untersuchungen von 42 Kranken, bei denen ein Versuch zur Beeinflussung der falschen Raum- und Zeitdeformationen gemacht ist.

Im Abschnitt der Vestibulareinwirkung auf die Sehfunktion werden die Fragen über die Besonderheiten des spontanen und provozierten Schwindels und seiner beiden Hauptbestandteile: die Bewegung der Umgebung und die Körperbewegung der untersuchten Person betrachtet. Zur Unterstützung unserer Interpretationen dienen die Angaben von mit unserem Fernsehoptokinetischen Gerät durchgeführten Untersuchungen. Mit der Hilfe dieses Gerätes interferieren wir die kalorischen Vestibular- und die optokinetischen Scheinwirkungen rückwärts. Als Ergebnis davon wird sehr häufig eine Unterdrückung des zurückkehrenden Schwindelbildes festgestellt, anstelle dessen aber treten Abweichungen zwischen Seh- und Gravitationsvertikal der Objekte im Raum ein. Durch diese Erscheinungen bemühen wir uns, das eintretende Gefühl für Kreen und Tangage bei Fliegern während der Flugzeughochsteuerung bei komplizierten meteorologischen Bedingungen und auch die nicht normale Perzeption des Sehvertikals bei einer Reihe von Krankheitszuständen und Einwirkungen des Arbeitsmilieus zu erläutern.

Unmittelbar nach dieser Analyse wird zu den Ergebnissen und der Analyse der Angaben der ersten Methodik zur Untersuchung der Vestibulareinwirkung auf die Farbsehkraft übergegangen. Diese Methodik besteht darin, daß die untersuchte Person nach Vestibular-Provokation die Farbe, Form und Richtung der falschen Bewegung von 45 W Farblampen in Entfernung von 2 Metern (nach dem Lichtspektrum geordnet) ablesen muß. Die charakteristische Tendenz ist: die falsche Bewegung der Lampen nach der Richtung der schnellen Nystagmus-Komponente und die Deformation nach der Richtung der langsamen Komponente. Das Besondere besteht darin, daß als "die eiligsten" sich die weißen, roten und gelben Lampen erweisen und ihre Deformationen die größten sind. Am Hintergrund dieser Gesetzmäßigkeiten werden Erscheinungen beobachtet, die die Vielfalt der von der Notwendigkeit für Raumwahrnehmung entstehenden Zufälligkeiten zeigen. So ist z. B. die

Geschwindigkeit der Lampen mit gleicher Farbe verschieden (z. B. weiße Lampen), wenn diese Lampen in verschiedener Entfernung von der Versuchsperson liegen. Bei vielen Fällen werden falsche Bewegungen der Farbobjekte in verschiedene Richtungen festgestellt, z. B. bewegen sich die weißen, roten und gelben in Richtung der schnellen Nystagmus-Komponente und die blauen und violetten in die Richtung der langsamen Komponente. Diese Fakten werden entsprechend interpretiert. Später wurde diese Methodik zweimal verbessert und mit der zweiten und dritten verbesserten Methodik haben wir 719 Personen, darunter 100 Gesunde, untersucht. Die Methodik ist in ihren Grundlinien beschrieben.

Die Kontrollgruppe von 100 gesunden Personen ergibt, daß nur bei 2 % die Vestibular-Provokation eine Wahrnehmung für die Deformation der Farbobjekte verursacht, und bei 16 % - für die falsche Bewegung derselben verursacht. Es wird ersichtlich, daß die Versuchspersonen 8mal häufiger falsche Bewegung der Objekte als Deformation derselben bemerken. Hingegen zeigen 74 % von den Vestibularkranken Farbobjektdeformation, d. h. 37mal häufiger als bei Gesunden. Hier verändert sich schon das Verhältnis in den Prozenten zwischen den Personen, die eine falsche Deformation und falsche Bewegung bemerken. In derselben Gruppe stellen wir fest, daß die Länge der falschen Deformation 1 cm erreicht (nur die für weißes, rotes und gelbes Licht) und die falsche Bewegung die Geschwindigkeit von 1 Impuls/Sekunde für die langwelligen Farbobjekte und unter 1 Impuls/Sekunde für die kurzwelligen nicht überschreitet.

Bei der Anordnung der bei den Untersuchungen der Vestibularkranken erhaltenen Angaben haben wir die folgenden Erscheinungen in Betracht gezogen: Richtung der falschen Deformation; ihre Länge; die Veränderungen in der Lichtstärke; Zeitdauer der falschen Deformation; Geschwindigkeit der falschen Bewegung.

Die Wahrnehmung für Farbobjekte-Deformation zeigt zwei Formen: linear (mit Objekt-Deformation in gegebene Richtung) und kreisartig (gleichmäßige kreisförmige Objekt-Ausdehnung oder Zusammenziehung). Die Linear-Deformation erfolgt ihrerseits in eine oder in verschiedene Richtungen für die unterschiedlichen Farbobjekte.

Die typische Richtung der Linear-Objektdeformation in eine Richtung nach kalter kalorischen Provokation des rechten Labyrinths ist der Bereich zwischen 320° und 360° (s. Diagramme für den Schwindel) und nach Provokation des linken Labyrinths - im Bereich zwischen 240° - 300°. Verhältnismäßig selten deformieren die Kranken im Bereich zwischen 90° und 180° und am seltesten im Bereich zwischen 0 und 90. Einzelne Fälle zeigen einfarbige Deformationen in einige Richtungen. Bei anderen Kranken hat die ursprüngliche Deformation eine Richtung, später aber entwickelt sie sich in eine andere, geht sogar vorwärts, zum Kranken hin usw. Bei der Interpretation der Haupttendenzen haben wir die typische Erscheinung in Betracht gezogen, daß die Deformationen hauptsächlich im Gebiet der unteren zwei Quadranten (180° - 270° - 360°) liegen, d. h. in der Zone, wo der Einfluß des horizontalen Bogengangsystems, auch der Einfluß des hinteren vertikalen Bogengangsystems, erwartet wird. Das letzte hat mit einem Teil des Otolithen-Systems vorwiegend Gravitationsfunktionscharakter. Das gibt Anlaß zu denken, daß die typische Farbobjektdeformation in den unteren zwei Quadranten bei Erdbedingungen ein summares Ergebnis der auf das horizontale Bogengangsystem angewendeten Beschleunigung und der konstanten Gravitationskräfte (die auch beschleunigend sind) die auf den Otolithenapparat mit dem synergisch verbundenen hinteren vertikalen Bogengangsystem einwirken, ist. Die Deformationen in Richtung der oberen zwei Quadranten sprechen für den erheblichen Einfluß des mächtigen vorderen vertikalen Antigravitations-Bogengangsystems mit seinem synergisch verbundenen Otolithenteil.

Die Tatsache, daß ein Überwiegen der Deformationsrichtung in die Richtung des rechten unteren Quadranten (zwischen 270° und 360°, hauptsächlich zwischen 240° und 300°) vorhanden ist, spricht für eine mächtige Dominanz der Funktion des rechten Labyrinths. Zur Unterstützung des oben Gesagten spricht auch die Tatsache, daß das rechte vordere vertikale Bogengangsystem häufiger Deformationen (mit Richtung zwischen 90° und 180°) verursacht als das linke (in Richtung zwischen 0° und 90°). Zur Erläuterung dieser Erscheinung halten wir uns an die Auffassung der Symmetrie bei der Funktion der Doppelanalysatoren und auch daran, daß die Menschen, deren rechte Hälfte der Analysatoren besondere Bedeutung hat, überwiegen.

Die Untersuchungen mit Plexiglaslichtführern (zu den Lichtobjekten montiert und das Licht 30 cm vorwärts führend) zeigen einige charakteristische Erscheinungen. So z. B. zeigt sich bei einer Gruppe Kranker eine Krümmung der verschiedenen Farb-Lichtführer von verschiedenem Grad und in verschiedener Entfernung vom Beginn des Lichtführers. Bei anderen Fällen zieht sich der Lichtführer in der Mitte zusammen, dehnt sich am Anfang oder am Ende aus usw. Es erwies sich, daß die dritte Raumdimension besondere Bedeutung in unseren Fällen hat. Von Bedeutung ist auch die Ordnung der verschiedenen Farbobjekte im Raum. So beobachten wir z. B., wenn wir die Farbfilter auf verschiedenen Lichtobjekten an der Tafel umstellen, in manchen Fällen Änderungen in der Richtung und in der Länge der falschen Deformation.

Die Länge der falschen Deformation ist verschieden und hängt vorwiegend von der Länge der Lichtwelle ab. Wir haben als Haupttendenz bemerkt, daß die Deformation jener Farbobjekte, die langwellige Lichtcharakteristik haben, am größten ist (rotes, gelbes Licht, auch weißes Licht).

Die Objekte mit grünem Licht zeigen verhältnismäßig kleinere Deformation, und die kleinste ist bei Objekten mit blauem und violettem Licht vorhanden. Wie es schon gesagt wurde, ist die Deformation kreisförmig (mit gleichmäßiger Ausdehnung des Farbobjektes nach verschiedenen Richtungen) oder linear (mit Ausdehnung des Objekts in einer Richtung). Die Linear-Deformation erfolgt entweder in eine Richtung (wenn alle Farb-Objekte sich in eine Richtung deformieren, z. B. bei 330°) oder in verschiedene Richtungen (wenn die unterschiedlichen Farbobjekte sich in verschiedenen Richtungen deformieren - beispielsweise, das rote Farbobjekt deformiert sich in Richtung auf 270°, das gelbe auf 285°, das grüne auf 320° zu usw.). Die Länge der falschen Deformation hängt von ihrer Form ab. So sind z. B. die linearen Deformationen die längsten, besonders in verschiedenen Richtungen. Eine Beziehung zu der Länge der Deformation hat auch die Seite des provozierten Labyrinths, links oder rechts. Die größten Deformationen beobachten wir bei jenen Kranken, die nach Provokation des linken Labyrinths eine Deformation in verschiedenen Richtungen zeigen. Bedeutung hat auch der Zustand der Labyrinthfunktion (Hypo-, Normo- oder Hyperreflexie), sie ist aber nicht so groß wie wir es erwartet haben. Die Deformation selbst fängt allmählich an, erreicht eine bestimmte Länge, bleibt an diesem Niveau, anschließend beginnt sie, sich zusammenzuziehen. Die Versuchsperson hat gewöhnlich das Gefühl, daß sie pulsiert, bei manchen Fällen aber hat sie das Gefühl als Lichtfontäne auszubrechen. Bei anderen Fällen verändert die Deformation ihre Richtung, Länge und Form. Bei Einzelfällen dehnt sich das Farbobjekt vorwärts aus und reicht bis zum Kranken oder es entfernt sich von ihm, indem es sich zusammenzieht und verschwindet.

Das Zusammenziehen der Farbobjekte ist ein anderes wichtiges Moment der Deformations-Wahrnehmung. Es ziehen sich vorwiegend die Objekte mit kurzwelliger Lichtcharakteristik (blaue, violette Farbe) zusammen. Es geschieht sogar, daß bei derselben Versuchsperson die roten, weißen und gelben Farbobjekte sich ausdehnen, die grünen bleiben unverändert oder leicht beeinflußt und die blauen und violetten ziehen sich zusammen und verändern ihre Lichtstärke, indem diese am häufigsten schwächer wird.

Es bestehen noch weitere sichere Erscheinungen, die in der Monographie betrachtet werden, hier aber sollen sie nicht erfaßt werden. Bei der Interpretation der festgestellten Angaben und dem Versuch, sie mit der physischen Tätigkeit zu verbinden, treffen wir auf viele Schwierigkeiten. Die Tatsache, daß die Provokation des Vestibularapparates durch angewendete Beschleunigung hauptsächlich eine Deformation der langwelligen Lichtobjekte hervorruft, gibt uns Anlaß zu behaupten, daß diese Besonderheit von seiner Aufgabe als Gravitationsrezeptor herstammt. Falls die "rote" Verschiebung des durch das Gravitationsfeld hindurchgehenden Lichtstrahles eine reale Erscheinung ist, könnte man annehmen, daß der menschliche Gravitationsanalysator (mit seiner differenziertesten vestibulären Komponente) die Aufgabe hat, den Sehanalysator zur Perzeption des tatsächlich veränderten Lichtstrahles, der das Gravitationsfeld durchläuft, vorzubereiten. Wir erkennen gut, daß solche "geringfügige " auf den Vestibular-Analysator angewendete Beschleunigung mit den gegenwärtigen theoretischen Auffassungen der Relativitätstheorie nicht geklärt werden kann, oder nur wenn angenommen wird, daß der Organismus mit seiner Evolution einen vollkommenen und millionenfach verstärkenden sensorischen Mechanismus für die exakte Raumwahrnehmung aufgebaut hat. Sogar die Frage für "die vergrößerte oder verminderte Masse" der beobachteten Farbobjekte (wenn der Vestibular-Analysator im trägheitslosen Zustand ist) verpflichtet uns, Wechselbeziehungen zwischen den im Anfangsabschnitt beschriebenen Fragestellungen für wirklichen Raum, Abstand, Masse, Gravitation, Zeit und andere physiko-philosophische Kategorien und dem zu diesem Zweck aufgebauten menschlichen Mechanismus und "Reflektor", der in der Feinstruktur der höheren Perzeption angelegt ist, zu suchen.

Auch die Intensitäts-Wahrnehmung des Lichtobjektes (seine Stärke) zeigt Veränderungen. Am häufigsten vergrößert der langwellige Lichtbereich seine Intensität während der kurzwellige Bereich sowohl Intensitätsabnahme (gewöhnlich auch mit Zusammenziehung) als auch -verstärkung zeigt. Bei einigen Fällen tritt gleichzeitig mit der Ausdehnung des Farbobjektes auch eine Vergrößerung seiner Intensität ein, während bei anderen Fällen sich die Intensität des ausgedehnten Objektes vermindert. Die Beobachtungen und die Analyse zeigen, daß eine bestimmte Korrektur des Weber-Fechner-Gesetzes erforderlich ist, da die auf den Vestibular-Analysator angewendete Beschleunigung das Verhältnis zwischen der sich geometrisch progressiv vergrößernden Intensität des Lichterregers und der sich arithmetisch progressiv vergrößernden subjektiven Empfindung der Intensität verändert.

Bei Einzelfällen führt die Veränderung der Kopflage im Raum zur Änderung der Form der Deformation, ihrer Stärke u. a. So hat z. B. eine von den Kranken bei Kopfbeugung und Kopfaufrichtung die Wahrnehmung, daß das Farbobjekt seine Farbe verliert und in der Mitte dunkel wird, indem das Licht nur in den Konturen ringförmig bleibt, dieser helle Ring aber unterbricht sich bei Kopfdrehen nach oben oder nach unten.

Die Zeitdauer der Deformation ist eine andere wichtige Erscheinung. Gewöhnlich dauert sie 2 - 3 Minuten, nicht selten aber bis zu 25 - 30 Minuten. Die langdauerndsten sind die Farbobjekt-Deformationen im langwelligen Lichtbereich, die im kurzwelligen Bereich sind aber auch nicht klein und ihre Zeitdauer stimmt sehr häufig mit der des Nystagmus überein. Die Erscheinung der Deformation tritt am häufigsten gleichzeitig mit den somatischen und vegetativen Reaktionen ein, bei manchen Kranken aber erscheinen sie nach diesen und dauern noch nach ihrem Verschwinden an.

Beim Vergleich der Zeitdauer der linearen mit der kreisförmigen Farbdeformation entsteht der Eindruck, daß die kreisförmigen Deformationen längere Zeit dauern. Wir sind der Meinung, daß das ausgedehnte Farbobjekt, bei dem die Konturen das wirkliche Objektaussehen behalten, größere biologische Bedeutung hat und seine Zweckmäßigkeit seine Aufrechterhaltung vom Organismus für eine längere Zeit bestimmt.

Manchmal verschwinden die Deformationen fast und die Wahrnehmung der normalen Besonderheiten des Farbobjektes normalisiert sich, danach beginnen die Abweichungen wieder.

Die Wahrnehmungsgeschwindigkeit für die falsche Bewegung der falschen Deformation hängt wieder von der Länge der Lichtwelle ab, indem sie signifikant für die Objekte mit langwelliger Charakteristik ist. Zum Unterschied von den Parametern der Deformationslänge aber, wo das Verhältnis zwischen der Länge der langwelligen und der Länge der kurzwelligen Deformationen manchmal in der Größenordnung von 20:1 ist, ist hier die Geschwindigkeit der falschen Bewegung der langwelligen Deformation gegenüber der Geschwindigkeit der kurzwelligen nicht besonders groß und überschreitet gewöhnlich ein Verhältnis von 2:1, 3:1 nicht. Die Bewegung der Farbobjekte ist ein Kreis, dessen Radius für die verschiedenen Kranken verschieden ist. Ziehen wir die Anordnung der Farben im Lichtspektrum in Betracht: am nähesten zum Zentrum des Kreises kommen die kurzwelligen Farben vom Spektrumbogen und am weitesten die langwelligen.

Stellen wir uns vor, daß der Mensch im Zentrum dieses Spektral-Kreises steht und dieser Kreis sich bewegt. Unabhängig von seinen Kenntnissen, daß die Winkel-Geschwindigkeit ein und dieselbe für jeden Punkt des Radius ist, ist die Wahrnehmung für die Geschwindigkeit verschieden. Als ob sie sich nicht aus der Winkel-Geschwindigkeit formierte, sondern aus der Radial-Beschleunigung. In analogem Aspekt bewegt sich die Geschwindigkeit der falschen Bewegung bei unseren Kranken. Bei der Kontrollgruppe erreicht die maximale Geschwindigkeit bis zu 1 Impuls/Sekunde für den langwelligen Bereich des Lichtes und ist langsamer für den kurzwelligen, bei den Kranken aber ist die Geschwindigkeit um einiges größer. Bei Einzelfällen erreicht sie und überschreitet 50 Impulse/Sekunde.

Die Richtung der falschen Bewegung stimmt am häufigsten mit der Richtung der schnellen Nystagmus-Komponente überein, nicht selten sind aber die Fälle, bei denen sie in der Richtung der langsamen Komponente ist. In einzelnen Fällen erfolgt die falsche Bewegung sogar dissoziiert, einige von den Farbobjekten in der Richtung der schnellen Nystagmus-Komponente und andere in der Richtung der langsamen Komponente.

Es besteht eine Gesetzmäßigkeit zwischen der Richtung der Farbobjektbewegung und der Richtung der Deformation derselben. Gewöhnlich sind sie gegensätzlich, d. h. wenn die falsche Bewegung in die Richtung nach links ist, ist die Deformation in die Richtung nach rechts. Um anzunehmen, daß dies logisch ist, haben wir das logische Experiment mit einer sich im Kreis bewegenden Person, mit der sich eine brennende Fackel dreht, deren Flamme sich in die Richtung umgekehrt der Kreisbewegung deformiert, in Betracht gezogen. Anders steht die Frage mit jener Gruppe Kranker, bei denen die Objekte in derselben Richtung, in welche auch die falsche Bewegung erfolgt, deformiert werden.

Zur Erläuterung dieser Erscheinungen kehren wir auf einige unserer anderen theoretischen Auffassungen, die Objekt unserer vorherigen Arbeiten waren, zurück.

Beim Vergleich der mathematisch-statistischen Ergebnisse von der Länge, Zeitdauer und Geschwindigkeit der Bewegung der falschen Deformation wurden einige Tendenzen beobachtet, die unsere Aufmerksamkeit erfordern. So z. B. ist die lineare Deformation geneigt, eine gerade Proportionalität zwischen der Länge der Deformation und ihrer Bewegungs-Geschwindigkeit zu zeigen und eine umgekehrte Proportionalität ihrer Zeitdauer. Falls beispielsweise die Provokation des linken Labyrinths eine Wahrnehmung der Deformation der Farbobjekte mit Länge 4 cm, Geschwindigkeit der Bewegung 3 Impulse/Sekunde und Zeitdauer 120 Sekunden verursacht, ruft die Provokation des rechten Labyrinths eine subjektive Deformation mit Länge 3 cm, Geschwindigkeit der Bewegung 2 Impulse/Sekunde aber mit Zeitdauer von 150 Sekunden hervor. Eine solche Tendenz ist nicht vorhanden bei den Kranken, die eine kreisförmige Deformation zeigten, wo die Zeitdauer der Deformation proportional ihrer Länge ist. Bemerkenswert ist die Tatsache, daß die besonders großen Geschwindigkeiten der Bewegung (z. B. 50 Impulse/Sekunde) nicht von Objektdeformation begleitet werden.

Festgestellt wurden auch andere in der Monographie betrachtete Erscheinungen, die in dieser Zusammenfassung nicht diskutiert werden sollten.

Unsere Methodik zur Untersuchunq des Einflusses des erregten Vestibular-Analysators auf die Gehörfunktion bei Formierung der Zeit-Wahrnehmung der Schallintensität und seiner Raumlokalisation ist in den ersten Abschnitten der Zusammenfassung beschrieben. Als Ausgangsbasis haben wir die folgenden Schallparameter im Raum angewendet: Schalldauer

0,7 Millisekunden; Zeitraum der Schallwiederholung 300 Millisekunden und Intensität 70 dB nach Skala A. Untersucht sind 230 Personen, darunter 30 Gesunde.

Durch die Veränderungen in der Wahrnehmung für die Wiederholungsperiode des Schalles im Raum haben wir Abweichungen im Rhythmus der biologischen Uhr festgestellt.

Wir finden, daß ein Drittel der gesunden Menschen Abweichungen in der Zeitwahrnehmung angeben, während bei den Kranken diese Abweichungen bei 2/3 der Fälle zu beobachten sind. Während bei gesunden Menschen die linksseitige und rechtsseitige Vestibularprovokation in einem gleichen Prozentsatz die Zeit beschleunigt oder verlängert, wird bei den vestibulär Kranken eine Tendenz zu Zeitbeschleunigung nach Provokation des linken Labyrinths beobachtet und zu Verspätung - nach Provokation des rechten Labyrinths. Das erweckt den Eindruck, daß die Werte der Zeitverspätung zwei-, dreimal größer als die Werte der Zeitbeschleunigung sind. So z. B. falls bei einem gesunden Menschen die Zeitbeschleunigung in Größenordnung von 40 Millisekunden ist, ist die Verspätung in der Größenordnung von 120 Millisekunden für dieselbe Wiederholungsperiode. Die Werte der Zeitbeschleunigung bei Kranken sind ähnlich den Werten bei Gesunden, während die Werte der Verspätung weit größer sind, manchmal bis zwei- und dreimal. Wir haben auch festgestellt, daß die Werte vom Funktionszustand des Vestibularanalysators (sich in Hypo-, Normo- oder Hyperreflexie befindend) abhängen, so auch vom otoneurologischen Syndrom (peripher, kombiniert oder zentral). So finden sich z. B. bei Kranken mit absoluter vestibulärer Hyporeflexie die höchsten Werte für die Zeitverlängerung (eine Verspätung mit 320 Millisekunden für jede 300 Millisekunden). Analog sind die Resultate bei Kranken mit kombiniertem (Labyrinth-Gehirn) otoneurologischem Syndrom. Festgestellt wurden auch andere Erscheinungen, die im entsprechenden Abschnitt beschrieben wurden.

Bei der Interpretation der Ergebnisse haben wir angenommen, daß die subjektive Verspätung oder Beschleunigung der Zeit eine psycho-physiologische Erscheinung ist, realisiert durch viele und verschiedene Mechanismen. Die Funktion der Gravitationsmechanismen des Organismus verändernd, bringen wir denselben in hohem Grade in einen trägheitslosen Zustand. Bei der Labyrinthprovokation und dem Suchen der Veränderungen in den Wiederholungszeiträumen des Schalls im Raum untersuchen wir zwei Personen, die untersuchte und die untersuchende, da sie sich in zwei verschiedenen physikalischen Zuständen befinden, d. h. in zwei verschiedenen Systemen. Gegenüber der untersuchenden Person ist die untersuchte Person im trägheitslosen Zustand und der Zeitverlauf der untersuchenden Person muß wie folgt sein:

$$T = T' \sqrt{\frac{1}{1-V^2/C^2}}$$

wo T der Zeitverlauf der untersuchenden Person ist, T' der Zeitverlauf der untersuchten Person, V die Geschwindigkeit, C die Lichtgeschwindigkeit ist. Das bedeutet, daß vom Gesichtspunkt des unbeweglichen Beobachters (die untersuchende Person) jede Uhr im sich bewegenden System der untersuchten Person sich langsamer bewegt, daß die Schwankungsperioden sich verlängern (gemäß der Konzeption von Einstein). Für unsere Fälle trifft das zu, wenn eine Zeitverlangsamung nach Vestibularprovokation der untersuchten Person vorhanden ist. Wir ziehen in Betracht, daß die angewendete Beschleunigung bei unseren Fällen winzig klein ist, um durch ähnliche relativistische Erscheinungen mit der Formel erläutert zu werden, aber falls es angenommen wird, daß der lebendige Organismus einen erstaunlichen

Mechanismus besitzt, der eine millionenfache Vergrößerung der "kargen" Beschleunigung (die für den Organismus gar nicht karg ist) erlaubt. Um die gegensätzliche Tendenz erklären zu können, nämlich die Zeitbeschleunigung nach Vestibularprovokation bei der untersuchten Person, muß die gegensätzliche trägheitslose Tendenz für möglich gehalten werden, d. h. für die komplizierten Veränderungen im Mechanismus der Zeitwahrnehmung. Noch seltsamer ist, daß die Provokation des linken Labyrinths bei Vestibular-Kranken am häufigsten zu Zeitbeschleunigung führt, während die Provokation des rechten Labyrinths sie vorwiegend verspätet. Das ist keine zufällige Erscheinung und seine Erläuterung würde viel für das Verständnis mancher intimer Seiten der biologischen Uhr beitragen. Zur Erläuterung einiger Erscheinungen dieser Uhr stellen wir unsere Hypothese vor, indem wir annehmen, daß einer von den wahrscheinlichsten Rhythmus-Generatoren der Vestibularanalysator ist, da er Reflektor einer der wesentlichen physikalischen Erscheinungen der Gravitation ist. Allbekannt ist, daß der konstante Strom von 60 - 70 Impulsen/Sekunde bei Ruhe des Vestibularanalysators, besonders seines Otolithenbestandteiles "die Null-Stellung" dieses Analysators darstellt.Dieser Teil wird nicht müde, adaptiert sich nicht usw. Durch eine registrierende Einrichtung haben wir die Vestibular-Gehör-Bewegungs-Reflexzeit untersucht. Das hat uns erlaubt, die Vestibulareinwirkung auf das Gehörsystem und direkt auf die Bewegungs-Reflexzeit, die sich auch verspätet, beeilt oder unverändert bleibt, zu objektivisieren.

Die Vestibularfunktion ruft auch Veränderungen in der Schallintensität hervor, entweder mit Verstärkung oder mit Verminderung. Bei gesunden Menschen verstärkt die Provokation des rechten Labyrinths die Schallintensität viermal häufiger, als daß sie sie vermindert. Dabei ist der Mittelwert der Intensitätserhöhung 2,5 dB (nach Skala A) und die

Erniedrigung durchschnittlich 5,2 dB (Skala A). Die Provokation des linken Labyrinths zeigt schwächer ausgeprägte Veränderungen. Eine erhebliche Verstärkung der Schallintensität zeigen die Kranken mit vestibulärer Hyperreflexie (bei Provokation des linken Labyrinths durchschnittlich mit 6,68 dB nach Skala A, und bei Provokation des rechten mit 7 dB). Fast alle Gruppen Kranker zeigen ähnliche Werte der Intensitätsverminderung, die sich zwischen 3 und 4,5 dB nach Skala A bewegt, außer den Fällen, die absolute Hyporeflexie zeigen. Betrachtet sind manche Besonderheiten der Kranken-Gruppen bezüglich der Richtung der Funktion des Vestibularanalysators (mit Hypo-, Normo- oder Hyperreflexie), so auch bezüglich der otoneurologischen Syndrome (periphere, kombinierte und zentrale). So z. B. stellen wir fest, daß bei der Gruppe Kranker mit peripherem (Rezeptoren) otoneurologischem Syndrom, bei dem die Vestibularprovokation Wahrnehmung der Zeitbeschleunigung hervorruft, bei linksseitiger Labyrinthprovokation dreimal öfter Schallintensitätsveränderungen auftreten als bei Provokation des rechten Labyrinths. Bei den Kranken mit Labyrinthsyndrom finden wir, daß wenn das provozierte rechte Labyrinth die Zeitwahrnehmung nicht verändert, sich dann die Schallintensität verändert (in gleichem Prozent der Verstärkung und der Verminderung). Zur gleichen Zeit geben, falls die Provokation des rechten Labyrinths eine Zeitbeschleunigung hervorruft, verhältnismäßig wenige von den Kranken Veränderungen in der Intensität an. Diese und andere analoge Erscheinungen zeigen die verschiedenen Einwirkungsweisen der gestörten Vestibularfunktion auf die Gehörfunktion, falls der Vestibularapparat erregt ist. Offensichtlich bedingen leichte Störungen in der Funktion anfängliche Abweichungen in der Schallintensität, nicht aber in der Zeitwahrnehmung, während die erheblich gestörte Vestibularfunktion Abweichungen in der Schallintensität und auch in der Zeitwahrnehmung hervorruft. Bei Zusammenstellen der verschiedenen Syndrome werden manche charakteristische Tendenzen, die im entsprechenden Abschnitt der Arbeit betrachtet wurden, festgestellt. Untersucht sind noch eine Reihe anderer Erscheinungen, die Ausnahmen von der Gesamttendenz vorstellen.

Bei der Interpretation der festgestellten Abweichungen haben wir in Betracht gezogen, daß das subjektive Gefühl für die Schallintensität abhängig ist von der Gesamtzahl der Nervenimpulse, die in das Nervenzentrum pro Zeiteinheit eintreten und von der Gesamtzahl der aktiven Nervenfasern. Wir halten uns auch an die Auffassungen der Autoren wie D. Raab, H. Ades, H. A. Radionova, Y. Katsuki, G. V. Gersuni, K. Khilov, V. G. Bazarov u. a., die im Gebiet der Physiologie des Gehöranalysators und auch über die Fragen des Einflusses des Vestibularanalysators auf die anderen Analysatoren (K. Khilov, V. G. Bazarov u. a.) gearbeitet haben.

Die Vestibularprovokation verändert die Schall-Lokalisation im Raum. In der Monographie werden nur die Angaben von den gesunden Menschen betrachtet. Wir haben festgestellt, daß die Schallabweichung im Raum nach rechts dreimal häufiger beobachtet wird als die nach links. Das macht den Eindruck, daß die rechte Labyrinthprovokation öfter den Schall nach links abweichen läßt als die linke Labyrinthprovokation. Es bestehen auch Unterschiede im Winkel der Abweichung. So z. B. erfolgt die Abweichung nach links durchschnittlich mit 8,5 Grad bei Provokation des linken Labyrinths und mit 16,25 Grad bei Provokation des rechten Labyrinths, während die Abweichung nach rechts mit Mittelwert von 15,8 Grad bei Provokation des linken Labyrinths und von 16,8 Grad bei Provokation des rechten ist. Die maximale Abweichung bei Einzelfällen ist 40 Grad (nach links und nach rechts).

Bei der Interpretation der Angaben haben wir die Aufassungen bezüglich der Schall-Lokalisations-Wahrnehmung im Raum (H. Davis, N. Y. Alekseenko, Nauman, W. Neff u. a.) in Betracht gezogen und auch die Rolle der rechten Hemisphäre bei Formierung der Raumwahrnehmung (V. M. Mosidze, Akbardia u. a.). Unsere Untersuchungen stellen nur einen Einzelfall für die große Frage nach der Raumwahrnehmung dar.

Mit dem Ziel, die Gehörfunktion zu verdeutlichen, wurden vor der Vestibularprovokation bei allen Kranken audiometrische Untersuchungen (tonale Schwellen- und überschwellige Audiometrie, die Differentialschwelle nach Lüscher, SISI Test nach Jerger, die Probe von Mol und de Nui, der Carhardt-Test und Kitz-Test) durchgeführt. Die erhaltenen Angaben sind interpretiert und mit den Ergebnissen der Zeitwahrnehmung verglichen. Wir finden, daß von den überschwelligen Tests die größte Bedeutung der Test von Carhardt hat. Unsere Untersuchungen zeigen, daß die Adaptationsmechanismen und die der Zeitwahrnehmung, die Intensitätsveränderungen und die Schall-Lokalisation im Raum empfindlich für vestibuläre Einwirkungen sind, indem häufiger Abweichungen in der Zeitwahrnehmung als in der Adaptation und besonders in der Differentialschwelle eintreten. Erforderlich ist aber eine zusätzliche vertiefte Untersuchung dieser Wechselbeziehungen.

Der Abschnitt für die Raum-Zeit-Gesamtprobleme besteht aus zwei Unterabschnitten; der eine ist für die Haupttendenz zwischen den Veränderungen in der Zeitperzeption, Farbobjekte-Deformation und der Geschwindigkeit der falschen Bewegung nach der Vestibularprovokation und der andere ist für manche biochemische Serum-Abweichungen (verbunden mit Vestibularprovokation), die gleichzeitig mit der veränderten Raum- und Zeitperzeption auftreten.

Wir haben festgestellt, daß 33 % der gesunden Personen Veränderungen in der Zeitperzeption, 2 % Deformation der Farbobjekte und 16 % falsche Bewegung der Farbobjekte zeigen. Bei den Kranken verändern sich diese Verhältnisse. So z. B. zeigen 86 % der Vestibular-Kranken Deformationen und/oder falsche Bewegung der Farbobjekte und 77,5 % Veränderungen in der Zeitwahrnehmung. Wir haben die verschiedenen Kombinationen von Abweichungen zwischen den Raum- und Zeitwahrnehmungen untersucht und versuchten, manche Erscheinungen zu interpretieren. So sind z. B. jene von den Kranken, bei welchen die vestibuläre Provokation eine Wahrnehmung für Zeitbeschleunigung bedingt, öfter geneigt, die Objekte zu bewegen als sie zu deformieren, während bei den Kranken, die vorwiegend die Zeit verlangsamen, vorwiegend eine Neigung die Objekte zu deformieren auftritt.. Die Kranken mit Hyporeflexie (relative und absolute) erlauben andere Verallgemeinerungen, nämlich: man könnte annehmen, daß die infolge der Beschleunigung erhaltene Energie, bei den Fällen mit linksseitiger Vestibular-Hyporeflexie sich hauptsächlich zu jenem Vestibular-Gehörmechanismus richtet, der die Zeitbeschleunigung bedingt, deshalb richten sich weniger Impulse nach dem Sehsystem. Als Ergebnis ist die Geschwindigkeit der falschen Bewegung klein (zwischen 2,62 und 1,78 Impulse/Sekunde). Diese Beschleunigung ruft, angewendet auf die rechte vestibulär-hyporeflektorische Hälfte hauptsächlich Impulse nach der Richtung des Sehsystems hervor und verursacht doppelt höhere Werte der Beschleunigung (durchschnittlich 4,18 Imp/Sek), und die Impulse zum Gehörsystem sind ungenügend und verursachen Wahrnehmung von Zeitverlangsamung. Im vorhandenen kleinen Unterabschnitt können wir die Interpretation anderer Erscheinungen, die bei der Zusammenstellung der Angaben nach Syndromen und anderen Funktionszuständen des Labyrinths entstehen, nicht wiederholen. Offensichtlich ist, daß bei der Interpretation der Angaben immer die einen und die anderen Ergebnisse in Betracht gezogen werden müssen.

Die biochemischen Serum-Veränderungen interessieren uns wegen des Umstandes, daß die vierundzwanzigstündige Periodizität der Prozesse sich auf chemischen und physikalisch-chemischen Prozessen im Organismus und genauer in seinen Zellen begründet. In den Zellen gibt es endogene Mechanismen, deren Ablauf von physiologischen und biochemischen Schwankungen begleitet ist. Die verschiedenen Faktoren der Umwelt können diese Mechanismen aus dem kreisförmigen Rhythmus hinausführen. Einige von diesen Faktoren sind von physikomechanischem Charakter, wie Beschleunigungen, Geschwindigkeiten, Lärm, Vibration u. a. Unter ihrem Einfluß verändert sich das biochemische Gleichgewicht, verändert sich die enzymatische Aktivität, die oxy-reduzierenden Prozesse, der osmotische Druck, die Zellpermeabilität u. a. In diesem Fall interessiert uns, welche chemischen Serumabweichungen bedingt sind durch die auf den Vestibular-Analysator angewendete Beschleunigung. Mit diesem Ziel haben wir mit Satschanska 56 Versuchspersonen untersucht, darunter haben 16 eine gestörte Zeit- und Raumperzeption. Wir haben Blut für die Untersuchung unmittelbar vor und 15 Minuten nach der Vestibularprovokation genommen, indem wir Untersuchungen für Blutzucker, unorganischen Phosphor, Kalium, Natrium, Chlorid, Calcium, Glutamat-Oxalat-Transaminase, Glutamat-Pyrovat-Transaminase und alkalische Phosphatase im Serum durchgeführt haben. Die erhaltenen Ergebnisse sind in Untergruppen geordnet; wegen der kleinen Zahl Beobachtungen aber sind wir nicht imstande, endgültige Gesetzmäßigkeiten abzuleiten. Es macht den Eindruck, daß die Personen, die gleichzeitig die Raum- und Zeitperzeption verändern, stark ausgeprägte Abweichungen haben, z. B. der Blutzucker sinkt mit 15 bis 38 mg % ab, GOT erhöht sich mit 2 bis 18 mE/ml und GPT erhöht sich durchschnittlich mit 13 mE/ml. Bei diesen Fällen vermindert sich die Phosphatasen-Aktivität durchschnittlich mit 8 mE/ml und das Chlor-Anion von 5 bis 20 mE/ml u. a.

Wir messen den biochemischen Kriterien eine große Bedeutung bei, da sie die Prozesse in einem solchen Niveau widerspiegeln, das die Eigenschaften der Materie in vivo charakterisiert. An der Dynamik der klinisch-physiologischen und biochemischen Wechselbeziehungen haben wir die Möglichkeit, den Gang der adaptiven Einstellungen des Organismus und ihre Vollendung zu beurteilen.

Im Abschnitt für die mit den Unglücksfällen, Havarien und anderen Vorkommnissen verbundenen Raum-Zeit-Probleme macht man den Versuch, die von den Beschleunigungen bedingten Abweichungen in den Hochsinnesorganen und ihre Rolle (der Abweichungen) mit einem Teil von den Unglücksfällen zu verbinden. Wir sind der Meinung, daß falls man über die Prophylaxe dieser Art von Traumen sprechen will, es notwendig ist, unsere Kenntnisse vor allem im Gebiet der Hochsinne zu vertiefen.

Unsere Aufmerksamkeit ist auf vier Erscheinungen gerichtet, nämlich: Gehör- und Seh-Aufmerksamkeit, irreale Raum- und Zeit-Bewertung (gestörte Reflex-Zeit); vestibulo-vegetative Abweichungen; Schlaf und Vestibular-Funktion.

Die durch das Vestibularsystem bis zum Zentralnervensystem fortgeleiteten Beschleunigungen führen zu Veränderungen in fast allen Mechanismen des Gehörsystems, einschließlich der Gehörreflexe für Aufmerksamkeit. Unsere Untersuchungen bezüglich der Schallintensität und Lokalisation im Raum zeigen einige Gesetzmäßigkeiten, die wir schon interpretiert haben. Es bestehen auch Pseudo-Doppler-Effekte und Abweichungen in der aufeinanderfolgenden Reihe der Wahrnehmung der Gehör- und anderen Rauminformationen. Gestört wird die "auswählende" Funktion der Retikular-Formation und zum kortikalen Teil des Gehör- und der anderen Analysatoren fließt Information, die die Funktion des Gehör-Reflex-Mechanismus für Aufmerksamkeit stört.

Bei ähnlichen Fällen ist die Gehöraufmerksamkeit nicht adäquat, da der Betroffene den gemachten Fehler nicht bewußt wahrnimmt, z. B. Bewertung der Lokalisation des vom Raum kommenden Schalls. Die Gehöraufmerksamkeit ist in Dissonanz mit jener Aufmerksamkeit, die bestehen würde, falls der Vestibularanalysator nicht gereizt ist (d. h. im reizlosen Zustand).

Nach R. Jung, H. Akimoto, O. Creutzfeld u. a. hat die Regulierung der Sehaufmerksamkeit und genauer der Schwankung der Aufmerksamkeit zum Sehanalysator sein Neuronenkorrelat in der Konvergenz der spezifischen Impulse von der Netzhaut und der nichtspezifischen Impulse vom Thalamus zu den Rindenneuronen. Die Zentralprojektion des Bildes der Netzhaut wird auch von der präzisen vestibulär-augenbewegenden Koordination reguliert. Unsere Untersuchungen mit Provokation des Vestibularanalysators zeigen Abweichungen in der Normal-Raumperzeption, wie es schon in den vorherigen Abschnitten interpretiert wurde. Wir nehmen an, daß die langdauernde Vestibular-Einwirkung auf das Sehsystem zu Abweichungen auch im Mechanismus der Sehaufmerksamkeit führt, da die auswählende Funktion der Retikularformation nicht mehr balanziert ist (disbilanziert ist) und zur Rinde des Sehanalysators bedeutend starke Vestibulareinwirkungen übergehen. Nehmen wir beispielsweise den Fall an, bei dem die vestibuläre überschwellige Einwirkung zur Ausdehnung der langwelligen Farbobjekte (z. B. mit roter oder gelber Färbung) und zum Zusammenziehen der kurzwelligen (blaue, violette Farbe) führt. Falls gleichzeitig damit die rote und gelbe Farbe als stärkere und die blaue und violette als dunklere, mit verminderter Intensität wahrgenommen werden (wie es bei unseren Kranken oft beobachtet wird), tritt eine nicht reale Raumbewertung ein, unabhängig davon, daß das Individuum Anstrengungen für erhöhte Aufmerksamkeit zeigt. Die ihm entgegenkommenden blauen, schwarzen und anderen ähnlichen Autos würde er als kleiner und entfernter annehmen, zum Unterschied von den in rot, orange und gelb gefärbten. Jede getroffene Entscheidung für Überholen und Einordnen in die Fahrspur des entgegenkommenden Verkehrs würde sich in einigen Fällen fatal erweisen, unabhängig von der erhöhten Sehaufmerksamkeit des Autofahrers. Nicht zufällig ist die Erscheinung, daß die Autos mit schwarzer Farbe seit langem den Ruhm häufiger Unfälle gewonnen haben.

Wir befassen uns nicht mit den zahlreichen anderen Ursachen, die die Aufmerksamkeit des Fahrers während der Ausführung einer Aufgabe, die eine erhöhte Aufmerksamkeit verlangt, ablenken. Diese Ursachen müssen sorgfältig erforscht werden und Tests für reale Bewertung der Aufmerksamkeit, wenn der Organismus im trägheitslosen Zustand ist, aufgestellt werden. Die Verbindung der drei Analysatoren (Vestibular-, Seh- und Gehöranalysator) gibt, wenn der Vestibularanalysator sich im gereizten Zustand befindet, große Möglichkeiten für Prognosierung der "Tätigkeitseigenschaften" des Individuums.

Die Abweichungen in der realen Raum- und Zeitbewertung beeinflussen direkt die Reflexzeit des Individuums, wenn der Vestibularanalysator gereizt ist. Das nicht rechtzeitige Eintreten der Reaktion des Individuums (mit Beschleunigung oder Verlangsamung) ist gleichermaßen verantwortlich für das Eintreten des Vorkommnisses, unabhängig von der erhöhten Aufmerksamkeit. So nennen z. B. manche unserer Patienten, Kraftfahrer, Beschwerden wie diese, daß sie während des Fahrens plötzlich die Wahrnehmung für eine seitliche Wegverschiebung gehabt haben, daß sie nicht real den Abstand zwischen den sich bewegenden Objekten, besonders in der Nacht, bewerten, daß sie nicht rechtzeitig bei Konfliktsituationen reagieren. Es ist bekannt, daß die Reflexzeit der komplizierten und durch viele Etagen gehenden Reflexe bis zu 500 Millisekunden erreicht. Bei dem Zustand, daß die Vestibulareinwirkung die Reflexzeit verdoppelt und sie ca. 1000 Millisekunden erreicht, wird sich bei einer Konfliktsituation die Einschaltung des Bremssystems des Kraftfahrzeuges erheblich verspäten. Anders steht die Frage, falls diese Person eine Reflexzeit von 50 Millisekunden hat und die Vestibulareinwirkung minimale Abweichungen in derselben zeigt.

Bei der Interpretation der Daten haben wir berücksichtigt, daß gleichzeitig mit der Einwirkung des Vestibularanalysators auf die Seh- und Gehörfunktion auch Rückeinwirkungen eintreten, nämlich von seiten des Seh- und Gehöranalysators auf den Vestibularanalysator. Während der Lenkung eines Kraftfahrzeuges oder der Arbeit vor sich bewegenden Mechanismen traten optokinetische Einwirkungen auf, die sich mit den vestibulären interferieren. Unsere Untersuchungen über Flieger geben an, daß bei verhältnismäßig unterdrückter, provozierter Vestibularfunktion eine lebhafte optokinetische Reaktion vorhanden ist. Wenn wir gegenseitig den optokinetischen Nystagmus mit dem kalorischen vernichteten (bei Rückinterferierung) treten bei manchen der untersuchten Flieger Illusionen für Abweichung des Sehvertikals gegenüber dem Gravitationsvertikal auf. Ähnliche falsche Information kann sich ungünstig nicht nur für die Flieger, sondern auch für Motoristen, deren Vestibulareinwirkung auf andere Reaktionen auch gestört sind, erweisen. Von Bedeutung sind auch die Gehöreinwirkungen auf die Sehfunktion, da diese der Beschleunigung unterliegen, auch sind sie häufig starkem Betriebslärm und Vibrationen ausgesetzt. Als Beispiel geben wir einen unseren Patienten, Kraftfahrer, an, bei dem die Vestibularkrise mit Gefühl für Wegverschiebung nach links (mit nachfolgendem Unfall) nach starkem plötzlichen Lärm vom Rundfunkempfänger im von ihm gelenkten Wagen entstanden ist.

Die vestibulo-vegetativen Abweichungen nehmen eine besondere Stellung in der Reihe von vegetativen Abweichungen ein, die als Ursache für Unglücksfälle erscheinen. In unserem Falle benutzen wir die Angaben von den vorherigen (259 Kranken) und von gegenwärtigen Kranken (56 Personen), deren Serumniveau vor und 15 Minuten nach der Vestibularprovokation für Kalium, Natrium, Calcium, Phosphor, Blutzucker, Chloride, Cholesterin und eine Reihe Enzyme untersucht wurde. Eine ausführlichere Interpretation der erhaltenen Ergebnisse ist in unseren Veröffentlichungen zu finden. Hier soll jedoch noch einmal auf die Bedeutung einiger dieser Ergebnisse hingewiesen werden. So wird z. B. die ausgeprägte Senkung des Blutzuckerspiegels nach überschwelligen Vestibulareinwirkungen nicht selten die Ursache für eine erhebliche Hypoglykämie sein, die schwere Unglücksfälle verursachen kann. Besonders zu beachten ist der Zustand der Kraftfahrer mit Diabetes (offen oder latent), da unsere Untersuchungen bei diesen Kranken die schwersten hypoglykämischen Bilder zeigen (manchmal mit Blutzuckerverminderung von 70 - 80 mg %). Nicht zufällig ist, daß in manchen Ländern den Diabeteskranken das Führen von Kraftfahrzeugen verboten ist. Ungefähr 60 % der Flugzeugunfälle in den USA beruhen auf einer Hypoglykämie, wenn der subjektive Faktor Ursache für die Katastrophe ist.

Die deutlich ausgeprägten Abweichungen im Kaliumniveau mit den erwarteten hypoglykämischen Tendenzen bei langdauernder Lenkung von Kraftfahrzeugen und Flugzeugen oder andere physikalische Belastungen führen zu Störungen in verschiedenen Prozessen des Organismus, besonders in der Herz-Kreislauf-Tätigkeit (Herz-Rhythmus u. a.). Bei der Interpretation der hyperchlorämischen Tendenzen richteten wir unsere Aufmerksamkeit auf das Säure-Basen-Gleichgewicht und besonders auf eines der Puffer-Systeme, nämlich auf das zwischen Erythrozyt-Plasma. Diejenigen von unseren Kranken, die nach der Provokation schwere vestibulo-vegetative

Reaktionen entwickeln, zeigen vorwiegend eine Niveausenkung des Chlor-Anions und eine relative Erhöhung des Natrium-Niveaus, die über die Magenschleimhaut (Erbrechen), Haut u. a. eintritt. Offensichtlich ist der starke Verlust von Chlor-Anionen ungünstig für den Organismus, und das Erbrechen bei langdauerndem Lenken von Fahrzeugen (besonders bei häufigen Einwirkungen größerer Beschleunigungen) ist eine häufige Erscheinung besonders bei dem Meer- und Lufttransport. Bei erheblich überschwelligen Vestibularbelastungen erwartet man Abweichungen im Säure-Basen-Haushalt zur Azidose hin (bei Fliegern, Seemännern, Fahrern u. a.).

Das Eintreten eines Schlafzustandes bei langdauernden Vestibularbelastungen ist ein wichtiges Problem, besonders im Hinblick auf das Auftreten von Unglücksfällen bei langdauernder Lenkung eines Fahrzeuges. Wir hätten uns nicht damit befaßt, wenn der Triggermechanismus des Schlafes und besonders seine paradoxale Phase mit REM (Augenbewegungen) und die Traumerscheinungen nicht mit reizenden Erscheinungen i nder Zone der Vestibularkerne im Hirnstamm verbunden wären. Es ist schwer zu sagen, welche biologische Bedeutung die Vestibular-Kern-Erregung hat, man kann aber vermuten, daß das Vestibularorgan als Gravitationsrezeptor und -analysator zusammen mit den anderen Gravitationsrezeptoren des Organismus deren niedrigster Stammkollektor mit großer Wahrscheinlichkeit die Vestibularkerne sind, die Aufgabe haben, den Organismus während des Schlafes aus der gefährlichen Zone des Komas ständig "herauszuholen", in welches er fallen würde, falls kein Schutzmechanismus vorhanden wäre. Im Schlafzustand erhöhen die übrigen Analysatoren ihre Reizschwelle und verändern ihre Perzeption. Der besondere "Wach"-Zustand des Vestibularanalysators (und genauer der Vestibularkerne) lassen ihn eine besondere Position zwischen den Analysatoren im Schlafzustand einnehmen. Dabei wird seine Funktion nicht nur mit einem Teil von Erscheinungen in der Paradoxal-Phase des

Schlafes verbunden, sondern auch mit der Entstehung derselben, wobei die Vestibularfunktion von verhältnismäßig leicht überschwelligen Reizungen wie das Schaukeln, das Fahren mit einem Fahrzeug u. a. beeinflußt wird. Ein großer Teil von Reisenden geraten im Zug in einen schläfrigen Zustand, obwohl sie die ganze Nacht zuvor gut geschlafen haben. So ist es auch in den Kraftwagen und in einer Reihe anderer Verkehrsmittel. Von Urzeiten an ist die Wiege ein Hauptmittel um kleine Kinder zum Schlafen zu bringen.

Nach beiderseitiger Labyrinth-Destruktion bei Katzen hat P. Doneschka eine Verlängerung der Paradoxal-Phase des Schlafes festgestellt. Unsere Untersuchungen mit P. Doneschka über die Traumerscheinungen bei 130 Personen, davon 100 Vestibularkranke und 30 Gesunde (Kontrollgruppe), zeigen, daß bei 75 % von den Kranken Vestibularkomponenten festzustellen sind, die sich vor allem in einem Fallen in Schluchten, Fliegen in Wirbelwinden u. a. ausdrücken. So gab z. B. einer unserer Kranken als Empfindung eines besonderen Gefühls während des Schlafes an, daß er immer fliege und dabei immer aufgewacht, falls er im Schlafe eine linke oder rechte Kurve fliegen solle. Gewöhnlich sind die Traumerscheinungen bei den Vestibularkranken von Angstemotionen und verlängerten Paradoxal-Phasen des Schlafes (die Traumerscheinungen sind langdauernd) begleitet; der von den unruhigen Traumerscheinungen unterbrochene Schlaf stört die Arbeitsfähigkeit der Menschen. Die Einnahme von Schlafmitteln stört noch mehr die Wechselbeziehungen zwischen Vestibularfunktion und Triggermechanismus des Schlafes, indem sie nicht selten Ursache für Schlafeinschalten während der Fahrt (einschließlich Lenkung) infolge von Nachwirkungen werden.

Der letzte Abschnitt behandelt unsere Versuche, die falsche Deformation der Farbobjekte zu beeinflussen, die nach der Vestibularprovokation eintritt. Unsere Methodiken leiten sich von der Beobachtung her, daß, wenn die Illusion für eine Deformation andere benachbarte Farbobjekte erreicht, sie an dem benachbarten Farblichtobjekt abbricht. Beispielsweise, wenn die Deformation des roten Lichtobjekts in die Richtung 270° erfolgt und dadurch das benachbarte gelbe Lichtobjekt erreicht, geht die Deformation nicht durch das gelbe Lichtobjekt hindurch, sondern sie bricht ab. Diese Beobachtungen brachten uns auf den Gedanken, die falsche Deformation zu beeinflussen, indem wir in die Richtung ihrer Ausdehnung einen Hintergrund mit einem anderen Licht (blau, gelb, grün usw.) stellen. So entstand die erste Methodik. Später wurde sie berichtet. Von den vielen untersuchten Kranken haben wir an 42 ausführliche Analysen durchgeführt. Ungefähr ein Viertel dieser Kranken zeigt eine Auslöschung der roten Farbdeformation nach der Verwendung der drei Farbhintergründe gelb, grün und blau.
Am häufigsten verschwindet die rote Farbdeformation bei dem blauen und dem grünen Hintergrund, besonders bei dem blauen. Es ist ersichtlich, daß die langwellige (rote) falsche Deformation am meisten von dem kurzwelligen Bereich des Lichtes, besonders von der blauen Farbe beeinflußt wird. Zur Erklärung dieser am häufigsten festzustellenden Tatsache stützen wir uns auf einige physikalische Erscheinungen und physiologische Besonderheiten des Sehanalysators.
Im Jahre 1900 hat Max Planck bewiesen, daß die Strahlung der elektromagnetischen Wellen von einem Körper und die Verminderung oder Vergrößerung seiner Energie in streng bestimmten Mengen, Quanten genannt geschieht. 1905 hat Albert Einstein die Auffassungen von Planck für die Quanten verallgemeinert und hat angenommen, daß die Strahlenenergie nicht nur in bestimmten Portionen aufgenommen und abgegeben wird, sondern daß sie sich auch im Raum in analogen Portionen ausbreitet, d. h. der Lichtstrahl stellt einen Strom

von besonderen Teilchen, "Portionen" der Strahlenenergie (Energie-Quanten) dar, die von Einstein "Photone" genannt wurden. Er hat vermutet, daß die Photon-Energie mit der Formel

$$e = h \cdot \nu$$

gegeben wird, wo h die Konstante von Planck und ν die Frequenz des Lichtstrahles, bestimmt mit dem Versuch der Difraktion ist. Das zeigt, daß die Photon-Energie von der Lichtfrequenz abhängt. Eine Reihe von Versuchen hat gezeigt, daß es im Verhalten von Photonen und Elektronen keinen grundsätzlichen Unterschied gibt. Im Jahre 1924 hat Luis de Broil auf theoretischem Weg die Beziehung zwischen der Wellenlänge, die dem Elektron zugeschrieben wird, und seiner Geschwindigkeit festgestellt. Die von ihm erhaltene Abhängigkeit lautet

$$\lambda = \frac{h}{m.v}$$

Hier ist m die Elektron-Masse und v ist seine Geschwindigkeit. Das zeigt, daß je schneller sich ein Elektron bewegt desto kleiner ist die Wellenlänge, die ihm zugeordnet wird.

Kommen wir auf unsere Beobachtungen zurück. Nachdem wir den Vestibularanalysator einer bestimmten Beschleunigung ausgesetzt hatten, erhielten wir eine Farbobjektdeformation, die ausgeprägter im Gebiet des langwelligen Lichtbereiches ist. Wir vermuten, daß der Vestibularapparat als Gravitationsanalysator in ähnlichen Fällen die physikalische Wirklichkeit exakt widerspiegelt und den Sehanalysator auf solche Weise beeinflußt, daß sich eine maximale Deformation für den langwelligen Lichtbereich ergibt. Die Tatsache, daß eine Lichtenergie in der Größenordnung von 10^{-10} ergm/sec.

(entsprechend einem Niveau von 1 g Gravitationseinwirkung) eine Sehperzeption zu verursachen imstande ist, spricht dafür, daß dann die zusätzlich angewendete Beschleunigung und die veränderte Vestibularperzeption für die Gravitationskraft in der Lage ist, den gesamten komplizierten und außerordentlich feinen Vestibularsehmechanismus für Raumwahrnehmung zu verändern. Die auftretende rote Deformation wird weniger von den ihr im Lichtspektrum benachbarten Anteilen z. B. von dem gelben beeinflußt. Dem gegenüber wird die Deformation der roten Farbe stärker von der blauen Farbe beeinflußt, wahrscheinlich dadurch, daß die blaue Farbe von kurzwelliger Charakteristik ist und die Geschwindigkeit ihrer Photonen und ihre Energie verhalten sich so, wie wir es zuvor (Planck, Einstein, de Broil) betrachtet haben. Offensichtlich ist das blaue Licht ein starker Reiz. Im Falle "des Zusammentreffens" der beiden großen Einwirkungen (Beschleunigung und kurzwelliges Licht) im Organismus kommt es am häufigsten zur Unterdrückung der vestibulär bedingten "roten Verzerrung" der Objekte, wie es unsere Fälle zeigen. Aber auch die andauernde "blaue Einwirkung" ist nicht wünschenswert, weil sie früh zu Ermüdung führen wird (die bekannte Ermüdung in blauem Farbklima).

Wir haben bisher nur einen Teil der gestellten Frage betrachtet. Es gibt auch andere Erscheinungen, die in diesem Abschnitt beschrieben sind und die andere Interpretationen verlangen. Wir möchten noch auf folgende Erscheinung eingehen. Es ist aus der Physik bekannt, daß das weiße Licht aus drei Grundfarben - rot, grün und blau - besteht. Das brachte uns auf den Gedanken, eine Methodik zu entwickeln, bei der in die Richtung der Illusion der Deformation des roten Farbobjektes Filter mit grüner und blauer Farbe plaziert werden. Bei dieser Anordnung konnte man bei keinem unserer Patienten eine Empfindung für weißes Licht feststellen. Während der Untersuchungen erhielten wir einige andere Ergebnisse. So z. B. haben manche von den Kranken berichtet, daß wenn wir in die Richtung der Illusion (für die rote Farbe) einen blauen Filter stellen, für sie das blaue Licht vollkommen verschwindet und an seiner Stelle tritt die rote Illusion auf (wenn sie auch manchmal dunkelrot wird). Für andere Patienten aber bleibt die blaue Farbe blau und die Illusion für die Deformation des roten Objektes setzt sich hinter dem blauen Filter fort, d. h. der blaue Filter hat die falsche Deformation unterbrochen. Bei den Fällen, bei denen wir einen grünen Filter in die Richtung der roten Deformation gestellt haben, verschwindet die grüne Farbe meistens oder verändert sich, indem sie bei manchen Fällen orange u. a. wird.

An unseren Ergebnissen wird die außerordentliche Kompliziertheit der betrachteten Probleme ersichtlich. Wir aber glauben fest, daß die Forschung der Raum-, Zeit- und Bewegungsprobleme vom Gesichtspunkt des Mediziners am fruchtbarsten wäre, wenn man zu ihrer komplexen Untersuchung übergeht. Leider sind aber die Kenntnisse des Mediziners über die gegenwärtige Physik immer noch unbefriedigend. Wenn aber auch diese Wissenslücke ihre Entschuldigung haben mag, so ist es doch unzuläßlich, daß die Erforschung der höchsten Sinne (Vestibular-, Seh- und Gehöranalysatoren) getrennt von Oto-Rhino-Laryngologen, Ophthalmologen, Neurologen, Psychiatern u. a. durchgeführt wird. Bedauerlich ist, daß das Bewußtsein zur Reorganisation der Fachrichtungen nur langsam entsteht. So wird nur langsam eine Übereinstimmung bei dem Aufgreifen und der Bearbeitung der kommenden Probleme heranreifen.

ANULACION LABERINTICA COMBINADA AGUDA.

F. OLAIZOLA,
MADRID/ESPANA

Estracto

La anulación combinada aguda acústico vestibular es muy difícil poderla estudiar en los primeros momentos, debido a que el paciente no llega al especialista en ese período.

Podemos distinguir tres clases de etiopatogenias: Patológica, traumática e iatrógena (médica y quirúrgica).

Existen grandes dificultades para llegar a un diagnóstico etiopatogénico en las patológicas, no así en las traumáticas e iatrógenas.

Como anulación combinada cocleovestibular la más representativa es la Enfermedad de Menière (E. de M.). La consideramos como una enfermedad cambiante y por lo tanto con una sintomatología y unas respuestas electronistagmográficas (ENG.) variables.

Estudiamos al final la apertura platinar vestibular de la E. de M., y el comportamiento ENG.

Differential Diagnosis of Vertigo

El estudio de las cocleolaberintopatías ícticas es muy difícil el poder ser observadas en sus comienzos, porque cuando llegan a nosotros han sido tratadas anteriormente por una medicina de más o menos urgencia, y solamente pasados unos días llegan al especialista. Por otra parte, la sintomatología en ocasiones es tan acusada que impide el desplazamiento del paciente, siendo tratado por terapias convencionales muchas veces sintomáticas. Esta misma medicación generalmente sedante, modificará los signos y pruebas sobre todo electronistagmográficas que nosotros podemos obtener.

Sin embargo, excepcionalmente nos es dado estudiar esta claudicación cocleolaberintopática íctica desde los primeros momentos.

Es más frecuente poderlo estudiar en los procesos iatrógenos quirúrgicos, en los que una manipulación intenpestiva puede provocar una lesión y destrucción del receptor cocleolaberíntico periférico.

En estos casos podemos estudiarlo desde el primer momento y valorar los resultados que vamos obteniendo. Su interés radica en el hecho de que la evolución de estos pacientes en el tiempo nos va a permitir seguir su desarrollo cambiante y evolutivo.

Distinguimos tres clases de etiología:

A) Patológica
B) Traumática
C) Iatrógena medicamentosa quirúrgica.

A) Patológica

Como más demostrativas tenemos que considerar la enfermedad de Menière, las cocleolaberintoplejías idiopáticas, las neuronitis cocleovestibulares zosterianas, víricas, etc.

B) Traumáticas

Como su nombre lo indica son todos aquellos accidentes que bien directa (con o sin fractura) o indirectamente han provocado una destrucción cocleolaberíntica.

C) Iatrógenas quirúrgicas

Bien sean con antecedentes de patología ótica anterior cocleolaberíntica, o por apertura laberíntica accidental.

Son las iatrógenas las que podemos estudiar perfectamente su evolución, ya que los otros dos grupos como decíamos anteriormente, es difícil que lleguen en los primeros momentos al especialista, además en los traumáticos puede ir asociada frecuentemente una afectación cerebral, que va a enmascarar el cuadro periférico de la claudicación audiovestibular.

Nosotros no somos partidarios de llegar a un perfeccionismo en el diagnóstico, por el desconocimiento que tenemos en la mayor parte de los casos del mecanismo íntimo de su desencadenamiento, ya que no poseemos ninguna prueba que nos pueda detectar o manifestar. Partimos de la base de no poseer un computador que analice la suma de datos que nosotros podemos suministrarle dándonos un resultado más exacto.

Pro lo tanto, exceptuando los casos en que ha podido descubrirse una rotura de las ventanas laberínticas, Goodhill 1973, presenta 22 casos, 3 casos FEE (1968), y otros 3 Strood y Calcaterra 1970, nosotros no hemos visto ninguno. Quizás podríamos haber visto algunos si a ciertos enfermos que presentaban esta afectación cocleolaberíntica se les hubiera practicado una intervención quirúrgica con un espíritu meramente de investigación, pero no terapeútico (según nuestro criterio).

La posible rotura por presiones externas, Valsalva, barotrauma, etc. o por presiones internas de las ventanas (ventana oval y ventana redonda), por un aumento de la presión de lo líquidos laberínticos, como ya lo demostró Goodhill (1973), Casselbrant (1978), Densert (1977), incluso simplemente por el cambio en la posición de la cabeza y del tronco, y la aplicación práctica que nosotros Olaizola y cols. (1979) hemos descrito de cierto tipo de hipoacusias ícticas en algunos pacientes que presentaban una curva impedanciométrica con un aumento exagerado de la compliancia. Explicarían la posibilidad de la patología que estamos estudiando por presiones internas del volumen laberíntico. Figura 1

Por lo tanto, como decíamos anteriormente, exceptuando estos casos seremos muy cautos en afirmar una etiología vírica o vascular como productora de esta patología, debido a lo absoluta falta de prueba "in vivo" que nos indiquen su mecanismo, y por otra parte tener presente la posible concomitancia en cualquiera de ellas, de acciones complejas de factores tóxicos, vasculares, locales alérgicos, stress psicosomáticos, etc., que actuarían de una manera variable en su producción.

Bien es verdad que existen algunos casos en que una lógica incontrovertible comprueba una relación directa entre la causa y el efecto, como las cocleolaberintoplejías parotídicas urlianas, algunas alérgicas, hipertensiones y embolias, pero seguimos pensando que en el mecanismo íntimo los factores ya señalados se imbrican.

Con respecto a las iatrógenas quirúrgicas como a las traumáticas, ya expusimos nuestro criterio en la Convención última de Bad Kissingen Olaizola y cols. (1977).

Material y metodos

Pruebas auditivas convencionales: Audiometría tonal, aérea y ósea, audioverbales, índices de inteligibilidad. Pruebas de impedanciometría valorando curvas, su centrado, Test de Metz y Reflex Decay.

En las pruebas vestibulares valoramos los signos espontáneos

Nistagmus espontáneo.
Nistagmus direccional.
Nistagmus posicional.

Pruebas Rotatorias, la programación rotatoria con una fase de aceleración 90°/segundo en 15 segundos, Fase de Estado de velocidad constante durante 30 segundos, Fase de Desaceleración reduciendo en 15 segundos a cero o stop o parada. Figura 1

A) Patologicas

El cuadro más demostrativo es la enfermedad de Menière (E. de M.). Nosotros distinguismos en la E. de M. 4

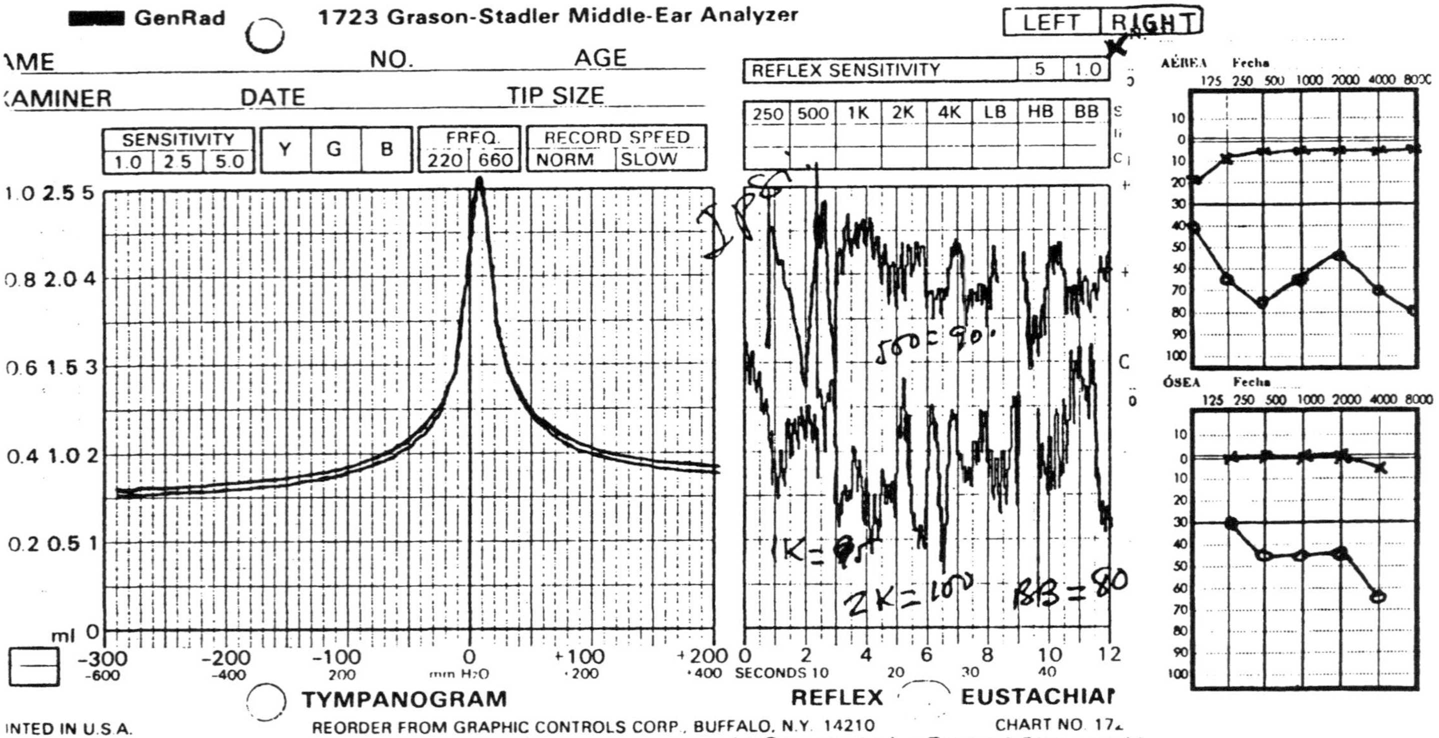

FIGURA 1 HIPOACUSIA NEUROSENSORIAL DERECHA AGUDA.
COMPLIANCIA ELEVADA
TEST DE METZ POSITIVO
REFLEX DECAY NEGATIVO

estadios:

1º.- Estadío irritativo (silenciosa)
2º.- Estadío descompensado (claudicante)
3º.- Estadío compensado (degenerativa)
4º.- Estadío descompensado
Irritativo ipsilateral
Descompensado contralateral

El primer estadío es muy difícil de poder ser estudiado, ya que la sintomatología es escasa y dificilmente atribuible al cataclismo del sistema vestibular que se va a desarrollar.

No obstante nosotros hemos podido estudiar a priori ciertos pacientes con síntomas difusos poco claros, y que luego desarrollaron una E. de M.

Podemos distinguir dentro de las afectaciones cocleovestibulares las siguientes fases: 1. Prodrómica. 2. Claudicante. 3. Compensación.

En su evolución se producirán nuevas fases de descompensación.

Fase Prodromica

La audición es normal o con ligero déficit. Es frecuente encontrarnos con audiometría tonal normal en la vía aérea, y déficit en la vía ósea, sobre todo en frecuencias graves. La curva de audioverbales y el índice de inteligibilidad suelem ser normales con algiacusia precoz. Figura 2

MENIERE'S DISEASE. FIRST FHASE
TONAL CURVES. HEARING LOSS.

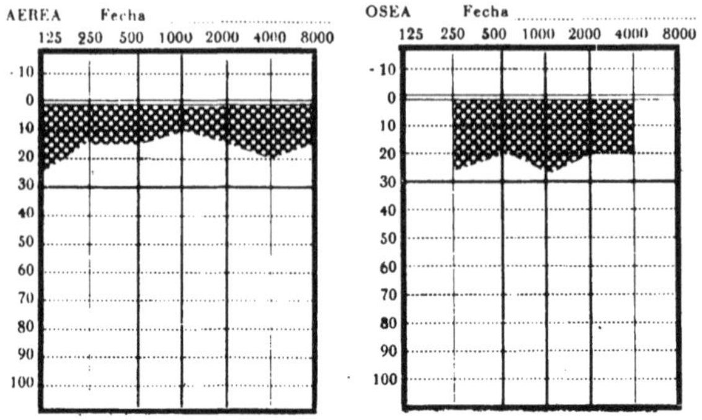

Fig. 1.

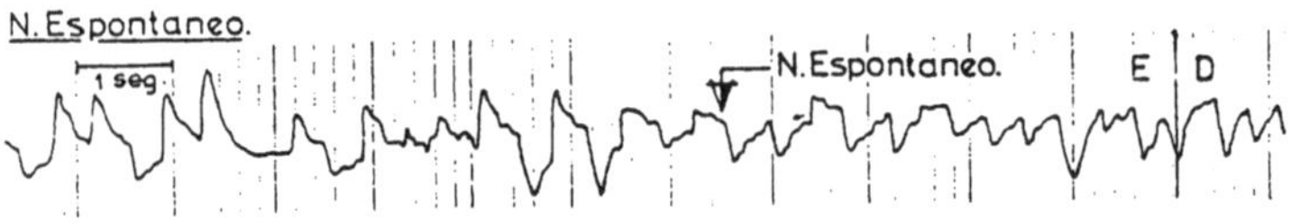

FIG 3 - MENIERE'S DISEASE. FIRST FHASE.
LATENT SPONTANEOUS NYSTAGMUS IN ACOMODATION FHASE. P. ROTATORY.

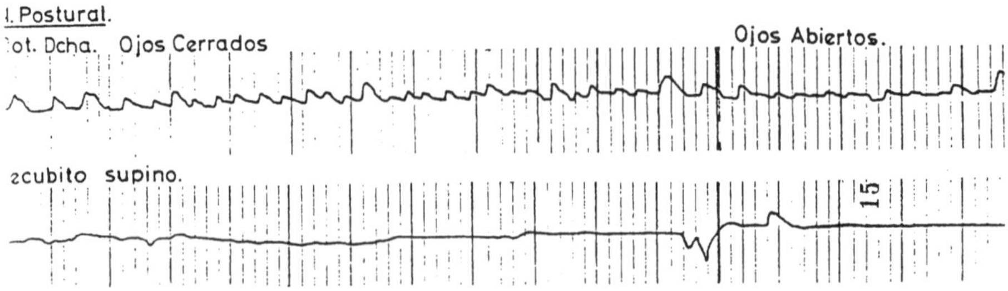

FIG 4 - MENIERE'S DISEASE. FIRST FHASE.
DIRECTIONAL NYSTAGMUS AND POSITIONAL NYSTAGMUS IN ACTIV CEFALIC ROTATION.

La impedanciometría en general no manifiesta ninguna anormalidad: gráfica centrada, compliancia normal. Test de Metz negativo y Reflex Decay negativo.

Como signos subjetivos es frecuente encontrarnos con distorsiones de la audición, hipersensibilidad al ruido, algiacusia con disminución del área auditiva y del umbral doloroso.

Es muy frecuente encontrar sensaciones de taponamiento, pero debemos ser cautos en su interpretación, pués es frecuente que esta sensación se exacerbe coincidiendo con un catarro tubotimpánico que tambien produce sensación de taponamiento.

Por otra parte el empeoramiento del cuadro con patología tubotimpánica, que nada tiene que ver con la E. de M., refrendaría nuestro criterio en el sentido de valorar la importancia de la patología sumativa en el desencadenamiento de las afecciones vestibulares.

Laberinto posterior. - La electronistagmografía (ENG.) puede ser poco demostrativa. Los signos espontáneos son negativos y tanto el nistagmus espontáneo (N. E.) como el nistagmus direccional (N. D.) y el nistagmus posicional (N. P.) son negativos, a no ser que presenten otra patología sobreañadida como la cervical.

Puede aparecer un N. E. L. después de una estimulación rotatoria en la fase de Estado. Figura 3

Sin embargo es posible en determinados casos encontrar un N. D. y un N. P. si se realiza de una manera activa la rotación. Figura 4

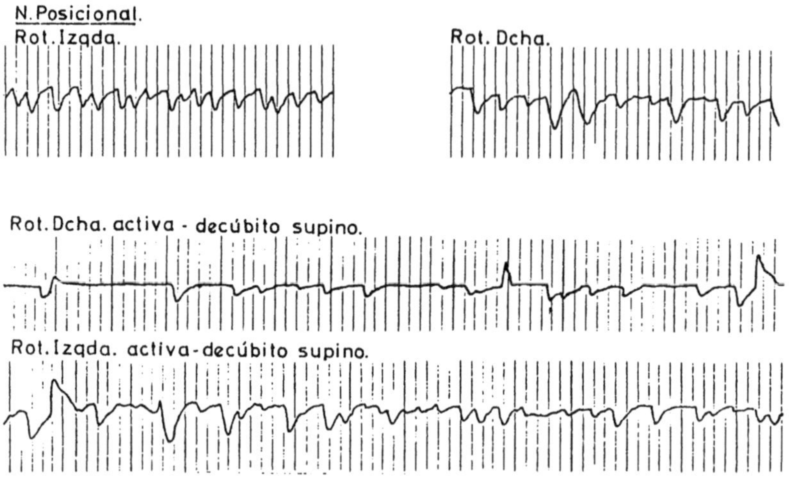

FIG 5 - MENIERE'S DISEASE. SECOND FHASE.
SPONTANEOUS NYSAGMUS IS INCREASED BY IPSILATERAL CEFALIC ACTIV ROTATION.

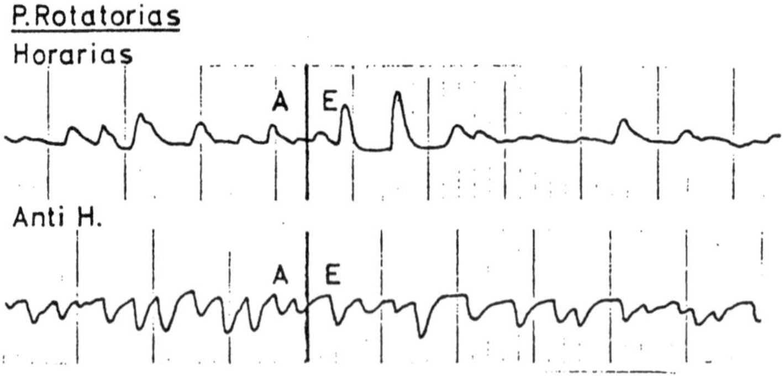

FIG 6 - MENIERE'S DISEASE. SECOND FHASE.
IPSILATERAL HIPORREFLEXIA.

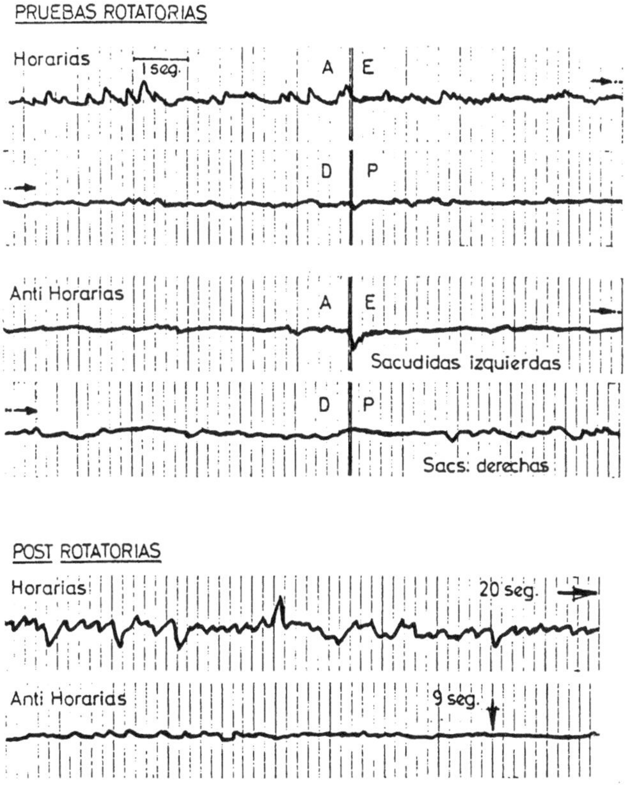

FIG7[redacted] - MENIERE'S DISEASE. SECOND PHASE.
VESTIBULAR RECRUITMENT : PRESENT.

En la programación rotatoria es de valorar la presencia de parámetros de hiporreflexia con una mala acomodación en la fase de Estado (signo hiperrefléxico).

En las pruebas calóricas, podemos encontrarnos con disritmias bilaterales más acusadas al lado afecto, apareciendo en el primer periodo postestimulatorio, pasado el cual, el registro se hace practicamente eurrítmio.

El recruitment vestibular en esta primera Fase es negativo, pero sin embargo y dependiendo de su afectación puede ser positivo.

Fase claudicante

Como decíamos al principio, es muy difícil su estudio en los primeros momentos.

Existe una afectación clara del laberinto anterior y del posterior que determinará al final una pérdida auditiva variable (laberinto anterior), tanto objetiva como subjetiva, y una compensación vestibular del laberinto posterior subjetiva, y déficits en las pruebas funcionales objetivas.

Laberinto anterior. - La audición presenta una pérdida auditiva unilateral. Tanto la audiometría tonal en las vías aéreas y óseas manifiestan un déficit auditivo manifiesto.

La curva de audioverbales y el índice de inteligibilidad manifiestan un marcado déficit con un índice de inteligibilidad superponible en general a la media de las frecuencias conversacionales.

En la impedanciometría hemos podido constatar en ciertas hipoacusias ícticas un aumento acusado de la compliancia, si bien en otras es normal. El test de Metz es positivo y el Reflex Decay negativo.

Como signos subjetivos, hipoacusia, acúfenos, sensación de peso en el oído.

No es infrecuente encontrar opresión en la cabeza, acúfenos y vértigos; desapareciendo la opresión en la cabeza, persisten los acúfenos y mareos, haciendo aparición la hipoacusia.

Es de notar la aparición en último lugar de la hipoacusia o por lo menos hipoacusia manifiesta, teniendo en cuenta que sobre todo, los vértigos exigen una claudicación del sistema. Pensamos que la pérdida auditiva estaría producida en el momento de la ruptura de la membrana, mientras que los acúfenos y los mareos estarían provocados por la hiperpresión endolaberíntica.

Laberinto posterior. - El síntoma más constante es el vértigo. La ENG, manifiesta una hiporreflexia ipsilateral y un predominio de los registros contralaterales.

El N. E. mal llamado paralítico es contralateral y cuando es intenso puede aparecer con ojos cerrados y con ojos abiertos. Cuando ya no es tan intenso o han transcurrido unos días, entonces solo se presenta con ojos cerrados.

El N. D. puede agravar el N. E., pudiendo presentarse en las tres direcciones, ipsilateral, central y contra-lateral, de acuerdo a la dirección del mismo (componente rápido), aumenta en la dirección de la componente rápida

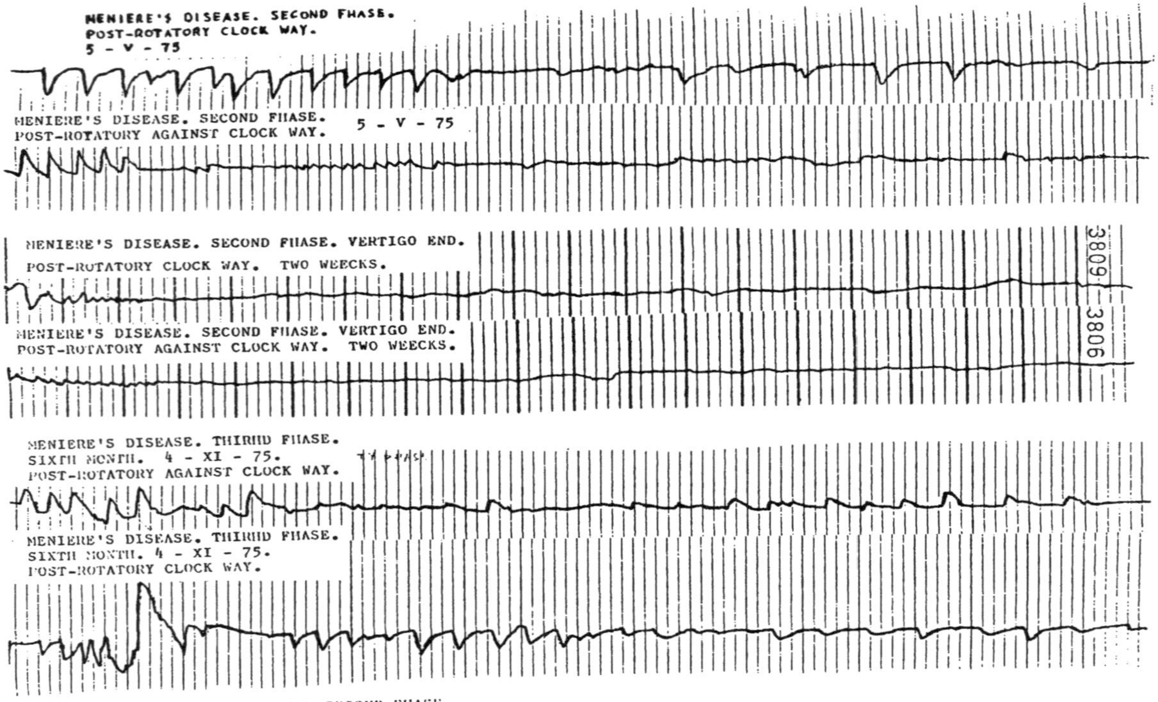

FIG 88 - MENIERE'S DISEASE. SECOND FHASE.
ABSENCE OF CLINIC SIGNS. ABSENCE OF RESPONSES.

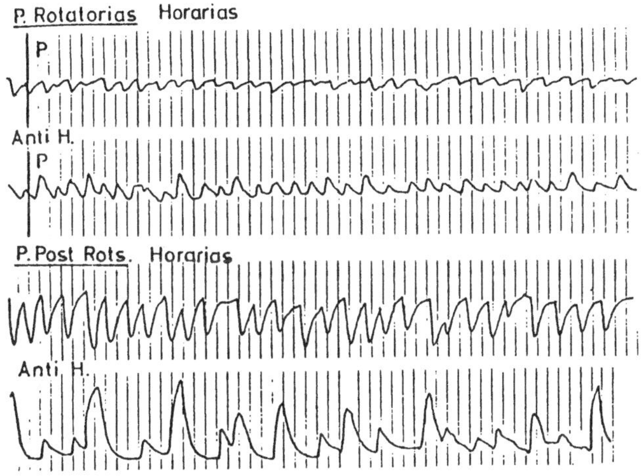

FIG. 9 BIS MENIERE'S DISEASE THIRD PHASE
VESTIBULAR RECRUITMENT: ABSENT. ANTIRECRUITMENT

(A)

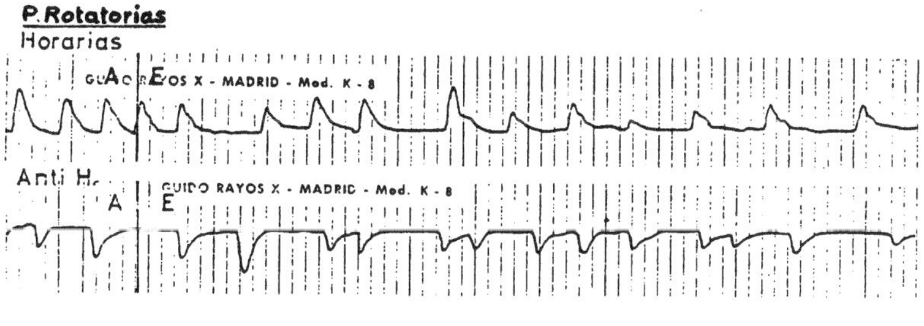

FIG 9 - MENIERE'S DISEASE. THIRD PHASE.
DIMINISHED FRECUENCY.

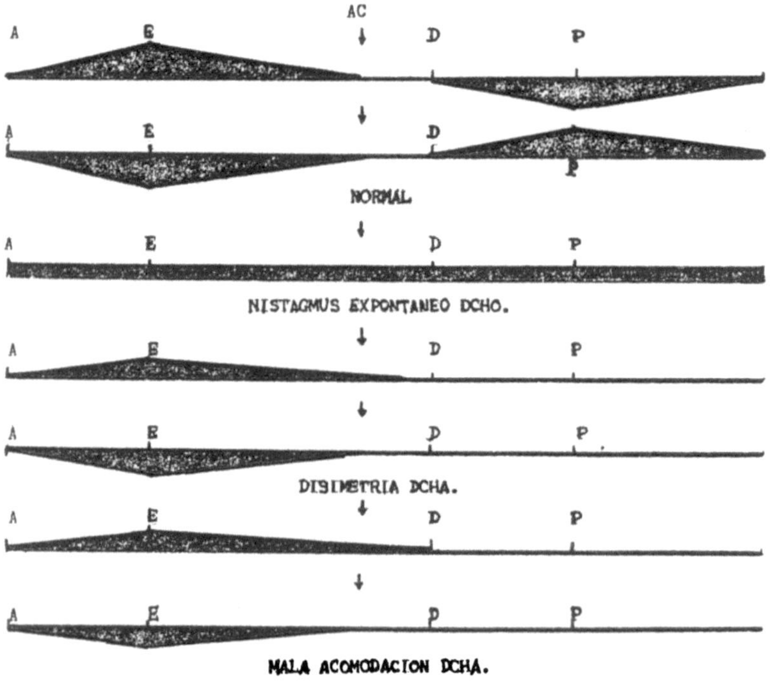

FIG. 10.- MENIERE'S DISEASE RIGHT. 4ª PHASE

y disminuye en la dirección de la componente lenta.

El N. P. no modifica el N. E. con las características ya indicadas (siempre que no presente otra patología sobreañadida). En ocasiones puede modificarse en el momento de la rotación el N. E. existente, pero transcurridos unos segundos vuelve a adquirir su ritmo.

En rotación brusca vemos que el N. P. aumenta en la rotación brusca ipsilateral, dirección del componente rápido. Figura 5

Las pruebas rotatorias manifiestan una hiporreflexia unilateral ipsilateral en el que todos los parámetros en relación al lado contralateral se encuentran disminuidos. Figura 6

En la fase de Estado se produce rápidamente la desaparición de las sacudidas ipsilaterales, produciéndose una inversión nistágmica con sacudidas contralaterales o la aparición de un N. E. contralateral.

Es frecuente en los casos en que ha desaparecido ya el N. E., su aparición nuevamente; el N. E. correspondería a un N. E. L.

El recruitment vestibular es positivo. A mayores estímulos en el lado afecto ipsilateral manifiesta mejores respuestas que en el lado contralateral. Figura 7

Es muy interesante comprobar el comportamiento de la respuesta ENG. una vez transcurridos unos días en que empiezan a desaparecer parte de los síntomas, aunque todavía el vértigo está presente. Las respuestas ENG. manifiestan una gran hiporreflexia, figura 8, bilateral,

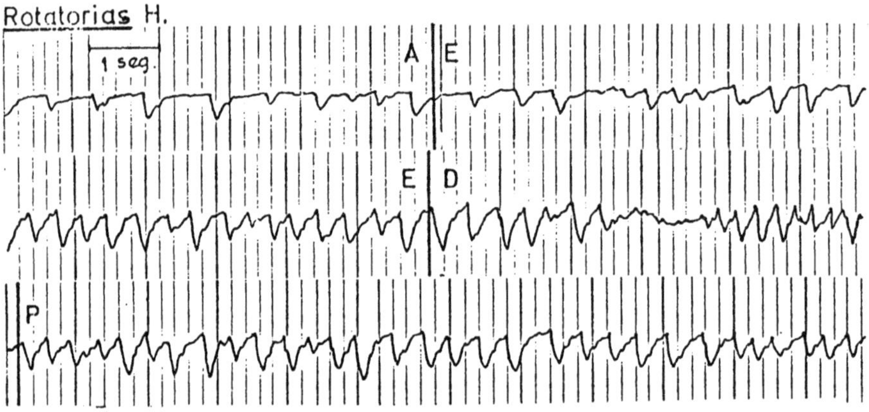

FIG 11 - COMPLETELY PROGRAMATION IS DOMINATED BY SPONTANEOUS NYSTAGMUS. (M. D. LEFT) 4ª PHASE más acusada en el lado afecto, y que no corresponden a la expresión de la respuesta laberíntica o mejor dicho, a la lesión laberíntica, y sí, al estado del funcionalismo vestibular, cuya manifestación ocular se encuentra inhibida por el mecanismo hiperfuncional depresor central.

Fase compensatoria

Pasada la borrasca del laberinto, conviene pasar revista a las alteraciones que se han producido, tanto en el laberinto anterior como en el posterior.

Laberinto anterior. - La audiometría salvo en ciertos casos en que se manifiesta una recuperación parcial, la gráfica corresponde (figura) a una pérdida auditiva acusada por vía aérea, y su correspondiente por vía ósea.

Las audioverbales corresponden a una gráfica semejante y superponible el índice de inteligibilidad a la media de las frecuencias conversacionales.

La impedanciometría no manifiesta ninguna alteración, corresponde a lesiones ya irreversibles. Curva normal, Rest de Metz positivo y Reflex Decay negativo.

Dentro de los signos subjetivos, el acúfeno persiste aunque disminuído, aunque el vértigo haya desaparecido.

En determinados momentos puede haber un aumento de la intensidad del acúfeno como recuerdo del proceso sufrido, pero hasta la aparición del nuevo brote la sintomatología no es más acusada.

No es infrecuente ver casos en los que solo ha existido un

ataque vertiginoso, padecido hace muchos años, que no ha vuelto a reproducirse.

Laberinto posterior. - Tanto el N. E. como el N. D. es negativo. El N. P. también es negativo aunque en ocasiones es posible detectar un N. P. con ojos cerrados, con rotación activa de dirección contralateral al lado lesionado.

La programación rotatoria manifiesta una hiporreflexia bilateral con gráficas rítmicas concordantes. Figura

La acomodación en la fase de estado es precoz. Y en ocasiones es posible descubrir una inversión nistágmica.

La amplitud está conservada y la frecuencia disminuída. Figura 9

Existe un recruitment negativo que se manifiesta al aumentar el estímulo con una diferenciación en las respuestas e incluso un antirecruitment, es decir, la reacción contraria, a mayores estímulos menores respuestas. Figura 9 BIS

Es decir, existe una perfecta compensación vestibular en la que solamente ciertos estímulos pueden manifestar la diferenciación (recruitment negativo, anti-recruitment, inversión nistágmica etc.).

Fase descompensada

En la evolución de la E. de M. pueden existir nuevos brotes que van a provocar una descompensación del sistema vestibular.

Entonces podemos distinguir bien una fase irritativa ipsilateral que va a desencadenar la descompensación del sistema o nuevas fases de descompensación por claudicación del lado afecto.

Fase irritativa ipsilateral. - Puede presentarse con signos irritativos dentro de un estudio ENG. rutinario o dentro de un cuadro clínico de empeoramiento.
Puede existir un N. E. ipsilateral con ojos cerrados.
El N. P. no modifica el N. E.

En las pruebas Rotatorias podemos encontrar tres casos:
Un N. E. ipsilateral que domina toda la programación; una dismetría con predominio de sacudidas ipsilaterales, o una mala acomodación. Figura 10 y 11

El Recruitment es positivo e incluso puede haber un over-recruitment. Figura

Descompensacion contralateral. - Existe un N. E. contralateral con ojos cerrados que desaparece con ojos abiertos.
El recruitment vestibular es negativo.

Recruitment vestibular y enfermedad de Menière

El estudio del Recruitment vestibular se modifica con arreglo a los distintos estadios de la E. de M.

Distinguimos:

Primer Estadío ⟶ Recruitment vestibular negativo
Segundo Estadío ⟶ Recruitment vestibular positivo
Tercer Estadío ⟶ Recruitment vestibular ↗ negativo / ↘ anti-recruitment

Cuarto Estadio ↗ Irritativo → R. Vestibular ↗ Positivo / ↘ Over-recruitment
Cuarto Estadio ↘ Descompensado → Negativo

Iatrógenas. -

Pueden dividirse en medicamentosas ototóxicas y quirúrgicas

Iatrógenas ↗ Laberintitis Post-operatorias
Iatrógenas → Destrucción laberíntica fortuita
Iatrógenas ↘ Platinostomía vestibular

Platinostomía vestibular en la E. de M.

Tecnica quirúrgica mínima basicamente conservadora y de comportamiento claudicatorio, y con frecuencia de anulación cocleovestibular.

La evolución normal del nistagmus es la siguiente figuras 12.
El N. P. puede afectar al N. E. en algunas posiciones. Despareciendo el mismo mientras dura la rotación.

Transcurridos unos meses existe una normalización de las respuestas a la estimulación. Hay que valorar una disminución de la amplitud. Figura

La evolución de las respuestas nistágmicas a una estimulación rotatoria suele ser la siguiente Figura 13, empieza por una desaparición de las sacudidas nistágmicas ipsilaterales y la aparición y normalización a posteriori.

La evolución sintomática desfavorable, es decir, la persistencia de los vértigos implica un aumento de los parámetros de amplitud y frecuencia en comparación al preoperatorio.

Resumen

La E. de M. tiene una evolución muy característica y el vértigo es un signo de la evolución clínica, pero no fisiopatológica del proceso.

Para valorar mejor esa evolución tenemos las pruebas electronistagmográficas, distinguiendo cuatro fases; 1º, Fase irritativa silenciosa. 2º, Fase descompensada y claudicante; 3º, Fase compensada degenerativa; 4º, Fase descompensada: Irritativa ipsilateral o descompensada contralateral.

Valoramos en la segunda Fase su período final, cuando la sintomatología vestiginosa ha desaparecido, en el que la estimulación provoca unas respuestas mínimas y consideramos que son debidas al hiperfuncionalismo inhibitorio central, de tal forma que no corresponden al estado de los laberintos y si a la respuesta del sistema vestibular.

Damos énfasis a la respuesta del Recruitment vestibular distinguiendo: Recruitment vestibular negativo en la primera fase; recruitment vestibular positivo en la segunda fase; recruitment vestibular negativo y antirrecruitment en la tercera fase, y recruitment vestibular positivo y over-recruitment en la fase irritativa y recruitment vestibular negativo en la fase descompensada.

Creemos que al contrario de lo que sucede en el Recruitment coclear, el Recruitment vestibular es la respuesta central.

Por último valoramos la respuesta ENG. en la E. de M., la

apertura vestibular por platinostomía y el comportamiento ENG. hasta su normalización.

Summary

The Menière Disease has a very characteristic evolution and the vertigo is a sign of clinical evolution, but not a physiopathological symptom of the process.

For a better evaluation of the progress we have the ENG tests, which distinguish four phases: 1st. silent irritative phase; 2nd. halting and decompensated phase; 3rd. degenerative compensated phase; 4th. decompensated phase; ipsilateral irritation or contralateral decompensation.

The final period is value in the second phase when the vertiginous symptomatology has disappeared. In this, the stimulation provokes a minimal response and we consider this is due to the central inhibitory hyper function in such a way that it does not correspond to the state of the labyrinth, but to the response of the vestibular system.

We give emphasis to the response of the vestibular recruitment, distinguishing: negative vestibular recruitment in the first phase; positive vestibular recruitment in the second phase; negative vestibular recruitment and antirecruitment in the third phase and positive vestibular recruitment or over-recruitment in the irritative phase and negative vestibular recruitment in the decompensated phase.

We believe that contrary to what happens in the cochlear recruitment, the vestibular recruitment is the central response to the situation in which the peripherical receptor is found at that moment, and the time in which the alteration is restored.

Finally, we evalute the ENG response in the Menière Disease with the vestibular opening by platinostomy and the behaviour of the ENG until it becomes normal.

Bibliografia

CASSELBRANT, M. and cols.:
Volume displacement of the tympanic membrane in a sitting position as the function of middle ear muscle activity. A quantitative microflow method.
Act. Otolaryng. (Stockh.) 84: 402 (1978)

DENSERT and cols.:
Perilymphatic pressure influence on the volume displacement of the tympanic membrane.
Act. Otolaryng. (Stockh.) 84: 220 (1977)

GOODHILL, V.:
Sudden deafness and round window rupture.
Laryngoscope 81: 462 (1971)

OLAIZOLA, F., D. ALAMINOS, SAYKOWATY:
Isopresión vestibular. Tratamiento quirúrgico del vértigo de Menière.
Acta ORL: Española, Vol. IV (1967)

OLAIZOLA, F.:
Valoración de los parámetros electronistagmográficos. Lecciones de Exploración cocleovestibular y sus bases Anatomofisiólogicas. Prof. Jaime Marco-Sevilla

OLAIZOLA, F., M. MARISCAL, D. ALAMINOS:
Acción de los barbitúricos sobre el nistagmus.
Proceedings of the Neurootological and equilibriometric Society Reg. Vol. 4 (1975)

OLAIZOLA, F.:
Electronistagmografía en los síndromes de la linea media.
Proceedings of the Neurootological and equilibriometric Society Reg. Vol. V (1976)

OLAIZOLA, F.:
Neurotomía vestibular.
Proceedings of the Neurootological and equilibriometric Society Reg. Vol. VI, 2 (1978)

OLAIZOLA, F.:
Impedanciometría en hipoacusias neurosensoriales icticas.
Enviado al Symposium Internacional de Impedanciometría
Lisboa, sep. 1979

STROUD, M., T. C. CALCATERRA:
Spontaneus perylymph fistulas.
Laryngoscope 80: 479 (1970)

Zum Auftreten des Lagerungsschwindels und -nystagmus während der Rückbildungsphase des akuten isolierten einseitigen Vestibularisausfalls.

H.-J. Scholtz,
Jena/DDR

In der Differentialdiagnose von Schwindelerkrankungen bestimmt bereits die gezielte Erhebung der Anamnese die weiteren diagnostischen Schritte. Bei der letzten wissenschaftlichen Tagung der Gesellschaft für Neurootologie und Equilibriometrie wurde der Wert der Prüfungen auf vestibulospinale Abweichungen kritisch beleuchtet. Eine größere Bedeutung in der Vestibularisdiagnostik kommt jedoch dem Nachweis eines pathologischen Nystagmus zu, und das gilt besonders, wenn die Beschwerden eines Lage- und Lagerungsschwindels zu "objektivieren" und diagnostisch weiter abzuklären sind.

Es besteht heute die verbreitete Tendenz, den Lage- und Lagerungsnystagmus mit Hilfe der Elektronystagmographie (ENG) oder Photoelektronystagmographie (PENG) zu registrieren. Ist es aber sinnvoll, sich allein auf die Registrierung zu stützen? Trotz des unbestreitbaren dokumentarischen Wertes einer Nystagmusaufzeichnung haben wir uns bei der Anwendung der ENG mit dem Problem auseinanderzusetzen, durch welche Grenzparameter ein bei der Lageprobe auftretender Nystagmus als pathologisch einzuschätzen ist. Bei der Benutzung der PENG besteht zudem noch die Gefahr des Verrutschens des Apparates während der Lagerung, zum

Beispiel bei dem von uns verwandten, sehr präzisen PENG-Gerät nach Gestewitz .

Die Nystagmusbeobachtung kann daher heute noch nicht unterlassen werden, sondern erscheint zur Kontrolle der Registrierung sogar wünschenswert. Am besten erfolgt sie im infraroten Licht. Dazu bewährt sich uns seit 1970 ein Eigenbau , bestehend aus einer handelsüblichen Fernseh-Kamera, in der wir das normalempfindliche Endikon durch ein ultrarotsensitives ersetzt haben, sowie aus einem Tubus mit den beiden Lichtquellen. Als Vorteile gegenüber der Beobachtung ohne oder mit der Frenzel-Brille erwiesen sich:

1. Die optische Fixation mit ihrer hemmenden Wirkung auf den Nystagmus ist ausgeschaltet.
2. Durch eine Schaumgummimanschette, die am Tubus mit den Lichtquellen angebracht ist, wird das Sehfeld abgeschlossen, so daß die Beobachtung nicht mehr im Dunkelzimmer zu erfolgen braucht.
3. Es ist eine Demonstration über mehrere Monitoren oder Aufzeichnung seltener Nystagmusbilder mit Hilfe eines Recorders möglich.
4. Durch eine simultane ENG werden wir dem erwähnten Anliegen der Kontrolle der Nystagmusregistrierung gerecht. Hierdurch erhöht sich zugleich der Informationsgehalt der Prüfung.

Ein leicht zu handhabendes Gerät, den sogenannten Infrared Viewer, zur Anwendung in absoluter Dunkelheit gab Dix 1974 an.

Für den Nachweis eines Lagerungsnystagmus in der klinischen Praxis dürfte unseres Erachtens aber die Frenzel-Brille noch die weiteste Verbreitung besitzen. Ihre Anwendung hat den Nachteil, daß nicht jeder feine Nystagmus hervortritt, ganz im Gegenteil sogar unterdrückt wird, so daß einem mit Hilfe der Frenzel-Brille erkennbaren Lage- und Lagerungsnystagmus weiterhin eine pathologische Bedeutung zukommt.

Die Problematik des Lage- und Lagerungsnystagmus ist zu reichhaltig, als daß sie hier im Rahmen des round-table-Gespräches erschöpfend abgehandelt werden könnte. Wir möchten uns daher einem Teilaspekt zuwenden, und zwar der Frage des Auftretens eines Lagerungsnystagmus während der Verlaufskontrollen von akuten einseitigen Vestibularisausfällen. Hierzu wurden wir durch folgende Beobachtung angeregt :

Eine 32jährige Frau suchte uns 2 Jahre nach schneller und vollständiger Rückbildung eines akuten isolierten linksseitigen Vestibularisausfalls mit einem typischen Lagerungsschwindel und -nystagmus zur vormals gesunden Seite auf. Es bestanden das Phänomen einer Gegenläufigkeit des Nystagmus beim Aufrichten sowie alle anderen Kriterien des Lagerungsnystagmus, der nach 6 Wochen wieder verschwunden war und blieb, so daß wir uns zur Diagnose eines benignen paroxysmalen transitorischen Lagerungsschwindels berechtigt fühlten.

Bei einer systematischen Nachkontrolle von 68 Kranken mit einem akuten einseitigen Vestibularisausfall, die wir zwischen 1976 und 1978 in Jena behandelten, wurde bei 9 Fällen während der Rückbildungsphase ein typischer Lagerungsschwindel beim Hinlegen auf die kranke Seite, zweimal zusätzlich auch in Rückenlage, beobachtet. Bei der Lagerungsprobe trat stets ein intensiver transitorischer, frontaler, d. h. rotierender Nystagmus zur unten liegenden kranken Seite auf, der nachlassende oder mangelnde Reproduzierbarkeit bei Wiederholungen besaß. Beim Wiederaufrichten aus der Kopfhängelage stellte sich eine Gegenläufigkeit des Nystagmus, der von der Intensität des Spontan-

oder Provokationsnystagmus deutlich zu unterscheiden war, nur bei zwei Kranken ein. Bei allen 9 Patienten konnte in keinem Falle ein sogenannter Erholungsnystagmus nach Stenger festgestellt werden. Dieser Typ eines schwachintensiven Spontannystagmus zur vormals kranken Seite war bei 5 % der übrigen Vestibularisausfälle im Erholungsstadium vorübergehend vorhanden.

Betrachten wir die einzelnen Fälle , so trat manchmal der Lagerungsnystagmus auf, wenn die Funktionswiederkehr - gemessen an der thermischen Prüfung und erkennbar an den schrägen Strichen - bereits im Gange war (Fall 1 und 2) oder es setzte andererseits mit dem auftretenden Lagerungsnystagmus auch die thermische Erregbarkeit wieder ein (Fall 3 und 4). Bei den Beobachtungen 5 und besonders 6 ist interessant, daß mit dem Erscheinen des Lagerungsschwindels und -nystagmus sich auch der Spontannystagmus zur gesunden Seite, der bis dahin nur noch als Provokationsnystagmus nachweisbar war, wieder verstärkte.

Schließlich beobachteten wir 3 Kranke (Fälle 7 bis 9) (Abb. 6), wo sich bei ausbleibender Funktionswiederkehr - helles Feld - in der Phase der Abschwächung des Spontannystagmus ein typischer Lagerungsnystagmus zur kranken Seite mit heftigem Begleitschwindel einstellte. Im Falle 7 zeigte sich zugleich eine Verstärkung des bis dahin noch recht intensiven Ausfallnystagmus und eine angedeutete Funktionswiederkehr der kranken Seite gegen Ende des fast 6 Monate anhaltenden Lagerungsnystagmus.

Das Auftreten eines Lagerungsschwindels und -nystagmus während der Funktionswiederkehr nach partiellem oder totalem akuten Vestibularisausfall wurde bereits von Hofmann, Stenger, Meran und Pfaltz sowie anderen mitgeteilt. Jedoch schrieb Stenger auch, daß er bei bleibender thermischer Unerregbarkeit, also beim Ausbleiben einer Erholungsphase, niemals einen zur kranken Seite gerichteten Nystagmus auftreten sah.

Welche Bedeutung der Entstehung eines Lagerungsnystagmus lassen unsere klinischen Beobachtungen zu?

Wir gehen dabei von der uneinheitlichen Ätiologie und Pathogenese des akuten einseitigen Vestibularisausfalles aus. In den erstgenannten Fällen, die eine relativ schnelle Rückbildung der Störung mit Wiederkehr der vestibulären Labyrinthfunktion aufwiesen, darf angenommen werden, daß entsprechend dem sogenannten Erholungsnystagmus nach Stenger vorübergehend in den Integrationszentren der kranken Seite ein Informationsplus durch die wiedereintreffenden Bogengangs- und Statolithenafferenzen vielleicht in unterschiedlichem Ausmaß besteht. Obwohl wir einen galvanischen Test, wie ihn Pfaltz zur Differenzierung dieser Läsionen angibt, nicht durchgeführt haben, wird ein weit peripherer Sitz der Störung vermutet.

In den Fällen, bei denen sich mit dem Auftreten des Lagerungsnystagmus zur kranken Seite auch der Ausfallsnystagmus zur gesunden Seite verstärkte, muß eine Aktivierung der Formatio reticularis beziehungsweise ein Fortfall von Hemmungen angenommen werden, möglicherweise als Folge eines hinzutretenden Infektes, wofür es anamnestische und klinische Hinweise gab.

Bei der letzten Gruppe, bei der sich ein Lagerungsnystagmus noch vor Auftreten einer Funktionswiederkehr, gemessen an der thermischen Probe der lateralen Bogengänge, einstellte, möchten wir eine Läsion im Endkernbereich annehmen. Dafür könnten Hinweise aus der Literatur, nach denen in derartigen Fällen eine Erholung spät und eine Funktionswiederkehr oft gar nicht auftritt, sprechen, aber auch eine weitere eigene Beobachtung hindeuten :

Bei einer 45jährigen Frau besteht seit einem Schädeltrauma vor 3 Jahren ohne Hinweis auf eine kochleäre Mitbeteiligung oder auf eine otobasale Fraktur ein einseitiger Vestibularisausfall ohne Wiederkehr der thermischen Erregbarkeit. Nach 2 Jahren trat ein Lagerungsnystagmus zur ausgefallenen Seite auf, der ein halbes Jahr anhielt.

Es ist schwer vorstellbar, daß in diesen Fällen bei bleibender thermischer Unerregbarkeit bereits Informationen von den Statolithenorganen der kranken Seite zentral eintreffen und dazu noch Fehlregulationen auslösen, die zum Auftreten eines Lagerungsschwindels und -nystagmus führen. Zweifel an einem solchen Erklärungsversuch kommen bei der Analyse einer letzten Beobachtung auf , wo bei einem akuten einseitigen Vestibularisausfall ohne Funktionsrückkehr, aber auch ohne nachweisbare weitere neurologische Symptome im Verlaufe von 6 Kontrolljahren 5 Phasen mit Lagerungsschwindel und -nystagmus zur kranken Seite bestanden. Wir möchten vielmehr annehmen, daß der zentrale Prozeß vorübergehend über die von McCabe u. a. nachgewiesenen Faserverbindungen zwischen dem rechten und linken Nucleus vestibularis medialis die Gegenseite beeinflußt und sogar die Mittellinie selbst kurzzeitig überschreitet.

Wegen der ungeklärten Ätiologie und Pathogenese des Lagerungsnystagmus besteht die Notwendigkeit zur Kontrolle der Patienten und zur Abgrenzung dieses Typs vom sogenannten malignen transitorischen Lagerungsschwindel und -nystagmus, der bei Erkrankungen des Kleinhirnunterwurms auftritt und mitunter das einzige neurootologische Symptom darstellt. Dieser Lagerungsnystagmus, auf den in jüngster Zeit besonders Sakata hingewiesen hat, ist aber meist nur gering erschöpflich und weist vor allem eine vertikale Schlagrichtung auf.

Fassen wir zusammen: Das Auftreten eines Lagerungsschwindels in Fällen von akutem einseitigem Vestibularisausfall mit nachweisbarer Erholung darf als harmloses Symptom eingeschätzt werden. Bei fehlender Wiederkehr der thermischen Erregbarkeit, wovon wir 5 Beobachtungen mitteilen konnten, bedürfen diese Kranken wegen des ungeklärten Charakters ihrer Störung unserer weiteren höchsten Aufmerksamkeit.

Literaturverzeichnis

1. GESTEWITZ, H. R.:
Methoden zur Untersuchung des Gleichgewichtsapparates anhand des funktionellen Zusammenwirkens seiner einzelnen anatomischen Abschnitte - Das optovestibulo-spinale System.
Z. Militärmed. 16: 301 - 307 (1975)
2. HOFMANN, W.:
Vestibulariserscheinungen nach traumatischer Stapesluxation.
Mschr. Ohrenheilk. 94: 75 - 79 (1960)
3. MERAN, A., C. R. PFALTZ:
Der akute Vestibularisausfall.
Arch. Oto-Rhino-Laryngol. 209: 229 - 244 (1975)
4. ROSSBERG, G., H. H. STENGER:
Klinik der peripheren Vestibularisstörungen.
In: Hals-Nasen-Ohrenheilkunde, hsg. von J.Berendes, R. Link, R. Zöllner, Bd. III, Teil 3, S. 1697 - 1736, Thieme Verlag Stuttgart (1966)
5. SAKATA, E., K. OHTSU, C. KANAZAWA:
Beiträge zur Pathophysiologie des Spontan- und Provokationsschwindels.

HNO-Praxis (Leipzig) 4: 16 - 23 (1979)

6. SCHOLTZ, H. J., F. LEUTERT:
Die Nystagmusbeobachtung im ultraroten Licht.
Medizintechnik 13: 28 - 29 (1973)

7. STENGER, H. H.:
"Erholungs-Nystagmus" nach einseitigem Vestibularisausfall, ein dem Bechterew-Nystagmus verwandter Vorgang.
Arch. Ohr-, Nas-und Kehlk.-Heilk. 175: 545 - 579 (1959)

Vestibular disturbances caused by hearing aids.

R. Johansson, J. Suonpää and A. Salmivalli,
Turku/Finland

Introduction

The effect of sound on the vestibular system was first described by Tullio (1929). He showed in the pigeon that the ampulla of a semicircular canal can be excited by an acoustical stimulus. Later Kacker and Hinchcliffe (1970) have reported sound induced nystagmus in patients with sensorineural hearing loss. Kacker and Hinchcliffe also introduced the term "the sono-ocular test" for a presentation of acoustical stimuli during electronystagmographic recording. In 1974 Stephens and Ballam stated that of sixty vertiginous patients fifteen showed an enhancement of their spontaneous nystagmus when tested with the sono-ocular test using stimulation of 110 dB HL at 1 kHz. Of these seven were patients diagnosed as having Ménière's disorder. They also tested ten normally-hearing subjects but the acoustic stimulus did not induced any nystagmus. More recently Salmivalli, Rahko and Virolainen (1977) studied the effect of a 2 sec 113 - 123 dB ISO pure tone stimulus on ENG. They found ENG changes in 45 % of patients with sensorineural hearing loss (mean threshold of 1 kHz about 60 dB ISO) but in none of the normally-hearing patients.

Vestibular disturbances are common in deaf children. The percentage of hearing impaired children with reduced caloric reactions was according to Arnvig (1955) 41, according to Rosenblut et al. (1960) 49, and according to Suonpää (1978) 60. With the output levels of modern hearing aids the deaf children are exposed to very intense sounds. The purpose of this study was to investigate the effects of such loud sounds on the vestibular system of deaf children. The possible role of stapedius muscle reflex in this phenomenon was also studied.

Material

The material of this investigation consists of 47 pupils attending the School for Deaf in Turku. The age of the pupils varied between 7 and 16 years. The mean age was 11.4 years. All children had a severe impairment of hearing. According to the individual pure tone averages (PTA) in the better ear the children could be classified in three groups:

I	PTA	$\leq$ 85 dB (ISO)	10 children
II	PTA	86 - 100 dB (ISO)	7 children
III	PTA	$\geq$ 101 dB (ISO)	30 children

The etiology of the deafness was hereditary in 15, prenatal (maternal rubella infection) in 7, perinatal in 10, meningitis in 4 and unknown in 11 cases.

Methods

Pure tone sounds at 0.5, 1 and 2 kHz and white noise (WN), all of 2 seconds duration, were presented to the ear under examination through a TDH-39 earphone of a Beltone 15 A audiometer. The audiometer was calibrated according to ISO 389 (1975). The loudness of the pure tone sounds were 120 and 130 dB (SPL) and of the white noise 113 and 123 dB (SPL).

ENG was recorded with a direct ink-writing AC amplifier (Elema Mingograph) with a time constant of 3 seconds. Before each examination the apparatus was calibrated with ten degrees deviation of the eyes. Spontaneous and positional nystagmus was recorded with eyes closed in supine and both lateral positions. After that the ears were stimulated with loud sounds and ENG changes were registered. The test room was quiet and dark and the subject was in supine position.

The stapedial muscle reflex was studied by Teledyne Avionics acoustic impedance meter TA-2C (probe tone frequency 220 Hz) with contralateral pure tone stimuli of 0.5, 1 and 2 kHz and white noise. The maximal intensity of the stimulus was 125 dB (SPL) and it was presented through a TDH-39 earphone.

Results

The spontaneous nystagmus ($\geq 3^{\circ}$/sec) was recorded in 44 (84 %) of the deaf children by electronystagmographic. During the investigation each ear of 47 children was stimulated with loud sounds eight times. The total number of stimulations was 752. In 237 (32 %) times the stimulus induced an ENG change. Figure 1 illustrates the five typical ENG changes regarded as positive. An induced nystagmus with duration of 2 - 5 seconds or spontaneous nystagmus becoming more pronounced after the tonal stimulus appeared to be the most prevalent reactions (in about 80 % of cases). In few cases the nystagmus became weaker or totally disappeared after the sound stimulus. In the fifth type of ENG changes the spontaneous nystagmus changed its direction after the sound stimulus.

At least one positive ENG change was found in 44 (94 %) of the deaf children examined. After the stimulation with loud sounds six children felt subjectively vertigo and dizziness.

The number of ENG changes induced with various sound stimuli is shown in table 1. A 10 dB increase of the stimulus intensity did not significantly change the amount of ENG disturbances. The three pure tone stimulations (0.5, 1 and 2 kHz) gave ENG changes in 90 (32 %) at 120 dB (SPL) and in 94 (33 %) cases at 130 dB (SPL). With white noise the number of ENG disturbances was 41 (44 %) both at 113 and 123 dB (SPL).

Figure 2 shows the three groups of hearing thresholds for 0.5, 1 and 2 kHz and the occurrence of ENG changes after stimulations with sounds at corresponding frequencies. With a pure tone stimulus at 0.5 kHz the ENG disturbances were most frequent in the group with hearing threshold level between 86 - 100 dB (ISO) at 0.5 kHz. With higher frequencies the ENG changes were most usual in the group with best hearing thresholds. When the pure tone thresholds were poorer than 101 dB (ISO) the occurrence of ENG changes was smallest.

The number of ENG changes induced by white noise is classified in three groups according to the hearing of the ear in table 2. Also with white noise the number of ENG disturbances was smallest in the group of ears with poorest hearing levels. However, the difference between the three groups was not statistically significant.

The stapedius reflex could be elicited in 14 (30 %) children. With a stimulus at 0.5 kHz the reflex was elicited in 19 (20 %) ears. At 1 and 2 kHz positive reflex was seen in 12 (13 %) and in 4 (4 %) ears respectively. Most often the stapedius reflex was elicited with white noise (in 22 ears - 23 %).

The presence of ENG changes in cases with positive stapedius reflex after 0.5 kHz and white noise stimulations are shown in table 3. A 0.5 kHz tone at 120 dB (SPL) induced ENG changes in 7 (37 %) and a 0.5 kHz tone at 130 dB (SPL) induced ENG changes in 9 (47 %) of ears with positive stapedius reflex. Correspondingly of 22 ears where the white noise caused stapedius reflex the ENG changes were found in 7 (32 %) cases after stimulation at 113 dB (SPL) and in 11 (50 %) cases after stimulation at 123 dB (SPL). The prevalence of ENG changes in the ears with positive stapedius reflexes was almost the same than in the other ears.

Discussion

ENG findings induced by loud sound were common findings in children with severe hearing impairment. Thirty-two per cent of stimulations given to the ears of test subjects induced some kind of ENG changes. In most cases the duration of the vestibular disturbance was only some seconds. Only six children felt subjectively vertigo and dizziness after the sound stimulus. In the other cases the significance of the ENG changes remains obscure.

All the sound stimuli used in this investigation were rather loud. The increase of the intensity from 120 dB (SPL) to 130 dB (SPL) did not increase the amount of ENG changes. An identical finding was found with the two white noise stimuli of 113 dB (SPL) and 123 dB (SPL).

ENG changes were most frequent when the ears were stimulated with a 0.5 kHz tone or with white noise. The greater effectiveness of these sounds may be due to the fact that deaf children have more residual hearing in the low frequencies. As we know the sound spreads wider at low frequencies in the cochlea and may activate the vestibular part of the inner ear. However, with intensities used, also tactile reception of sound may play a role.

The occurrence of ENG changes was smallest in the group with poorest hearing thresholds for the stimulus frequency. Earlier Sandberg and Terkildsen (1965) and Suonpää (1978) have stated that the depression of caloric reactions is most prevalent in the poorest hearing group of deaf children. Perhaps the sound stimuli used were not strong enough to irritate such severely damaged vestibular organs.

Acoustic stapedial reflex thresholds for pure tones at sensation levels less than 55 - 60 dB may be regarded as indicating the presence of loudness recruitment (Metz 1952). However, when the pure tone threshold falls below 90 - 95 dB the stapedial reflex can seldom be elicited whether the deafness is cochlear or retrocochlear (Morrison 1975). In this investigation the stapedial muscle reflex could be elicited in 14 (30 %) of the deaf children. In cases with positive stapedial reflex the occurrence of ENG changes was not greater than in the other subjects. The hypothetical role of the loudness recruitment in producing vestibular changes could not be confirmed in this investigation.

The intensities of sound stimuli used in the present study are similar to the output levels of the hearing aids used by deaf children. Although the clinical importance of the present findings are not known one should be aware of such a phenomenon when prescribing and fitting hearing aids for subjects with severe hearing impairment. If the patient feels vertigo or dizziness when wearing a hearing aid the output level and frequency spectrum should be controlled.

Summary

The effect of loud sound on the ENG of 47 deaf children was studied with 0.5, 1 and 2 kHz pure tone stimuli at 120 and 130 dB (SPL) and with white noise at 113 and 123 dB (SPL). ENG changes were found after sound stimulations in 32 per cent. We observed at least one positive ENG change after the sound stimulations in either ear in 44 (94 %) of the children. The number of ENG changes was most frequent at 0.5 kHz and white noise stimulations and in ears with some residual hearing. The presence of stapedius muscle reflex was not correlated with occurrence of ENG changes.

Although the importance of these ENG findings is unsure the possibility of vestibular disturbances must be remembered when hearing aids are fitted and prescribed for subjects with severe sensorineural hearing impairment.

References

ARNVIG, J.:
Vestibular function in deafness and severe hardness of hearing.
Acta Otolaryngol. (Stockh) 45: 283 (1955)

KACKER, S. K., HINCHCLIFFE:
Unusual Tullio phenomena.
J. Laryngol. Otol. 84: 155 (1970)

METZ, O.:
Threshold of the reflex contractions of muscles of middle ear and recruitment of loudness.
Arch. Otolaryngol. 55: 536 (1952)

MORRISON, A. W.:
Management of sensorineural deafness.
Butterworths, London 1975

ROSENBLUT, B., R. GOLDSTEIN, W. M. LONDON:
Vestibular responses of score deaf and aphasic children.
Ann. Otol. 69: 747 (1960)

SALMIVALLI, A., T. RAHKO, E. VIROLAINEN:
The effect of loud noise on the vestibular system.
Scand. Audiol. 6: 137 (1977)

SANDBERG, L. E., K. TERKILDSEN:
Caloric tests in deaf children.
Arch. Otolaryngol. 81: 350 (1965)

STEPHENS, S. D. G., H. M. BALLAM:
The sono-ocular test.
J. Laryngol. Otol. 88: 1049 (1974)

SUONPÄÄ, J.:
Vaikeasti kuulovammainen koululainen.
Thesis, Turku (1978)

TULLIO, P.:
Das Ohr und die Entstehung der Sprache und Schrift.
Urban & Schwarzenberg, Berlin-Vienna (1929)

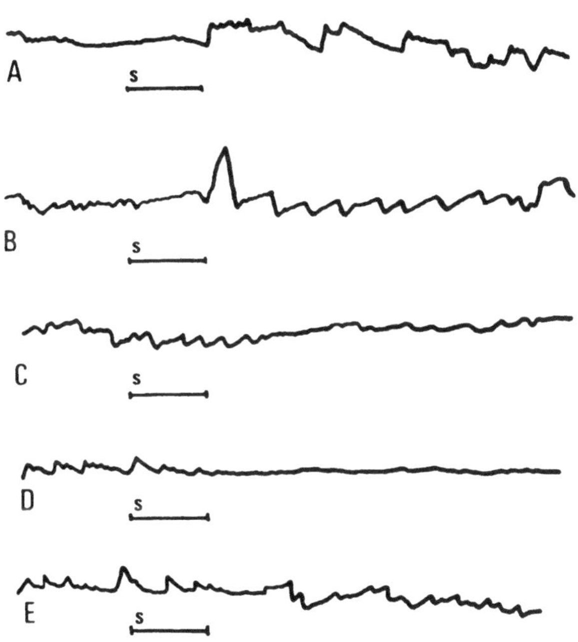

Fig. 1.

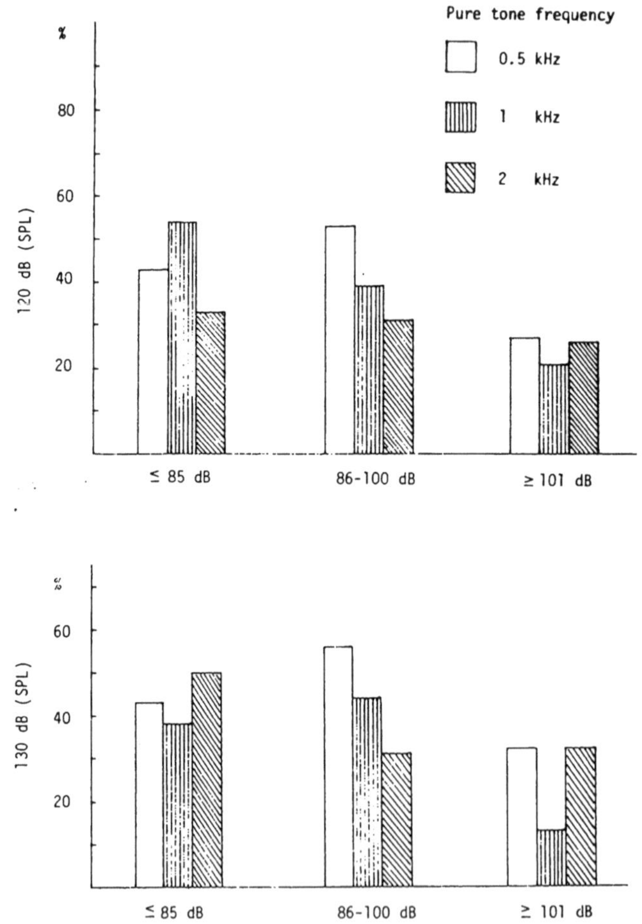
Pure tone frequency
0.5 kHz
1 kHz
2 kHz
%
80
60
40
20
120 dB (SPL)
≤ 85 dB
86-100 dB
≥ 101 dB
60
40
20
130 dB (SPL)
≤ 85 dB
86-100 dB
≥ 101 dB

Fig. 2.

Table 1.

Number of ears with ENG changes caused by loud acoustic stimulus. Results of 47 deaf children (94 ears).

Stimulus	Stimulus intensity (dB, SPL) 120 dB	130 dB
I Pure tones		
0.5 kHz	39 (41 %)	40 (43 %)
1 kHz	27 (29 %)	21 (22 %)
2 kHz	24 (26 %)	33 (35 %)
II White noise	Stimulus intensity (dB, SPL)	
	113 dB	123 dB
White noise	41 (44 %)	41 (44 %)

Table 2.

Mean pure tone thresholds for 0.5, 1 and 2 kHz compared to ENG changes caused by WN acoustic stimulation.

Intensity of WN acoustic stimulus	Mean pure tone thresholds ≤ 85 dB	86-100 dB	≥ 101 dB
113 dB (SPL)	8 (53 %)	10 (83 %)	23 (34 %)
123 dB (SPL)	13 (87 %)	7 (53 %)	21 (31 %)
	N = 15	N = 12	N = 67

Table 3.

Number of ears with positive stapedius reflex in relation to ENG changes with 0.5 kHz and WN acoustic stimulus. Results of 47 deaf children.

I <u>Stimulus 0.5 kHz pure tone</u>

Stapedius-reflex (≤125 dB SPL)	ENG changes after acoustic stimulation with 0.5 kHz 120 dB (SPL)	130 dB (SPL)
positive (19)	7 (37 %)	9 (47 %)
negative (75)	32 (43 %)	31 (41 %)
94	39 (41 %)	40 (43 %)

II <u>Stimulus: White noise</u>

Stapedius-reflex (≤125 dB SPL)	ENG changes after stimulation with WN 113 dB (SPL)	123 dB (SPL)
positive (22)	7 (32 %)	11 (50 %)
negative (72)	28 (39 %)	30 (42 %)
94	35 (37 %)	41 (44 %)

The morphological and physiological basis for vertigo of cervical origin.

Ch. Liedgren and L. Ödkvist,
Linköping/Sweden

Abstract

Vertigo due to diseases in the cervical region is said to be common. It is, however, in most cases difficult to specify the underlying pathology due to the lack of clinically relevant test methods. The patient often belongs to an age cathegory where circulatory-, joint- and neuromuscular disturbances are concomitant factors.

In different experimental animal series we have investigated the afferent input from the neck region to different levels of the ascending vestibular system. In the vestibular nuclei there is a widespread, short-latency, cervical afferent inflow which does not support the hypothesis of a somatotopical organization. Convergence of vestibular and somatosensory neck information was also observed at thalamic and cortical levels but showed no apparent differences compared to integration of input from the labyrinths and other proximal joints. Neck movements were velocity coded in the vestibular nuclei and vestibular neurons responding to movements in the neck joint could be classified using a modification of the Duensing and Schaefer system for vestibular unitary responses due to rotatory head acceleration.

The main significance of the cervical afferent system must be postural control. A neck-ocular control system probably plays a negligible role. Clinical cervical tests should rather be based on the evaluation of posture and nystagmus than on nystagmus observations only.

The patient with vertigo is often severely handicapped by his disease and should, of course, be the target for a thorough otoneurological investigation followed by proper treatment. However, in spite of a growing otoneurological test battery we frequently fail to make an adequate topical diagnosis of the lesion causing vertigo, perhaps at our best labelling it as "central" or "peripheral". This is due to the insufficiency of the test methods, lack of knowledge of the pathological mechanisms underlying various forms of vertigo and dizziness combined with the complicated architecture of the vestibular system, branching through most parts of the central nervous system. Many vestibular disorders are diffusely outlined. This includes cervical vertigo, which is a heterogenous condition, frequently suggested as a tentative diagnosis in middle aged or older patients when you have nothing better to offer.

It is axiomatic that cervical vertigo must be defined as vertigo elicited from the cervial region. The different structures in this area that should be of interest with regard to dys-/equilibrium are muscles, nerves, joints and vessels. They all are, according to literature since the beginning of this century. Among others Barany (1907) and Magnus (1924) originally elaborated on the influence of neck movements on body equilibrium. Since then we have been increasingly aware of the fact that pathological conditions in the neck region can cause vertigo which often but not always has "central" characteristics as sometimes is illustrated by a concomitant nystagmus. Cervical vertigo is based on three major theories; a neural (predominantly autonomic), a vascular and, more recently, a proprioceptive one.

The neural theory. Barré (1926 a) described the "syndrome sympathique cervical postérieur". This classical theory states that the vertebral nerve and plexus can be compressed and irritated by pathological changes in the cervical column leading to an excitation of the sympathetic postganglionic nerves along the vertebral artery. This is according to Barré and Lieou (1928) the background to the cervical syndrome which has a varied pattern of symptoms but in which vertigo may be the patient's first complaint. The neural theory has been adopted by above all French authors. Their contributions to the discussion about the pathophysiology of the cervical syndrome have been carefully surveyed by Decher in his monography on this subject (1969).

Torok and Kumar (1978) tried the neural theory on another clinical entity, the benign paroxysmal postural vertigo (Dix and Hallpike, 1952). In dogs and cats they found evidence that without compressing the vertebral artery tactile and chemical stimulation of the vertebral nerve gave rise to ipsilateral labyrinthine responses. These were instantaneous, short and fatiguable, characteristics in line with the symptoms of this disease.

It must be concluded that in spite of numerous investigations dealing with the influence of the cervical sympathetic system on both peripheral and central vestibular structures from cellular, metabolic and vascular viewpoints it is still not sufficiently proved that this system can elicit postural and vestibular signs in man.

The vascular theory. In 1927 de Kleyn and Nieuwenhuyse published a report about vertigo and nystagmus elicited by certain head positions. They attributed these symptoms to a compression of the vertebral artery, a concept that has been widely spread and accepted also through the work of Krogdahl and Torgersen (1940) and others. It seems evident that the vertebral artery can be mechanically affected by space occupying lesions (degeneration, trauma, inflammations, malformation or tumour) in the cervical column where it runs through the narrow costotransversarian foramina. Rotation and extension of the head normally have a very pronounced effect on the vertebral arteries with a shortening of the ipsilateral one and an elongation of the contralateral one. A critical area here is the wide loop of the artery around the atlanto-occipital region before it penetrates the membrane to reach the ventral aspects of the brain-stem.

Anatomic and angiographic studies (de Kleyn and Nieuwenhuyse, 1927; Kunert, 1961; Fischer-Wasels, 1962, among others) as well as plethysmography (Bäcklund et al., 1969) have provided ample support for the vascular theory. Not only the effect of the cervical column on the artery should be taken into consideration but also changes in the artery. Most patients with cervical vertigo are at least middle aged and can be supposed to have arteriosclerotic plaques in their vertebro-basilar system already compromising the central circulation. In younger people aneurysms, caliber changes and reversal and deviation of vertebral arterial flow, like in the subclavian or external carotid artery steal syndrome, may play a role. In these cases just a slight interference from the cervical column at certain head positions may cause a severe reduction of the vertebral circulation and lead to dramatic attacks of brain stem ischemia. The vestibular nuclei are supposed to be especially vulnerable to a reduced flow in the main basilar artery as they occupy a very large space in a lateral zone of the brain stem

(Gillilan, 1964). The symptoms of a vertebro-basilar ischemia may be vestibular, pyramidal, visual, reticular and/or from the cranial nerves and vary from a slight vertigonous spell to a full-blown drop-attack. Transient ischemic attacks from the internal carotid artery also can give a feeling of vertigo but the clinical picture is usually dominated by the hemiparesis and the hemihypesthesia.

It would be desirable to have reliable otoneurologic findings in patients when suspecting a vertebro-basilar ischemia especially when vertigo is a solitary symptom. Concomitant signs from other brain stem structures or a fully developed Wallenberg's syndrome provide a confident diagnosis in most cases. Vestibular findings in vertebro-basilar ischemia have been thoroughly investigated (Hallpike, 1962; Montandon and Friedman, 1967; Thiebaut et al., 1967; Eadie and Tyrer, 1968; Decher, 1969; Barber and Dionne, 1971; Causse et al., 1978) in search for a distinct nystagmographic pattern. From these studies it is evident that a considerable variation in opinion exists with regard to otoneurologic signs of vertebro-basilar ischemia. Fischer (1967) stated that a confident diagnosis cannot be made with recurrent vertigo as the sole historical feature. This view is still valid. Barber and Dionne (1971) felt they had the evidence to modify it somewhat. They found vertebro-basilar ischemia to be unlikely if the patient presented totally normal recordings at a comprehensive electronystagmographic examination. They did not use any neck torsion test, by others found to be mandatory. In line with e. g. Jongkees (1969), they find the neck torsion nystagmus to be less direct and sure as evidence for an impaired arterial circulation as it is entirely possible that this nystagmus results from disturbance of the stretch receptors in the neck.

The proprioceptive theory. In higher vertebrates with a freely moving head the labyrinths indicate body position together with afferents from neck receptors. Von Holst and Mittelstaedt (1950) showed that neck receptor activity must be subtracted from vestibular information to give a correct signal for maintaining equilibrium in the tilting situation. The tonic neck reflexes are well known; if in a labyrinthectomized, decerebrated animal the head is rotated to one side, the increased extensor tonus after the decerebration is further augmented on the side to which the snout is pointing and diminished on the other side. This change of tonus disappear when the dorsal roots of the upper three cervical nerves are cut, clearly indicating that the reflexes are initiated by impulses from the neck. The serious motor defects displayed by monkeys deprived of the neck afferents is another indication of the importance of neck input to motor control (Cohen, 1961). The receptors involved in the neck response have been localized in the neck joints (McCouch et al., 1951; Gernandt et al., 1959) but there is evidence also for a contribution from muscle receptors.

Any pathological condition in the cervical region leading to a faulty flow of information from neck receptors could theoretically create a sensation of vertigo with or without objective symptoms from the postural system. A neuronal pathway from neck receptors to the vestibular nuclei (VN) and thence to eye-motor neurons is known (Hikosaka and Maeda, 1973; Meyer et al., 1974). This may be the basis for neck induced nystagmus, a controversial topic that will be further discussed.

It seems reasonable to expect a close neck-vestibular integration in the central nervous system to carry out the necessary coordination between head and body movement.

This made us investigate the representation and the influence of neck receptor afferents at different levels of the ascending vestibular system.

The vestibular nuclei (VN). Direct pathways from the cord to the VN are modest (Brodal, 1974). Indirect pathways via the cerebellum and the reticular formation seem to be more prominent with regard to somatosensory inflow (Wilson et al., 1966; Ito and Yoshida, 1966). Fredrickson et al. (1966) demonstrated convergence of somatosensory and vestibular volleys in the VN with a preference for volleys evoked from proximal joints including the neck. The neurons frequently received an antagonistic input from the two sensory systems, a so called vestibulo-cervical antagonism. Thus, when the head is turned, the two signals from the labyrinths and the neck tend to cancel one another as they together have informed the central nervous system that the head to body position is compatible.

To collect quantitative and topographic knowledge about the distribution of neck afferents to the VN we used cats under halothane anesthesia. The cleidotrapezius, the splenius and the occipitoscapular muscles were dissected bilaterally and their respective nerve supply mounted in plastic chambers containing bipolar stimulating electrodes. The electrical stimulus employed should recruit most of the enclosed nerve fibers. The recording was extracellular in the VN. The location of the electrode tracks was determined in frozen sections stained according to the Klüver and Barrera method. One thousand and nineteen VN neurons were analyzed. Five hundred and sixty-nine (56 %) of these were observed to receive afferent information from somatosensory body receptors.

The input from face, trunk and limb areas was analyzed through manual stimulation of skin, fur, whiskers, deep tissues and joints. The majority of these units (63 %, n = 569) responded to electrical neck nerve stimulation. A high percentage of 'somatosensory' VN cells responded to 'neck input' in all four major VN, from 77 % in the superior VN to 56 % in the lateral VN. On comparing ventral and dorsal parts of the lateral VN only 36 % of the cells in the latter region with a somatosensory input responded to neck nerve stimulation. The corresponding figure for the ventral part was as high as 82 %. Thus, there is no strict somatotopic pattern of neck nerve representation in the VN but the whole nuclear complex seems to be receiving afferent information from the neck region. It is also to be remembered that no specific joint stimulus was used and just a few neck muscles dissected. The most frequent response was an excitation but an inhibition was also seen, which to some degree may have been masked by an irregular spontaneous neuronal activity. Response latencies varied over a wide range, the most rapid being 1.2 msec, allowing for at least one synaptic coupling.

An analysis was then made of the information content of the neural signals during neck manipulation in the VN (Liedgren et al., 1978) in analogy with previous studies of the vestibular apparatus (Melville Jones and Milsum, 1971). This experimental series was performed on awake, immobilized cats. During the recording of extracellular single unit activity in the VN the cat was placed in a movable cast supporting the body. The head was mounted in a stereotaxic frame. The body could be moved laterally to each side with the head remaining fixed, thus permitting movements only in the neck region. The position of the body with respect to the head was continously recorded and is referred to as neck-position or angle. The whole set up rested on a manually driven rotating table. The recordings were computer analyzed. One hundred and sixty-four neurons responding to angular acceleration were collected: 68 type

I, 89 Type II, 4 type III and 3 type IV, according to Duensing and Schaefer (1958), with proper regard taken to ours being a mixed canal response due to the position of the head. Thirty percent (n = 164) of the cells responded to neck joint movements. Twenty-two units increased and decreased their spontaneous activity when the body was moved towards and away from the side of the recording electrode respectively. Nineteen had the opposite pattern. Seven units increased their discharge rate during body movements in both directions while none was observed to be inhibited by this kind of a stimulus. Neural responses to neck torsion and rotation were opposite for 84 % of the cells. Most convergent units (94 %, n = 48) changed their discharge rate dependent on the neck velocity and not upon absolute neck position. A representative neuron thus increased its firing rate above spontaneous levels when the angle was increased to about 20 degrees. If this position was held for 10 sec. the discharge rate decreased to a spontaneous level. Upon return of the neck to the original position the discharge rate decreased below spontaneous levels to gradually reach these levels again within about 5 sec. To examine the relationship of neck velocity and acceleration to neuronal discharge the neck angle was changed in a sinusoidal fashion.

The following statistical analysis revealed that VN neurons responded to changes in position, i. e. velocity and not to acceleration. This is in total accordance to what is known for the vestibular system (Fernández and Goldberg, 1971; Melville Jones and Milsum, 1971).

Our results indicate a vast neck influence on the VN. There was no correlation of this influence to anatomically or functionally defined areas with the possible exception of dorsal and ventral parts of the lateral VN. Vestibulo-cervical antagonism was frequently found. The VN units activated by neck torsion responded to velocity rather than to absolute position or acceleration.

The thalamus. Our field potential and single unit studies in the squirrel monkey indicate a wide distribution of vestibular input in the thalamus (Liedgren and Schwarz, 1976; Liedgren et al., 1976 a). Two major foci can, however, be demarcated, one in the nucleus ventralis posterior lateralis (VPL) and one in the posterior nuclear group (Po). Vestibular afferents converge with somatotopically organized proprioceptive afferents on VPL neurons contradicting earlier theories about their strict modality specificity. Convergence of information from vestibular and neck receptors was frequently observed. Vestibular VPL neurons respond to vestibular stimulation in a manner similar to that of VN neurons (Liedgren, 1976; Büttner et al., 1978) and there is evidence that vestibulo-cervical antagonism and neck velocity coding exist also at this thalamic level. Po neurons were excited from wide, frequently bilateral receptive fields and vestibular neurons often received a multimodal input. A proprioceptive inflow from the neck region was noted but could not be claimed to be of major importance.

Cortex. Thalamic neurons in VPL and Po send their axons to the vestibular cortical projection fields in the area 3 a arm field and anterior suprasylvian region respectively (Liedgren et al., 1976 b). The common denominator for area 2 v in the monkey (Fredrickson et al., 1974) and area 3 a in the cat (Ödkvist et al., 1975) is the convergence of deep somatic and vestibular afferents, neck afferents included.

A close connection between vestibular and neck afferents is seen throughout the ascending vestibular system especially at brainstem levels but also in the thalamus and cortex. This integration, once believed to solely occur in the upper cervical cord (Magnus, 1924), is used in the regulation of somatic postural reactions as well as for the orientation of the visual world (Cohen and Suzuki, 1963).

Cervical nystagmus. Conflicting interpretations exist concerning the role of neck afferents in visual fixation during head movement. The semicircular canals and the related rotation-sensitive neck receptors govern the compensatory eye movements according to Meiry (1971). In contrast to his data Dichgans et al. (1973) believe that ocular stabilization relies normally mainly on the vestibulo-ocular pathway while the neck-ocular loop plays a negligible role. However, following bilateral destruction of the labyrinths there will be an overshoot of gaze because the eyes are moved with the head but after a few weeks the vestibular drive is partly replaced by a drive from neck receptors so that there is a neck-eye reflex similar to the vestibulo-ocular reflex during gaze (Dichgans et al., 1974). Gresty (1976) suggests the possibility that the eye movements evoked by neck reflexes are related more to holistic mechanisms of body geometry and orientation than to the specific task of stabilizing the eyes.

DeJong (1967, 1973) has extensively surveyed and studied the matter of cervical nystagmus. Others (Barré, 1926 b; Bos and Philipszoon, 1963; Hinoki and Kurosawa, 1964) also conclude from their experimental findings that the disturbance or elimination of information from the deep neck ligaments, the intravertebral joints and the neck muscles is very important in the genesis of "vestibular" signs like rotational vertigo and nystagmus. However, Cohen (1961) could discover no spontaneous nystagmus after section of the upper dorsal cervical roots. In his critical analysis of the experimental background to cervical proprioceptive nystagmus Kornhuber (1974) points out that deJong's recordings of positional nystagmus in animals after cervical root section were inconstant and abolished by vision. Positional nystagmus is frequently recorded in normal persons when the vision is excluded. He concludes that proprioceptive cervical mechanisms probably have nothing to do with spontaneous, positional or positioning nystagmus but on the other hand are of the utmost importance to body equilibrium and postural reactions. We agree with his view that when vertigo or nystagmus is evoked by neck torsion one should first of all consider sclerotic lesions in several cranial arteries and compression of a vertebral artery by pathological changes in the vertebral column rather than a dorsal root lesion.

Neck proprioception has access to primary cortical vestibular fields and thereby to conscious perception. Patients with tension headache often complain of episodes on non-specific vertigo which we tend to diagnose as psychogenic vertigo. One explanation to this vertigo may be that, because of the muscle tension, inappropriate proprioceptive information from the neck travel to higher integrative centres. Here a conflict arises between visual, vestibular and proprioceptive messages resulting in a feeling of unsteadiness and giddiness. Klockhoff (1978) finds vertigo to be one of the more prevalent symptoms in his tensor tympani syndrome and suggests "central tension dizziness" as a label for it. Dysrythmic periods and square waves were frequent phenomena in these patients where the electronystagmography otherwise could reveal no significant changes, e. g. nystagmus or asymmetric caloric reactions.

Neck torsion tests. When performing this test the head should be immobilized to avoid interference from vestibular receptors. The body is then rotated. There are various ways to perform this test (Greiner et al., 1969; McCabe, 1975) and they may put different mechanisms into action and give different results. The borderline between pathologic and normal outcome of the test is diffuse. Some authors (Jongkees and Philipszoon, 1964; Depondt, 1974) admit seeing neck-torsion nystagmus in normal persons while others (Greiner et al., 1969) do not. For office use the technique used by van de Calseyde et al. (1977) is convenient. The head of the subject was held fixed. The body was rotated in a chair to about 65 degrees in each direction with maximum rotation maintained for 2 min. The test was carried out in total darkness with electronystagmography. We employ this test procedure in our otoneurological examination but have excluded the nystagmography and look for nystagmus under Frenzel's glasses. Van de Calseyde et al. found a positive neck torsion test in 10.9 % in the control group and 11.1 % in the patient group. This poses, of course, a difficult problem in the clinical interpretation. However, if the outcome of this test is correlated with the case history, clinical examination of neck and shoulder regions, radiology of the cervical column and positional and positioning tests one may gather some important information with regard to a possible cervical genesis of the patient's vertigo.

Personally we do not believe that the neck torsion test should be discarded. When carried out as described above it should be of value when diagnosing sclerotic lesions in the cranial arteries and compression of the vertebral artery by the cervical column. Then it should be employed with great care and nystagmus should be the parameter to observe and record. When it comes to "proprioceptive neck diseases" postural reactions should be recorded as well because neck proprioception is as discussed much more associated with body equilibrium then with eye movements. This can easily be achieved by e. g. recording the laterotorsion when rotating the body with the head in a fixed position.

References

BARANY, R.:
Physiologie und Pathologie des Bogengangsapparates beim Menschen.
Wien, Deuticke (1907)

BARBER, H. O., J. DIONNE:
Vestibular findings in vertebro-basilar ischemia.
Ann. Otorhinolaryng. 80: 805 (1971)

BARRÉ, J. A.:
Le syndrome sympathique cervical postérieur.
Rev. de Neurol. 33: 248 (1926 a)

BARRÉ, J. A.:
Sur un syndrome sympathique cervical et sa cause fréquente: L'arthrite cervicale.
Rev. de Neurol. 1: 1246 (1926 b)

BARRÉ, J. A., Y. C. LIEOU:
Le syndrome sympathique cervical postérieur.
Schuler u. Mink, Strasbourg (1928)

BOS, J. H., A. J. PHILIPSZOON:
Some forms of nystagmus provoked by stimuli other than accelerations.
Pract. Otorhinolaryng. (Basel) 25: 108 (1963)

BRODAHL, A.:
Anatomy of the Vestibular nuclei and their Connections.
In Handbook of Sensory Physiology, VI, 1. (ed. H. H. Kornhuber) 239 Springer, Berlin (1974)

BÜTTNER, U., J. A. BÜTTNER-ENNEVER, V. HENN:
The vestibular thalamus; neurophysiological and anatomical studies in the monkey. In Vestibular Mechanisms in Health and Disease (ed. J. D. Hood) 80. Academic Press, London (1978)

BÄCKLUND, L., D. CELESTINO, K. ERIKSSON et al.:
Impedance plethysmography on the vertebral artery.
Acta Otolaryng. 68: 303 (1969)

CAUSSE, J. B., B. GILLET, C. CONRAUX, J. CAUSSE:
Le nystagmus de privation vertebro-basilaire.
Rev. de Laryng. 99: 351 (1978)

COHEN, L. A.:
Role of eye and neck proprioceptive mechanisms in body orientation and motor coordination.
J. Neurophysiol. 24: 1 (1961)

COHEN, B., SUZUKI, I.:
Eye movements induced by ampullary nerve stimulation.
Am. J. Physiol. 204: 341 (1963)

DECHER, H.:
Die zervikalen Syndrome in der H-N-O-Heilkunde.
Akt. Oto-Rhino-Laryng. Heft 2. G. Thieme, Stuttgart (1969)

De JONG, J. M. B. V.:
Over cervicale nystagmus en aanverwante verschijnselen.
Thesis, Amsterdam (1967)

De JONG, P. T. V. M.:
Cervical proprioceptive nystagmus; its central pathways.
Thesis, Amsterdam (1973)

De KLEYN, A., A. C. NIENWENHUYSE:
Schwindelanfälle und Nystagmus bei einer bestimmten Stellung des Kopfes.
Acta Otolaryng. 11: 155 (1927)
DEPONDT, M.:
Le nystagmus d'origine cervicale.
Act. Otorhinolaryng. (Belg.) 28: 759 (1974)
DICHGANS, J., E. BIZZI, P. MORASSO, V. TAGLIASCO:
Mechanisms underlying recovery of eye - head coordination following bilateral labyrinthectomy in monkeys.
Brain Res. 18: 548 (1973)
DICHGANS, J., E. BIZZI, P. MORASSO et al.:
The role of vestibular and neck afferents during eye-head coordination in the monkey.
Brain Res. 71: 225 (1974)
DIX, M. R., C. S. HALLPIKE:
The pathology, symptomatology and diagnosis of certain common disorders of the vestibular system.
Proc. Roy. Soc. Med. 45: 341 (1952)
DUENSING, F., K. P. SCHAEFER:
Die Aktivität einzelner Neurone im Bereich der Vestibulariskerne bei Horizontalbeschleunigungen unter besonderer Berücksichtigung des vestibulären Nystagmus.
Arch. Psychiat. Nervenkr. 198: 225 (1958)
EADIE, M. J., J. H. TYRER:
Giddiness in vertebro-basilar insufficiency.
Med. J. Australia 2: 251 (1968)
FERNANDEZ, C., J. GOLDBERG:
Physiology of peripheral neurons innervating semicircular canals of the squirrel monkey.
J. Neurophysiol. 34: 661 (1971)

FISCHER-WASELS, J.:
Die Arteria vertebralis bei der Funktion der oberen Halswirbel. In: Die Wirbelsäule in Forschung und Praxis XXV. Hippokrates, Stuttgart (1962)

FISCHER, C. M.:
Vertigo in cerebrovascular disease.
Arch. Otolaryng. 85: 529 (1967)

FREDRICKSON, J. M., D. W. F. SCHWARZ, H. H. KORNHUBER:
Convergence and interaction of vestibular and deep somatic afferents upon neurons in the vestibular nuclei of the cat.
Acta Otolaryng. 61: 168 (1966)

FREDRICKSON, J. M., H. H. KORNHUBER, D. W. F. SCHWARZ:
Cortical projections of the vestibular nerve.
In Handbook of Sensory Physiology, VI, 1. (ed. H. H. Kornhuber) 565. Springer, Berlin (1974)

GERNANDT, B. E., M. IRANYI, R. LIVINGSTON:
Vestibular influences on spinal mechanisms.
Exp. Neurol. 1: 248 (1959)

GILLILAN, L. A.:
The correlation of the blood supply to the human brain stem with clinical brain stem lesions.
J. Neuropath. Exp. Neurol. 23: 78 (1964)

GREINER, G. F., CONRAUX, C., COLLARD, M.:
Vestibulométrie clinique.
Edit. Doin (1969)

GRESBY, M. A.:
A reexamination of "neck reflexes" eye movements in the rabbits.
Acta Otolaryngol. 81: 386 (1976)

HALLPIKE, C. S.:
Vertigo of central origin.
Proc. Roy. Soc. Med. 65: 364 (1962)

HIKOSAKA, O., M. MAEDA:
Cervical effects on the abducens motoneurons and their interaction with vestibulo-ocular reflex.
Exp. Brain Res. 18: 512 (1973)

HINOKI, M., R. KUROSAWA:
Studies on vertigo provoked by neck and nape muscles.
Rep. Otorhinolaryng. (Kyoto) 57: 10 (1964)

ITO, M., M. YOSHIDA:
The origin of cerebellar-induced inhibition of Deiters' neurones.
Exp. Brain Res. 2: 330 (1966)

JONGKEES, L. B.:
Cervical vertigo.
Laryngoscope 79: 1473 (1969)

JONGKEES, L. B., A. J. PHILIPSZOON:
Electronystagmography.
Acta Otolaryng. Suppl. 189 (1964)

KLOCKHOFF, I.:
The tensor tympani syndrome - a source of vertigo.
Presented at the Meeting of Barany Society in Uppsala. To be published in Adv. Otorhinolaryng.(1978)

KORNHUBER, H. H.:
Introduction.
In Handbook of Sensory Physiology VI, 1. (ed. H. H. Kornhuber) 3. Springer, Berlin (1974)

KROGDAHL, T., O. TORGERSEN:
Uncovertebralgelenke und die Arthrosis uncovertebralis.
Acta radiol. 21: 231 (1940)

KUNERT, W.:
Arteria vertebralis und Halswirbelsäule.
Hippokrates, Stuttgart (1961)

LIEDGREN, S. R. C.:
The ascending vestibulo-cortical pathways with special reference to its thalamic relay.
Thesis. Linköping University. Medical Dissertations No 32. Linköping, Sweden (1976)

LIEDGREN, S. R. C., D. W. F. SCHWARZ:
Vestibular evoked potentials in thalamus and basal ganglia of the squirrel monkey.
Acta Otolaryng. 81: 73 (1976)

LIEDGREN, S. R. C., A. C. MILNE, A. M. RUBIN, D. W. F. SCHWARZ, R. D. TOMLINSON:
Representation of vestibular afferents in somatosensory thalamic nuclei of the squirrel monkey.
J. Neurophysiol. 39: 601 (1976 a)

LIEDGREN, S. R. C., K. KRISTENSSON, B. LARSBY, L. M. ÖDKVIST:
Projection of thalamic neurons to cat primary vestibular cortical fields studied by means of retrograde axonal transport of horseradish peroxidase.
Exp. Brain Res. 24: 237 (1976 b)

LIEDGREN, S. R. C., A. M. RUBIN, G. ASCHAN, L. M. ÖDKVIST, B. LARSBY:
Influence of neck afferents on activity in the cat vestibular nuclei. In Vestibular Mechanisms in Health and Disease (ed. J. D. Hood) 18. Academic Press, London (1978)

MAGNUS, R.:
Körperstellung.
Springer, Berlin (1924)

Mc CABE, B. F.:
ENG of the month.
Ann. Otol. Rhinol. Laryngol. 84: 260 (1975)

Mc COUCH, G. P., I. D. DEERING, T. H. LING:
Location of receptors for tonic neck reflexes.
J. Neurophysiol. 14: 191 (1951)

MEIRY, J. L.:
Vestibular and proprioceptive stabilization of eye-movements. In The Control of Eye Movements (ed. P. Bach-y-Rita, C. C. Collins) 483. Academic Press, New York (1971)

MELVILLE JONES, G., J. H. MILSUM:
Frequency response analysis of central vestibular unit activity resulting from rotational stimulation of the semicircular canals.
J. Physiol. 219: 191 (1971)

MEYER, D. L., D. SCHOTT, U. BÜTTNER et al.:
Influence of head position on excitation patterns of oculomotor neurons during nystagmus.
Soc. Neursci. 4th Ann. Meeting.Abstract 456: 336 (1974)

MONTANDON, A., G. FRIEDMANN:
Le syndrome cochleo-vestibulaire de l'artere vertebrale.
Rev. de Laryng. 88: 60 (1967)

ÖDKVIST, L. M., S. R. C. LIEDGREN, B. LARSBY, L. JERLVALL:
Vestibular and somatosensory inflow to the vestibular projection area in the postcruciate dimple region of the cat cerebral cortex.
Exp. Brain Res. 22: 185 (1975)

THIEBAUT, F., M. COLLARD, C. CONRAUX et al.:
Les atteintes vestibulaires au cours des syndromes vasculaires du tronc cerebral.
Rev. de Neurol. 117: 587 (1967)

TOROK, N., A. KUMAR:
Experimental evidence of etiology in postural vertigo. In Vestibular Mechanisms in Health and Disease (ed. J. D. Hood) 178. Academic Press, London (1978)

Van de CALSEYDE, P., W. AMPE, M. DEPONDT:
E. N. G. and the cervical syndrome neck torsion nystagmus.
Adv. Oto-Rhino-Laryng. 22: 119 (1977)

Von HOLST, E., H. MITTELSTAEDT:
Das Reafferenzprinzip.
Naturwissenschaften 37: 464 (1950)

WILSON, V. J., M. KATO, R. C. THOMAS, B. W. PETERSON:
Excitation of lateral vestibular neurons by peripheral afferent fibres.
J. Neurophysiol. 29: 508 (1966)

Statistische Standards bezüglich des Symptomes Schwindel in der Bundesrepublik Deutschland aus der Sicht der Neurootologie,

C.F.Claussen,
Würzburg/BRD

Den Schwerpunkt der Neurootologie bildet die Aequilibriometrie, nämlich die messende Untersuchung des Gleichgewichtsfunktionssystemes. Zu diesem Zweck haben wir vorgeschlagen, das menschliche Gleichgewicht mit 7 Hauptgruppen von besonders abgestimmten Tests schrittweise funktionell zu überprüfen. Diese Tests beziehen sich 1.) auf die spontanen Nystagmusreaktionen, 2.) auf die monaurale kalorische vestibulo-okuläre Nystagmusreaktion, 3.) auf die binaurale rotatorische vestibulo-okuläre Nystagmusreaktion, 4.) auf die vestibulo-spinalen motorischen Kopf-Körper-Reaktionen, 5.) auf die Augenbewegungskoordination, 6.) auf die retino-okuläre Nystagmusreaktion und 7.) auf komplexe Gleichgewichtsfunktionen unter der Einwirkung von räumlicher bzw. zeitlicher Stimulusinterferenz.

Die Zuführung von Patienten zur neurootologischen Untersuchung hängt einerseits von der Effizienz der angewendeten Aequilibriometrie und andererseits von der Morbidität der Gleichgewichtsfunktionsstörungen in der jeweiligen Bevölkerung ab.

Das Generalsymptom, welches den Patienten mit Gleichgewichtsfunktionsstörungen ihr Leiden bewußt werden läßt,

Differential Diagnosis of Vertigo

ist der SCHWINDEL. Schwindel ist ein Grundkrankheitserlebnis des Menschen - ähnlich der Schwäche, der Fieberhitze, des Frierens, des Durstes, des Hungers, der Schlaflosigkeit, des Schmerzes, der Lähmung, der Taubheit, der Blindheit und weniger anderer mehr.

Entsprechend der Wichtigkeit der Gleichgewichtserhaltung für unser aktives Leben und entsprechend der weiten Verbreitung des Symptomes Schwindel ist die Zahl der medizinischen Fach- und Teilgebiete, in denen man auf "sog. Schwindelpatienten" stößt, sehr groß. (Praktischer Arzt, Facharzt für Allgemeinmedizin, Ohrenarzt, Augenarzt, Neurologe, Neurochirurg, Unfallchirurg, Internist, Gynäkologe, Orthopäde, Arbeitsmediziner usw.)

Die Aufstellung statistischer Standards im Zusammenhang mit dem Symptom Schwindel hat für den Neurootologen verschiedene Aspekte, von denen zwei in dieser Arbeit besonders verfolgt werden sollen. Die eine Frage ist die der Häufigkeit von Schwindelpatienten im ärztlichen Klientel. Die andere Frage muß sich mit dem Zusammenhang von Schwindel mit anderen Symptomen und Erkrankungen beschäftigen. Die Beantwortung beider Fragen bezieht sich auf verfügbare Daten aus der Bundesrepublik Deutschland. Für dieses Gebiet sind die Daten u. E. auch noch unvollständig. Sie sollten in Zukunft breiter ergänzt werden. Dennoch wollen wir mit dieser Arbeit die Aufmerksamkeit unserer Kollegen in die Richtung von Bedarf und Zusammenhang lenken.

Die Frage nach der Häufigkeit von Schwindelpatienten im ärztlichen Klientel muß heute noch überwiegend fachgebietsbezogen gesehen werden. Umfragen unter praktischen Ärzten und Internisten haben immer wieder als groben Anhalt die Zahl 10 % ergeben. Dehnhardt bestätigt diesen Wert. In seiner Arbeit führt er besonders aus, daß 80 % der internistischen Patienten mit Schwindel von den hinzugezogenen Otologen und 75 % von den hinzugezogenen Neurologen keiner positiven Diagnose zugeführt werden konnten. Bei den Patienten dieser Gruppe ist zu bedenken, daß der Schwindel sowohl Hauptsymptom als auch nur Nebensymptom unter anderen sein kann.

Der Neurologe Kaemmerer verweist auf die Auswertung der Fragebogenanamnese von Maaß an 16332 Patienten der Deutschen Klinik für Diagnostik in Wiesbaden, von denen 19 % über Schwindel klagten.

Die in einer Berliner HNO-Praxis angestellten demographischen Untersuchungen von Claussen ergaben bei 472 fortlaufend nacheinander herausgegriffenen Patienten, daß die Diagnosen im Bereiche des Ohres, des Gehöres und des Gleichgewichts 55,3 % ausmachten. 29,82 % klagten über Schwindel. Von den Schwindelpatienten waren 25,95 % männlichen und 74,05 % weiblichen Geschlechts. Das mittlere Alter dieser Patienten betrug 60,18 $\mp$ 18,48 Lebensjahre. Diese Studie spiegelt die besondere Geschlechts- und Altersverteilung der Berliner Bevölkerung wider. Diese Ergebnisse weisen auch schon darauf hin, daß Schwindel selbst vom HNO-Facharzt z. T. als gerontologisches Problem betrachtet werden muß, welches einer konservativen stützenden Therapie bedarf.

Die Ergebnisse der neurootologischen Datenbank NODEC II, die in der Neurootologie an der Univ.-HNO-Klinik in Würzburg angelegt wurde, erbrachte bei 1504 Schwindelpatienten eine Gliederung in 58 % Männer und 42 % Frauen. Das mittlere Alter betrug 43,77 $\mp$ 18,53 Lebensjahre. Damit sind diese aus einer mehr ländlichen Umgebung in die Universitätsklinik kommenden Patienten um fast 2 Jahrzehnte jünger als die Berliner.

In der neurootologischen Datenbank NODEC I haben wir 1800 Berliner und etwa dieselbe Zahl Würzburger Patienten miteinander gemischt. Wir erhielten dann ein Geschlechtsverhältnis von 51 % Männern zu 49 % Frauen. Das mittlere Lebensalter betrug 40,84 ∓ 17,69 Lebensjahre. Aus diesen Werten ist ersichtlich, daß auch die Berliner Universitäts-HNO-Klinik von jüngeren Schwindelpatienten aufgesucht wurde, als die Berliner HNO-Praxis.

Für die vorliegende Arbeit haben wir aus der Würzburger neurootologischen Datenbank NODEC III die Datensätze von 8807 fortlaufenden Patienten ausgewertet. 54,8 % waren männlichen, 45,2 % weiblichen Geschlechts. Das mittlere Alter beträgt 42,23 ∓ 18,54 Lebensjahre. Damit unterscheidet sich dieses Kollektiv nur gering von dem vor 5 Jahren ausgewerteten Kollektiv NODEC II.

Wenden wir uns nun dem Zusammenhang der Schwindelsymptomatik mit anderen Symptomen und Erkrankungen zu. Doetzer hatte in ihrer Dissertation bereits gezeigt, daß die Patienten bei Befragung mit einer standardisierten, vorgedruckten Schemaanamnese NODEC in der Regel 2 - 5 von 9 miteinander kombinierten Vertigo- und Nausea-Untersymptomen gleichzeitig angeben. Die Studie in der Berliner HNO-Praxis ergab meist die Verbindung von 2 solchen Symptomen.

In einer ersten Übersicht wird festgestellt, daß unter diesen 8807 Patienten, die mit dem Hauptanliegen der Abklärung einer Gleichgewichtsfunktionsstörung in eine spezielle neurootologische Abteilung gekommen sind, etwa 300 Symptome, Syndrome oder gar fest umrissene Erkrankungen aus den verschiedensten Organ- und Funktionsbereichen anzutreffen sind. Das vorgetragene Material stellt erst den Anfang einer Zusammenhangsforschung an einem bestimmten Patientengut dar. Sowohl das Kollektiv als auch die Details sollen in Zukunft noch erweitert und feiner gegliedert werden.

Für die Vertigo- und Nauseasymptome zeigt diese Statistik an 9 Hauptsymptomen die folgende Verteilung:

Schwankschwindel	35,0 %
Liftgefühl	5,1 %
Drehschwindel	33,4 %
Fallneigung	20,6 %
Black-out	18,4 %
Unsicherheit	32,6 %
Nausea	32,9 %
Erbrechen	15,1 %
Kollaps	5,6 %

Die Zeitverhältnisse der Schwindelattacken bei den einzelnen Anfällen werden im folgenden prozentual begutachtet:

Schwindeldauer:

Sekunden	30,0 %
Minuten	21,3 %
Stunden	9,1 %
Tage	2,7 %
Wochen	0,3 %
Monate	0,2 %
langdauernd -	
gleichmässig	5,0 %
an- u. abschwellend	5,3 %

Bezüglich der Symptome aus dem Bereich bestimmter Kopfnerven bzw. des ganzen Kopfes nimmt die folgende Statistik eine Gliederung vor:

Tinnitus	43,4 %
Hörverlust	53,3 %
Otalgie	0,6 %
Sehstörungen	26,93%
Kopfschmerzen	10,5 %
Trigeminuszeichen	6,03%
Fazialisparese -	
peripher	2,13%
zentral	0,51%
sonstige	0,33%
Anosmie	3,4 %
Ageusie	2,0 %
Parageusie	0,1 %
Hypogeusie	0,2 %

Aus hno-ärztlicher Sicht folgen Daten bezüglich der Erkrankungen des äußeren und des mittleren Ohres:

Otitis externa	0,3 %
Gehörgangsatresie	0,1 %
Gehörgangserweiterung	0,4 %
Otitis media chronica	4,3 %
Cholesteatom	1,3 %
Mastoiditis	0,1 %
Otorrhoe	0,44%
Otitis media acuta	0,1 %
Hämatotympanon	0,15%
Otalgie	0,6 %

Ferner werden aus dem Fachgebiete des Hals-Nasen-Ohren-Arztes die folgenden Leiden des Innenohres und seiner Nerven angetroffen:

Morbus Menière	3,7 %
akuter Hörsturz	4,0 %
Otosklerose	1,5 %
chron.degen.Innenohrerkr.	1,4 %
Neuronopathia vestibular.	1,1 %
otobasale Fraktur	0,7 %
ototoxische Störung	0,15 %
Zust. n. Stapedektomie	0,7 %
Morb. Lermoyez u.inv.L.	0,04 %
Labyrinthitis	0,02 %
Knalltrauma	0,04 %

Aus ohrchirurgischer Sicht spielen auch die Zustände nach Eingriffen im Bereich des Mittel- und des Innenohres eine Rolle:

Zust.n.Ohr-Op allgem.	1,2 %
Epitympanotomie	0,1 %
Parazentese	0,1 %
Tympanotomie	0,01 %
Mastoidektomie	0,2 %
Radikal-Op	0,7 %
Stapedektomie	0,7 %
Bogengangsfistel	0,13 %
Sakkulotomie	0,02 %

Aus dem Gebiete der HNO-Heilkunde sind auch die Erkrankungen aus dem Gesichts-, Nasen-, Rachen- und Hals-Bereich zu berücksichtigen:

Jochbeinfraktur	0,1 %
rhinobasale Fraktur	0,2 %
Stirnhöhlenosteom	0,1 %
Sinusitis frontalis	0,1 %
Sinusitis maxillaris	1,0 %
Pansinusitis	0,2 %
Rhinitis	1,0 %
Polyposis nasi	0,1 %
Nasenseptumdeviation	0,3 %
Nasenbeinfraktur	0,1 %
Nasenseptum-OP	0,05 %
Epistaxis	0,1 %
Nasenseptumluxation	0,03 %
Gesichtstumor	0,01 %
Parotidektomie	0,03 %
Kieferhöhlenzyste	0,1 %
Tonsillitis	0,5 %
Seitenstrangangina	0,1 %
Zungencarcinom	0,1 %
Stimmbandlähmungen	0,2 %
Tonsillektomie	0,3 %
Tracheotomie	0,02 %

Aus dem ophthalmologischen Bereich stammen die im folgenden aufgeführten Diagnosen:

Sehstörungen allgem.	26,93 %
Okul.Koordinationsstör.	5,6 %
congenitaler Nystagmus	0,3 %
Abducensparese	0,25 %
Glaukom	0,3 %
Exophthalmus	0,1 %
Enophthalmus	0,01 %

Rieger-Syndrom	0,02 %
Waardenburg-Syndrom	0,01 %
Klippel-Feil-Syndrom	0,01 %
Retrobulbärneuritis	0,03 %

Die statistisch wichtigsten neurologischen Diagnosen sind der übrigen Gliederung der neurologischen Leiden im folgenden gesammelt vorangestellt:

Schädeltrauma	25,3 %
HWS-Syndrom	4,4 %
Multiple Sklerose	2,4 %
Meningitis	1,4 %
Ischaemien	1,1 %

Es folgt eine Reihe von neurologischen Symptomen und Syndromen:

Horner Syndrom	0,03 %
Hypalgesie	0,01 %
Aphasie	1,0 %
Paresen	0,6 %
Areflexie	0,02 %
Algesie	0,02 %
Ataxie	1,3 %
Tremor	0,1 %
Liquorsyndrom	0,01 %
Tetraspastik	0,2 %
Bandscheibenbeschwerden	0,1 %
Torticollis spasticus	0,03 %
Costensyndrom	0,03 %
Morbus Parkinson	0,15 %
Garcin Syndrom	0,02 %
Polymyositis	0,01 %
Schulter-Arm-Syndrom	0,02 %

Myotonie	0,02 %
Myasthenie	0,01 %

Einen besonderen pathologischen Modellcharakter haben die nachgewiesenen Zirkulationsstörungen im ZNS:

Apoplexie	0,42 %
Basilarissyndrom	0,2 %
Morb. Wallenberg	0,02 %
Subarachnoidalblutung	0,1 %
Vertebro-basiläre Insuff.	0,3 %

Eine Reihe von Systemerkrankungen des ZNS sind nachfolgend aufgrund ihrer neurologischen Diagnosen zusammengefaßt:

Wernicke Encephalitis	0,03 %
Cerebralsklerose	0,12 %
Syringobulbie	0,1 %
Hydrocephalus internus	0,1 %
Hirntumoren	0,6 %
Morb. Recklinghausen	0,2 %
Verd.a.Akustikusneurinom	2,3 %
Myelopathie	0,05 %
Morb. Wilson	0,1 %

Anschließend finden sich entzündliche Erkrankungen des ZNS, seiner Häute und der Nerven:

Multiple Sklerose	2,4 %
Encephalitis	0,05 %
Radiculo-Meningo-Encephalitis	0,2 %
Meningitis	1,4 %
Polyneuropathie	0,13 %
Neuritis cranialis	0,03 %

Eine Reihe sowohl psychiatrischer als auch neurologischer Symptome und Syndrome sind nachfolgend nebeneinander gestellt worden:

Kopfschmerzen	10,5 %
Migräne	0,9 %
Psychogener Schwindel	0,2 %
Epilepsie	0,3 %
Anorexie	0,01 %
Retardierung	0,05 %
Aphasie	1,0 %
Hypalgesie	0,01 %
Algesie	0,02 %
Tremor	0,1 %

Unter den bedeutsamen internmedizinischen Erkrankungen rangieren aus der Sicht der Schwindelpatienten an erster Stelle die Erkrankungen des Herzens, des Kreislaufes und des Blutes. Der Zustand nach Herzinfarkt ist hier noch in der Gruppe "Herzinsuffizienz" eingeschlossen. Das soll bei einer nachfolgenden Studie feiner differenziert werden:

Hypotonus	24,1 %
Hypertonus	12,1 %
Herzinsuffizienz	11,3 %
Thrombose	0,2 %
Sepsis lenta	0,1 %
Arteriosklerose	0,9 %
Durchblutungsstörungen	0,7 %
Anämie	0,1 %

Es folgen wichtige Erkrankungen der Atmungsorgane:

Lungenerkrankungen	1,53 %
feuchte Rippenfellentz.	0,2 %
Asthma	0,2 %

Internistisch bedeutsam sind in dem Zusammenhang mit dem Symptom Schwindel auch die Stoffwechselerkrankungen:

Nierenleiden	6,1 %
Diabetes mellitus	4,9 %
Lebererkrankungen	1,1 %
Cholelithiasis	0,4 %
Cholecystektomie	0,03 %
Ikterus	0,2 %
Gicht	0,2 %
Pankreatitis	0,1 %
Hypercholesterinämie	0,14 %
Hypokaliämie	0,01 %
Allergie	0,13 %
Phenylketonurie	0,02 %

Nachfolgend finden sich Beispiele von Knochen- und Gelenkserkrankungen:

HWS-Syndrom	4,4 %
Rheuma	0,2 %
Wirbelsäulensyndrom	0,2 %
Morb. Scheuermann	0,03 %
Kyphoskoliose	0,04 %
Morb. Bechterew	0,01 %
Morb. Paget	0,02 %
Osteochondrose	0,2 %
Osteoporose	0,03 %
Osteomyelitis	0,13 %
Osteogenesis imperfecta	0,01 %
Hüftgelenkluxation	0,01 %
Arthrose	0,13 %

Eine Reihe von endokrinen Erkrankungen ist nachfolgend aufgeführt:

Hyperthyreose	0,5 %
Hypothyreose	0,05 %
Strumektomie	0,6 %
Nebennierenerkrankung	0,1 %
Morb. Addison	0,02 %

Schließlich sind in einer recht inhomogenen Gruppe einige Neoplasmen und bedeutende gastroenterologische Erkrankungen zusammengestellt worden:

Lebererkrankungen	1,1 %
Magenerkrankungen	0,6 %
Darmtumor	0,3 %
Tumormetastasen	0,4 %
Hautkarzinom	0,1 %
Angiome	0,04 %
Morb. Hodgkin	0,03 %
Leukämie	0,1 %
Milzexstirpation	0,11 %
Bauchkrämpfe	0,03 %
Mamma-Carcinom	0,2 %

Den Abschluß bilden die Infektionskrankheiten:

Tuberkulose	3,2 %
Toxoplasmose	0,35 %
Scharlach	0,3 %
Diphtherie	0,14 %
Lues	0,1 %
Typhus	0,1 %
Malaria	0,1 %
Ornithose	0,01 %
Influenza	1,7 %

Mumps	1,1 %
Masern	1,0 %
Röteln	0,4 %
Listeriose	0,01 %
Poliomyelitis	0,1 %

In den vorangehenden 21 Gruppen sind nicht alle Symptome, Syndrome und Erkrankungen unserer Patienten mit Schwindel aufgeführt. Wichtiger als die prozentuale Verteilung erscheint uns z. Zt. das qualitative Spektrum der Leiden. Dies läßt erkennen, daß eine Neurootologie - wo immer sie auch organisatorisch steht - fest in den Verband zahlreicher klinischer Fächer eingebunden sein muß.

Außerdem ist erkennbar, daß das Schwergewicht bei diesem ätiologischen Hintergrund der Schwindelpatienten in erster Linie in einer konservativen Behandlung bestehen wird. Die Fälle, die überhaupt für eine neurootochirurgische Therapie in Frage kommen, sind in der Minderzahl. Anhand dieser an deutschen Patienten gewonnenen Zahlen sollte die Neurootologie zumindest in diesem geographischen Bereich in ihrem Selbstverständnis darauf Rücksicht nehmen.

Die Aequilibriometrie verlangt die Beherrschung komplizierter sinnesphysiologischer Untersuchungsmethoden. Die Ergebnisse solcher Untersuchungen müssen angesichts ihres wechselnden und breitgefächerten Empfängerradius so gehalten sein, daß sie synoptisch und verständlich an einen möglichst breiten Kreis von Ärzten weitergegeben werden können. Der Neurootologe wird nur für einen kleineren Teil der Patienten der hauptbehandelnde Arzt - also die ärztliche Schlüsselfigur für den Patienten - sein.

In anderen Studien beschäftigen wir uns mit den Zusammenhangsfragen zwischen Hintergrundsleiden, Gleichgewichtsfunktionsstörung und Schwindelsymptomatik sowohl aus statistischer als auch aus kasuistischer Sicht.

Summary

This report deals with some facts about the incidence of vertigo and its combination with other diseases amongst west german patients. About every 10th patient of the general practitioner or the internal medical specialist seems to suffer from vertigo as a main complaint or an additional symptom besides other major signs and diseases. In special diagnostic institutions this forinstances increases (in the Deutsche Klinik für Diagnostik) up to 19 %. In an ORL-office-practice at Berlin the group of vertigo patients reaches about 30 % of all the patients. Again, however, vertigo may be a main or only a side complaint. The amount of elderly patients in the ENT-office is significant, which is expressed by the mean age of 60 $\mp$ 18 years.

The patients coming to the neurootological laboratories of the university hospitals of Berlin and Würzburg and being kept in the neurootological data banks NODEC were remarkably younger. The mean age of this geographically mixed sample in NODEC I was 41 $\mp$ 18 years.

Through the evaluation of 8807 files from patients kept in the neurootological data bank NODEC III it can be shown that about 300 signs, syndromes and diseases are combined with vertigo. A representative amount of these signs, syndromes and diseases found together in our patients with balance disorders and vertigo are listed above in 21 groups.

These qualitative and quantitative results of a morbidity analysis indicate that neurootology must be open for a communication with many other medical specialities.

Literaturverzeichnis

CLAUSSEN, C. F., J. TATO:
Equilibriometria practica.
Hasenclever Cia., Buenos Aires (1973)

CLAUSSEN, C. F., M. von LÜHMANN:
Das Elektronystagmogramm und die neurootologische Kennliniendiagnostik.
Edition medicine u. pharmacie, Hamburg und Neu Isenburg (1976)

CLAUSSEN, C. F., J. V. De SA:
Clinical study of human equilibrium by electronystagmography and allied tests.
Popular Prakashan, Bombay (1978)

CLAUSSEN, C. F.
Über den Schwindel.
Verhlg. GNA 1: 1 - 16 (1975)

CLAUSSEN, E., C. F. CLAUSSEN:
Der Schwindelpatient aus der Sicht der HNO-Facharztpraxis.
Verhlg. GNA 5: 81 - 91 (1976)

DEHNHARDT, H. G.:
Das Symptom Schwindel bei inneren Erkrankungen.
Verhlg. GNA 1: 363 - 374 (1975)

DOETZER, V.:
Inaugural-Dissertation, Universität Würzburg (1976)

KAEMMERER, E.:
Das Elektronystagmogramm in der neurologischen Praxis.
Verhlg. GNA 1: 402 422 (1975)

KAEMMERER, E.:
Psychosomatischer Schwindel.
Verhlg. GNA5: 149 - 162 (1976)

Die Anfertigung der vorliegenden Studie wurde von der Fraunhofer-Gesellschaft zur Förderung der Wissenschaften e. V. durch die Förderungsmaßnahme InSan I - 0776 - V - 063 unterstützt. Dafür möchte ich an dieser Stelle meinen Dank aussprechen.

Index
Sachwortverzeichnis
Indice
Table des Matières

- A -

- B -

- C -

- D -

- E -

- F -

- G -

- H -

- I -

- J -

- K -

- L -

- M -

- N -

- O -

- P -

- S -

Bei Fragen zur Produktsicherheit wenden Sie sich bitte an:
If you have any questions regarding product safety,
please contact:

Walter de Gruyter GmbH
Genthiner Straße 13
10785 Berlin
productsafety@degruyterbrill.com